Obstrução nasal

O direito de respirar pelo nariz

2ª Edição

Obstrução nasal

O direito de respirar pelo nariz

2ª Edição

EDITORES

Dirceu Solé

Professor Titular e Livre-docente da Disciplina de Alergia, Imunologia Clínica e Reumatologia do Departamento de Pediatria da Escola Paulista de Medicina – Universidade Federal de São Paulo (EPM-Unifesp).

Evandro Prado

Chefe do Serviço de Alergia e Imunologia do Instituto de Puericultura e Pediatria Martagão Gesteira da Universidade Federal do Rio de Janeiro (UFRJ). Professor do Departamento de Pediatria da UFRJ.

Luc Louis Maurice Weckx

(*in memoriam*)

Professor Titular da Disciplina de Otorrinolaringologia Pediátrica do Departamento de Otorrinolaringologia e Cirurgia de Cabeça e Pescoço da Escola Paulista de Medicina – Universidade Federal de São Paulo (EPM-Unifesp).

Atheneu

EDITORA ATHENEU

São Paulo — Rua Jesuíno Pascoal, 30
Tel.: (11) 2858-8750
Fax: (11) 2858-8766
E-mail: atheneu@atheneu.com.br

Rio de Janeiro — Rua Bambina, 74
Tel.: (21) 3094-1295
Fax: (21) 3094-1284
E-mail: atheneu@atheneu.com.br

Belo Horizonte — Rua Domingos Vieira, 319 - conj. 1.104

Produção Editorial: Fernando Palermo
Capa: Equipe Atheneu

CIP-BRASIL. CATALOGAÇÃO NA PUBLICAÇÃO
SINDICATO NACIONAL DOS EDITORES DE LIVROS, RJ

S666o
2. ed.
Solé, Dirceu
Obstrução nasal : o direito de respirar pelo nariz / Dirceu Solé, Evandro Prado, Luc Louis Maurice Weckx. -- 2. ed. -- Rio de Janeiro : Atheneu, 2017.
il. ; 25 cm.

Inclui bibliografia
ISBN: 978-85-388-0781-0

1. Nariz - Aspectos fisiológicos. 2. Aparelho respiratório - Fisiologia. I. Prado, Evandro. II. Weckx, Luc Louis Maurice. III. Título.

17-40994 CDD: 612.2
CDU: 612.2

10/04/2017 11/04/2017

SOLÉ, D.; PRADO, E.; WECKX, L.L.M.
Obstrução Nasal – O Direito de Respirar pelo Nariz – 2ª Edição

Colaboradores

Alfeu Tavares França

Doutor e Livre-docente pela Faculdade de Medicina da Universidade Federal do Rio de Janeiro (FM-UFRJ). Chefe do Serviço de Alergia do Hospital São Zacharias.

Andrea Peiyun Chi Sakai

Pós-graduanda (Mestranda) pelo Departamento de Otorrinolaringologia e Cirurgia de Cabeça e Pescoço da Escola Paulista de Medicina – Universidade Federal de São Paulo (EPM-Unifesp).

Antonio Carlos Pastorino

Doutor em Ciências pela Faculdade de Medicina da Universidade de São Paulo. Assistente da Unidade de Alergia e Imunologia do Instituto da Criança do Hospital das Clínicas da Faculdade de Medicina da Universidade de São Paulo (HCFMUSP).

Beatriz Tavares Costa Carvalho

Professora-associada da Disciplina de Alergia, Imunologia Clínica e Reumatologia do Departamento de Pediatria da Escola Paulista de Medicina – Universidade Federal de São Paulo (EPM-Unifesp).

Carla Bisaccioni

Mestre pela Disciplina de Imunologia Clínica e Alergia da Faculdade de Medicina da Universidade de São Paulo (FMUSP). Especialista em Alergia e Imunologia Clínica pela Associação Brasileira de Alergia e Imunopatologia.

Célia Hilda Telles Campbell

Especialista em Ortodontia pela Universidade Federal Fluminense, Niterói, Rio de Janeiro (UFF). Mestre em Ortodontia pela Universidade Federal do Rio de Janeiro (UFRJ).

Cláudia Pena Galvão dos Anjos

Médica Otorrinolaringologista. Mestre pela Faculdade de Medicina da Universidade Federal de Minas Gerais (UFMG).

Cristina Miuki Abe Jacob

Professora-associada do Departamento de Pediatria da Faculdade de Medicina da Universidade de São Paulo. Chefe da Unidade de Alergia e Imunologia do Instituto da Criança do Hospital das Clínicas da Faculdade de Medicina da Universidade de São Paulo (HCFMUSP).

Denise Rotta Ruttkay Pereira

Residência em Otorrinolaringologia no Hospital São Lucas da Pontifícia Universidade Católica do Rio Grande do Sul (PUCRS). *Fellow* em Otorrinolaringologia Pediátrica no Hospital de Clínicas de Porto Alegre. Especialista em Otorrinolaringologia pela Associação Brasileira de Otorrinolaringologia e Cirurgia Cérvico-Facial (ABORL). Mestranda em Pediatria pela Universidade Federal do Rio Grande do Sul (UFRGS).

Dirceu Solé

Professor Titular e Livre-docente da Disciplina de Alergia, Imunologia Clínica e Reumatologia do Departamento de Pediatria da Escola Paulista de Medicina – Universidade Federal de São Paulo (EPM-Unifesp).

Edwin Tamashiro

Professor Doutor do Departamento de Oftalmologia, Otorrinolaringologia e Cirurgia de Cabeça e Pescoço da Faculdade de Medicina de Ribeirão Preto da Universidade de São Paulo (FMRP-USP).

Emanuel C. Sarinho

Professor-associado da Universidade Federal de Pernambuco (UFPE). Supervisor do Programa da Residência Médica de Alergia e Imunologia Clínica da UFPE. Coordenador da Pós-graduação em Ciências da Saúde da UFPE.

Emília Leite de Barros Costa

Médica Otorrinolaringologista. Mestre em Ciências da Saúde pela Escola Paulista de Medicina – Universidade Federal de São Paulo (EPM-Unifesp).

Eulália Sakano

Professora Doutora. Colaboradora da Disciplina de Otorrinolaringologia da Universidade Estadual de Campinas (Unicamp). Responsável pelo Setor de Rinologia do Hospital das Clínicas da Unicamp.

Evandro Alves do Prado

Chefe do Serviço de Alergia e Imunologia do Instituto de Puericultura e Pediatria Martagão Gesteira da Universidade Federal do Rio de Janeiro (UFRJ). Professor do Departamento de Pediatria da UFRJ.

Fabiana Cardoso Pereira Valera

Professora Doutora do Departamento de Oftalmologia, Otorrinolaringologia e Cirurgia de Cabeça e Pescoço da Faculdade de Medicina de Ribeirão Preto da Universidade de São Paulo (FMRP-USP).

Fabiola Scancetti Tavares

Mestre em Pediatria pelo Curso de Pós-graduação em Pediatria e Ciências Aplicadas à Pediatria da Escola Paulista de Medicina – Universidade Federal de São Paulo (EPM-Unifesp). Especialista em Alergia e Imunologia Clínica pela Associação Brasileira de Alergia e Imunopatologia e Médica do Hospital Universitário de Brasília e Hospital da Criança de Brasília.

Fausto Y. Matsumoto

Mestre em Pediatria pelo Curso de Pós-graduação em Pediatria e Ciências Aplicadas à Pediatria da Escola Paulista de Medicina – Universidade Federal de São Paulo (EPM-Unifesp). Especialista em Alergia e Imunologia Clínica pela Associação Brasileira de Alergia e Imunopatologia.

Flávia Silveira Amato

Médica Voluntária da Disciplina de Otorrinolaringologia Pediátrica da Escola Paulista de Medicina da Universidade Federal de São Paulo (EPM-Unifesp).

Flavio Sano

Doutor em Medicina pela Escola Paulista de Medicina – Universidade Federal de São Paulo (EPM-Unifesp). Chefe do Serviço de Pediatria do Hospital Nipo-Brasileiro.

Georgia Veras de Araújo Gueiros Lira

Professora-assistente da Universidade Federal de Pernambuco (UFPE). Mestre em Ciências da Saúde da UFPE e Preceptora da Residência Médica em Alergia e Imunologia da UFPE.

Gustavo Antônio Moreira

Doutor em Ciências pela Universidade Federal de São Paulo (Unifesp). *Fellowship* Clínico em Terapia Intensiva Pediátrica pela University of Maryland. *Fellowship* de Pesquisa em Pneumologia Pediátrica pela Johns Hopkins University. Coordenador do Ambulatório de Distúrbios Respiratórios de Sono em Crianças e do Serviço de Ventilação Mecânica Não Invasiva em Portadores de Doenças Neuromusculares.

Gustavo F. Wandalsen

Professor Adjunto da Disciplina de Alergia, Imunologia Clínica e Reumatologia do Departamento de Pediatria da Escola Paulista de Medicina – Universidade Federal de São Paulo (EPM-Unifesp).

Helena Maria Gonçalves Becker

Professora-associada Doutora do Departamento de Otorrinolaringologia da Faculdade de Medicina da Universidade Federal de Minas Gerais (UFMG). Coordenadora do Ambulatório Multidisciplinar do Respirador Oral do Hospital das Clínicas da UFMG.

Inês Cristina Camelo Nunes

Professora Titular da Disciplina de Imunologia, do Departamento de Clínica Médica da Universidade de Santo Amaro (Unisa). Doutora em Medicina. Mestre em Pediatria. Médica e Pesquisadora Associada da Disciplina de Alergia, Imunologia Clínica e Reumatologia do Departamento de Pediatria da Escola Paulista de Medicina da Universidade Federal de São Paulo (EPM-Unifesp).

Jecilene Rosana Costa

Fisioterapeuta. Especialista em Fisiologia do Exercício pela Universidade Federal de São Paulo (Unifesp). Mestre em Ciências pelo Departamento de Morfologia/Anatomia da Unifesp. Doutora em Ciências da Saúde pelo Departamento de Otorrinolaringologia e Cirurgia de Cabeça e Pescoço da Unifesp. Supervisora de Fisioterapia do Centro do Respirador Bucal da Unifesp. Professora de Cursos de Pós-graduação em Fisioterapia e Odontologia.

João Ferreira de Mello Júnior

Professor Livre-docente pela Faculdade de Medicina da Universidade de São Paulo (FMUSP). Chefe do Grupo de Alergia em Otorrinolaringologia do Hospital das Clínicas da Faculdade de Medicina da Universidade de São Paulo (HCFMUSP).

José Angelo Rizzo

Professor-associado e doutor em Ciências pela Universidade Federal de Pernambuco (UFPE). Preceptor da Residência Médica em Alergia e Imunologia da UFPE.

José Eduardo Lutaif Dolci

Professor Titular e Diretor do Curso de Medicina da Faculdade de Ciências Médicas da Santa Casa de São Paulo (FCMSCSP). Coordenador do curso de pós-graduação da FCMSCSP.

José Faibes Lubianca Neto

Professor-associado Doutor do Departamento de Clínica Cirúrgica da Universidade Federal de Ciências da Saúde de Porto Alegre (UFCSPA). Chefe do Serviço de Otorrinolaringologia Pediátrica do Hospital da Criança Santo Antônio do Complexo Hospitalar Santa Casa de Porto Alegre. Presidente da Academia Brasileira de Otorrinolaringologia Pediátrica (ABOP). *Fellowship* na Divisão de Otorrinolaringologia Pediátrica do Massachusetts Eye & Ear Infirmary, Harvard Medical School, Boston, EUA.

Juliana Sato Hermann

Médica Assistente da Disciplina de Otorrinolaringologia Pediátrica. Mestre em Ciências pela Escola Paulista de Medicina – Universidade Federal de São Paulo (EPM-Unifesp).

Leonardo da Silva

Médico Otorrinolaringologista. Doutor em Otorrinolaringologia pela Faculdade de Ciências Médicas da Santa Casa de São Paulo (FCMSCSP). Professor-assistente da FCMSCSP.

Letícia Paiva Franco

Médica Otorrinolaringologista do Hospital das Clínicas da Universidade Federal de Minas Gerais (UFMG). Doutora pela Faculdade de Medicina da UFMG.

Marcelo Vivolo Aun

Doutor em Ciências pela Disciplina de Imunologia Clínica e Alergia da Faculdade de Medicina da Universidade de São Paulo (FMUSP). Especialista em Alergia e Imunologia Clínica pela Associação Brasileira de Alergia e Imunopatologia.

Márcia Pradella-Hallinan

Mestre em Ciências/Medicina do Sono pela Université Catholique de Louvain – Bélgica. Doutora em Ciências/Medicina do Sono pela Universidade Federal de São Paulo (Unifesp). Professora Contratada da Disciplina de Medicina e Biologia do Sono da Unifesp. Coordenadora do Setor de Pediatria do Instituto do Sono.

Marcos Rabelo de Freitas

Professor Adjunto de Otorrinolaringologia da Faculdade de Medicina da Universidade Federal do Ceará (UFC). Supervisor do Programa de Residência Médica em Otorrinolaringologia do Hospital Universitário Walter Cantídio da UFC. *Fellowship* em Otorrinolaringologia Pediátrica pela Universidade Federal de São Paulo (Unifesp). Pós-doutor pelo Gruppo Otologico de Piacenza, Itália.

Maria Beatriz Rotta Pereira

Mestre em Pediatria pela Universidade Federal do Rio Grande do Sul (UFRS). *Fellow* em Otorrinolaringologia Pediátrica no Health Sciences Centre – Winnipeg (Canadá). Especialista em Otorrinolaringologia pela Associação Brasileira de Otorrinolaringologia e Cirurgia Cérvico-Facial (ABORL). Preceptora de Otorrinolaringologia Pediátrica no Serviço de Otorrinolaringologia do Hospital São Lucas da Pontifícia Universidade Católica do Rio Grande do Sul (PUCRS).

Maria Cândida Rizzo

Mestre e Doutora em Medicina pela Escola Paulista de Medicina – Universidade Federal de São Paulo (EPM-Unifesp). Especialista em Alergia e Imunologia Clínica pela Associação Brasileira de Alergia e Imunopatologia.

Maria Cecilia Figueira

Mestranda em Saúde da Criança e do Adolescente da Universidade Federal de Pernambuco (UFPE). Médica do Instituto de Medicina Integral Fernando Figueira (IMIP). Especialista em Alergista e Imunologia pelo MEC-UFPE.

Mário Cappellette Júnior

Especialista em Radiologia Odontológica pela Universidade São Francisco (USF). Especialista e Mestre em Ortodontia e Ortopedia Facial pela Universidade Camilo Castelo Branco (Unicastelo). Doutor em Ciências pela Universidade Federal de São Paulo (Unifesp). Pós-doutor pela Unifesp.

Marylin Urrutia-Pereira

Professora Adjunta da Universidade Federal do Pampa (Unipampa), Uruguaiana, RS, Brasil. Coordenadora do Projeto Prevenção da Asma Infantil – PIPA, Uruguaiana, RS.

Maurício Schreiner Miura

Professor Colaborador Voluntário da Disciplina de Otorrinolaringologia da Universidade Federal de Ciências da Saúde de Porto Alegre (UFCSPA). Coordenador da Divisão de Otologia do Serviço de Otorrinolaringologia do Complexo Hospitalar Santa Casa de Porto Alegre. Presidente do Comitê de Otorrinolaringologia da Sociedade de Pediatria do Rio Grande do Sul. Pós-doutorado na SUNY Downstate Medical Center, Nova York, EUA.

Nelson Augusto Rosário Filho

Professor Titular de Pediatria, Universidade Federal do Paraná (UFPR). Especialista em Alergia, State University of New York. Diretor da World Allergy Organization.

Norma Rubini

Professora Titular, Disciplina de Alergia e Imunologia, Escola de Medicina e Cirurgia da Universidade Federal do Estado do Rio de Janeiro (EMC – Unirio).

Pedro Giavina-Bianchi

Professor-associado Livre-docente da Disciplina de Imunologia Clínica e Alergia da Faculdade de Medicina da Universidade de São Paulo (FMUSP).

Priscila Takejima

Mestre pela Disciplina de Imunologia Clínica e Alergia da Faculdade de Medicina da Universidade de São Paulo (FMUSP). Especialista em Alergia e Imunologia Clínica pela Associação Brasileira de Alergia e Imunopatologia.

Reginaldo R. Fujita

Professor Adjunto do Departamento de Otorrinolaringologia e Cirurgia de Cabeça e Pescoço da Escola Paulista de Medicina – Universidade Federal de São Paulo (EPM-Unifesp). Chefe da Disciplina de Otorrinolaringologia Pediátrica da EPM-Unifesp.

Renata C. Di Francesco

Professora Livre-docente da Disciplina de Otorrinolaringologia da Faculdade de Medicina da Universidade de São Paulo (FMUSP). Médica Assistente e Chefe do Setor de Otorrinolaringologia Pediátrica do Hospital das Clínicas da FMUSP.

Rosana Câmara Agondi

Doutora em Ciências pela Faculdade de Medicina da Universidade de São Paulo. Médica Assistente do Serviço de Imunologia Clínica e Alergia do Hospital das Clínicas – Faculdade de Medicina da Universidade de São Paulo (HC-FMUSP).

Sérgio Duarte Dortas Junior

Mestre em Clínica Médica pela Faculdade de Medicina da Universidade Federal do Rio de Janeiro (UFRJ). Coordenador do Programa de Residência Médica em Clínica Médica do Hospital Geral de Nova Iguaçu (HGNI).

Shirley Shizue Nagata Pignatari

Professora Adjunta e Chefe da Disciplina de Otorrinolaringologia Pediátrica do Departamento de Otorrinolaringologia e Cirurgia de Cabeça e Pescoço da Escola Paulista de Medicina – Universidade Federal de São Paulo (EPM-Unifesp).

Silvia Fernandes Hitos

Especialista em Motricidade Orofacial pelo Conselho Federal de Fonoaudiologia (CFFa). Mestre e Doutora em Ciências da Saúde pela Escola Paulista de Medicina da Universidade Federal de São Paulo (EPM-Unifesp).

Thiago Carvalho

Especialização em Otorrinolaringologia pela Faculdade de Ciências Médicas da Santa Casa de São Paulo. Doutorando em Otorrinolaringologia pela Faculdade de Medicina da Universidade de São Paulo (FMUSP).

Veridiana Aun Rufino Pereira

Doutora em Ciências pela Faculdade de Medicina da Universidade de São Paulo (FMUSP). Médica Assistente do Serviço de Alergia e Imunologia do Hospital do Servidor Público Estadual de São Paulo. Especialista em Alergia e Imunologia Clínica pela Associação Brasileira de Alergia e Imunopatologia.

Viviane Carvalho da Silva

Fellowship em Otorrinolaringologia Pediátrica na Disciplina de Otorrinolaringologia Pediátrica da Universidade Federal de São Paulo (Unifesp). Mestre em Saúde Pública pela Universidade Federal do Ceará (UFC). Médica Assistente do Serviço de Otorrinolaringologia do Hospital Universitário Walter Cantídio da UFC.

Wilma Terezinha Anselmo-Lima

Professora-associada do Departamento de Oftalmologia, Otorrinolaringologia e Cirurgia de Cabeça e Pescoço da Faculdade de Medicina de Ribeirão Preto da Universidade de São Paulo (FMRP-USP). Coordenadora do Centro do Respirador Bucal da Otorrinolaringologia da FMRP-USP.

Wilson Tartuce Aun

Chefe da Seção de Imunologia do Serviço de Alergia e Imunologia do Hospital do Servidor Público Estadual de São Paulo. Presidente Vitalício da Associação Brasileira de Alergia e Imunopatologia.

In memoriam

O Dr. Luc Louis Maurice Weckx, formado pela Escola Paulista de Medicina – Universidade Federal de São Paulo (EPM-Unifesp), em 1973, especializou-se em Otorrinolaringologia e tornou-se Professor Livre-docente e Titular nessa instituição.

Ao longo de sua brilhante carreira, conquistou e ocupou cargos de diretoria e liderança em sociedades e associações da classe, como a Sociedade Brasileira de Otorrinolaringologia e a Associação Médica Brasileira (AMB). O amor e a dedicação à medicina sempre ficaram muito evidentes em sua luta incessante pela qualidade da educação médica, pelo reconhecimento e valorização da classe e pelo aperfeiçoamento à assistência.

Uma de suas grandes paixões, contudo, continuou sendo a Disciplina de Otorrinolaringologia Pediátrica, criada por ele na EPM-Unifesp em 1996, que abriga, ainda hoje, o Centro do Respirador Bucal, pioneiro no Brasil. O Dr. Luc sempre acreditou na possibilidade de reunir profissionais de várias especialidades, otorrinolaringologistas, alergistas, pediatras, ortodontistas, fonoaudiólogos, fisioterapeutas, psicólogos, entre outros, e que, assim, a pesquisa e a assistência às crianças respiradoras orais seriam muito mais completas. Disseminou essa iniciativa, auxiliando e orientando na criação de novos centros por todo o País. Essa experiência de sucesso, constatado ao longo dos anos de existência da Disciplina, foi motivo de inúmeras palestras, pesquisas e artigos científicos.

Este lindo livro, que reúne capítulos escritos por seus amigos, colaboradores, ex-alunos, profissionais de grande valor, eterniza seu trabalho e sua dedicação ao estudo do respirador oral.

Apresentação

A obstrução nasal é uma das manifestações clínicas mais frequentes no dia a dia de nossa atividade ambulatorial. Compromete a qualidade de vida com importante absenteísmo escolar e laboral, comprometimento do sono, alteração do humor e pode ser responsável, em muitos casos, sobretudo em crianças e adolescentes, por alterações orofaciais, posturais, fonoaudiológicas e nutricionais, entre outras.

Dos primeiros meses de vida até a senilidade, muitas situações clínicas ou doenças evoluem com obstrução nasal. Reação vasomotora nasal, obstrução de origem anatômica, hipertrofia de adenoides, distúrbios hormonais e uso de medicamentos são algumas das causas abordadas nesta obra.

A iniciativa ARIA (*Allergic Rhinitis and Its Impact on Asthma*), realizada em 2001, contribuiu significativamente para os estudos sobre o tema, ao estabelecer uma nova classificação para as rinites, ressaltando as diferenças entre as formas alérgica e não alérgica. A rinite alérgica, na fase inflamatória, cursa geralmente com obstrução nasal decorrente da liberação de citocinas pró-inflamatórias e é muito relevante se considerarmos os dados obtidos no estudo ISAAC (*International Study of Asthma and Allergy in Childhood*) em relação a sua prevalência.

Vários exames laboratoriais *in vivo* e *in vitro* são úteis para a identificação da etiologia ou das alterações teciduais que caracterizam a obstrução nasal, assim como das comorbidades associadas à rinite; o seu tratamento é dependente da patologia subjacente.

Obstrução nasal: o direito de respirar pelo nariz é um livro que, com a colaboração de renomados especialistas da área, informa, de maneira objetiva, a melhor abordagem para a obstrução nasal.

Os editores

Prefácio da 2ª edição

A incidência de rinite é muito elevada em todo o país conforme os vários levantamentos realizados. Esse fato caracteriza a importância do tema e a necessidade de aprofundamento do estudo e da execução de pesquisas que permitam melhor conhecer e orientar os pacientes com esses quadros.

Neste livro, encontramos uma análise ampla do tema Respirador Bucal. Inicialmente dirigido a pediatras, o conteúdo ultrapassa esse objetivo abordando aspectos que são comuns também na idade adulta. A análise do Sumário nos leva a contemplar o sucesso dos editores, que criaram uma sequência de temas que, além de aspectos anatômicos e diagnósticos, traz as mais recentes atualizações sobre o tratamento da rinite alérgica.

Este livro apresenta qualidade ímpar também no elenco de colaboradores.

Observa-se que todos os autores são profissionais associados ao ensino e à pesquisa, e também líderes de reconhecida competência em sua área de atuação. O resultado só poderia ser excelente.

Indispensável a referência ao mérito dos editores, Prof. Dirceu Solé e Prof. Evandro Prado, mestres de uma legião de alergistas, pediatras ou não, que lideraram a realização deste livro, que é um prêmio à Medicina brasileira, pela amplitude do conteúdo, excelência dos autores e atualidade dos conceitos.

Na gênese do tema Respirador Bucal, sempre deveremos lembrar a figura do Prof. Luc Louis Maurice Weckx. Criador do primeiro núcleo dirigido à pesquisa do tema, foi incetivador de numerosos outros centros de estudo no país. Mestre dedicado, o Professor se destacava pela simplicidade e afabilidade dos verdadeiros sábios. Tive oportunidade de conviver em eventos da área com o Prof. Luc, do qual guardo lembrança da sua grandeza como colega e mestre.

Agradeço a oportunidade que os editores me proporcionaram de prefaciar este volume. Fica a certeza de que o livro será um sucesso, destinado a todo médico em formação na Alergia e Otorrinolaringologia, e também peça fundamental na biblioteca de profissionais com maior tempo de atuação como excelente fonte de consulta.

Prof. Dr. Luiz Antonio Guerra Bernd
Médico. Especialista em Alergia e Imunologia pela ASBAI-AMB-CFM
Doutor em Imunologia pela Escola Paulista de Medicina (UNIFESP)
Professor Titular da Disciplina de Imunologia da Faculdade Federal de Ciências Médicas de Porto Alegre (1981-2012)

Prefácio da 1ª edição

Obstrução nasal: o direito de respirar pelo nariz – a começar pelo título da obra, sugestivo e complexo, acrescido da excelência dos autores, em especial os professores Evandro Prado e Dirceu Solé, alergistas de nomeada competência, e nosso colega Luc, otorrino, infelizmente já falecido, era natural que só poderia nascer um livro de grande complexidade.

A rinite, doença que "não mata, mas maltrata", é, sem dúvida, a manifestação alérgica de maior preponderância clínica de alergia, comprometendo desde o lactente, com seu "fungor" irritante, passando pela juventude, com sua chuva de espirros, alcançando os adultos e atingindo os idosos, numa incidência democraticamente desagradável. Fico muito à vontade para destacar o tema, o título e a excelência do conteúdo.

Com certeza esta obra irá aprofundar o conhecimento sobre a rinite alérgica e suas variáveis, tornando-se indispensável para clínicos, pediatras e geriatras e para os jovens pós-graduandos em alergia, no entendimento e manuseio de pacientes riníticos – efetivamente, os maiores beneficiários dos ensinamentos deste livro.

É muito importante que a literatura médica nacional seja enriquecida com uma obra autenticamente brasileira, mostrando nossa realidade e os recursos autóctones para o manuseio dessa doença alérgica. Com orgulho nacional, cumprimento os autores e desejo sucesso no reconhecimento pela classe médica.

João Bosco de Magalhães Rios
Professor livre-docente de Alergia
da Universidade Federal do Rio de Janeiro (UFRJ)
e Diretor da Clínica de Alergia da Policlínica Geral do Rio de Janeiro

Sumário

Parte I

ANATOMIA E FISIOLOGIA

Capítulo 1

Desenvolvimento da Cavidade Nasal e Seios Paranasais

José Faibes Lubianca Neto
Maurício Schreiner Miura

Embriologia e Anatomia

A embriologia e a anatomia da cavidade nasal e dos seios paranasais estão intimamente relacionadas. Mesmo com a complexidade anatômica dos seios paranasais na idade adulta, o conhecimento da embriologia permite compreender como uma determinada célula se desenvolveu, uma vez que seu trajeto sempre levará à sua origem embrionária.

Desenvolvimento fetal inicial

Cavidade nasal fetal primária

O aparecimento das estruturas primordiais da cavidade nasal ocorre entre 3 e 4 semanas da vida fetal. Por meio de um espessamento do epitélio nas faces laterais da cabeça do embrião, logo acima do estoma oral e anterior à órbita, surge o placódio nasal. Durante a 5ª semana, o placódio nasal desenvolve-se medialmente, aprofundando-se no mesênquima subjacente, dando origem aos processos nasais medial e lateral em cada lado da cabeça fetal, anteriormente às órbitas. Esse movimento estimula também o surgimento do processo maxilar, oriundo do primeiro arco branquial, e seu crescimento desloca a órbita para a frente, saindo da posição lateral da cabeça fetal em direção à face, ao mesmo tempo em que proporciona a fusão dos processos nasais mediais na linha média, formando a cavidade nasal fetal primária. A fusão dos processos nasais mediais dá origem ao septo nasal, à pré-maxila e à porção média do lábio superior. A cavidade nasal primária é rasa e seu limite dorsal é a membrana nasobucal, que se dissipa por volta de 38 dias, ocorrendo uma continuidade entre esta e a cavidade oral.[1]

Cavidade nasal fetal secundária

Na sexta semana, inicia-se o desenvolvimento do palato. O processo maxilar dá origem bilateralmente às projeções palatais. Estas são inicialmente separadas pela língua e, à medida que a língua se desloca inferiormente, as projeções palatais horizontalizam-se e iniciam sua migração, na 9ª semana, da posição lateral para fundirem-se na linha média, por volta da 15ª semana. Até o sexto mês, persiste um espaço entre o palato e a pré-maxila, chamado de forame incisivo. Com o seu fechamento, ocorre a separação definitiva das cavidades nasal e oral. Ao longo destas semanas, o septo nasal aumenta posteriormente e anteriormente, fusionando-se às projeções palatais, separando os dois lados da cavidade nasal.[1]

Parede nasal lateral fetal

O desenvolvimento das estruturas da parede nasal lateral inicia-se na quinta semana (38 a 40 dias), por meio de uma tumefação anterior lateral logo acima das projeções palatais, chamada de processo maxiloturbinal, que vai originar a concha nasal inferior. Entre 40 e 43 dias, superiormente, na junção do septo nasal e da parede nasal lateral, surge o processo etmoidoturbinal, do qual se origina a concha nasal média. O espaço entre o maxiloturbinal e o etmoidoturbinal vai se tornar o meato médio. O etmoidoturbinal vai crescer, formando sulcos e cristas, que se diferenciam para constituir as conchas nasais e meatos superior (48 dias) e supremo (95 a 105 dias). A conformação adulta da parede nasal lateral estabelece-se por volta dos 12 anos, após a reabsorção da concha nasal suprema.[1]

Diferenciação meatal inicial

Na sexta semana desenvolve-se um espessamento na região anterior do meato médio, que se aprofunda lateralmente para dentro da parede nasal lateral, formando um sulco que dá origem ao infundíbulo e uma crista que dá origem ao processo uncinado. Entre 65-70 dias surge uma bolsa que se aprofunda no assoalho do infundíbulo, que posteriormente se diferencia no seio maxilar. Por volta de 35 semanas formam-se as células do recesso frontal, em uma posição medial ao uncinado, entre este e a concha nasal média. A bula etmoidal desenvolve-se posteriormente ao sulco do infundíbulo e pode ser identificada na 17ª semana.[1]

Lamelas

As conchas nasais média, superior e suprema são fixadas na lâmina papirácea por lamelas. As lamelas dividem a parede nasal lateral e compartimentalizam o desenvolvimento das células, sofrendo distorções com o processo de pneumatização. A lamela basal, oriunda da concha nasal média, é a mais constante e é a linha divisória entre as células etmoidais anteriores e posteriores.[1]

Ducto nasolacrimal

Forma-se ao redor de 35 dias na face medial do processo maxilar, por um espessamento epitelial que se aprofunda no mesoderma. Esse cordão epitelial estende-se da órbita para o processo maxiloturbinal (meato nasal inferior), formando uma luz no seu interior revestida por epitélio.[1]

Desenvolvimento fetal tardio

Ao término do 4º mês do desenvolvimento fetal, as principais estruturas nasais estabelecem-se e podem ser identificadas. A partir desse ponto o desenvolvimento nasal é um processo contínuo ao longo dos anos, que vai se estabilizar entre 16 e 18 anos de idade. As células etmoidais particularmente se desenvolvem de forma mais precoce.

Células etmoidais anteriores

São estruturas que se desenvolvem anteriormente à lamela basal da concha nasal média. Independentemente do grau de pneumatização, essas células terão sua drenagem sempre no seu ponto de origem, no meato médio.[1]

Células do recesso frontal

É a estrutura que dá origem ao seio frontal em 60% dos casos. O recesso frontal expande-se lateralmente e anterior à concha nasal média. É formado por três sulcos e quatro cristas. Geralmente, seu sulco mais posterior tem um maior crescimento e origina o seio frontal. Vai ter abertura medial ao processo uncinado, dentro do meato médio. Os outros sulcos crescem anteroinferiormente e vão pneumatizar o *agger nasi* e o processo uncinado.[1]

Células infundibulares anteriores

No infundíbulo, próximo ao teto do etmoide, desenvolvem-se dois sulcos e três cristas, diferenciando-se em células infundibulares anteriores. Em 1/3 dos casos o sulco mais anterior vai originar o seio frontal. Sua abertura vai se localizar no infundíbulo etmoidal, lateral ao processo uncinado, próximo ao óstio do seio maxilar. No caso de não originar o seio frontal, esse sulco desenvolve-se no assoalho, formando a bula frontal. Outro sulco pode pneumatizar o *agger nasi*, o osso lacrimal, o uncinado, ou pode entrar na concha nasal média, formando a concha bolhosa.[1]

Células suprabulares

Essas células vão pneumatizar a bula etmoidal, de modo que essa terá abertura e drenagem na sua face superior. As células suprabulares são a principal fonte de células supraorbitárias, e podem dar origem em alguns casos ao seio frontal e à concha bolhosa.[1]

Células infrabulares

Podem ocasionalmente pneumatizar a bula etmoidal. Raramente podem dar origem às células de Haller.[1]

Processo uncinado

Com seu formato de bumerangue, está fixado anteriormente no *agger nasi*, estendendo-se posterossuperiormente na direção da concha nasal inferior. Forma parte da parede medial do seio maxilar.[1]

Formação do etmoide posterior

As células etmoidais posteriores originam-se dos meatos superior e supremo. Apesar de menos numerosas, são muito maiores que as células etmoidais anteriores. Sua extensão pode ser imensa em alguns casos, desde o osso frontal até o esfenoide. Seu crescimento anterior em direção à lamela da concha nasal média pode originar a concha bolhosa. Seu crescimento entre a parede lateral do etmoide e a maxila é a fonte mais comum para as células de Haller. Seu crescimento em direção ao esfenoide pode originar a célula de Onodi, que contém o nervo óptico em seu interior.[1]

Condrificação e ossificação da cápsula nasal

As estruturas da cavidade nasal são inicialmente formadas pelo mesênquima. O surgimento de condrócitos vai ocorrer por volta de 3-4 meses, oriundos do tubo neural, concomitantemente com outras partes do condrocrânio. As células da crista neural produzem condroitina, que se distribui dentro e ao redor da cavidade nasal. O processo inicia-se próximo à base do crânio, na região do esfenoide e, após 2 semanas a parede nasal lateral começa a formar cartilagem. As conchas nasais também têm centros de formação de cartilagem, que crescem até se fundirem com a parede nasal lateral. Por volta do 5º mês, a formação da cápsula nasal cartilaginosa está completa, sendo o suporte esquelético inicial do andar superior da face.

Antes mesmo do término da condrificação da cápsula nasal, centros de ossificação já podem ser identificados, embora esse processo não se inicie antes da invasão da estrutura cartilaginosa pelas células dos seios paranasais. Entre o 7º e 8º mês inicia-se a ossificação da face lateral do etmoide, junto da órbita. O processo difunde-se para o teto do etmoide e para as conchas nasais, e continua durante os primeiros anos de vida. A ossificação completa da placa cribriforme ocorre por volta dos 3 anos.[1]

Septo nasal

O septo nasal fetal apresenta uma porção cartilaginosa quadrilateral, com uma projeção anterior, uma projeção para o esfenoide, uma face para o vômer e uma face para a lâmina perpendicular do etmoide. A faixa do esfenoide e a porção do nasovômer são reabsorvidas primeiro. Ocorre ossificação membranosa do vômer e da lâmina cartilaginosa. A lâmina perpendicular do etmoide ossifica por volta dos 3 anos, permanecendo apenas a lâmina quadrangular do septo nasal como estrutura cartilaginosa ao longo da vida.[1]

Concha nasal inferior e meato inferior

Até os 6 anos, a única função do meato inferior é a drenagem do ducto nasolacrimal, mas devido ao espaço estreitado não ocorre fluxo de ar. Com o crescimento do seio maxilar ocorre o desenvolvimento vertical do meato inferior, permitindo fluxo de ar.[1]

Nariz externo

Formado pela fusão dos processos nasais lateral e medial, confere um formato quadrangular à ponta nasal. A estrutura ossifica e forma os ossos da pirâmide nasal. As cartilagens alares não ossificam e continuam seu crescimento ao longo da vida. O processo nasal lateral não possui cartilagem, sendo constituído por material fibroadiposo.[1]

Seio maxilar

Entre os seios paranasais, é o maior e o mais constante. Localiza-se no osso maxilar do crânio. A formação da bolsa que se invagina no assoalho do meato médio pode ser observada entre 65 e 70 dias de gestação. Inicialmente, o crescimento da bolsa ocorre no plano horizontal e, quando esse desenvolvimento ocorre no plano vertical, considera-se o surgimento do seio maxilar. O óstio maxilar primário localiza-se na origem desse processo. A presença da órbita e do alvéolo dentário impede a pneumatização do seio maxilar, que apresenta, então, um crescimento anteroposterior. Entre 100 e 105 dias, essa dimensão é de 2 mm, e a termo, 7 mm. Ao nascimento, o alvéolo dentário fica logo abaixo do canal do nervo infraorbitário, e o seio maxilar medial a estas estruturas, logo acima do assoalho da cavidade nasal. Por volta de 1,5-2 anos, com sua expansão lateral, o seio maxilar desloca o alvéolo para baixo e fica no mesmo plano horizontal do canal infraorbital. Por volta dos 3 anos, o seio maxilar pneumatiza-se para além do canal infraorbital, deslocando-o superiormente para seu teto. Entre 8 e 9 anos, o seio maxilar penetra no processo malar. Dentro do seio maxilar pode ser encontrado um septo completo ou incompleto. A ausência total do seio maxilar é rara. Hipoplasia é vista em 10% da população.[2,3]

Parede anterior

Localiza-se centralmente à saída do forame infraorbitário. Identifica-se a delgada concavidade da fossa canina.

Parede posterior e parede lateral

Pelo seu formato contíguo, é difícil distinguir o limite entre ambas. A parede lateral é o limite da fossa infratemporal. A parede posterior separa o seio maxilar da fossa pterigopalatina e da fissura orbital inferior.

Assoalho

É formado pelo processo alveolar do osso maxilar. Geralmente, localiza-se sobre o segundo pré-molar e o primeiro e o segundo molares.

Parede superior

É o limite com o assoalho da órbita. É o local em que o nervo e os vasos infraorbitários cruzam pelo canal infraorbitário.

Parede medial

Forma parte da parede nasal lateral. O óstio primário do seio maxilar localiza-se no infundíbulo do etmoide. Óstios acessórios raramente estão presentes ao nascimento e podem ser encontrados tardiamente nas fontanelas membranosas, talvez associados a processo infeccioso. Ainda, na parede medial do seio maxilar pode ser vista a projeção do ducto nasolacrimal dirigindo-se para o meato inferior.

Seio frontal

É na verdade uma célula etmoidal que se estendeu anterior e superiormente para dentro do osso frontal. Esse processo inicia-se por volta de 100 dias, sendo sua origem mais comum em uma célula do recesso frontal; pode também originar-se de uma célula infundibular anterior; ainda, de uma célula suprabular; do infundíbulo do etmoide; ou de uma combinação de qualquer uma dessas células.

Em uma criança de 6 meses pode-se observar células na porção horizontal do osso frontal. Somente por volta dos 2 anos a pneumatização ascende para a porção vertical do osso frontal, e um seio frontal é realmente definido. As dimensões do seio frontal foram medidas em pacientes pediátricos: a altura do seio frontal aos 2 anos é de 4,5 mm; aos 4 anos, a altura é de 6,5 mm; e aos 7,5 anos, a altura é de 14 a 17 mm^2. Dentro do seio encontra-se o septo que divide os seios frontais; em seu aspecto mais inferior encontra-se na linha média, mas à medida que ascende sua inserção é muito variável. A ausência unilateral do seio frontal é observada em 5% da população, enquanto a ausência total ocorre em 4%.[2,3]

Parede anterior

É a parede mais espessa e forma o contorno da fronte e da sobrancelha.

Parede posterior

É um osso compacto e resistente que constitui a parede anterior da cavidade craniana.

Assoalho

É a região anatomicamente mais complexa, formada pelo teto da órbita, nariz e limite anterior das células etmoidais. O osso do assoalho é delgado e em sua porção posterior e medial encontra-se o óstio primário do seio frontal. O óstio tem formato cônico e dirige-se inferiormente a uma região mais estrita, que é o recesso do frontal, comunicando com o etmoide anterior. Em até 20% das pessoas pode-se observar um abaulamento no assoalho pela presença da bula frontal.

Seio esfenoidal

O desenvolvimento embriológico do seio esfenoidal é ímpar, uma vez que não se origina da invaginação de sulcos da parede nasal lateral fetal. Entre 3-4 meses de gestação inicia-se o seio esfenoidal primordial com o surgimento de um pequeno recesso na porção posterior da cápsula nasal, circundado por uma parede cartilaginosa ovoide. Essas placas cartilaginosas contêm dois centros de ossificação chamados de ossículos de Bertin. O centro de ossificação anterior é o pré-esfenoide e vai formar o recesso esfenoetmoidal. O centro posterior vai formar o basiesfenoide. O crescimento na direção inferior e posterior é lento, e por volta de 3-4 anos de vida o seio esfenoide primordial vai invadir o pré-esfenoide, iniciando a pneumatização do seio. O ponto de origem do seio esfenoide é identificado por seu óstio na cavidade nasal posterior. No interior do seio encontra-se o septo, que pode estar na linha média, ter forma de "C" ou "S". Se o seio esfenoide primordial, em vez de migrar para o pré-esfenoide, invadir o osso esfenoidal, pode não ocorrer pneumatização, sendo ocupado pelas células etmoidais posteriores. Ausência total ocorre em 1% das pessoas.[3]

Parede anterior

É o limite do recesso esfenoetmoidal. O óstio localiza-se em sua porção média cerca de 5 mm lateral ao septo nasal posterior.

Parede posterior

Separa o esfenoide da ponte.

Parede superior

Tem relação com a sela túrcica e com o canal óptico.

Assoalho

Pode ter um abaulamento pelo canal pterigoide.

Parede lateral

Tem a impressão da artéria carótida interna (22% de deiscência) e do canal óptico (4% de deiscência).

Fisiologia Nasal

A cavidade nasal tem como função primordial aquecer e umidificar o ar inspirado no trânsito que faz em seu interior, além de filtrar partículas e microrganismos, antes do ar chegar à via aérea inferior.

Vestíbulo nasal

Parte dessa função inicia-se no vestíbulo nasal. Única região da cavidade nasal revestida por epitélio escamoso estratificado, apresenta vibrissas nasais, que são pelos espessos sem músculo piloeretor, com função de filtrar partículas com mais de 3 micrômetros. As glândulas serosas localizadas na junção da epiderme com a mucosa nasal produzem secreção que colabora na hidratação da cavidade nasal durante a inspiração.

O vestíbulo contém termorreceptores, não encontrados no restante da cavidade nasal e responsáveis por alterações na resistência do fluxo de ar em condições de alteração de temperatura. Ao inspirar ar quente, a resistência nasal diminui; ao inspirar ar frio, a resistência nasal aumenta. O vestíbulo nasal é a principal área na percepção do fluxo de ar.[4]

Válvula nasal

Logo posteriormente ao vestíbulo encontra-se a região da válvula nasal. Essa área gera 50% da resistência respiratória total ao ar inspirado, do vestíbulo aos alvéolos pulmonares. A área de transecção da válvula nasal é de aproximadamente 40 mm^2. Essa área pode aumentar pela contração do músculo dilatador nasal, facilitando o fluxo de ar. Aumentos rítmicos do tônus desses músculos precedem o início da inspiração, antes da contração do diafragma. A válvula nasal direciona o fluxo de ar inspirado superiormente sobre a concha nasal média, atingindo uma velocidade de 18 m/s.

Após esse ponto o fluxo de ar assume direção horizontal e sua velocidade reduz para 2-3 m/s. O fluxo de ar na válvula nasal é laminar, tornando-se logo após turbilhonado. Esse mecanismo permite um maior tempo de contato do ar com a mucosa nasal para troca de calor e umidade, de modo que a temperatura do ar chegue a 34°C com umidade relativa do ar de 100% na nasofaringe. A cavidade nasal normal é capaz de manter um fluxo de ar de 20 a 30 L/min. Durante a expiração, a válvula nasal funciona como um freio respiratório, permitindo um maior tempo de troca gasosa dentro dos alvéolos. Ainda, na expiração, a mucosa nasal esfriada e ressecada pela inspiração recupera sua hidratação e temperatura.[4]

Ciclo nasal

Em um adulto normal, a resistência ao fluxo de ar nasal total é constante, embora o fluxo de ar de cada cavidade seja variável, de modo que o aumento da resistência de um lado é compensado com a diminuição da resistência do outro. Esse fenômeno é chamado de ciclo nasal e reflete alterações da dilatação vascular das conchas nasais. A maioria das pessoas não percebe essas variações, uma vez que o fluxo total permanece constante. O marcapasso do ciclo nasal localiza-se no hipotálamo. O ciclo nasal começa a se desenvolver entre 7 e 10 anos de vida e é mediado pelo sistema nervoso simpático. A ausência do ciclo nasal pode ocorrer pelo desenvolvimento incompleto do sistema nervoso simpático.[4]

Sistema mucociliar

A limpeza ou *clearance* das secreções e impurezas da cavidade nasal é realizada pelo transporte mucociliar. Os dois principais componentes desse sistema são as células epiteliais ciliadas e a camada de muco. O sistema mucociliar é responsável pela limpeza de partículas de até 0,5 micrômetros. A camada de muco é transportada na direção da nasofaringe, com exceção da área anterior à concha nasal inferior.[5]Em condições normais, o muco se distribui em duas camadas com propriedades viscoelásticas diferentes, sendo a superior mais viscosa (gel) e a inferior mais fluida (sol). A maior parte da extensão do cílio se movimenta na camada inferior mais fluida (sol). Essa parte do muco é secretada pelas glândulas submucosas, exercendo importantes funções. Age como um meio de remoção de metabólitos e fornece nutriente às células ciliadas. Em razão de sua baixa viscosidade, permite que sobre ela flutue a camada superior de muco (gel), atuando como um espaçador entre o epitélio ciliado e o muco, de forma que somente a extremidade dos cílios penetre na porção mais viscosa. O movimento ciliar gera ondas metacrônicas, ocorrendo transferência de energia dos cílios para o muco com uma ação resultante da boa coordenação de ambos.[5] Alguns fatores podem alterar o funcionamento desse sistema. Um aumento da profundidade da camada sol do fluido periciliar impede que os cílios penetrem na camada superior; uma diminuição da camada periciliar faz com que uma maior parte do cílio seja envolvida no muco, dificultando a movimentação em razão do peso exercido pelo muco; alterações da composição do muco podem fazer com que este se misture ou substitua a camada periciliar, afetando seriamente o sistema.

As propriedades reológicas, ou de fluxo, do muco são críticas para o transporte mucociliar efetivo. O muco possui *viscosidade,* isto é, a quantidade de escoamento relacionado com a força aplicada, e *elasticidade,* que se refere à capacidade do fluido em resistir à deformação. Assim, quando deformado por uma força, o muco armazena energia e, após, ocorre seu escoamento. A elasticidade do muco é determinada em grande parte pela concentração de glicoproteínas mucosas (mucinas).

A velocidade média do transporte mucociliar é de 6 mm/minuto. Desse modo, partículas podem ser eliminadas da cavidade nasal em torno de 10 a 20 minutos após sua inalação. Não se observa diferença nessa velocidade em relação à idade.[5]

Olfato

O teto da cavidade nasal, a área de 8-10 mm inferior em direção ao septo nasal e a parede nasal lateral representam a região olfatória. É revestida por um epitélio olfatório que contém neurônios bipolares do nervo olfatório. É responsável pela identificação dos odores e pode ser potencializada pelo ato de fungar, que intensifica o fluxo de ar inspirado nessa área. A aprendizagem olfatória começa a se desenvolver nas primeiras 48 horas após o nascimento. A primeira etapa do processo olfatório ocorre pelo contato das moléculas odoríficas com os cílios das células receptoras. O estímulo é levado pelos axônios que atravessam a placa cribriforme e comunicam-se no sistema nervoso central com o bulbo olfatório. Esse sentido é menos desenvolvido nos seres humanos, quando comparado a outros mamíferos, mas tem importância na percepção de sabores, na percepção de situações perigosas e também nas interações sociais.[4]

REFERÊNCIAS BIBLIOGRÁFICAS

1. Rontal M, Anon JB, Zinreich J. Embryology and Anatomy of the Paranasal Sinuses. In: Pediatric Otolaryngology. 4th ed. Philadelphia: Saunders; 2002. p. 861-75.
2. Onodi A. Accessory sinuses of the nose in children. New York: William Wood; 1911.
3. Davis W. Development and anatomy of the nasal accessory sinuses in man. Philadelphia: Saunders; 1914.
4. Cressman WR, Naclerio RM. Nasal Physiology. In: Pediatric Otolaryngology. 4th ed. Philadelphia: Saunders; 2002. p. 876-85.
5. Eliezer N, Sade J, Silberberg A, et al. The role of mucus in transport by cilia. Am Rev Respir Dis. 1970;102:48-52.

Capítulo 2

Mecanismos de Defesa das Vias Aéreas

Cristina Miuki Abe Jacob
Antonio Carlos Pastorino

O interesse pelos mecanismos de defesa das mucosas do sistema respiratório se reveste de crucial importância quando é avaliada a alta frequência de infecções do trato respiratório, responsável por grande parte do consumo atual de antibióticos. Não só a alta frequência, mas também a emergência de cepas de bactérias antibiótico-resistentes fizeram com que o estudo dos mecanismos de defesa do trato respiratório tenha uma importância especial.

As mucosas do indivíduo adulto correspondem a uma enorme superfície de aproximadamente 400 m^2 protegidas, muitas vezes, por um epitélio de apenas uma camada de células.[1] A mucosa do trato respiratório superior é considerada a principal interface entre o ambiente e o sistema imune das mucosas, com um papel fundamental no desencadeamento da resposta imune do hospedeiro. As superfícies das mucosas das vias aéreas e dos seios da face podem ser consideradas as estruturas mucosas mais acessíveis ao estudo de sua imunidade.

O sistema imune das mucosas também é capaz de manter uma relação de simbiose entre a flora endógena de microrganismos comensais e a flora microbiana de patógenos que podem penetrar em nosso organismo, mantendo homeostase em toda sua superfície que se estende da boca e cavidade nasal, trato respiratório, digestório e genitourinário.[2]

O papel de filtro das vias aéreas e o contato das estruturas do anel linfático de Waldeyer, tanto com a via aérea como com o trato digestório, com exposição a particulados, a diferentes tipos de antígenos e a potenciais patógenos inalados ou ingeridos, tornam essas estruturas particularmente importantes como regiões indutoras e efetoras imunológicas.[1,2]

As defesas das vias aéreas superiores, incluindo o anel linfático de Waldeyer, apresentam componentes do sistema de imunidade inespecífica (também conhecido como imunidade inata) e, também, de imunidade específica (imunidade adaptativa).

Mecanismos de Defesa da Imunidade Inata do Trato Respiratório Superior

A imunidade inata compreende os mecanismos físicos como a barreira epitelial e a secreção mucosa com seus fatores antimicrobianos solúveis (lactoferrina, lisozima, amilase, presença de interferon e fatores do complemento) e o *clearance* mucocilar, e compreende também os receptores de reconhecimento de patógenos (*tool-like receptors*) e diversas células imunológicas (neutrófilos, macrófagos, eosinófilos, mastócitos e células NK).

Mecanismos físicos

A barreira epitelial constitui elemento fundamental para impedir a penetração dos microrganismos. O epitélio do trato respiratório superior é composto primordialmente por epitélio colunar pseudoestratificado ciliado. No topo dos cílios há uma manta de muco onde partículas inaladas são depositadas, movendo-se no fluido periciliar de baixa viscosidade. A camada mucosa leva essas partículas em direção à faringe para serem deglutidas.[3] O muco é composto de glicoproteínas (mucinas, material inorgânico e proteínas plasmáticas, resultado do aumento da transudação do plasma). Deve-se ressaltar a presença de imunoglobulina A (IgA), importante anticorpo de mucosas, e de lisozima e lactoferrina, que possuem capacidade bacteriostática e bactericida.[4] A lactoferrina apresenta capacidade de ligação ao ferro, protege contra radicais hidroxil e é efetiva contra *Candida sp*. Outros componentes incluem catelicidinas, defensinas e inibidor da secreção de leucoproteases.

Além da defesa pela camada e transporte mucociliar, as próprias células epiteliais formam uma importante barreira. Durante infecções virais e crises alérgicas pode haver inflamação do epitélio com aumento da permeabilidade do epitélio nasal. Foram desenvolvidos estudos bem conduzidos mostrando que, mesmo em situações de dano epitelial, a permeabilidade do epitélio pode não se alterar. Nesse caso, se as células basais persistem, elas podem se achatar, estabelecendo o contato célula a célula.[5]

Fatores antimicrobianos solúveis

Catelicidinas e defensinas

Ambas são peptídios com atividade tanto hidrofílica como hidrofóbica, que as tornam capazes de romper a membrana microbiana. As defensinas são divididas em duas famílias: α e β-defensinas, sendo as α-defensinas produzidas principalmente por neutrófilos e as β, por células epiteliais.[6] As catelicidinas são peptídios catiônicos α-helicoidais produzidos como precursores, necessitando de ação proteolítica para sua ativação[7]. Exercem papel antimicrobiano e a principal catelicidina produzida por neutrófilos, LL37, tem múltiplos efeitos, tais como: neutralização de lipopolissacárides (LPS), quimioatração de células inflamatórias, estímulo à proliferação e reparo epitelial. As catelicidinas, incluindo a LL37, exercem também atividade antibiofilme contra *Pseudomonas*.[8]

O óxido nítrico também participa da defesa da mucosa nasal do nariz, dos seios paranasais e trato respiratório superior, exercendo atividade antibacteriana.[9]

Outros componentes da resposta não específica consistem nas células fagocíticas e do sistema complemento, formado por 30 componentes, que se ligam a bactérias e vírus para opsonização por células fagocíticas, induzindo lise bacteriana e de células infectadas.[10,11]

Receptores de reconhecimento de patógenos – receptores tool-like

O reconhecimento de patógenos específicos se inicia com os receptores *tool-like* (TLR), uma família de proteínas da superfície celular que dá início tanto à resposta da imunidade inata quanto à da imunidade adaptativa, não sendo, porém, necessária para essa última. Treze tipos diferentes de TLR foram identificados, sendo expressos em várias células, como neutrófilos, macrófagos, células dendríticas, células T regulatórias, linfócitos B e células epiteliais.[12] As etapas de ativação após ligação dos TLR podem ser dependentes ou não do MyD88, sendo o primeiro a via preferencial. A consequência da ativação dessa via resulta em liberação de citocinas que ativam neutrófilos e macrófagos, sendo as principais a interleucina (IL) 6, IL-1β e fator de necrose tumoral-α (TNF-α).

Interferons, citocinas, quimiocinas

Interferons (IFN) são componentes da imunidade inata que têm papel fundamental na defesa contra os vírus. Células epiteliais infectadas por vírus secretam IFN, que impede a replicação viral.[13]

Citocinas ou IL são um grupo de proteínas e peptídios que regulam a função imune. Entre todas as citocinas, TNF-α, IL-1β, IL-6, IL-8, IL-12 e IFN-γ merecem destaque pela atividade inflamatória.[14] Atualmente, a IL-23 tem sido caracterizada como uma citocina da imunidade inata com atividade antibacteriana, que estimula a produção de IL-17 por células Th17 e linfócitos T γδ por uma via dependente de TLR. Junto a essa citocina formada, a IL-23 exerce efeito no clareamento de bactérias gram-negativas, tais como *Pseudomonas aeruginosa*.[15]

Quimiocinas são citocinas que atraem leucócitos para o local da inflamação e são distribuídas em quatro classes, de acordo com a presença de uma cisteína no N terminal: C, CC, CXC e CX3C[16]. Embora haja um grande número de quimiocinas, merece destaque a IL-8, em humanos.

Embora didaticamente dividida em imunidade inata e imunidade adaptativa, a resposta imune se faz em sequência e a célula dendrítica é fundamental para estabelecer essa ligação.

Mecanismos de Defesa da Imunidade Adaptativa do Trato Respiratório Superior

Em condições normais, as mucosas das vias aéreas superiores e as estruturas do anel linfático de Waldeyer são capazes de evitar a entrada de todas as substâncias que penetram nas vias aéreas superiores e no trato digestório e destruir e eliminar patógenos sem a necessidade de envolver o sistema de imunidade adaptativa. À medida que ocorrem alterações dos mecanismos imunes inatos, são ativados os mecanismos de imunidade adaptativa.

Estrutura do tecido linfoide associado a mucosas – (MALT – mucosa-associated lymphoid tissue)

O conceito de que existia uma conexão entre os diferentes folículos linfoides associados às mucosas e os grandes agregados foliculares presentes em órgãos solitários foi primeiramente reconhecido em estudos de camundongos. A repopulação de linfócitos B obtidos de tecidos linfoides associados aos brônquios e nas placas de Peyer em outros locais de mucosa originou o conhecimento da existência do MALT, que hoje é subdividido em vários compartimentos de acordo com a região anatômica envolvida[1] (Tabela 2.1).

Tabela 2.1 – Nomenclatura e compartimentos do MALT – Tecido Linfoide Associado a Mucosas[1]

Abreviação	Compartimentos envolvidos
GALT	Tecido linfoide associado ao intestino
Placa de Peyer – PP Folículos linfoides isolados – FLI	As PP e os FLI constituem a maior parte do GALT, mas o apêndice está incluído
NALT	Tecido linfoide associado à nasofaringe
Anel de Waldeyer	Nos humanos o NALT corresponde ao anel faríngeo de Waldeyer, que inclui a adenoide (tonsila nasofaríngea) e o par de amígdalas (tonsilas palatinas)
Folículos linfoides isolados – FLI	FLI dispersos também existem na mucosa nasal
BALT	Tecido linfoide associado aos brônquios
LALT	Tecido linfoide associado à laringe
TALT	Tecido linfoide associado à traqueia

A Figura 2.1 representa o sistema imune comum de mucosas, em que estão demonstrados os diferentes sítios indutores representados pelas placas de Peyer, GALT, BALT e NALT, e os sítios efetores, que incluem a lâmina própria do epitélio mucoso e outras mucosas nos aparelhos respiratório, intestinal, genitourinário, em glândulas mamárias, ouvido médio, glândulas salivares, tonsilas e tecido ocular.[17]

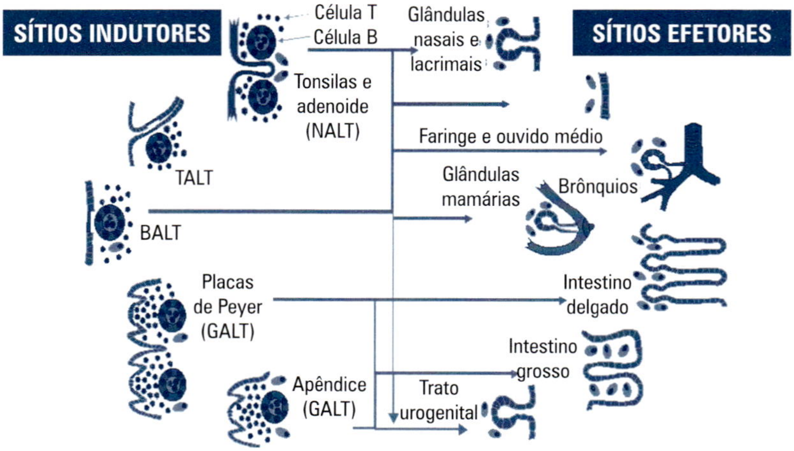

Figura 2.1 – Sítios indutores e efetores do sistema imune comum de mucosas.[17]

A estrutura do MALT em cada tecido no qual está presente lembra um linfonodo sem cápsula e sem o linfático aferente. O contato com os antígenos exógenos se faz diretamente pelas superfícies mucosas através de um epitélio associado ao folículo (FAE) que contém células M, particularmente eficientes em captar microrganismos e antígenos particulados.[18]

O GALT (tecido linfoide associado ao intestino) representa o maior e melhor sítio indutor estudado das respostas de linfócitos B do MALT. Contudo, o NALT (tecido linfoide associado à nasofaringe) pode ser considerado o mais importante nas vias aéreas, pois o BALT (tecido linfoide associado aos brônquios) é raro ou pouco presente no pulmão de adultos normais e em apenas 40-50% do pulmão de adolescentes e crianças.[19,20] A presença de folículos linfoides isolados – FLI – na mucosa nasal de humanos é rara e indetectável em 60% das crianças abaixo de 2 anos de idade.[21]

A função básica dos tecidos linfoides do NALT é permitir a interação eficiente entre antígenos, células apresentadoras de antígenos (APC), linfócitos e outras células reguladoras e, também, favorecer o desenvolvimento e a maturação do sistema imune local pela interação controlada com estímulo e/ou antígenos ambientais.

A Tabela 2.2 resume algumas semelhanças e diferenças entre as placas de Peyer, o NALT e o BALT em relação ao seu aparecimento, organogênese e distribuição de linfócitos. A presença de vênulas de epitélio alto – HEV (*high endotelial venules*), que expressam moléculas de adesão características a cada tecido linfoide envolvido, associada a diferentes quimiocinas e citocinas, faz com que os linfócitos *naïves* e ativados em pontos diferentes do MALT possam recircular e se localizar em outros tecidos linfoides à distância. Esse mecanismo, conhecido como *homing,* promove a penetração dos linfócitos nas mucosas, em especial no epitélio reticular, através das HEV, mas uma rota direta de penetração pela membrana basal também é possível.[22]

Tabela 2.2 – Diferenças na organogênese e nas características do tecido adulto entre as placas de Peyer, NALT e BALT[22]

Característica	Placa de Peyer	NALT	BALT
Organogênese			
• Aparecimento dos tecidos	Antes do nascimento	Ao nascimento	Após 4 dias de nascimento
• Primeiros linfócitos	T	T	B
• Áreas T e B distintas	> 10 dias de nascimento	> 10 dias de nascimento	> 21 dias após o nascimento
Tecido adulto			
• Centros germinativos	+	±	±
• Linfócitos intraepiteliais	+	+	+
• Área T × B	T < B	T = B	T = B
• Relação células T:B	0,2	0,9	0,7
• Relação células T CD4:CD8	5,0	2,4	2,6

Em estudo *post mortem* de 150 crianças entre 6 e 700 dias de vida (109 casos de morte súbita) para verificar a frequência e localização do NALT, foi demonstrada a presença de tecido linfoide associado à nasofaringe em 38% das crianças com maior concentração desse tecido em cavidade nasal alta (30%) e concha nasal média (26,4%).[21]

O NALT apresenta, em cada estrutura anatômica que o constitui (um par de tonsilas palatinas, uma tonsila lingual, uma tonsila nasofaríngea e um par de pequenas tonsilas das tubas auditivas), quatro compartimentos linfoides com características e funções próprias. São eles: epitélio reticular das criptas, área extrafolicular, zona de revestimento de folículos linfoides e centro germinativo folicular. O epitélio tonsilar apresenta numerosas células dendríticas, células M, linfócitos B de memória e linfócitos T e B dispersos.[22]

A formação do centro germinativo ocorre logo após o nascimento, com a exposição aos antígenos do meio ambiente e com o aparecimento de plasmócitos nas tonsilas após 2-3 semanas de vida. É no centro germinativo que as respostas de linfócitos B dependentes de linfócitos T aparecem e estão associadas a posterior expansão clonal de linfócitos B; seleção positiva de linfócitos B com sinais de alta afinidade para antígenos; capacidade de mudança de isotipos; diferenciação para linfócitos B e plasmócitos de memória e efetores que expressam isotipos de imunoglobulinas e indução dos genes para produção de cadeias J. As cadeias J são essenciais na estrutura de formação de dímeros e trímeros da IgA e pentâmeros de IgM, e sem elas os polímeros de imunoglobulinas não podem se ligar ao receptor de polímeros de imunoglobulina (pIgR) presente na porção basolateral do epitélio secretor, formando o chamado componente secretor de membrana, responsável pelo transporte ativo pelo epitélio secretor e pela proteção contra proteólise. Somente assim podem ser formadas as imunoglobulinas secretoras, tanto a IgA como a IgM secretoras, presentes nas superfícies das mucosas. A expressão do pIgR na membrana é estimulada por citocinas como IFN-γ, IL-4, TGF-β, TNF-α e por hormônios como estrogênio, prolactina e androgênio.[1,2,22]

Nos centros germinativos também estão presentes plasmablastos e plasmócitos, que produzem outras imunoglobulinas, com predomínio da IgG (60-70%) comparada à IgA (15-20%) e às demais IgM e IgD, em menores concentrações.[22,23]

Cerca de 80 a 90% de todos os linfócitos B produtores de imunoglobulinas estão localizados estrategicamente nas mucosas e glândulas exócrinas, sendo a IgA secretora o mais importante componente efetor em mucosas, prevenindo a adesão e absorção de antígenos, neutralizando patógenos, enzimas e toxinas, diminuindo o acesso de imunocomplexos para a circulação sistêmica e evitando a inflamação nas mucosas, por sua incapacidade de ativação do sistema complemento.[1] Com relação à IgA, temos duas subclasses, sendo a IgA1 relacionada aos antígenos proteicos (predominante no plasma) e a IgA2 relacionada aos antígenos polissacarídicos e lipopolissacarídicos. As concentrações dessas duas subclasses variam em cada tipo de mucosas, com até 95% das IgA em secreções mucosas nasais, tonsilas e linfonodos periféricos e 40% em placas de Peyer do tipo IgA1. A presença de IgA2 em altas concentrações nas placas de Peyer pode ser decorrente de processo de adaptação à maior carga bacteriana presente no intestino e pela maior resistência da IgA2 às proteases bacterianas.[24] A Figura 2.2 mostra a distribuição das subclasses de IgA nos diferentes tecidos mucosos.[25]

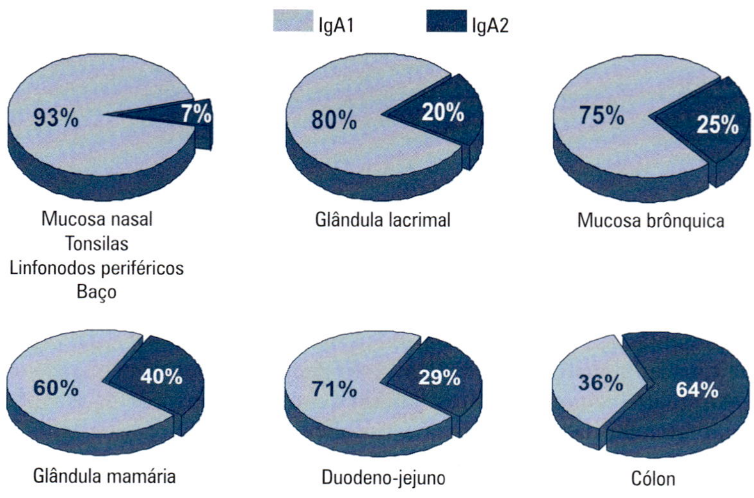

Figura 2.2 – Distribuição das subclasses de IgA nos diferentes tecidos mucosos presentes no MALT.[25]

Outra classe de imunoglobulina presente nas estruturas do NALT é a IgD, cujo papel na imunidade ainda é conflitante, mas com um papel de imunoexclusão e neutralização para diversos microrganismos.[1,26] A mucosa intestinal, o fígado, os linfonodos periféricos, baço e medula óssea possuem poucos linfócitos B produtores de IgD, enquanto as amígdalas, adenoides, glândulas salivares e lacrimais e mucosa nasal possuem número grande de linfócitos B produtores de IgD.[26,27]

A produção de IgA é elevada, atingindo 65% do total de imunoglobulinas produzidas diariamente (8 g de Ig total/dia e 5 g de IgA/dia); de 50 a 70% da produção de IgA são transportados para as mucosas (3 g/dia).[28]

O estudo do desenvolvimento do sistema de IgA secretora em mucosas mostrou variabilidade de seus níveis com a idade, a dieta ingerida, os exercícios e o estresse, além das dificuldades metodológicas de sua quantificação por problemas de coleta, processamento e estocagem.[29-32] Esses problemas tornam sua dosagem pouco reprodutível e de pouca utilidade na prática clínica.

Uma imunidade de mucosas efetiva necessita de ativação tanto de linfócitos T como de linfócitos B, cujo resultado final desejado é a eliminação ou neutralização do antígeno ou patógeno, mas também a formação de células de memória contra o patógeno desencadeante; em nova infecção, as respostas imunológicas serão mais rápidas e a doença, menos grave.

A presença de amigdalites recorrentes e hiperplasia adenoidiana pode contribuir de maneira irreversível para a involução característica da idade adulta no NALT. Essa senescência precoce nos tecidos do NALT se expressa pela redução das células M, que se comportam como porta de entrada para microrganismos e materiais estranhos, com inadequada apresentação às células dendríticas e linfócitos relacionados a elas, além na reduzida geração de células de memória, tanto T como B. Todas essas alterações em conjunto podem promover um ciclo vicioso com maior processo inflamatório e consequente redução dos mecanismos imunes locais, mas com manutenção de alguma atividade imunológica e uma indicação para atitude conservadora em relação às adenoamigdalectomias, especialmente na infância.[17,23]

A importância da imunidade local do NALT e sua influência sistêmica podem ser avaliadas pelos efeitos locais e sistêmicos após adenoamigdalectomia. Nesse aspecto, muitos autores mostraram resultados conflitantes: um estudo mostrou uma redução de três ou quatro vezes na produção de IgA secretora em nasofaringe contra poliovírus após aplicação da vacina Sabin[33] e redução dos níveis de IgA sérica e salivar por meses até 3 anos após o procedimento,[34] enquanto outro estudo mostrou aumento nos níveis de IgA salivar em crianças após 3-4 anos após a amigdalectomia.[36]

O avanço no conhecimento dos mecanismos imunológicos do NALT tem levado ao desenvolvimento de vacinas que poderiam ser administradas diretamente pela rota nasal, não somente para vírus que penetram pelas vias aéreas superiores, mas também para outras doenças onde o NALT seria a porta de entrada indutora de resposta imune através de outras mucosas componentes do MALT.[1]

REFERÊNCIAS BIBLIOGRÁFICAS

1. Brandtzaeg P. Function of mucosa-associated lymphoid tissue in antibody formation. Immunol Invest. 2010;39:303-55.
2. Kiyono H, Fukuyama S. NALT- versus Peyer's-patch-mediated mucosal immunity. Nat Rev Immunol. 2004;4:699-710.
3. Chilvers MA, O'Callaghan C. Local mucociliary defence mechanisms. Paediatr Respir Rev. 2000;1:27-34.
4. Lopes-Vidriero MT. Mucus as a natural barrier. Respiration. 1989;55:28-32.
5. Grieff L, Persson CG. On the physiology of airway absorption of allergens. Allergy. 1999;54:31-6.
6. Ganz T. Extracellular release of antimicrobial defensins by human polymorphonuclear leucocytes. Infect Immun. 1987;55:568-71.
7. Bals R, Wilson JM. Cathelecidins – a family of multifunctional antimicrobial peptides. Cell Mol Life Sci. 2003;60:711-20.
8. Pompilio A, Scocchi M, Pomponio S, et al. Antibacterial and anti-biofilm effects of cathelicidinas peptides against pathogens isolated from cystic fibrosis patients. Peptides. 2011;32:1807-14.
9. Waterer GW. Airway defense mechanisms. Clin Chest Med. 2012;33:199-209.
10. Fokkens WJ, Scheeren RA. Upper airway defense mechanisms. Paediatr Respir Rev. 2000; 1:336-41.
11. Diamond G, Legarda D, Ryan LK. The innate immune response of the respiratory epithelium. Immunol Rev. 2000;173:27-38.
12. Takeda K, Kaisho T, Akira S. Toll-like receptors. Annu Rev Immunol. 2003;21:335-76.
13. Keating SE, Baran M, Bowie AG. Cytosolic DNA sensors regulating type 1 interferon induction. Trends Immunol. 2011;32:574-81.
14. Reynolds JM, Angkasekwinai P, Dong C. IL17 family member cytokines: regulation and function in innate immunity. Cytokine Growth Factor Rev. 2010;21:413-23.
15. Dubin PJ, Kolls JK. IL23 mediates inflammatory responses to mucoid Pseudomonas aeruginosa lung infection in mice. Am J Physiol Lung Cell Mol Physiol. 2007;292:L519-28.
16. Lukacs NW, Hogaboam C, Campbell E, et al. Chemokine: function, regulation and alteration of inflammatory responses. Chem Immunol. 1999;72:102-20.
17. Brandtzaeg P. Potential of nasopharynx-associated lymphoid tissue for vaccine responses in the airways. Am J Respir Crit Care Med. 2011;183:1595-604.

18. Fujimura Y. Evidence of M cells as portals of entry for antigens in the nasopharyngeal lymphoid tissue of humans. Virchows Arch. 2000;436:560-6.
19. Heier I, Malmström K, Pelkonen AS, et al. Bronchial response pattern of antigen presenting cells and regulatory T cells in children less than 2 years of age. Thorax. 2008;63:703-9.
20. Hiller AS, Tschernig T, Kleemann WJ, et al. Bronchus-associated lymphoid tissue (BALT) and larynx-associated lymphoid tissue (LALT) are found at different frequencies in children, adolescents and adults. Scand J Immunol. 1998;47:159-62.
21. Debertin AS, Tschernig T, Tönjes H, et al. Nasal-associated lymphoid tissue (NALT): frequency and localization in young children. Clin Exp Immunol. 2003;134:503-7.
22. Ogra PL. Mucosal immune response in the ear, nose and throat. Pediatr Infect Dis J. 2000;19:S4-8.
23. Brandtzaeg P. Immunology of tonsils and adenoids: everything the ENT surgeon needs to know. Int J Pediatr Otorhinolaryngol. 2003;67:S69-76.
24. Kett K, Baklien K, Bakken A, et al. Intestinal B-cell isotype response in relation to local bacterial load: evidence for immunoglobulin A subclass adaptation. Gastroenterology. 1995;109:819-25.
25. Brandtzaeg P, Farstad IN, Johansen FE, et al. The B-cell system of human mucosae and exocrine glands. Immunol Rev. 1999;171:45-87.
26. Chen K, Xu W, Wilson M, He B, et al. Immunoglobulin D enhances immune surveillance by activating antimicrobial, proinflammatory and B cell-stimulating programs in basophils. Nat Immunol. 2009;10:889-98.
27. Chen K, Cerutti A. New insights into the enigma of immunoglobulin D. Immunol Rev. 2010;237:160-79.
28. Miletic ID, Schiffman SS, Miletic VD, et al. Salivary IgA secretion rate in young and elderly persons. Physiol Behav. 1996;60:243-8.
29. Brandtzaeg P. Do salivary antibodies reliably reflect both mucosal and systemic immunity? Ann N Y Acad Sci. 2007;1098:288-311.
30. Jafarzadeh A, Sadeghi M, Karam GA, et al. Salivary IgA and IgE levels in healthy subjects: relation to age and gender. Braz Oral Res. 2010;24:21-7.
31. Strugnell RA, Wijburg OL. The role of secretory antibodies in infection immunity. Nat Rev Microbiol. 2010;8:656-67.
32. Nagao AT, Costa-Carvalho BT, Solé D, et al. Salivary secretory IgA reference values in Brazilian healthy children. J Trop Pediatr. 1996;42:119.
33. Ogra PL. Effect of tonsillectomy and adenoidectomy on nasopharyngeal antibody response to poliovirus. N Engl J Med. 1971;284:59-64.
34. Cantani A, Bellioni P, Salvinelli F, et al. Serum immunoglobulins and secretory IgA deficiency in tonsillectomized children. Ann Allergy. 1986;57:413-6.
35. Lenander-Lumikari M, Tenovuo J, Puhakka HJ, et al. Salivary antimicrobial proteins and mutans streptococci in tonsillectomized children. Pediatr Dent. 1992;14:86-91.

Capítulo **3**

Microbioma das Vias Aéreas

Evandro Prado

Introdução

O conhecimento de que bactérias colonizam e residem no nosso intestino – microbiota intestinal – é antigo. São as chamadas bactérias comensais e há muito tempo sabemos que a sua função principal é de proteção da mucosa intestinal.[1]

Nos últimos anos, um novo termo – *microbioma* – tem sido apresentado em publicações internacionais e a sua importância tem estabelecido novos conceitos e condutas na prática médica. Define-se microbioma como um conjunto de genomas identificados de microrganismos (principalmente bactérias) que residem em tecidos e aparelhos com funções bem definidas, entre elas, o combate à agressão de agentes patogênicos.[1]

Microbiomas existem no aparelho respiratório, pele, trato urogenital, trato gastrointestinal e mais recentemente em outros locais do organismo. A microbiota intestinal, a mais estudada entre todas já identificadas, é composta de um trilhão de bactérias com cerca de 400 a 500 espécies e a sua formação se dá logo após o nascimento.[2]

O intestino do recém-nascido é estéril e a sua composição é dependente do tipo de parto, alimentação, idade gestacional, ambiente onde ocorreu o parto, flora materna e características das bactérias que participam do processo de colonização. Em uma semana o intestino é colonizado e aos 2 anos, a criança tem a microbiota intestinal muito semelhante àquela do indivíduo adulto. Vale ressaltar que o parto cesáreo, o uso precoce de antibióticos e a alimentação artificial podem proporcionar uma alteração importante na formação dessa microbiota.[3-6]

As bactérias que colonizam habitualmente o intestino são dos gêneros *Actinobacteria*, *Firmicutes*, *Bacteroidetes* e *Proteobacteria*. A composição da microbiota intestinal varia com a idade e pode até mudar dentro da mesma faixa etária, dependendo de estímulos ambientais como hábitos alimentares, uso de medicamentos e eventos patológicos.

A microbiota intestinal tem várias funções:

1. modulação da resposta imune intestinal, com redução da ação de citocinas pró-inflamatórias e aumento da secreção de IgA;
2. manutenção da homeostase de células epiteliais intestinais, promovendo um aumento da função de barreira e maior ação de proteínas de junção;
3. regulação dos efeitos neuromodulatórios, com menor resposta ao estresse;
4. bloqueio da ação de bactérias patogênicas, reduzindo sua aderência a células epiteliais e produzindo bacteriocinas (produtos antibacterianos);
5. promoção de nutrientes.

Alterações importantes na composição da microbiota intestinal, por causas as mais variáveis (uso de antibióticos ou outros medicamentos, infecções gastrointestinais, dieta rica em gorduras, desnutrição), podem acarretar o que chamamos de disbiose. Doenças inflamatórias intestinais (D. de Crohn, retocolite ulcerativa), neoplasia do cólon, enterocolite necrosante, supercrescimento bacteriano, intolerância alimentar, são doenças ou situações clínicas que podem estar relacionadas à disbiose do trato gastrointestinal. Doenças metabólicas como a obesidade e diabetes tipo 2 também podem estar relacionadas.[4] Alguns estudos recentes tentam também fazer essa relação com a síndrome do intestino irritado, patologia muito comum e motivo de consulta frequente no consultório dos gastroenterologistas.[5] Mais recentemente, alguns trabalhos têm evidenciado também a relação entre disbiose e o desenvolvimento de alergias.[2]

Como corrigir a disbiose e a microbiota intestinal alterada? A estratégia de complementação (probiose) por meio de probióticos como medida preventiva ou terapêutica tem se mostrado eficaz para evitar ou corrigir as situações decorrentes dessa microbiota alterada. Segundo a Organização Mundial de Saúde, probióticos são microrganismos vivos que, quando administrados em quantidades adequadas, trazem benefícios para o hospedeiro.

Alguns critérios devem ser preenchidos para uma cepa bacteriana ser considerada um probiótico:[6]

1. ser de origem humana;
2. sobreviver no intestino;
3. ter habilidade para aderir ao epitélio intestinal;
4. induzir resposta imunológica;
5. uso seguro para utilização em humanos;
6. ter efeitos benéficos cientificamente comprovados;
7. manter suas propriedades durante todos os estágios de produção, processamento e preservação.

Vários são os tipos de probióticos: lactobacilos, bifidobactérias e bacilos são os mais comumente utilizados.[7,8]

Probióticos têm sido utilizados nas diarreias infecciosas, nas diarreias decorrentes do uso de antibióticos, como adjuvante no tratamento do *H. pylori* e em trabalhos experimentais para se evidenciar efeitos imunomodulatórios, como aumento da expressão de células T reguladoras (T reg).[9,10]

O uso de probióticos como medida preventiva ou terapêutica parece ser uma alternativa interessante para se impedir o desenvolvimento de doenças ou tentar corrigir patologias já estabelecidas, mas trabalhos ainda são necessários para se estabelecer esse procedimento.

Importância do Microbioma das Vias Aéreas

Como citado anteriormente, alguns trabalhos têm mostrado a relação entre a microbiota intestinal e alergias.[11] Um conhecimento muito importante nos dias de hoje é a relação da microbiota das vias aéreas com o desenvolvimento de doenças respiratórias como a rinossinusite, episódios de sibilância e asma.[11]

As comunidades bacterianas que compõem a microbiota das cavidades nasais são compostas de actinobactérias, firmicutes e em alguns casos, de proteobactérias, como em outros setores do organismo.[12]

A microbiota normal num mesmo sítio anatômico traz benefícios para o organismo, protegendo contra a colonização de patógenos, estimulando a imunidade inata e o desenvolvimento da resposta imune.[13]

As bactérias comensais que compõem a microbiota das vias aéreas mantêm a estrutura e função dos seios paranasais. As mudanças na composição desta microbiota podem contribuir para o desenvolvimento de doença crônica dos seios paranasais.[14]

Quando a microbiota normal é alterada, por qualquer motivo, essa relação simbiótica é rompida e como consequência da disbiose que se instala pode ocorrer desregulação imune e maior suscetibilidade para o desenvolvimento de doenças respiratórias.[15]

Trabalhos recentes mostram que, em indivíduos alérgicos com rinossinusite, a inalação de aeroalérgenos pode alterar a fisiologia nasossinusal, com complicações para várias doenças do trato respiratório superior, e alterar a microbiota local, predispondo a rinossinusite bacteriana.[16]

Vale ressaltar que na mucosa nasal, na sua porção mais anterior, uma microbiota normal pode servir de reservatório para uma série de bactérias patogênicas, com grande risco de infecção respiratória aguda nos tratos respiratórios superior e inferior, com possibilidade de evolução para uma bacteremia.[17]

É possível e esperado que, num futuro bem próximo, poderemos conhecer melhor a importância das microbiotas nas suas mais diversas funções.

REFERÊNCIAS BIBLIOGRÁFICAS

1. Barbara G, Stanghellini V, Brandi G et al. Interactions between commensal bacteria and gut sensorimotor function in health and disease. Am J Gastroenterol. 2005;100(11):2560-68.
2. Bartosch S, Fite A, Macfarlane GT et al. Characterization of bacterial communities in feces from healthy elderly volunteers and hospitalized elderly patients by using real-time PCR and effects of antibiotic treatment on the fecal microbiota. Appl Environ Microbiol. 2004;70(6):3575-81.
3. Bjorkstén B, Sepp E, Julge K et al. Allergy development and the intestinal microflora during the first year of life. J Allergy Clin Immunol. 2001;108(4):516-20.
4. Cani PD., Delzenne NM. The role of the gut microbiota in energy metabolism and metabolic disease. Curr Pharm Dis. 2009;15(13):1546-58.
5. Chang JY, Talley NJ. An update on irritable bowel syndrome: from diagnosis to emerging therapies. Curr Opin Gastroenterol. 2011;27(1):72-8.
6. Ottman N, Smidt H, de Vos W et al. The function of our microbiota who is out there and what they do? Frontiers in cellular and infection microbiology. 2012;2:1-11.
7. Fooks LJ, Gibson GR. Probiotics as modulators of the gut flora. Br J Nutr. 2002;88(suppl 1):S39-49.
8. Gareau MG, Sherman PM, Walker WS. Probiotics and the gut microbiota in intestinal health and disease. Nat Rev Gastroenterol Hepatol. 2010;7(9):503-14.
9. Gerritsen J, Smidt H, Rijkers G et al. Intestinal microbiota in human health and disease: the impact of probiotics. Genes Nutr. 2011;6:209-40.
10. Jemberg C, Lofmark S, Edlund C et al. Long-term impacts of antibiotic exposure on the human intestinal microbiota. Microbiology. 2010;156:3216-23.
11. Sjogren YM, Jenmalm MC, Bottcher MF et al. Altered early infant gut microbiota in children developing allergy up to 5 years of age. Clin Exp Allergy. 2009;39(4):518-26.
12. Bassir C, Taug A, Young V, Pynnonen M. The nasal cavity microbiota of Healthy adults. Microbiome. 2014;2:27.
13. Vissers M, Groot R, Ferwerde G. Severe viral respiratory infection: are buggs bugging? Mucosal Immunity. 2014;7:227-238.
14. Vangay P, Ward T, Gerber JS et al. Antibiotics, pediatric dysbiosis and disease. Cell Host Microbe. 2015;17:553-564.
15. Gao Z, Kang Y, Yu J, Human pharyngeal microbiome may play a protective role in respiratory tract infection. Genomics Proteomics Bioinformatics. 2014;12:144-150.
16. Chor C, Poroyko V, Watanabe S et al. Seasonal allergic rhinitis affects sinonasal microbiota. Am J Rhinol Allergy. 2014;28(4):281-286.
17. Rasmussen TT, Kvikeby LP, Poulsen K et al. Resident aerobic microbiota of the adult human nasal cavity. APMIS. 2000;108:663-675.

Capítulo **4**

A Criança com Infecção de Repetição – Atopia ou Imunodeficiência?

Beatriz Tavares Costa Carvalho
Fabiola Scancetti Tavares

Introdução

A prevenção de alergia e/ou infecções deve ser feita após o reconhecimento das causas ou dos fatores de risco que tornam a criança a elas suscetível. Ao nascimento, o sistema imunológico está imaturo. Isso faz com que o recém-nascido e o lactente jovem sejam vulneráveis a infecções, estas motivo de visitas frequentes a consultas médicas nos primeiros anos de vida. À medida que a criança cresce, o sistema imunológico vai amadurecendo e o número de processos infecciosos vai diminuindo gradativamente. Não apenas a imaturidade do sistema imunológico, mas outros fatores relacionados ao meio ambiente – como exposição à fumaça de cigarro, frequentar creches ou escolinhas e nutrição inadequada (incluindo deficiência de vitaminas e oligoelementos) – estão associados à maior frequência de infecções das vias aéreas superiores (IVAS) e de otite média aguda (OMA).[1-4]

O número de infecções respiratórias entre crianças que frequentam creches é superior ao daquelas que ficam em casa, reforçando a importância do meio ambiente como fator facilitador de infecção. Lactentes menores de 1 ano de idade, com história familiar positiva de atopia e que frequentam creches, apresentam 2,4 vezes mais chances de ter otites; 3,2 vezes mais chances de ter infecção do trato respiratório superior e 1,6 vez mais chances de ter infecções respiratórias inferiores quando comparados àqueles que não frequentam creche.[4,5]

De maneira geral, podemos subdividir as crianças com infecções de repetição em quatro grandes grupos:

1. a criança saudável – que apresenta crescimento e desenvolvimento normais e infecções, que embora frequentes, não têm curso prolongado ou complicado;
2. a criança alérgica – que também apresenta crescimento e desenvolvimento normais. Apresenta manifestações clínicas que geralmente não vêm acompanhadas de febre e têm pouca necessidade de antibióticos. Nessas crianças, crises de tosse ou sibilos podem ser exacerbadas na vigência de infecção respiratória;
3. a criança com alteração anatômica – na qual a infecção acomete quase sempre o mesmo órgão ou o mesmo lado de um órgão e necessita de uso de antibiótico;
4. a criança com deficiência do sistema imunológico – que apresenta infecções de repetição e/ou mais graves que o usual, que acometem diferentes órgãos e muitas vezes levam a complicações ou sequelas. Esse grupo deve ser cuidadosamente observado. Descartados os fatores de risco, deve-se procurar outras doenças que justifiquem o quadro clínico.

A melhoria das condições de vida aliada à maior cobertura vacinal fez com que muitas doenças deixassem de ser vistas como um problema de virulência bacteriana e passassem a ser investigadas como problemas no hospedeiro. Hoje, a quase totalidade das crianças está imunizada para *Haemophilus influenzae* tipo b (Hib) e, recentemente, a vacina conjugada para pneumococo entrou na rotina do calendário de imunizações (Ministério da Saúde). Assim, a infecção invasiva pelo Hib pode ser sugestiva de imunodeficiência.[6]

Os anticorpos (Ac) exercem importante função na defesa do trato respiratório. A IgG é importante na defesa contra vírus, toxinas, bactérias extracelulares e é capaz de ativar o *sistema complemento*. Sua principal característica é a memória imunológica, permanecendo no organismo por longo tempo após contato com antígeno. Existem quatro subclasses de IgG (IgG1, IgG2, IgG3 e IgG4) e, na dependência do tipo de antígeno, a produção de anticorpos é direcionada preferencialmente para uma ou outra subclasse. Por exemplo, Ac ao toxoide tetânico é predominantemente encontrado na subclasse IgG1, enquanto anticorpos aos pneumococos estão preferencialmente na subclasse IgG2. Entretanto, na deficiência dessa subclasse, a IgG1 pode produzir esses Ac adequadamente. Após uma resposta inicial com produção de IgM, as primeiras subclasses a aparecer são a IgG1 e a IgG3, seguidas das IgG2 e IgG4.

A IgM é a primeira imunoglobulina produzida em resposta a um estímulo antigênico, mas não gera memória imunológica nem atravessa a barreira placentária. Por volta de 1 ano de idade, os níveis de IgM atingem 60% dos valores de adulto.

A IgA é o principal anticorpo encontrado nas mucosas. Não atravessa a placenta, mas é transferida para o recém-nascido pelo leite materno. Por volta de 1 ano de idade, o nível de IgA equivale a 20% do de adulto e aumenta lentamente, só atingindo o nível de adulto na adolescência. As concentrações de IgA sérica também são caracteristicamente mais baixas até os 3 a 4 anos de vida. E como essa é uma fase em que muitas crianças apresentam frequência elevada de infecções virais do trato respiratório superior, não é incomum que se classifiquem, equivocadamente, crianças com essas características como deficientes de IgA. Os níveis de IgA sérica somente se tornam equivalentes aos de adultos no final da infância ou começo da adolescência.[7] Daí a importância de se observar os diferentes valores de normalidade para as faixas etárias correspondentes.

Anticorpos da classe IgE também não ultrapassam a barreira placentária e não dispomos de uma curva de normalidade dos valores dessa imunoglobulina em nosso meio. Valores elevados estão associados a sintomas de atopia ou parasitoses.

As imunodeficiências primárias (IDP) são doenças hereditárias que têm como característica um mecanismo de defesa do hospedeiro anormal. Como resultado, ocorre maior suscetibilidade a infecções e maior incidência de doenças autoimunes, alérgicas, inflamatórias e neoplasias. Cerca de 250 tipos diferentes de IDP já foram identificados, o que representa defeito em qualquer setor do sistema imunológico. A apresentação clínica é muito ampla, abrangendo desde pacientes assintomáticos àqueles com manifestações graves.

Como a maioria das IDP é congênita e hereditária, as crianças são os pacientes predominantes nesse grupo de doenças. Entretanto, mais e mais adultos estão sendo diagnosticados, assim como as crianças com IDP estão crescendo e se tornando adultas.

A diferença entre atopia e infecção é muitas vezes difícil, principalmente em crianças de baixa idade, além disso, a frequência de atopia é maior entre os pacientes com IDP (31%) que entre os com infecção de repetição mas sem IDP (9%).[8] Os autores observaram sensibilidade e especificidade dos dez sinais de alerta para diagnóstico das IDP de 63 e 23%, respectivamente.

As infecções de vias aéreas são as manifestações clínicas mais frequentes entre os pacientes com IDP. As otites acometem cerca de 65% dos pacientes e as sinusites, cerca de 50% deles. A associação entre IDP e atopia é comum, reforçando a ideia de que esses diagnósticos não são excludentes. As IDP mais frequentemente associadas à atopia são as deficiências de anticorpos.[9]. Estudo na Turquia com 318 pacientes com IDP, sendo 82,4% com deficiência de anticorpo, evidenciou que 65% dos pacientes já haviam apresentado quadro de sibilância alguma vez na vida, sendo esse sintoma mais frequente entre os com deficiência de IgA. Quase metade desses pacientes (45,3%) mantém quadros de sibilância. Com relação à atopia, 37,5% têm história de rinite alérgica.[10]

Alguns estudos com o objetivo de diagnosticar IDP entre pacientes atópicos observaram que o uso prolongado de corticosteroides em crianças com asma pode estar associado a níveis reduzidos de imunoglobulinas séricas. Entretanto, esses pacientes produzem anticorpos de forma adequada e não apresentam infecções graves.[11] Em um trabalho elegante envolvendo mais de cem lactentes com coletas repetidas de saliva, os autores observaram associação significante entre deficiência transitória de IgA salivar no primeiro ano de vida e desenvolvimento de hiper-reatividade brônquica.[12] Sinusite de repetição (Figura 4.1) foi associada à disfunção da imunidade em pacientes atópicos, embora estes tenham sido capazes de produzir anticorpo de forma adequada à vacina polissacarídea para pneumococo.[13] Estudo com 47 pacientes do nosso serviço em reposição regular de imunoglobulina [44% homens e média de idade de 28 anos (15-39)] revelou sintoma de rinite alérgica em 50% deles, embora apenas 9% tenham apresentado *prick test* positivo para inalantes. Isso reforça o conceito de que pacientes com IDP nem sempre apresentam avaliação laboratorial positiva para atopia.

A rinossinusite crônica tem vários fatores causais. Em estudo de metanálise foi observada uma frequência de deficiência de alguma classe de imunoglobulina em 13% dos pacientes com rinossinusite crônica, sendo que 23% destes pacientes tinham mais dificuldade de tratar essa infecção em relação aos sem alteração de imunoglobulina. A frequência de deficiência de subclasse de IgG variou de 5-50% e de anticorpo especifico, de 8-34% entre os trabalhos analisados. Um dado importante observado foi a elevada frequência de alergia respiratória

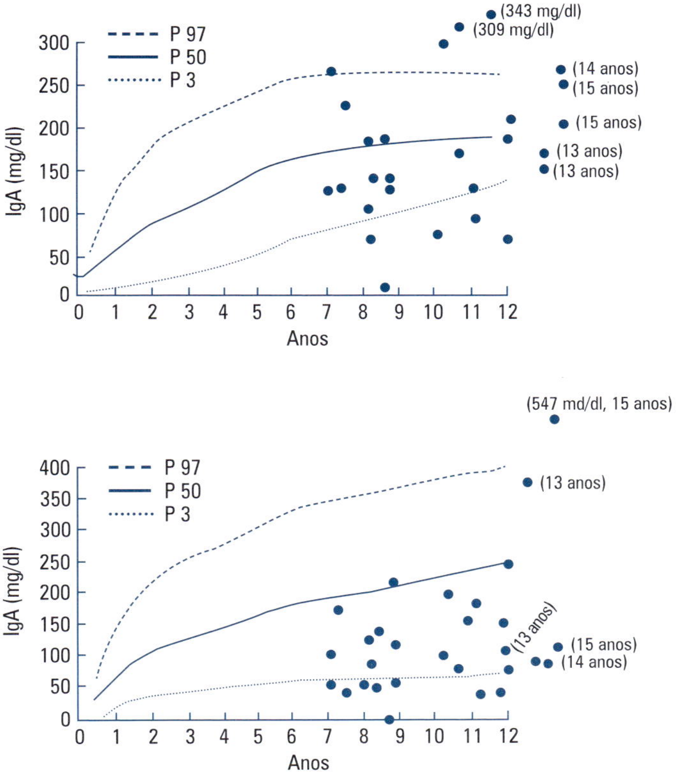

Figura 4.1 – Níveis de IgA em pacientes com sinusite de repetição (N = 27).[13]

(31-72%) nesses pacientes. Os autores enfatizam a importância de se avaliar imunodeficiência em pacientes com rinossinusite crônica.[14]

Algumas tentativas têm sido feitas no sentido de diagnosticar cada vez mais precocemente pacientes com IDP. A Fundação Jeffrey Modell e a Cruz Vermelha elaboraram dez sinais de alerta para a consideração do diagnóstico de imunodeficiência. Esses sinais de alerta foram adaptados ao nosso meio.

Os dez sinais de alerta para imunodeficiência primária na criança:[15]

1. duas ou mais pneumonias no último ano;
2. quatro ou mais novas otites no último ano;
3. estomatites de repetição ou monilíase por mais de 2 meses;
4. abscessos de repetição ou ectima;
5. um episódio de infecção sistêmica grave (meningite, osteoartrite, septicemia);
6. infecções intestinais de repetição/diarreia crônica;
7. asma grave, doença do colágeno ou doença autoimune;
8. efeito adverso ao BCG e/ou infecção por micobactéria;
9. fenótipo clínico sugestivo de síndrome associada a imunodeficiência;
10. história familiar de imunodeficiência.

Os dez sinais de alerta para imunodeficiência primária no adulto:[15]

1. duas ou mais novas otites no último ano;
2. duas ou mais novas sinusites no período de 1 ano na ausência de alergia;
3. uma pneumonia por ano por mais que 1 ano;
4. diarreia crônica com perda de peso;
5. infecções virais de repetição (resfriados, herpes, verrugas, condiloma);
6. uso de antibiótico intravenoso de repetição para tratar infecção;
7. abscessos profundos de repetição na pele ou nos órgãos internos;
8. monilíase persistente ou infecção fúngica;
9. infecção por *Micobacterium tuberculosis* ou atípica;
10. história familiar de imunodeficiência.

As deficiências de anticorpos são as IDP mais diagnosticadas, representando cerca de 50% de todos os diagnósticos. Esse grupo de deficiência caracteriza-se por defeito na produção ou na função de uma ou mais imunoglobulinas. Engloba várias doenças, desde a deficiência de IgA, que pode ser assintomática, até a agamaglobulinemia congênita, que tem como característica um número muito baixo ou ausente de células B, que são as responsáveis pela produção das imunoglobulinas. Abordaremos neste capítulo algumas deficiências de anticorpo em que a presença de infecções das vias aéreas superiores e atopia são as manifestações clínicas mais comuns.

Hipogamaglobulinemia transitória da infância

Durante a gestação ocorre transferência de IgG materna para o feto por via transplacentária. Essa transferência é mais acentuada no último trimestre da gravidez. Assim, ao nascimento, os RN de termo apresentam níveis de IgG semelhantes aos do adulto normal. Tais anticorpos refletem o repertório de antígenos com os quais a mãe entrou em contato ao longo de sua vida e contra os quais elaborou resposta imune. Após o nascimento, a IgG de origem materna vai sendo progressivamente catabolizada e por volta dos 4 aos 8 meses de idade sua concentração é muito baixa. Nessa época, o lactente ainda produz pouca quantidade de anticorpos. Esse período é denominado *hipogamaglobulinemia fisiológica do lactente,* a qual é mais acentuada e prolongada em lactentes prematuros. Concentrações de IgG semelhantes às de adultos são encontradas por volta dos 4 aos 6 anos de idade.[7]

Quando o período de hipogamaglobulinemia fisiológica do lactente se prolonga, temos a *hipogamaglobulinemia transitória da infância* (HGTI). Portanto, esse é um diagnóstico retrospectivo, feito após a recuperação da síntese de imunoglobulinas. O critério diagnóstico da HGTI é definido como um nível de IgG abaixo do valor de referência para idade nos primeiros 3 anos de vida (aferidos no mínimo em dois momentos diferentes) com outras causas de hipogamaglobulinemia excluídas e resolução espontânea aproximadamente por volta dos 4 anos de idade.[16,17] A frequência exata da HGTI é desconhecida, com divergências entre as amostras populacionais estudadas.

Em estudo retrospectivo com 34 pacientes do nosso serviço, foi observada média de idade da apresentação de sintomas de 9 meses (variando de 1 a 31 meses). Na maioria dos casos (77,6%) as imunoglobulinas foram solicitadas em razão da história de infecção das vias aéreas de repetição. As manifestações clínicas mais frequentes neste grupo de pacientes foram: pneumonia (30%), sibilância (23,5%), otite (20,5%) e amigdalite (12%). Todos os pacientes apresentavam IgG abaixo do percentil 3 para a idade (p3), três crianças também apresentavam IgA abaixo do p3, duas crianças apresentavam IgM abaixo do p3 e duas crianças apresentavam IgM acima do percentil 97 para a idade (p97). Onze destes pacientes (48%) apresentavam história clínica de atopia e cinco destes tinham *prick test* positivo para inalantes. A média de idade da normalização das Ig foi de 44 meses (8-108).

Assim como no nosso serviço, tem sido observada maior frequência de doenças alérgicas entre os pacientes com HGTI, se comparados à população geral.[18-20] Em outro estudo com 15 pacientes portadores de HGTI, a atopia (alergia à proteína do leite de vaca, asma e dermatite) foi a manifestação inicial em 80% (12/15), seguida de sintomas gastrointestinais (3/15),[21] sugerindo que de alguma forma a HGTI pode ser um fator "facilitador" para manifestação de atopia.

Na maioria dos casos, os níveis de imunoglobulinas normalizam-se por volta dos 4-5 anos de idade e uma característica importante da HGTI é a capacidade de produzir anticorpos a antígenos vacinais, mesmo com níveis reduzidos de IgG. O prognóstico é bom, não havendo relação com outras doenças em idade mais avançada. Em geral, medidas ambientais como retirada da creche, imunização para influenza e tratamento adequado da atopia são suficientes para reduzir o número de infecções. Em alguns casos, é necessário o uso de antibióticos por tempo prolongado no período do inverno.

Deficiência de IgA

É a mais comum dentre todas as IDP. Em nosso meio, apresenta uma frequência de cerca de 1:1.000 entre indivíduos assintomáticos e de 1:50 entre asmáticos graves. Apesar de a maioria dos pacientes serassintomática, a deficiência de IgA pode vir acompanhada de uma série de doenças.

As infecções mais frequentes são dos tratos respiratório (sinopulmonares) e gastrointestinal. Geralmente os pacientes que têm maior número de infecção ou quadros mais graves apresentam associação com deficiência de IgG2 e produção inadequada de anticorpos a antígenos polissacarídeos. Tem sido também observada maior prevalência de doenças alérgicas e autoimunes nesses pacientes. Pacientes com deficiência de IgA e asma apresentam um quadro clínico mais exacerbado e mais refratário ao tratamento.[17,22]

A deficiência de IgA pode ser secundária ao uso de drogas como sulfassalazina, hidantoína, carbamazepina, valproato, hidroxicloroquina, sais de ouro, cloroquina, captopril e D-penicilamina, mas com a interrupção dessas drogas há reversão do quadro. Há relatos de associação com outras drogas como ibuprofeno, ácido salicílico, ciclosporina A e tiroxina, mas necessitam confirmação.[17,22]

Critérios diagnósticos para deficiência IgA[16]

Criança com mais de 4 anos de idade com IgA sérica < 7 mg/dL e níveis normais de IgG e IgM. Outras causas de hipogamaglobulinemia devem ser excluídas. A resposta a vacinas é normal. Em 42 pacientes com deficiência de IgA do nosso serviço, o principal motivo do encaminhamento foi infecção de repetição das vias aéreas superiores. Atopia (asma e/ou rinite) esteve presente em cerca de 50% dos pacientes. Essa frequência varia muito entre os diversos trabalhos (entre 13 e 84%), na dependência da idade e dos critérios de diagnóstico de atopia, que muitas vezes é a primeira manifestação da doença.[22]

Pacientes assintomáticos são identificados por *screenings* populacionais e não necessitam de tratamento. Os sintomáticos devem ser tratados de acordo com as morbidades, como as doenças alérgicas e autoimunes. Antibiótico só é necessário no momento da infecção e, naqueles com associação de deficiência de IgG2 com sintomas exuberantes, pode ser indicado o uso de imunoglobulina. De maneira geral, esses pacientes evoluem bem, mas uma pequena parte pode desenvolver hipogamaglobulinemia mais tardiamente.[17,23]

Deficiência de subclasse de IgG

A deficiência de subclasse de IgG ocorre quando pacientes que apresentam níveis abaixo de 2 desvios-padrões para a idade de uma ou mais subclasses, têm níveis de IgM e IgA normais e resposta inadequada a antígenos polissacarídeos. Embora essa definição seja falha, pois a deficiência de IgA pode vir acompanhada da de IgG2, ainda pode ser utilizada para a maioria dos casos.[17]

As manifestações clínicas mais comuns são infecções de repetição do trato respiratório superior (otites, sinusites e rinites). Casos de infecções graves são mais raros.

A IgG1 corresponde a cerca de 60% da IgG total e quando deficiente, leva a hipogamaglobulinemia, com sintomas mais graves.

A deficiência de IgG2 frequentemente vem associada à deficiência de IgG4 e pode ser também associada à deficiência de IgA. Existe uma clara correlação entre a deficiência dessa subclasse e a incapacidade de produção de anticorpos a antígenos polissacarídeos. Entretanto, a resposta a antígenos proteicos, na maioria das vezes, é normal. É comum esses pacientes terem níveis de IgG normais ou até um pouco elevados.[24]

As deficiências de IgG3 e IgG4 isoladas são mais raras e muitas vezes não associadas a manifestações clínicas.

O tratamento consiste muitas vezes em manter esses pacientes em antibioticoterapia profilática, administração de vacinas conjugadas para antígenos polissacarídeos e, algumas vezes, o uso de imunoglobulina intravenosa está indicado.

Deficiência de anticorpo com imunoglobulinas normais

Essa imunodeficiência caracteriza-se pela falta de resposta a antígenos polissacarídicos como *S. pneumoniae* e *Haemophilus influenzae*, resposta adequada a antígenos proteicos (tétano, difteria, etc.) e níveis normais ou elevados de imunoglobulinas. Como crianças pequenas não produzem anticorpo a antígenos polissacarídicos de forma adequada, o diagnóstico dessa imunodeficiência deve ser feito após os 4 anos de idade. As manifestações clínicas mais comuns são infecções do trato respiratório, como otites, sinusites e pneumonias. Infecções sistêmicas graves são raras. O diagnóstico é feito através da dosagem de anticorpo ao pneumococo após imunização ativa. Com o advento das vacinas conjugadas, essa IDP tem sido diagnosticada mais raramente, pois alguns pacientes respondem aos antígenos polissacarídeos, quando conjugados. Também tem sido relatado que alguns pacientes passam a responder a esses antígenos em idade mais tardia, por volta dos 4-6 anos de idade.[25]

Avaliação laboratorial de pacientes com atopia e rinossinusite crônica

A maioria das IDP presentes nestes pacientes são as deficiências de anticorpo, de forma que a solicitação dos níveis de imunoglobulinas séricas (G, A e M) aliada à verificação da produção de anticorpos proteicos e polissacarídeos pós-imunização são de grande valia para o diagnóstico.[26] A investigação deve ser complementada com a determinação das subclasses de IgG (1, 2, 3, 4) e avaliação laboratorial para atopia.

Tratamento

O tratamento consiste em medidas gerais, como retirada da creche em casos de lactentes, orientação nutricional e controle ambiental.

O tratamento da atopia deve seguir recomendações gerais para alergia.

Em alguns casos se faz necessário o uso de antibiótico no período de inverno e por tempo prolongado.

Nos casos em que há alteração de número e/ou função de IgG, a reposição de imunoglobulina pode ser indicada.

O acompanhamento da criança com infecção de repetição no consultório é um desafio constante que requer conhecimento, paciência e bom senso do médico. Uma história clínica detalhada, com realização de alguns exames laboratoriais, é capaz de resolver boa parte dos problemas.[27]

REFERÊNCIAS BIBLIOGRÁFICAS

1. Howard F. The microbiologic and immunologic basis for recurrent otitis media in children. Eur J Pediatr. 2001;160:407-13.
2. Towns S, Wong M. Assessment of the child with recurrent respiratory infections. Austr Fam Physician. 2000;29:741-5.
3. Schwartz B, Giebink GS, Henderson FW et al. Respiratory infections in day care. Pediatrics. 1994;94:1018-20.
4. Nafstad P, Hagen JA, Oie L et al. Day Care Centers and Respiratory Health. Pediatrics. 1999;103:753-8.
5. Hopp R. Evaluation of recurrent respiratory tract infections in children. Curr Probl Pediatr. 1996;26:148-58.
6. Nascimento-Carvalho CM, Andrade AL. Haemophilus influenzae type b vaccination: long-term protection. J Pediatr. 2006;82:S109-14.
7. Carneiro-Sampaio MMS. Desenvolvimento da resposta imune na criança. Em: Napitz CK. Alergia, Imunologia e Reumatologia em Pediatria. Barueri: Editora Manole; 2006;113-9.
8. MacGinnitie A, Aloi F, Mishra S. Clinical characteristics of pediatric patients evaluated for primary immunodeficiency. Pediatr Allergy Immunol. 2011 Nov;22(7):671-5
9. Tavares FS. Análise das características clínicas dos pacientes com e sem imunodeficiências primárias, com infecções de repetição, acompanhados no ambulatório de imunologia pediátrica da UNIFESP/EPM. [Dissertação]. São Paulo: Universidade Federal de São Paulo, Escola Paulista de Medicina; 2004.
10. Özcan C, Metin A, Erkoçoğlu M, Kocabaş CN. Allergic diseases in children with primary immunodeficiencies. Turk J Pediatr. 2014 Jan-Feb;56(1):41-7.
11. Lack GL, Ochs H, Gelfand EW. Humoral immunity in steroid-dependent children with asthma and hypogammaglobulinemia. J Pediatr. 1996;129:898-903.
12. Gleeson M, Cripps AW, Clancy RL et al. The significance of transient mucosa; IgA deficiency on the development of asthma and atopy in children. In: Mestcck J et al., eds. Advances in Mucosal Immunology. Part B. New York: Plenum Press; 1995;861-4.
13. Costa Carvalho BT, Nagao AT, Arslanian C et al. Immunological evaluation of allergic respiratory children with recurrent sinusitis. Pediatr Allergy Immunol. 2005;16:534-8.
14. Schwitzguébel AJ, Jandus P, Lacroix JS, Seebach JD, Harr T. Immunoglobulin deficiency in patients with chronic rhinosinusitis: Systematic review of the literature and meta-analysis. J Allergy Clin Immunol. 2015 Dec;136(6):1523-3.
15. Grupo Brasileiro de Imunodeficiências Primárias (BRAGID). Disponível em: www.bragid.org.br.
16. Sociedade Europeia de Imunodeficiência. Disponível em: www.esid.org.
17. Bonilla FA, Bernstein L, Khan DA et al. Practice parameter for the diagnosis and management of primary immunodeficiency. Ann Allergy Asthma Immunol. 2005;94:S1-S63.
18. Karaca NE, Aksu G, Gulez N et al. New laboratory findings in Turkish patients with transient hypogammaglobulinemia of infancy. Iran J Allergy Asthma Immunol. 2010;9:237-43.

19. Dorsey MJ, Orange JS. Impaired specific antibody response and increased B-cell population in transient hypogammaglobulinemia of infancy. Ann Allergy Asthma Immunol. 2006;97:590-5.
20. Whelan MA, Hwan WH, Beausoleil J et al. Infants presenting with recurrent infections and low immunoglobulins: characteristics and analysis of normalization. J Clin Immunol. 2006;26:7-11.
21. Walker AM, Kemp AS, Hill DJ, et al. Features of transient hypogammaglobulinaemia in infants screened for immunological abnormalities. Arch Dis Child. 1994; 70:183-6.
22. Yel L. Selective IgA deficiency. J Clin Immunol. 2010; 30:10-6.
23. Hammarström L, Vorechovsky I, Webster D. Selective IgA deficiency (SIgAD) and common variable immunodeficiency (CVID). Clin Exp Immunol. 2000; 120:225-31.
24. Sorensen RU, Moore C. Antibody deficiency syndromes. Pediatr Clin North Am. 2000; 47:1225-52.
25. Paris K, Sorensen RU. Assessment and clinical interpretation of polysaccharide antibody responses. Ann Allergy Asthma Immunol. 2007; 99:462-4.
26. Holland SM, Gallin JI. Evaluation of the patient with recurrent bacterial infections. Annu Rev Med. 1998; 49:185-99.
27. Woroniecka M, Ballow M. Office evaluation of children with recurrent infection. Pediatr Clin North Am. 2000; 47:1211-24.

Parte II

O RESPIRADOR ORAL

Capítulo **5**

A Criança Respiradora Oral

Fabiana Cardoso Pereira Valera
Wilma Terezinha Anselmo-Lima
Edwin Tamashiro

Introdução

A função primordial do nariz é a de levar o ar que chega aos pulmões em condições ideais para a ocorrência da hematose, de modo aquecido, umidificado e filtrado de microrganismos e poluentes presentes no ar ambiente.

Particularmente em crianças, a respiração nasal se faz ainda mais importante que em adultos. Nos primeiros meses pós-nascimento, por exemplo, a respiração nasal é uma condição praticamente obrigatória em virtude do posicionamento alto da laringe em relação à cavidade oral. A localização alta da epiglote, neste caso, dificulta a entrada de ar às vias aéreas inferiores quando o fluxo é oriundo da boca, promovendo intenso desconforto respiratório quando há obstrução nasal bilateral. Outra função importante da respiração nasal em crianças é o papel que ela exerce no crescimento dos ossos centrais da face e no arranjo funcional de toda musculatura relacionada à respiração e mastigação. Em condições de obstrução nasal crônica pode ocorrer um hipodesenvolvimento dos processos palatinos da maxila, levando ao aparecimento de palato duro caracteristicamente ogival. Além disso, a respiração oral exige o aparecimento de diversas adaptações musculares e posturais para se adequar a uma nova forma de respirar, de mastigar e mesmo de deglutir os alimentos. É comum, por exemplo, encontrarmos abaixamento da mandíbula, musculatura labial hipotônica e alterações nas fases de deglutição nessas crianças e que, se não identificadas e tratadas precocemente, podem se tornar irreversíveis. Além disso, a respiração oral concomitante com a obstrução nasal pode predispor ao colapso de vias aéreas e, consequentemente, a distúrbios respiratórios do sono. Crianças com apneia obstrutiva do sono podem tem importante repercussão no desenvolvimento cognitivo, como déficit de atenção e concentração, transtornos escolares, ou mesmo retardo de ganho pondero-estatural.

Epidemiologia

A prevalência de respiração oral crônica em crianças ainda é pouco estudada e não é conhecida a real distribuição desse sinal/sintoma nas diferentes faixas etárias pediátricas. Os poucos estudos existentes concentram-se na faixa etária escolar. Em um levantamento realizado em 661 crianças com idade entre seis e doze anos, a respiração oral ocorreu em 26,8% das crianças.[1] Índice semelhante de prevalência (27,6%) foi observado em um estudo em Uruguaiana, com 1011 crianças entre 9 e 14 anos de idade.[2] Já outros dois estudos reportam uma prevalência bem maior: em Abaeté a prevalência observada de respiradores orais em 370 crianças avaliadas foi de 55%;[3] em Londrina, a prevalência reportada foi de 56,8% entre 420 questionários respondidos por pais de crianças de 6 a 9 anos de idade.[4]

Uma significativa parcela das crianças respiradoras orais apresenta concomitantemente distúrbios respiratórios obstrutivos do sono. A presença de algum tipo de distúrbio respiratório do sono (como roncos, aumento da resistência das vias aéreas ou mesmo apneia) em crianças sadias com idade média de 5,5 anos gira em torno de 3,3%,[5] enquanto em crianças respiradoras orais a prevalência de DRS sobe para 42%.[6] A presença de ronco habitual em crianças entre 3-13 anos varia de 5,2-34,5%.[4-7]

Quadro Clínico

Crianças respiradoras orais nem sempre são facilmente reconhecidas e diagnosticadas. Muitas delas não apresentam alterações esqueléticas e miofuncionais faciais evidentes, enquanto outras apresentam sintomas apenas no período noturno e que passam despercebidos pelos pais.

Quando reconhecido pelos pais ou cuidadores, uma das queixas mais comuns é a presença de roncos, associados ou não à apneia, ou dificuldade respiratória durante o sono. Outros sintomas incluem sudorese e enurese noturna, sono agitado e despertares noturnos frequentes.[8] Ainda, quando há a presença de síndrome da apneia obstrutiva do sono, é comum ser encontrado outros distúrbios do sono concomitante, como sonambulismo e bruxismo.[9]

Em crianças respiradoras orais crônicas com alterações esqueléticas e miofuncionais, o reconhecimento desta condição não é difícil. Muitas dessas crianças apresentam fácies alongada, fechamento incompleto dos lábios, lábio superior encurtado com acentuada concavidade, lábio inferior evertido e presença de olheiras.[10-12] Tal fácies característica é também chamada de fácies adenoidiano (Figura 5.1).

Hipotonia da musculatura da face (nos músculos masseter, orbicular oris e bucinador) é evidente nessas crianças. A postura da mandíbula inferiorizada e a língua flácida e em soalho favorecem ainda alterações de mastigação, deglutição e fala. Assim, é frequente que crianças respiradoras orais mastiguem sem velamento labial, com escape de alimento durante a mastigação. Elas apresentam ainda interposição de língua e de lábios entre as arcadas dentárias e engasgos durante a deglutição[10-13] e alterações à fonação, principalmente para os fonemas linguo-dentais.[10]

Entre as alterações esqueléticas, a atresia do arco maxilar e presença de palato ogival, associada à mordida cruzada, são as mais comuns, podendo ser observadas precocemente

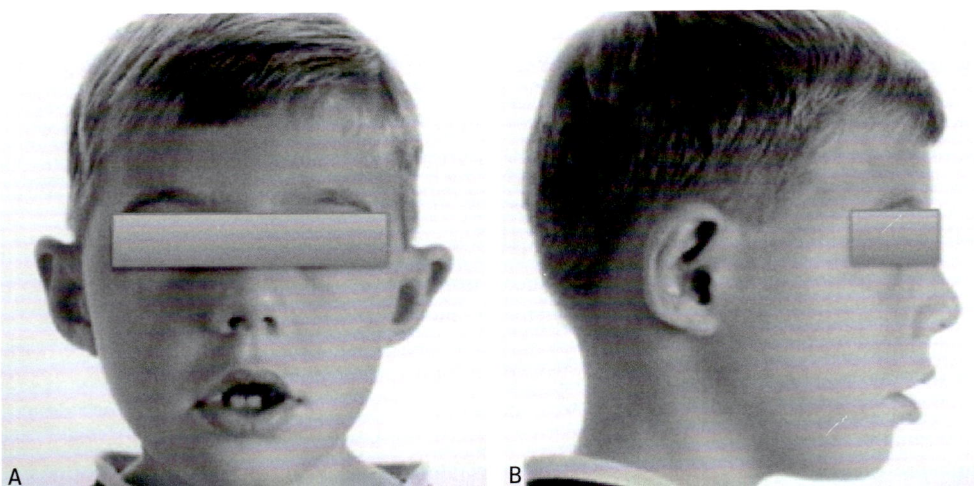

Figura 5.1 – Fácies adenoideano da criança respiradora oral. **(A)** Frontal; **(B)** perfil.

já em crianças pré-escolares.[10,11] Já outras alterações, como aumento da altura da face anterior, e retrognatismo maxilo-mandibular, são alterações já observadas em crianças com idade mais tardia, a partir da idade escolar.[10,11] Embora o aumento da altura da face seja mais evidente em crianças mais velhas, a inferiorização do hioide já é observada inicialmente, em crianças pré-escolares, o que reforça que o padrão facial do paciente deve depender sobretudo de uma interação entre as características hereditárias de desenvolvimento de face e alterações consequentes à respiração oral crônica.[12]

Para vários autores, as principais consequências sistêmicas dos DRS são as relacionadas ao déficit neurocognitivo.[13,14] Ausência de concentração, hiperatividade, cansaço matutino, diminuição na habilidade conceitual e de raciocínio verbal e não-verbal são exemplos comuns dessas alterações. Dessa forma, professores e profissionais da saúde devem atentar para a associação da respiração oral com a saúde física e cognitiva das crianças, principalmente se elas têm história de roncos e apneias noturnas associadas.

Outras consequências graves da SAOS, felizmente mais raras, também podem ser observadas: esse é o exemplo do *cor pulmonale*[15] e hipertensão arterial sistêmica na infância.[16] Portanto, é fundamental fazer um diagnóstico precoce das causas que provocam a respiração oral.[17]

Etiologia da Respiração Oral em Crianças

O mais comum é o paciente apresentar respiração oral por causa de obstrução nasal ou em vias aéreas, mas essa associação não é obrigatória. Abaixo apresentaremos as principais causas de respiração oral crônica.[17-19]

Dentre todas as causas, a mais comum é a hipertrofia adenoamigdaliana.

Hipertrofia adenoideana e/ou amigdaliana

As principais queixas relacionadas à hipertrofia adenoidiana e/ou amigdaliana são de respiração bucal, roncos e apneias presenciadas pelos pais. Em geral, essas queixas se iniciam por volta dos 2-3 anos de idade, mas existem casos nos quais o aparecimento dos sintomas pode ser mais precoce. O diagnóstico é confirmado, na maioria das vezes, pela radiografia simples lateral da face. Nos casos de dúvida, a nasofibroscopia é fundamental (Figuras 5.2 e 5.3). Para o caso da hipertrofia amigdaliana, a simples oroscopia é determinante para confirmação diagnóstica.

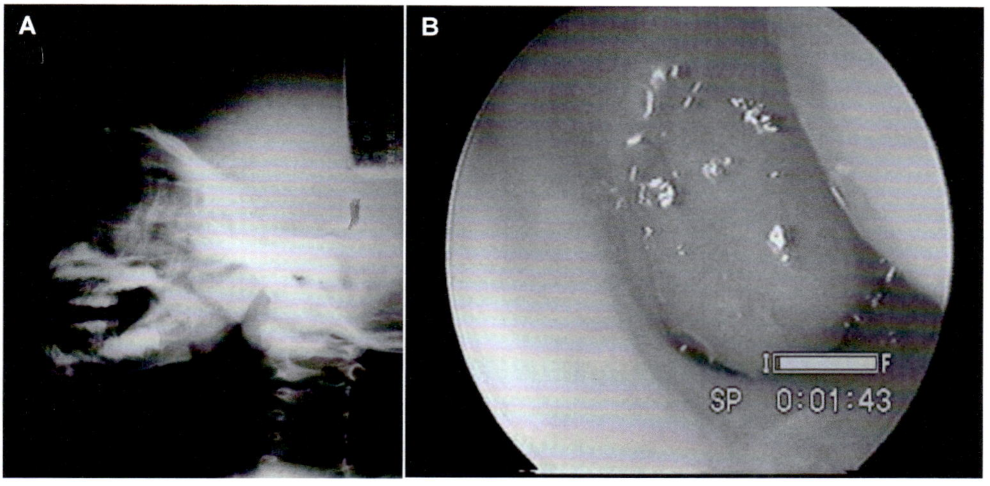

Figura 5.2 – Vegetação adenoideana aumentada. (**A**) Raio-X simples de perfil; (**B**) visão endoscópica: obstrução importante do *cavum*.

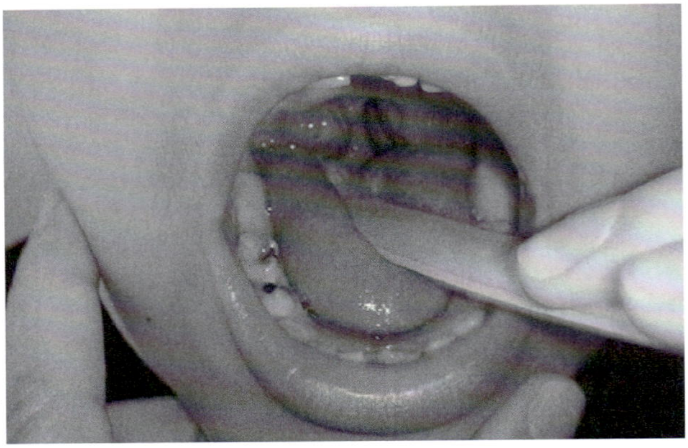

Figura 5.3 – Amígdalas aumentadas grau IV.

Rinite alérgica

As crianças com rinite alérgica não tratadas adequadamente, podem apresentar quadro de obstrução nasal crônica e consequentemente respiração bucal de suplência. Ao exame físico, evidencia-se as conchas nasais bastante hipertróficas, que dificultam a passagem livre do ar. Muitas vezes, existe associação da rinite alérgica com a hipertrofia adenoidiana, piorando consideravelmente o quadro respiratório e até provocando infecções de repetição (Figura 5.4).

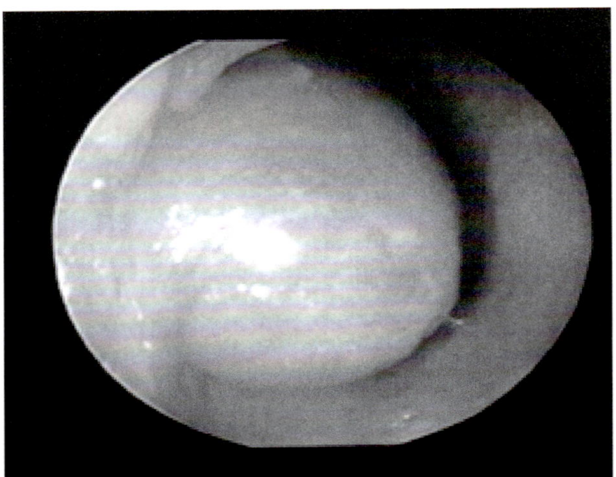

Figura 5.4 – Visão endoscópica: concha nasal inferior esquerda hipertrofiada.

Atresia de coanas

Trata-se de malformação congênita em que a criança apresenta obstrução nasal, dificuldade na amamentação e presença de secreção nasal mucoide desde o nascimento. Quando bilateral, pode levar ao desconforto respiratório agudo e intenso, necessitando muitas vezes ser entubada para suporte ventilatório. Nos casos unilaterais, o desconforto respiratório é menos evidente, e o diagnóstico pode ocorrer de forma mais tardia. O diagnóstico pode ser feito por meio de endoscopia nasal e tomografia computadorizada (Figura 5.5).

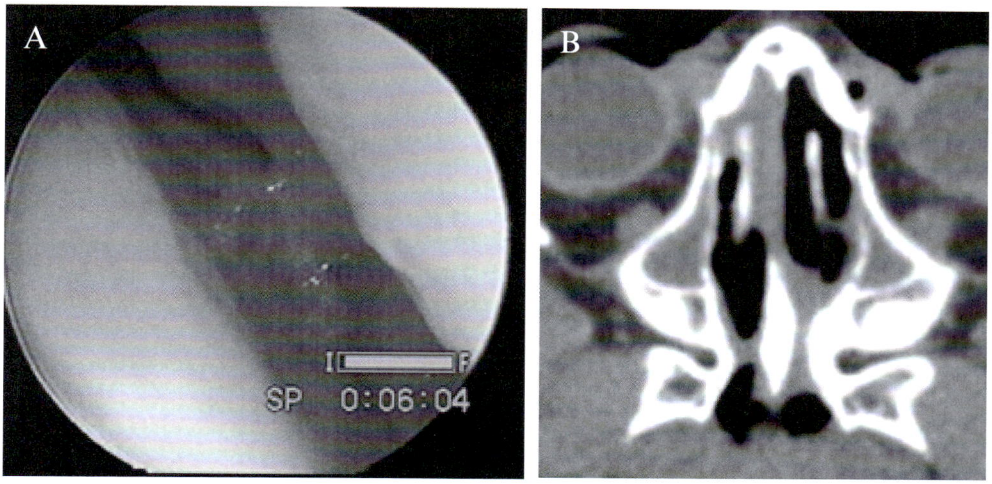

Figura 5.5 – Atresia de coana. (**A**) Visão endoscópica; (**B**) corte axial de tomografia computadorizada mostrando atresia de coana à esquerda.

Variações anatômicas das conchas nasais

A mais comum delas é a concha bolhosa, quando a concha média está pneumatizada. Ela pode não trazer qualquer repercussão para a função nasal, mas também pode provocar sintomas, como obstrução nasal. Ocorre com maior frequência em crianças já em idade escolar e adolescentes. A suspeita diagnóstica feita pela nasofibroscopia é confirmada pela tomografia computadorizada (Figura 5.6).

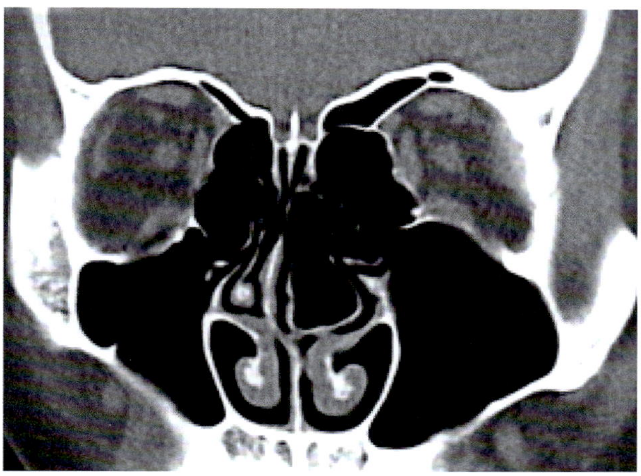

Figura 5.6 – Corte coronal de tomografia computadorizada mostrando concha bolhosa à esquerda.

Corpos estranhos nasais

Provocam quadro de obstrução nasal crônica unilateral com secreção fétida. Quando ficam por muito tempo nas fossas nasais, alojando-se no meato inferior ou médio, podem formar rinolito e provocar rinossinusites de repetição ou rinossinusite crônica unilateral na criança.

Deformidades septais

Desvios importantes na parede septal podem provocar a respiração oral na criança (Figura 5.7). As principais causas para o desvio septal na infância são as traumáticas, mas essa relação não é obrigatória.

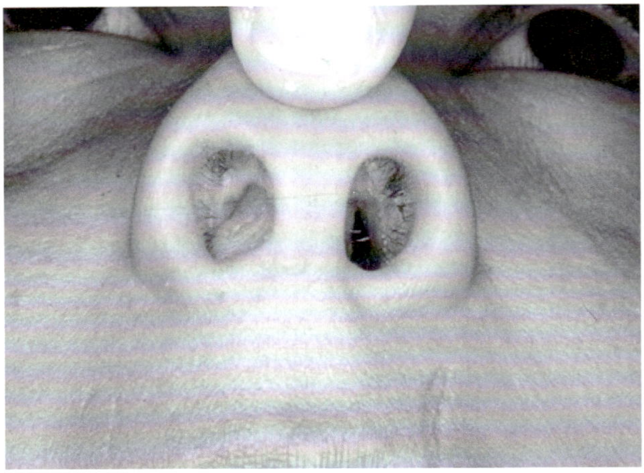

Figura 5.7 – Desvio septal.

Massas nasais

A presença de massas nasais, benignas ou malignas, nas fossas nasais de crianças podem provocar obstrução nasal uni ou bilateral e devem ser diagnosticadas prontamente (Figuras 5.8 a 5.10). A endoscopia nasal é essencial para caracterização da massa nasal, quando a mesma não é visível à rinoscopia anterior. Quando identificada a presença de massa nasal, os exames de imagem e anatomopatológico são determinantes.

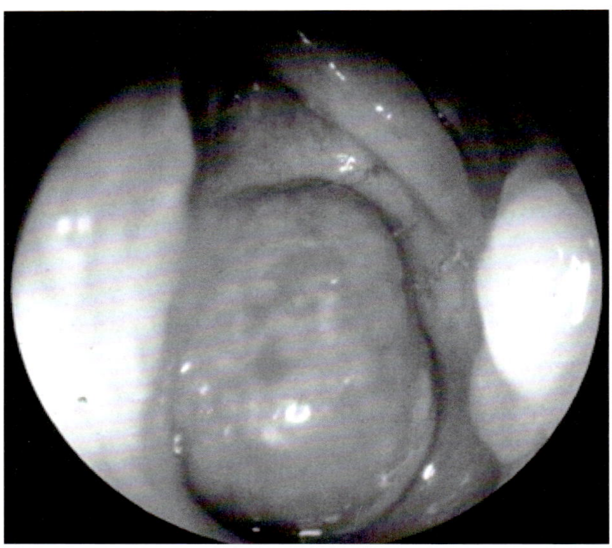

Figura 5.8. – Visão endoscópica: área do cavum – massa diagnosticada como linfoma nasal.

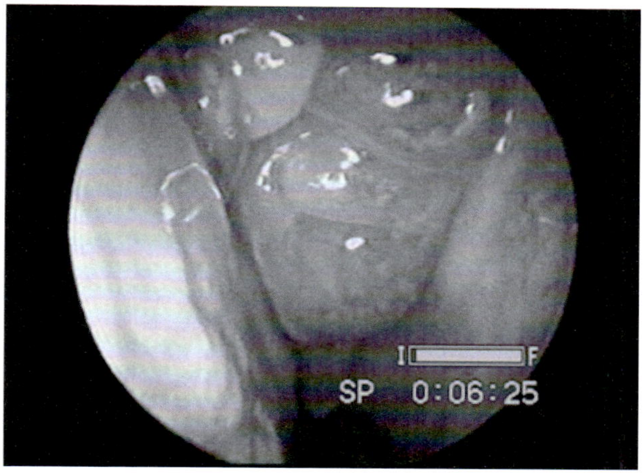

Figura 5.9 – Visão endoscópica: presença de pólipos nasais.

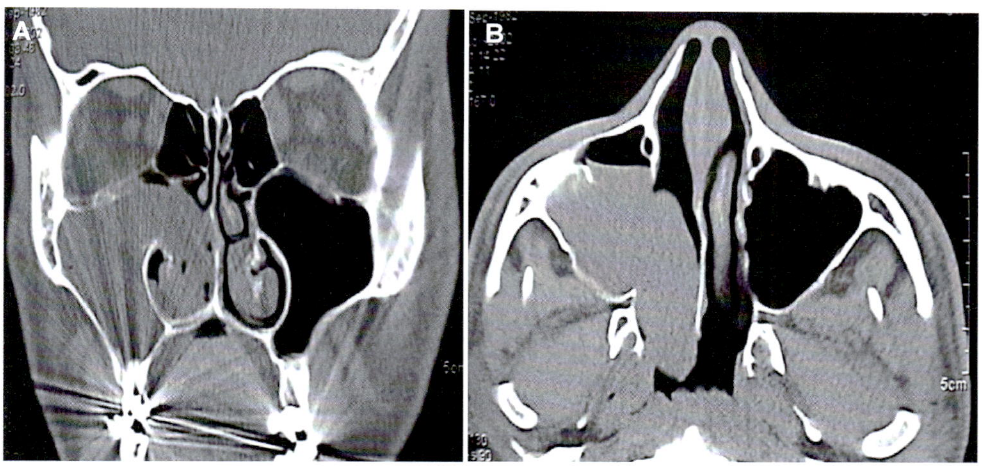

Figura 5.10 – Pólipo antrocoanal. **(A)** Tomografia computadorizada em corte axial; **(B)** tomografia computadorizada em corte coronal.

Considerações Finais

Entendendo que a respiração oral crônica é uma entidade com inúmeras repercussões ao desenvolvimento da criança, torna-se imperativo que seja identificada o quanto antes. Assim, todos os profissionais envolvidos diretamente com a criança (médicos generalistas, pediatras, otorrinolaringologistas, alergistas, odontopediatras, ortodontistas e fonoaudiólogos) devem ser capazes de identificar a criança respiradora oral, ter em mente as principais causas e encaminhá-la o mais precocemente possível para tratamento multidisciplinar adequado.

Fazer com que a criança restabeleça a respiração nasal está associada à melhora miofuncional e reversão de algumas alterações craniofaciais, evitando a instalação de outras alterações no sistema estomatognático permanentes e promovendo o desenvolvimento físico e neurocognitivo adequados. Além disso, a reversão dos DRS durante a infância é decisiva para que essa mesma pessoa não possua SAOS na vida adulta.[20]

REFERÊNCIAS BIBLIOGRÁFICAS

1. Santos DL. Estudo da prevalência da respiração predominantemente bucal e possíveis implicações com o aleitamento materno em escolares de São Caetano do Sul-SP – Brasil [dissertação de mestrado]. Campinas: UNICAMP; 2004.
2. Petry C, Pereira MU, Pitrez PM, et al. The prevalence of symptoms of sleep-disordered breathing in Brazilian school children. J Pediatr 2008;84(2):123-9.
3. Abreu RR, Rocha RL, Lamounier JA, et al. Prevalence of mouth breathing among children. J Pediatr. 2008;84(5):467-70.
4. Felcar JM, Bueno IR, Massan AC, et al. Prevalence of mouth breathing in children from an elementary school. Cien Saude Colet. 2010;15(2):437-44.
5. Sauer C, Schlüter B, Hinz R, et al. Childhood obstructive sleep apnea syndrome: an interdisciplinary approach: A prospective epidemiological study of 4,318 five-and-a-half-year-old children. J Orofac Orthop 2012; 73:342-58.
6. Izu SC, Itamoto CH, Pradella-Hallinan M, et al. Ocorrência da síndrome da apneia obstrutiva do sono (SAOS) em crianças respiradoras orais. Braz J Otorhinolaryngol 2010;76:552-6.
7. Castronovo V, Zucconi M, Nosetti L, et al. Prevalence of habitual snoring and sleep-disordered breathing in preschool-aged children in an italian community. J Pediatr 2003; 142:377-82.
8. Marcus CL, Brooks LJ, Draper KA, et al. Diagnosis and management of childhood obstructive sleep apnea syndrome. Pediatrics. 2012; 130: e714-55. doi: 10.1542/peds.2012-1672.
9. Grechi TH, Trawitzki LV, Felício CM, et al. Bruxism in children with nasal obstruction. Int J Pediatr Otorhinolaryngol 2008; 72:391-6.
10. Valera FC, Travitzki LV, Mattar SE, et al. Muscular, functional and orthodontic changes in pre school children with enlarged adenoids and tonsils. Int J Pediatr Otorhinolaryngol 2003; 67:761-70.
11. Bueno DA, Grechi TH, Trawitzki LV, et al. Muscular and functional changes following adenotonsillectomy in children. Int J Pediatr Otorhinolaryngol 2015; 79:537-4013. Souza JF, Grechi TH, Anselmo-Lima WT, et al. Mastication and deglutition changes in children with tonsillar hypertrophy. Braz J Otorhinolaryngol 2013; 79:424-8. doi: 10.5935/1808-8694.20130076.
12. Vieira BB, Itikawa CE, de Almeida LA, et al. Cephalometric evaluation of facial pattern and hyoid bone position in children with obstructive sleep apnea syndrome. Int J Pediatr Otorhinolaryngol. 2011; 75:383-6.
13. Ribeiro GCA, Santos ID, Santos ACN, et al. Influence of the breathing pattern on the learning process: a systematic review of literature. Braz J Otorhinolaryngol 2016. Ahead of print.
14. Kuroishi RCS, Garcia RB, Valera FCP, Anselmo-Lima WT, Fukuda MT. Deficits in working memory, reading comprehension and arithmetic skills in children with mouth breathing syndrome: analytical cross-sectional study. Sao Paulo Med J, 2015; 133:78-83. doi: 10.1590/1516-3180.2013.7630011.
15. Leung LC, Ng DK, Lau MW, et al. Twenty-four-hour ambulatory BP in snoring children with obstructive sleep apnea syndrome. Chest 2006; 130:1009-17.
16. Amin R, Somers VK, McConnell K, et al. Activity-adjusted 24-hour ambulatory blood pressure and cardiac remodelling in children with sleep disordered breathing. Hypertension 2008; 51:84-91.
17. Motonaga SM, Berti LCB, Anselmo-Lima WT. Respiração Bucal: causas e alterações no sistema estomatognático. Rev Bras Otorrinolaringol 2000; 66:373-81.
18. Pacheco MCT, Casagrande CF, Teixeira LP et al. Guidelines proposal for clinical recognition of mouth breathing children. Dental Press J Orthod 2015; 20(4): 39–44.
19. Mattar SE, Matsumoto MA, Valera FC, et al. The effect of adenoidectomy or adenotonsillectomy on occlusal features in mouth-breathing preschoolers. Pediatr Dent 2012; 34:108-12.
20. Guilleminault C1, Huang YS, Quo S, et al. Teenage sleep-disordered breathing: recurrence of syndrome. Sleep Med. 2013 14(1):37-44.

Capítulo **6**

Obstrução Nasal no Recém-Nascido

Shirley Shizue Nagata Pignatari
Juliana Sato Hermann
Flávia Silveira Amato

Introdução

A obstrução nasal, apesar de ser uma queixa bastante frequente na prática médica, quando acomete o recém-nascido, é motivo de grande preocupação. Em razão da posição mais alta da laringe, a epiglote do neonato praticamente repousa sobre o véu palatino, restringindo a passagem de ar através da boca para as vias aéreas inferiores. Além disso, todo o dorso da língua fica em contato com o palato, tornando-os respiradores nasais preferenciais. Desse modo, a obstrução nasal no período neonatal pode causar desde um quadro isolado de rinorreia crônica a situações graves como insuficiência respiratória e déficit de crescimento.

A avaliação da obstrução nasal no recém-nascido deve considerar a uni ou bilateralidade, a associação com episódios de cianose, se total ou parcial, constante ou intermitente, o início e a duração dos sintomas. A história materna é igualmente importante já que algumas condições como doenças sexualmente transmissíveis e uso de medicações transmitidas para a criança via transplacentária ou aleitamento materno podem ser a etiologia da obstrução nasal.

Por meio de uma anamnese cuidadosa e um exame físico minucioso, particularmente das cavidades nasais e estruturas adjacentes, é possível determinar se trata-se de uma condição de origem local ou secundária a uma doença sistêmica. Na maioria das vezes, o exame da cavidade nasal através de rinoscopia anterior, espelho de Glatzel e/ou endoscopia nasal pode avaliar a patência nasal e determinar o local da obstrução. No entanto, em alguns casos investigação adicional com exames de imagem se torna necessária.

O diagnóstico diferencial de obstrução nasal no recém-nascido é vasto (Quadro 6.1). Neste capítulo serão abordadas as causas mais frequentes de obstrução nasal no recém-nascido, os principais métodos de investigação e a abordagem terapêutica para cada caso.

Quadro 6.1 – Causas de obstrução nasal no recém-nascido	
Congênitas	Atresia coanal Estenose congênita de abertura piriforme Hipoplasia do terço médio da face Cisto de ducto nasolacrimal Massas de linha média nasal • Dermoide • Glioma • Encefalocefe/meningocele • Cisto de Thornwaldt

Continua na próxima página.

Continuação.

Quadro 6.1 – Causas de obstrução nasal no recém-nascido	
Neoplasias	Teratoma Hamartroma Hemangioma Linfangioma Neurofibroma Rabdomiossarcoma Linfoma
Infecciosas	Infecção de vias aéreas superiores Doenças sexualmente transmissíveis • Clamídia • Gonorreia • Sífilis
Corpo estranho	
Traumática	Desvio septal Hematoma septal Iatrogênica • Trauma de sucção • Sonda nasogástrica • Prongue nasal
Inflamatória	Rinite alérgica Refluxo gastroesofágico Idiopática
Metabólica	Hipotireoidismo
Maternas	Estímulo estrogênico Uso de medicações • Metimazol • Metildopa • Opiáceos • Antidepressivos tricíclicos Propranolol
Síndromes	Fibrose cística Kartagener CHARGE (coloboma, anormalidade cardíaca, atresia coanal, retardo de crescimento/mental, anomalia geniturinária, anormalidade auricular) Apert Crouzon Treacher-Collins Alcoólica fetal Down

Causas Congênitas

Atresia coanal

A atresia coanal é caracterizada pela obstrução da abertura posterior da cavidade nasal, impedindo sua comunicação com a rinofaringe, sendo resultante de alterações na embriogênese, com persistência da membrana bucofaríngea ou falha na ruptura da membrana oronasal (Figura 6.1).[1] Sua incidência é estimada em 1:5.000 a 1:8.000 nascimentos, sendo duas vezes mais frequente no gênero feminino.[2] A atresia bilateral é menos comum que a unilateral, porém apresenta implicações clínicas mais graves e em cerca de metade dos casos pode estar associada a outras anomalias congênitas como polidactilia, microcefalia, meningocele, fenda palatina, hipertelorismo, microtia e síndromes CHARGE, de Crouzon, Apert e Treacher Collins.[1,3]

O quadro clínico varia de acordo com a lateralidade da atresia. Quando unilateral, os sintomas consistem basicamente em obstrução e rinorreia do lado afetado, podendo passar despercebida na infância. Quando a atresia é bilateral, insuficiência respiratória aguda pode se desenvolver imediatamente após o parto.

A endoscopia nasal demonstra um fundo cego e ausência de comunicação entre cavidade nasal e rinofaringe. A tomografia computadorizada é o método de imagem de escolha na confirmação diagnóstica e na avaliação do tipo de atresia, sendo a maioria ósteo-membranosas, mas podem ser totalmente ósseas ou membranosas.[4]

A abordagem inicial da atresia bilateral tem por objetivo a estabilização de uma via aérea, seja através de utilização de cânula de Guedel, intubação orotraqueal ou chupeta de McGovern. A seguir, realiza-se a avaliação completa da malformação para a programação de sua correção cirúrgica, geralmente realizada na primeira semana de vida. As principais técnicas cirúrgicas disponíveis utilizam dois tipos de acesso: o transpalatal e o transnasal, sendo este último o mais utilizado nos dias de hoje em razão de sua menor morbidade e menor tempo de recuperação e hospitalização.

Nos casos unilaterais, o tratamento cirúrgico alivia a obstrução nasal e diminui a estase de secreção no lado afetado, que pode levar a irritação de pele e desconforto social, sendo normalmente adiado até a idade pré-escolar.

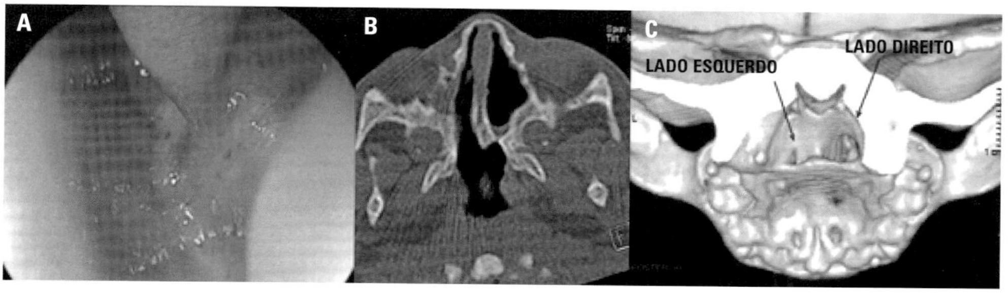

Figura 6.1 – Atresia coanal esquerda: aspecto à endoscopia nasal (**A**) e tomografia computadorizada (**B**) com reconstrução tridimensional (**C**).

Estenose da abertura piriforme

Apesar de rara, a estenose congênita da abertura piriforme é uma possível causa de obstrução nasal em neonatos, sendo decorrente do crescimento exagerado do processo nasal da maxila (Figura 6.2). Os sintomas incluem variados graus de desconforto respiratório e dificuldade de alimentação, a depender do grau da estenose. A estenose de abertura piriforme pode ocorrer como uma anomalia isolada ou em associação com *diabetes insípidus*, fenda palatina submucosa, hipoplasia de seio maxilar, ausência de hipófise anterior, ausência de freio labial superior, incisivo central proeminente e holoprosencefalia.[5-7]

A verdadeira incidência dessa anomalia é difícil de ser estabelecida, pois os graus de estenose são variados e alguns sem repercussão clínica significante, passando alguns casos despercebidos. A rinoscopia anterior revela uma abertura narinária estreita, com espessamento ósseo medial, tipicamente bilateral.

A tomografia computadorizada é o exame de imagem de escolha na avaliação da estenose, sendo o diagnóstico confirmado quando a largura da abertura piriforme é menor que 11 mm no nível do meato inferior, em um recém-nascido a termo.[8]

O principal diagnóstico diferencial é feito com a atresia coanal, pois os sintomas das duas entidades são muito semelhantes.

A correção cirúrgica se faz necessária diante de quadro obstrutivo grave, sem melhora com o tratamento conservador ou quando os sintomas prejudicam o crescimento e desenvolvimento da criança, sendo utilizada uma broca delicada para alargar a abertura piriforme através de abordagem sublabial.

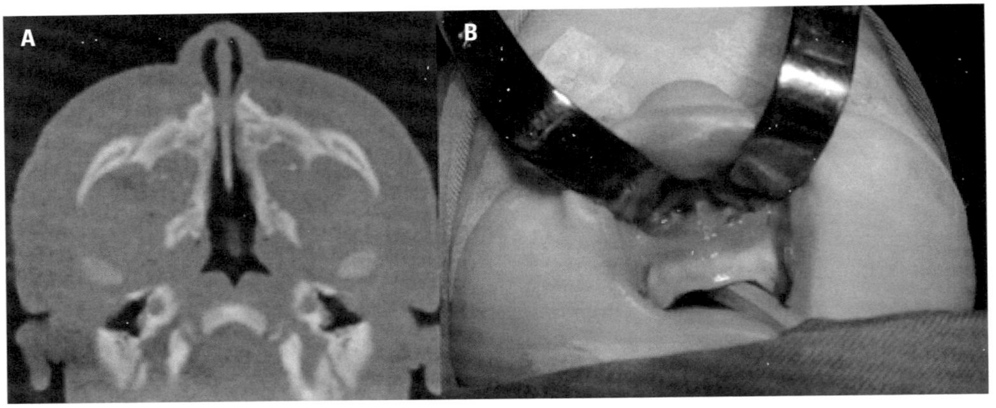

Figura 6.2 – Estenose de abertura piriforme: aspecto à tomografia computadorizada (**A**) e tratamento cirúrgico (**B**).

Dacriocistocele

A obstrução do ducto nasolacrimal é uma anormalidade congênita que ocorre em quase um terço dos neonatos, porém, na maioria dos casos, a obstrução é assintomática e resolve espontaneamente no primeiro ano de vida.[9,10] No entanto, quando há tanto obstrução proximal quanto distal do ducto, pode ocorrer uma formação cística no ducto nasolacrimal, que se hernia para dentro da cavidade nasal, podendo ser uni ou bilateral.[11]

A endoscopia nasal revela uma massa saliente abaixo do corneto inferior. Associadamente pode haver epífora e edema facial. Os exames de imagem (tomografia ou ressonância) são importantes na avaliação do restante da cavidade nasal, das estruturas adjacentes e para a exclusão outras anomalias associadas.

O tratamento conservador inclui compressas mornas e massagem suave, que podem ser efetivos nos casos simples. No entanto, nos casos em que há extensão nasal, a desobstrução cirúrgica é necessária, e consiste em sondagem do ducto e marsupialização intranasal do cisto.

Cisto dermoide

O cisto dermoide é a mais comum das malformações nasais da linha média[12] e tem como origem embriológica a falha na involução do trato neuroectodérmico através do neuroporo anterior, criando um cisto que contém componentes mesodérmicos e ectodérmicos. Existe uma leve predominância no gênero masculino e pode haver associação com anormalidades como craniosinostose, microssomia hemifacial, cisto de ducto lacrimal, fenda labiopalatina, deformidades de pavilhão auricular, hidrocéfalo e hipertelorismo.[13] Extensão intracraniana é mencionada em até 45% dos casos.[14]

Na maioria das vezes, apresenta-se como um tumor no dorso nasal, com ou sem componente intranasal. No seu centro, geralmente se observa um orifício com um cabelo saliente (Figura 6.3). Quando envolvem a nasofaringe e a cavidade nasal, causam sintoma de obstrução nasal. Assim como os gliomas, não são compressíveis, não se expandem e não são passíveis de transiluminação.

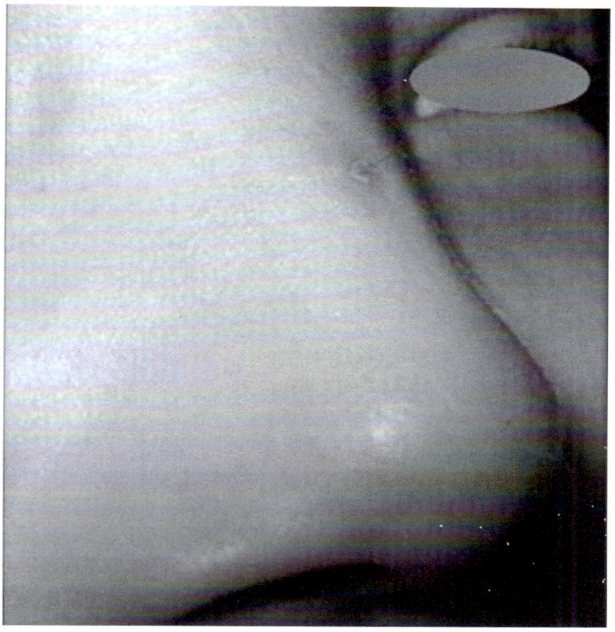

Figura 6.3 – Cisto dermoide nasal.

Encefalocele

A encefalocefele é a protrusão de meninges, líquor e tecido neural além dos limites normais do crânio. Quando a herniação ocorre sem a presença de tecido cerebral, ela é chamada de menigocele.

A encefalocele e a meningocele aparecem geralmente na linha média sobre o vértice ou na base do crânio, sendo mencionadas duas teorias sobre o seu aparecimento: (a) fechamento incompleto do crânio através do qual meninges e tecido neural se insinuam; (b) crescimento do tubo neural além do normal, impedindo o fechamento do crânio.[15]

Quando se apresenta como uma massa intranasal, a endoscopia revela uma formação pulsátil, podendo em alguns casos ser visualizada a sua inserção na lâmina cribiforme. Trata-se de uma massa compressível e passível de transiluminação. A compressão da veia jugular resulta em sua expansão (sinal de Furstenberg), assim como ocorre quando a criança chora ou se esforça.

Glioma nasal

O glioma nasal é considerado também um tecido neural ectópico, porém não apresenta conexão funcionante com o tecido cerebral, estando às vezes conectado apenas for uma faixa de tecido fibrótico. A apresentação extranasal dos gliomas é mais frequente que a intranasal ou a mista (Figura 6.4).[16]

A ressonância magnética é o exame de eleição para a investigação de todas as massas da região frontonasal, pois permite avaliar o conteúdo do saco herniário e se há conexão intracraniana. Quando há suspeita de comunicação com o sistema nervoso central, a tomografia computadorizada é importante na avaliação do defeito ósseo da base do crânio.

O tratamento do glioma nasal, da encefalocele e do cisto dermoide é cirúrgico, e a forma de abordagem varia de acordo com o tamanho da lesão, sua extensão e se há ou não comunicação com o sistema nervoso central. De um modo geral, não há urgência na remoção da lesão, visto que seu desenvolvimento é lento. As formas intranasais, entretanto, especialmente na presença de rinorreia cerebroespinal, podem predispor a meningites recorrentes, além de provocar alteração importante da função nasal. Nesses casos, o tratamento cirúrgico deve ser realizado precocemente.

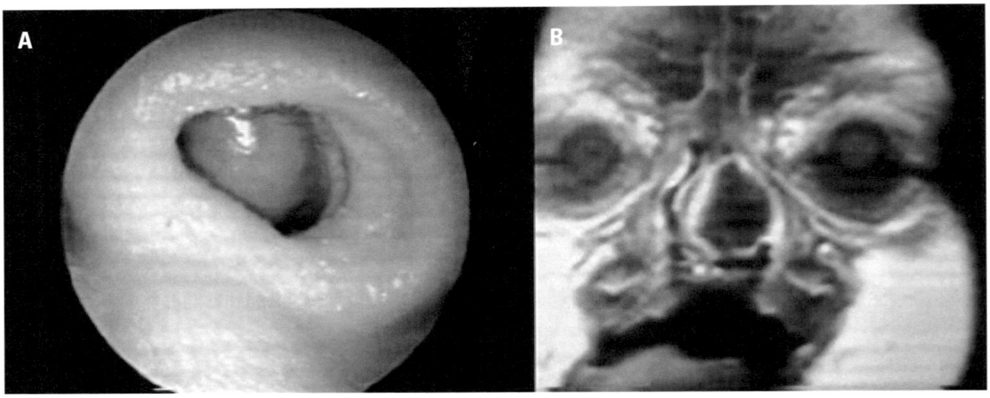

Figura 6.4 – Glioma intranasal: aspecto à rinoscopia (**A**) e ressonância magnética (**B**).

Causas Neoplásicas

Além das massas congênitas de linha média, as neoplasias benignas e malignas devem sempre ser lembradas, com prevalência variando entre 1,7-13,5 casos por 100.000 nascidos vivos.[17] O diagnóstico diferencial inclui teratoma, harmartroma, rabdomiossarcoma, hemangioma, neurofibroma, cisto epidermoide, lipoma, lipoblastoma e malformações linfáticas. Os exames de imagem como tomografia computadorizada e ressonância magnética devem sempre ser utilizadas para a avalição da extensão da lesão.

Durante as consultas pré-natais, o exame ultrassonográfico já pode demonstrar a presença de uma massa no segmento cefálico do feto, alertando o obstetra e o neonatologista a um possível risco de insuficiência respiratória ao nascimento e necessidade de assegurar uma via aérea logo após o parto.

Causas Infecciosas e Inflamatórias

Rinite viral

Acompanha os quadros de infecção viral do trato respiratório superior, podendo ser decorrente de mais de duzentas espécies diferentes de vírus, incluindo *Rhinovirus*, *Echovirus*, *Coxsackie*, adenovírus, *Influenzae* e paramixovírus entre outros.[15]

A rinoscopia geralmente revela edema difuso e hiperemia da mucosa, acompanhados de rinorreia aquosa. O quadro tem duração aproximada de sete a dez dias, e no recém-nascido o tratamento baseia-se na instilação de solução fisiológica nasal e na administração oral de antitérmicos e analgésicos.

Rinossinusite bacteriana

Na maioria das vezes, as rinites e rinossinusites bacterianas são complicações de um resfriado comum ou gripe, mas podem ser adquiridas durante a passagem no canal de parto. A piora dos sintomas de uma infecção de vias aéreas superiores após cinco dias ou a persistência desses sintomas por mais de dez dias sugere uma infecção bacteriana. O quadro clínico é composto na maioria das vezes por obstrução nasal, rinorreia purulenta e tosse, sendo as principais bactérias envolvidas a *Moraxella catharralis,* o *Haemophilus influenzae,* o *Streptococcus pneumoniae,* o *Staphilococcus aureus* e às vezes *o Streptococcus beta hemolítico.*[15] Algumas imunodeficiências graves são sabidamente relacionadas a infecções rinossinusais, mas podem passar despercebidas no período neonatal se a criança estiver sendo amamentada com leite materno.

A tomografia computadorizada é raramente necessária nessa faixa etária, mas deve ser indicada frente à suspeita de complicação orbitária ou intracraniana, na suspeita de doenças associadas (por exemplo, tumores) e se houver planejamento cirúrgico.

Os antimicrobianos mais utilizados no tratamento das rinossinusites bacterianas são amoxicilina, amoxicilina-clavulanato, cefalosporinas de segunda geração e ceftriaxona nos casos mais graves. Medidas gerais como limpeza nasal com solução salina também são recomendadas.

Rinite por clamídia

Adquirida pelo recém-nascido no canal de parto, costuma manifestar-se entre 1-2 semanas após o nascimento com obstrução nasal e rinorreia purulenta associada à conjuntivite e pneumonia. A depender do acometimento das vias aéreas inferiores, pode haver taquipneia, desconforto respiratório, cianose e queda da saturação de intensidades variáveis. A eritromicina é o antibiótico de eleição para o tratamento.[18]

Rinite luética

A maior parte dos casos de sífilis congênita é assintomática, mas o recém-nascido pode apresentar rinorreia esbranquiçada persistente com laivos de sangue devido à invasão da mucosa pelo *Treponema pallidum*, além de prematuridade, baixo peso, hepatoesplenomegalia, lesões cutâneas, sofrimento respiratório, icterícia, pseudoparalisia de membros, periostite, osteocondrite, anemia, linfadenopatia, convulsão, meningite, síndrome nefrótica, trombocitopenia, leucocitose e leucopenia.[19] O diagnóstico é feito por testes sorológicos para detecção de sífilis e o tratamento com penicilina.

Rinite gonocócica

A infecção por *Neisseria gonorrhoeae* pode ser transmitida durante a passagem no canal de parto ou ainda intraútero. A bactéria invade a camada mais profunda da mucosa nasal, podendo haver laivos de sangue em meio a secreção purulenta. O recém-nascido exposto ao gonococo pode também desenvolver conjuntivite e doença sistêmica como sepse e artrite. Em geral, os sintomas têm inicio na primeira semana de vida e o tratamento deve instituído precocemente para evitar sequelas como sinéquias e estenoses nasais, sendo realizado com ceftriaxona.[20]

Rinite alérgica

Em criancas menores que quatro anos, o mecanismo de sensibilização alérgica por meio de plasmócitos, linfócitos e imunoglobulinas do tipo E está ainda em formação, consequentemente é pouco provável que um recém-nascido apresente rinite de etiologia alérgica. No entanto, nessa fase de vida, algumas medidas podem reduzir a chance de sensibilização, como aleitamento materno exclusivo até os seis meses de idade e evitar exposição ao tabaco e inalantes alergênicos (mofo, pólen, poeira, etc.).[21]

Causas Traumáticas

O parto vaginal, o uso de fórceps ou até mesmo uma compressão intraútero podem provocar traumatismo nasal, levando à desvio septal ou hematoma septal. A intervenção cirúrgica em crianças para correção de desvios é bastante controversa, sendo reservada para os casos obstrutivos graves. Quando instituído, a cirurgia deve ser sempre realizada da maneira mais conservadora possível. Já o hematoma septal requer drenagem precoce com o intuito de evitar a necrose da cartilagem e subsequente deformidade nasal.

Causas Iatrogênicas

O uso de sonda nasogástrica, prongue nasal e aspirações nasais frequentes podem também traumatizar a mucosa nasal, evoluindo com edema, sangramento e sinéquia. A lavagem nasal abundante com solução salina é uma medida importante que pode ajudar no processo de cicatrização, ao reduzir o edema e evitar a formação de sinéquias, no entanto, em casos graves a intervenção cirúrgica se torna necessária.

Associações Sindrômicas

Obstrução nasal é descrita em associação com diversas síndromes como Crouzon, CHARGE, Pfeiffer, Apert, Treacher-Collins, Down, alcoólica-fetal, entre outras.[22] As crianças com sinostose craniofacial geralmente apresentam obstrução de via aérea secundária a hipoplasia maxilar.

REFERÊNCIAS BIBLIOGRÁFICAS

1. Keller JL, Kacker A. Choanal atresia, CHARGE association, and congenital nasal stenosis. Otolaryngol Clin North Am 2000; 33(6): 1343-51.
2. Carpenter RJ, Neel HB III. Correction of congenital choanal atresia in children and adults. Laryngoscope 1977; 87(8): 1304-11.
3. Myer CM III, Cotton RT. Nasal obstruction in the pediatric patient. Pediatrics 1983; 72(6): 766-77.
4. Leclerc JE, Fearon B. Choanal atresia and associated anomalies. Int J Pediatr Otorhinolaryngol 1987; 13(3): 265-72.
5. Tate JR, Sykes J. Congenital nasal pyriform aperture stenosis. Otolaryngol Clin North Am 2009; 42(3): 521-5.
6. Beregszàszi M, Leger J, Garel C, et al. Nasal pyriform aperture stenosis and absense of the anterior pituitary gland: reporto f two cases. J Pediatr 1996; 128(6): 858-61.
7. Tavin E, Stecker E, Marion R. Nasal pyriform aperture stenosis and the holoprosencephaly spectrum. Int J Pediatr Otorhinolaryngol 1994; 28(2-3): 199-204.
8. Visvanathan V, Wynne DM. Congenital nasal pyriform aperture stenosis: a report of 10 cases and literature review. Int Pediatr Otorhinolaryngol 2012;76(1): 28-30.
9. Sevel D. Development and congenital abnormalities of the nasal lacrimal apparatus. J Pediatr Ophthalmol Strabismus 1981; 18(5): 13-9.

10. Petersen RA, Robb RM. The natural course of congenital obstruction of the nasolacrimal duct. J Pediatr Ophthalmol Strabismus 1978; 15(4): 246-50.
11. Leonard DS, O'Keefe M, Rowley H, et al. Neonatal respiratory distress secondary to bilateral intranasal dacryocystocoeles. Int J Pediatr Otorhinolaryngol 2008;72(12): 1873-7.
12. Adil E, Huntley C, Choudhary A, et al. Congenital nasal obstruction: clinical and radiologic review. Eur J Pediatr 2012; 171(4): 641-50.
13. Wardinsky TD, Pagon RA, Kropp RJ, et al. Nasal dermoid sinus cysts: association with intracranial extension and multiple malformations. Cleft Palate Craniofac J 1991; 28(1): 87-95.
14. Bloom DC, Carvalho DS, Dory C, et al. Imaging and surgical approach of nasal dermoids. Int J Pediatr Otorhinolaryngol 2002; 62(2): 111-22.
15. Pignatari SSN, Sato J. Obstrução nasal. Rev Bras Med 2006; 63: 56-64.
16. Jaffe BF. Classification and management of anomalies of the nose. Otolaryngol Clin North Am 1981; 14(4): 989-1004.
17. Woodward PJ, Sohaey R, Kennedy A, et al. From the archives of the AFIP: a comprehensive review of fetal tumors with pathologic correlation. Radiographics 2005; 25(1): 215-42.
18. Vaz FA, Ceccon ME, Diniz EM. Chlamydia trachomatis infection in the neonatal period: clinical and laboratory aspects. Experience of a decade: 1987-1998. Rev Ass Med Brasil 1999; 45(4): 303-11.
19. Secretaria de Estado da Saúde – SES-SP. Serviço de Vigilância Epidemiológica; Coordenação do Programa Estadual DST/Aids-SP; Coordenadoria de Controle de Doenças - CCD. Sífilis congênita e sífilis na gestação. Rev Saúde Pública 2008; 42(4): 768-72.
20. Penna GO, Hajjar LA, Braz TM. Gonorréia. Rev Soc Bras Med Trop 2000; 33(5): 451-64.
21. Bousquet J, Khaltaev N, Cruz AA, et al. Allergic rhinitis and its impact on asthma (ARIA) 2008 update (in collaboration with the World Health Organization, GA(2) LEN and AllerGen. Allergy. 2008;63(Suppl 86): 8-160.
22. Gnagi SH, Schraff SA. Nasal obstruction in newborns. Pediatr Clin N Am 2013; 60(4): 903-22.

Capítulo **7**

Obstrução Nasal na Infância

José Eduardo Lutaif Dolci
Leonardo da Silva

A obstrução nasal é uma das queixas mais frequentes na prática clínica, havendo uma grande variedade de diagnósticos diferenciais. O sintoma pode ser isolado ou parte de uma síndrome ou quadro sistêmico, permanente ou com períodos de melhora e variável em termos de intensidade e comprometimento geral do paciente. No amplo leque de diagnósticos diferenciais, primeiramente são lembradas as situações mais frequentes no dia a dia, como a rinite ou as adenoides (hiperplasia das tonsilas faríngeas). Não menos importantes são as afecções que, embora menos prevalentes, podem determinar alta morbidade e mortalidade, como por exemplo, o nasoangiofibroma ou as malformações da linha média.[1]

Devemos lembrar que, ao nascimento, as narinas são pequenas e arredondadas, dobram de tamanho no primeiro ano de vida e tornam-se ovaladas apenas na adolescência. A laringe, que se apresenta elevada em relação à coluna à época do nascimento e praticamente toca a extremidade caudal do palato mole, torna a respiração oral difícil, fazendo do recém-nascido um respirador nasal obrigatório. Importante ressaltar que a obstrução nasal severa ao nascimento pode determinar sequelas ou mesmo levar à morte por hipóxia.

Em crianças, a resistência nasal é maior do que nos adultos, embora ela seja responsável apenas por pequena parte da resistência total da via aérea. Durante a inspiração nasal, há uma pressão negativa no interior das cavidades, com tendência natural de seu colabamento. Outras estruturas que, assim como o nariz, conduzem o fluxo aéreo no trato superior, a faringe e a laringe são revestidas por mucosa flácida, tendo em meio o anel linfático e cujo suporte e permeabilidade são determinados por tecido ósseo, cartilaginoso e muscular que as circundam. Frente a um neonato com desconforto respiratório, nem sempre é fácil distinguir clinicamente se o quadro é puramente nasal ou se há comprometimento concomitante de outros pontos do trato respiratório superior.

A obstrução nasal na infância pode ser um fator de grande preocupação para os pais. Em geral, o quadro é pior durante o sono e, dependendo da causa, nem sempre se apresenta de forma tão grave no momento da consulta médica. Assim, a intensidade da obstrução nasal deve ser minuciosamente questionada, bem como avaliada a concomitância de eventos associados, como apneias obstrutivas que podem ter indicação de intervenção imediata.

Entre as várias consequências da obstrução nasal na infância, destacamos a respiração oral, o ronco, as alterações no crescimento da face e dentes, babação, sono agitado e irritabilidade.[2]

Neste capítulo revisaremos as principais causas de obstrução nasal na infância, dando destaque ao quadro clínico, o diagnóstico e tratamento.

Obstruções Nasais Congênitas

O recém-nascido é um respirador nasal obrigatório. Nessa faixa etária, quadros obstrutivos levam a rápida desaturação sanguínea, que pode desencadear quadros de arritmia cardíaca. Anomalias craniofaciais podem estar associadas a causas variadas de alteração na patência das fossas nasais. Válvula nasal colapsada, aumento de volume de cornetos, estenose de coanas, rinofaringe de dimensões reduzidas e tecido linfoide exuberante podem estar combinados em graus e proporções variados.

A grande maioria dos quadros de obstrução nasal em recém-nascidos não é grave e responde bem ao tratamento conservador e às manobras paliativas, entretanto devemos sempre ter em mente alguns dos diagnósticos diferenciais mais importantes.[1]

Atresia de coana

As coanas são embriologicamente formadas a partir da degeneração do septo buconasal durante a sexta semana de vida intrauterina. A atresia é o resultado da falha nesse processo de degeneração. Tal anomalia anatômica geralmente é acompanhada de cavidades nasais estreitas, lâmina pterigoidea medial proeminente, medializando a parede óssea lateral e alargamento do vômer.

Quando a atresia é bilateral, surgem apneia e cianose no pós-parto imediato, quadro que tende a melhorar com o choro em função da respiração oral. Esses casos necessitam de suporte imediato de via aérea, bem como via alternativa de alimentação (sonda nasogástrica,) pela incapacidade de sugar por causa da restrição respiratória. Quando não diagnosticada e conduzida prontamente, pode levar à morte. Embora seja afecção rara, deve ser suspeitada em qualquer neonato incapaz de respirar pelas fossas nasais e com respiração oral normal. A manutenção da boca aberta até a confirmação diagnóstica é a melhor opção no momento do atendimento ao desconforto respiratório. A atresia unilateral, em geral, é diagnosticada mais tardiamente e caracteriza-se pela rinorreia unilateral persistente, que se intensifica ao inclinar a cabeça para a frente.

A atresia de coanas pode coexistir com outras anomalias congênitas como a síndrome CHARGE (coloboma, anomalias cardíacas, atresia de coana, retardo de crescimento, hipoplasia genital, malformações de orelha). O diagnóstico de certeza é obtido pela nasofibroscopia ou exame radiológico – preferencialmente tomografia – que irá determinar o tipo do tecido que ocasiona a obliteração coanal. O tratamento cirúrgico deve ser o mais precoce possível. A técnica cirúrgica, bem como a via de acesso, dependem da experiência do cirurgião, disponibilidade de equipamentos e do tipo de tecido que oclui as coanas. Entre as opções tem-se a dilatação, abertura por via transpalatina ou endonasal guiada por endoscópio e uso de laser.

O exame otorrinolaringológico completo associado à nasofibroscopia geralmente confirma o diagnóstico. Outro sinal é a impossibilidade de passagem de sonda de aspiração nasal que se depara com fundo cego em menos de 32 mm. A tomografia computadorizada é importante na identificação do padrão tecidual que oblitera as coanas (membranoso/ósseo) bem como no planejamento cirúrgico. O tratamento dependerá do diagnóstico do ponto de colapso da via aérea, mas deve-se sempre lembrar que a traqueotomia é uma opção a ser considerada em crianças com malformações graves de vias aéreas superiores.[3]

Estreitamento da abertura piriforme

É uma doença rara e frequentemente subdiagnosticada como causa de desconforto respiratório no recém-nascido. Origina-se do crescimento ósseo excessivo nos processos maxilares levando ao estreitamento nas porções laterais das fossas nasais, com consequente obstrução nasal e dificuldade de passagem de sonda de aspiração. Diferentemente da atresia de coana, a passagem da sonda sofre impedimento bem mais anteriormente, na altura da válvula nasal. Há aumento da resistência à entrada do ar pelas fossas nasais levando a episódios de cianose. O diagnóstico é geralmente feito nos primeiros meses de vida. Um achado frequente concomitante é a presença de um único dente incisivo central superior. A tomografia computadorizada é útil no diagnóstico diferencial de atresia de coana. Outros diagnósticos diferenciais são hipoplasia do vestíbulo nasal, edema da mucosa e cisto do ducto nasolacrimal.

Quadros leves e moderados são tratados com medidas de suporte e tendem a se resolver com o crescimento, ficando o tratamento cirúrgico reservado para os casos severos com crises frequentes de cianose e impossibilidade de alimentação por via oral, dada a incoordenação respiratória. O tratamento é cirúrgico: por meio de incisão sublabial, a abertura piriforme é exposta, e o excesso de osso é removido com uma broca delicada. Após o procedimento mantêm-se tubos de Silastic por cerca de quatro dias.[4]

Malformações da Linha Média

Cisto dermoide

Formado por tecido ectodérmico, geralmente fistuliza para o dorso nasal (Figura 7.1). Apresenta-se clinicamente como massa não compressível no dorso nasal, associada a ponto de fistulização que pode secretar pus ou material sebáceo. Podem já se manifestar ao nascimento ou mais tardiamente nos primeiros anos de vida podendo localizar-se em qualquer ponto entre a glabela e a columela (Figura 7.2). Podem dar origem a abscessos septais, osteomielite dos ossos nasais ou quando há extensão intracraniana meningite ou abscesso cerebral. A tomografia e a ressonância magnética são úteis no diagnóstico diferencial entre cefaloceles, gliomas e tumores dermoides. O uso de contraste diferencia os cistos dermoides de hemangiomas e teratomas vascularizados.[5]

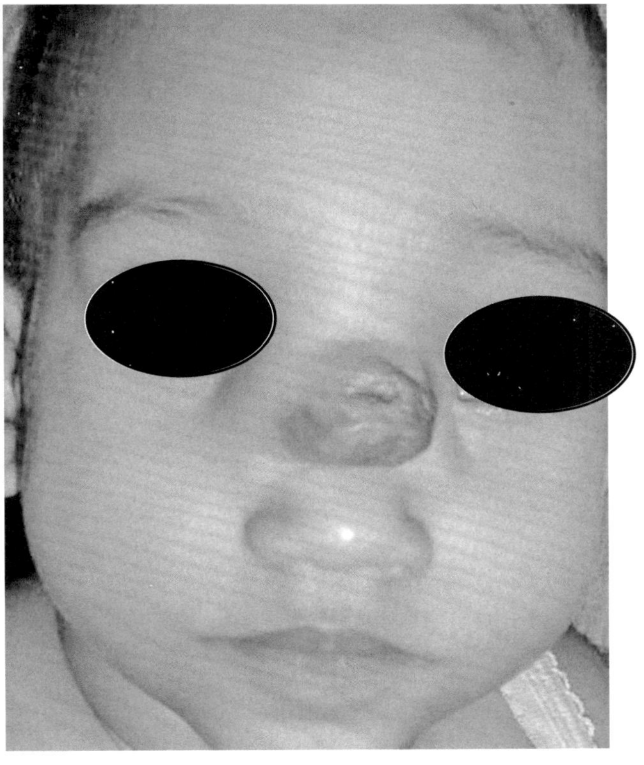

Figura 7.1 – Tumoração no dorso nasal com trajeto fistuloso.

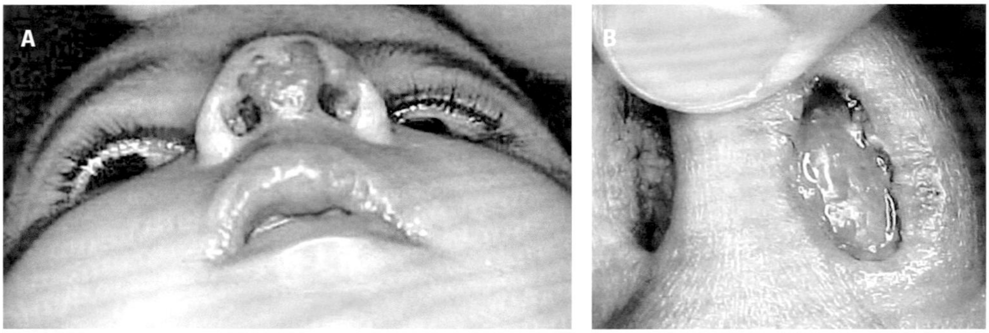

Figura 7.2 – (**A**) Hemangioma em columela e (**B**) hemangioma em fossa nasal esquerda com origem em mucosa do septo.

Cefaloceles

Manifesta-se com obstrução nasal e massa nasal amolecida que se torna mais volumosa durante o choro. A massa tumoral corresponde a tecido neural (dura e líquor – meningocele; tecido cerebral – encefalocele) herniados através da fossa craniana anterior para a fossa nasal, havendo comunicação com o sistema ventricular. A conduta é a tomografia computadorizada e tratamento cirúrgico.[1,4]

Glioma

São restos de tecido neural que se manifestam de forma semelhante às cefaloceles. Geralmente são móveis e não aumentam de volume com o choro. Raramente há conexão intracraniana.[4]

Síndromes Associadas à Obstrução Nasal

Síndrome de Crouzon

Caracterizada por craniosinostose (fusão prematura dos ossos do crânio – impede o crescimento normal do crânio e da face), hipoplasia do terço médio da face e proptose. A hipoplasia maxilar determina estreitamento das narinas e da nasofaringe. Podem estar presentes hipertelorismo e desvio septal (Figuras 7.3 e 7.4).

Síndrome de Apert

Craniocinostose, hipoplasia do terço médio da face e estenose de coana. O palato é ogival e o dorso nasal é em sela. Observam-se anomalias no esqueleto como sindactilia em pés e mãos.

Síndrome de Pfeiffer

Nariz afilado, hipertelorismo e hipoplasia do terço médio da face, sindactilia.

Síndrome de Saethre-Chotzen

Craniossinostose, braquicefalia, palato em ogiva, estenose do ducto nasolacrimal e eventualmente fissura palatina. O ângulo nasofrontal geralmente está deprimido.

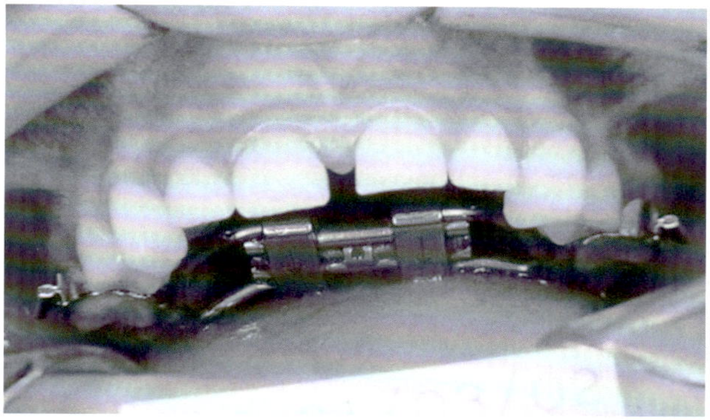

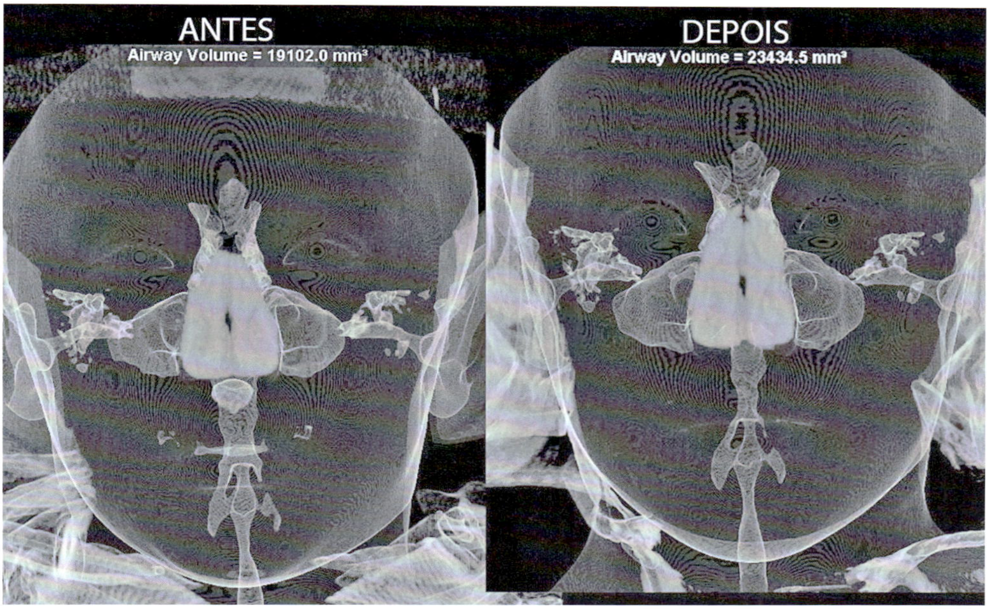

Figuras 7.3 e 7.4 – Craniossinostose na síndrome de Crouzon.

Síndrome de Shprintzen (velocardiofacial)

Fissura palatina, nariz proeminente com alargamento do dorso e da asa nasal. Imunodeficiência e defeitos cardíacos podem estar presentes.[1,4]

Obstruções Nasais Adquiridas

Trauma nasal no parto

Partos prolongados e traumáticos podem estar associados à compressão do terço médio da face, provocando arqueamento do palato e deslocando o septo nasal lateralmente. Tanto o desvio septal quanto edema da mucosa decorrentes do trauma determinam obstrução nasal que, em geral, responde de forma satisfatória com a administração tópica de descongestionantes e corticosteroides em gotas, sendo raramente necessária algum tipo de intervenção cirúrgica.[1]

Desvio de septo nasal

Os desvios de septo nasal podem ser divididos em traumáticos e por desenvolvimento. Os primeiros podem ser decorrentes de trauma lateral, frontal ou a combinação dos dois anteriores. O sintoma mais importante é a obstrução nasal permanente.

O tratamento é cirúrgico pela septoplastia. Existe evidência na literatura indicando que a septoplastia em criança pode ser realizada sem comprometer o crescimento nasal e facial. Além disso, não realizar ou retardar o procedimento quando indicado pode afetar negativamente o crescimento nasal e facial, levando ao surgimento de efeitos adversos como deformidade e assimetria facial. Não há consenso na literatura sobre a idade mínima a partir da qual haveria indicação de septoplastia e mais estudos clínicos são necessários para fornecer evidências sobre o tema,[6] contudo a experiência nos ensina que a gravidade do quadro é um dos parâmetros a nos orientar quanto à indicação da cirurgia.

Hematoma Septal/Abscesso

A ruptura de vasos sanguíneos, decorrente de fratura da cartilagem ou do osso, determina a formação de uma coleção de sangue entre o mucopericôndrio e o mucoperiósteo. O paciente apresenta obstrução nasal e à palpação indica conteúdo líquido abaixo da mucosa septal. Assim é fundamental o exame clínico (rinoscopia) da criança que sofreu trauma nasal. Algumas vezes nos deparamos com situações nas quais é realizado um raio X de ossos próprios nasais e o paciente é liberado sem a avaliação clínica das fossas nasais. Quando não tratado adequadamente, o hematoma septal pode levar à infecção secundária, abscesso septal e necrose da cartilagem e deformidade (nariz em sela) decorrente da perda de sustentação da pirâmide. Complicações intracranianas como trombose do seio cavernoso, empiema subaracnoideo, abscesso cerebral e meningite podem ser decorrentes da disseminação microbiana por via hematogênica venosa retrógrada, linfática ou por contiguidade em casos de trauma extenso. O tempo prolongado do quadro ou mesmo sinais e sintomas neurológicos são indicativos de tomografia computadorizada para definir se há presença de complicação intracraniana. O tratamento compreende drenagem cirúrgica do hematoma/abscesso e antibioticoterapia (Figura 7.5).[7]

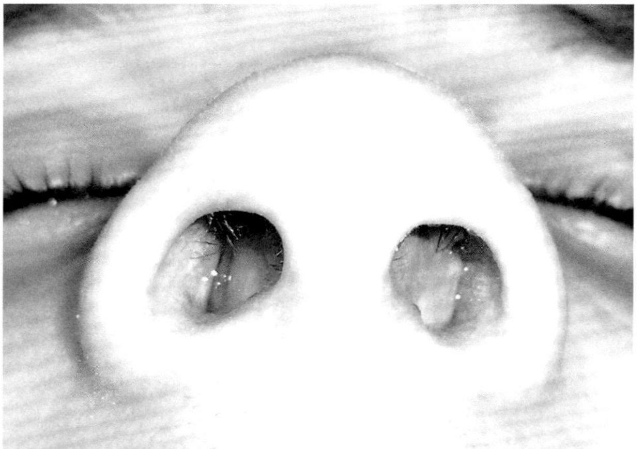

Figura 7.5 – Abscesso septal em paciente de 12 anos vítima de agressão.

Corpo estranho

Caracteristicamente, produz obstrução nasal associada à rinorreia unilateral fétida. Em geral o corpo estranho é colocado pela própria criança, mas sempre deve ser levada em conta a hipótese de maus tratos. Quando permanecem por períodos muito prolongados nas fossas nasais podem sofrer depósito de minerais como cálcio e magnésio formando os rinolitos. O corpo estranho nasal é uma urgência otorrinolaringológica e deve-se sempre estar atento para o risco de aspiração broncopulmonar. O tratamento é a remoção cirúrgica, que pode necessitar de anestesia geral (Figuras 7.6 e 7.7).[8]

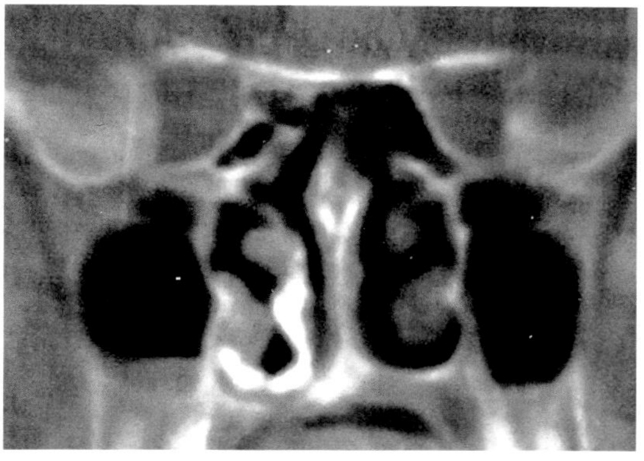

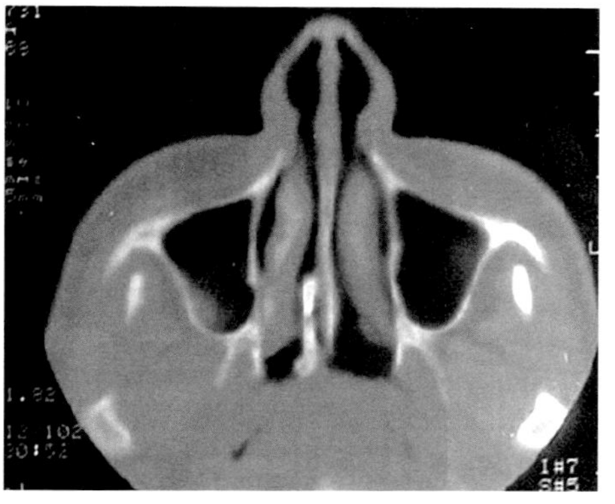

Figuras 7.6 e 7.7 – Corpo estranho metálico (alfinete) em criança de 12 anos.

Adenoides

As tonsilas faríngeas fazem parte do anel linfático de Waldeyer, uma corrente de tecido linfoide que circunda o trato aerodigestivo. Ao contrário das amígdalas palatinas facilmente visualizadas à simples oroscopia, as tonsilas faríngeas ficam escondidas pelo palato mole, fixadas às paredes posterior e superior da rinofaringe. Quando aumentadas, podem chegar a obstruir completamente as coanas, bem como os ósteos das tubas auditivas, desencadeando além da obstrução nasal quadros de disfunção tubárea e otites. O termo adenoides significa tonsilas faríngeas aumentadas de volume (hiperplásicas). Assim é redundante falarmos em aumento de adenoides. Incorreto também é o termo hipertrofia de adenoides. Lembremos que hipertrofia significa aumento do volume da célula, ao passo que hiperplasia significa aumento do número de células. Logo, por tratar-se de tecido linfoide, as tonsilas faríngeas sofrem hiperplasia e quando aumentadas, são conhecidas por adenoides.

Responde a estímulo antigênico e geralmente está aumentada na primeira infância. Raramente é causa de obstrução nasal antes dos seis meses de vida, porém a partir dessa idade deve sempre fazer parte do diagnóstico diferencial das obstruções nasais da infância. A avaliação é difícil, sendo necessários meios de investigação como nasofibroscopia e/ou radiografias de *cavum*, preferencialmente realizadas com a boca aberta e fechada para melhor avaliação da relação com o palato mole. O tratamento dos quadros obstrutivos severos é a adenoidectomia. Embora cirurgia simples e com bons resultados pelo método tradicional de curetagem com via de acesso transoral, várias novas técnicas com uso de endoscópios e shavers têm sido propostas no sentido de tornar o procedimento menos traumático e com menor morbidade (Figura 7.8).[1]

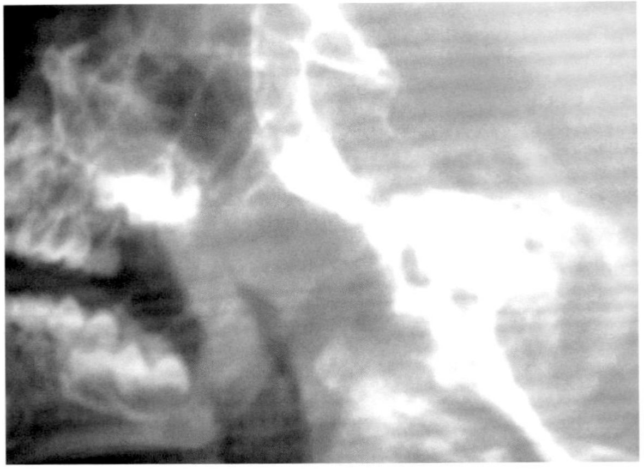

Figura 7.8 – Aumento de tecido linfoide em rinofaringe – adenoides.

Rinite alérgica

A rinite alérgica é uma doença frequente, afetando até 10% das crianças e 20% dos adolescentes e adultos. Está modulada pela reação entre imunoglobulina E (IgE) e alérgenos na mucosa nasal. Os alérgenos mais comuns incluem os ácaros, epitélio de animais, baratas, fungos e pólens. Esses alérgenos se ligam aos anticorpos IgE, que estão ligados a um mastócito via receptor Fce. O mastócito é estimulado à liberação de vários mediadores inflamatórios, causando os sintomas da rinite alérgica, que incluem além da obstrução nasal, os espirros, rinorreia, tosse, coceira no nariz, olhos, garganta, e epistaxe (sangramento no nariz). A rinite alérgica geralmente inicia-se na infância, no entanto, os sintomas podem se desenvolver em qualquer idade.[9]

O exame do nariz geralmente mostra aumento de volume das conchas, que apresentam coloração pálida devido ao edema (Figura 7.9).

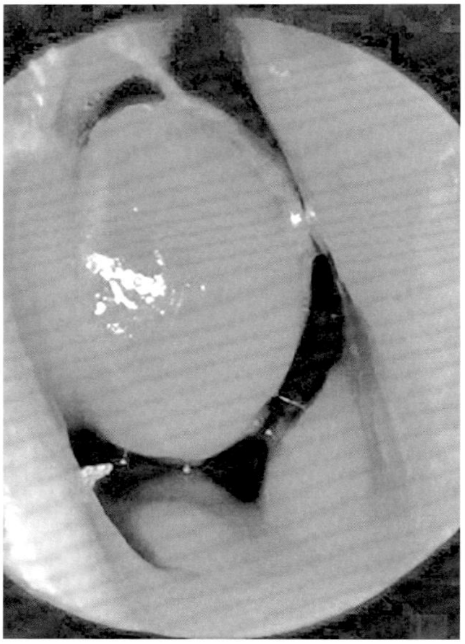

Figura 7.9 – Aumento de volume da concha inferior direita.

A secreção nasal geralmente é clara. Eventualmente observam-se crostas hemáticas como consequência do prurido intenso e do ato de coçar. Pólipos nasais raramente são observados em crianças e quando presentes deve-se levantar a suspeita de fibrose cística. A escolha do tratamento varia de acordo com a intensidade do quadro e a idade da criança. A identificação dos alérgenos e o cuidado com o ambiente devem ser as primeiras medidas adotadas. As opções de tratamento medicamentoso são amplas e vão desde o uso de anti-histamínicos, inibidores de leucotrienos e corticoides sistêmicos, até o tratamento tópico com corticosteroides, anticolinérgicos e descongestionantes. Embora os descongestionantes sistêmicos e tópicos melhorem a congestão nasal associada à rinite alérgica agindo sobre os receptores adrenérgicos e levando à vasoconstrição da mucosa nasal, devem ser usados com cuidado e por curto período sob o risco de desencadear rinite medicamentosa.[1]

Como opção ao tratamento clínico em crianças com aumento acentuado do volume das conchas inferiores, a turbinectomia inferior tem sido realizada com bons resultados, apresentando altos índices de satisfação e baixas taxas de complicação.[10]

Rinossinusite

A rinossinusite é uma inflamação da mucosa das fossas nasais e seios paranasais. De acordo com o tempo de evolução, o quadro pode ser dividido em agudo e crônico. Sinusite aguda é definida como uma doença com duração de até três meses, e sinusite crônica, mais de três meses. Os casos crônicos em crianças podem estar relacionados às malformações craniofaciais que dificultam a drenagem do muco, imunodeficiências primárias ou secundárias e alterações mucociliares (ex.: fibrose cística), adenoides e corpos estranhos.[11]

A terapia sistêmica da rinossinusite aguda consiste principalmente no tratamento com antibiótico. A amoxicilina é a droga de escolha para o tratamento da rinossinusite aguda, sendo as cefalosporinas de segunda e terceira geração, azitromicina e claritromicina, as principais opções. Em casos nos quais há suspeita de anaeróbio, pode ser considerada a associação entre clindamicina ou metronidazol em combinação com um fármaco de largo espectro. Não há consenso sobre o tempo de tratamento antimicrobiano da sinusite crônica. A rinossinusite crônica é heterogênea e tratamento deve variar de acordo com o fator causal envolvido. Cursos de curta duração de esteroides sistêmicos são muito úteis para diminuir o edema da mucosa na rinossinusite crônica. No entanto, não há estudos randomizados controlados que validem sua eficácia em crianças. Uma variedade de outros agentes é utilizada no tratamento da rinossinusite crônica, incluindo os anti-histamínicos, descongestionantes, e inibidores de leucotrienos. Ainda não existe evidência de estudos controlados para apoiar a utilização de qualquer um destes agentes no tratamento dessa doença em crianças. De forma geral, indica-se que a sinusite aguda seja tratada clinicamente desde que não ocorram complicações durante a evolução, enquanto a sinusite crônica pode exigir intervenção cirúrgica.[12,13]

Neoplásicas

Nasoangiofibroma

Ocorre com maior frequência em adolescentes do sexo masculino. Apresentam-se clinicamente com epistaxes, obstrução nasal e deformidade facial. Embora histologicamente benigno, pode invadir estruturas vizinhas e da base do crânio. São tumores extremamente vascularizados e têm grande tendência de recorrência após a ressecção cirúrgica (Figura 7.10).

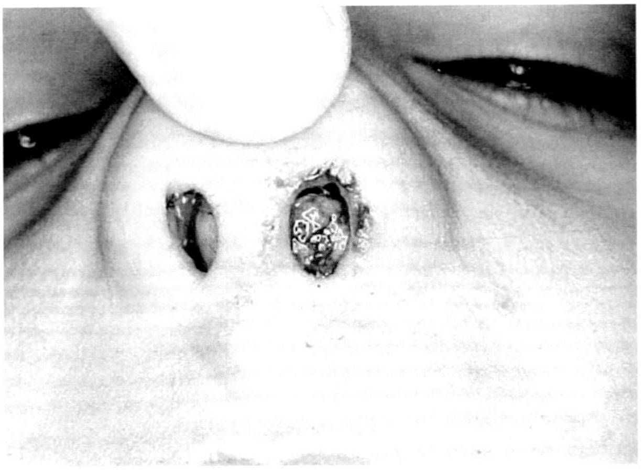

Figura 7.10 – Obliteração de fossa nasal esquerda por massa tumoral vascularizada.

Tumores malignos

São raros na infância. Os rabdomiosarcomas são os mais frequentes entre eles, seguido dos linfomas, carcinomas e neuroblastomas olfatórios. Os exames de imagem (tomografia computadorizada e ressonância nuclear magnética) são indicados antes de qualquer procedimento invasivo para diagnóstico ou tratamento.

REFERÊNCIAS BIBLIOGRÁFICAS

1. Prescott CA. Nasal obstruction in infancy. Arch Dis Child. 1995;72:287-9.
2. Abreu RR, Rocha RL, Lamounier JA, et al. Etiologia, manifestações clínicas e alterações presentes nas crianças respiradoras orais. J Pediatr (Rio J). 2008;84:529-5.
3. Zanetta A, Rodríguez H, Quiroga V, et al. Congenital nasal obstruction due to choanal atresia: case series. Arch Argent Pediatr. 2012;110:152-5.
4. Szeremeta W, Parikh TD, Widelitz JS. Congenital Nasal Malformations. Otolaryngol Clin N Am. 2007;40:97-112.
5. Re M, Tarchini P, Macrì G, et al. Endonasal endoscopic approach for intracranial nasal dermoid sinus cysts in children. Int J Pediatr Otorhinolaryngol. 2012;76:1217-22.
6. Lawrence R. Pediatric septoplasy: a review of the literature. Int J Pediatr Otorhinolaryngol. 2012;76:1078-81.
7. Alshaikh N, Lo S. Nasal septal abscess in children: from diagnosis to management and prevention. Int J Pediatr Otorhinolaryngol. 2011;75:737-44.
8. Schutte HW, Timmer FC, van den Hoogen FJ. Chronic unilateral rhinorrhea in childhood. Ned Tijdschr Geneeskd. 2012;156:A3220.
9. Bousquet J, Khaltaev N, Cruz AA, et al. Allergy. 2008;63(Suppl 86):8-160.
10. Jiang ZY, Pereira KD, Friedman NR, et al. Laryngoscope. Inferior turbinate surgery in children: a survey of practice patterns. Laryngoscope. 2012;122:1620-3.
11. Brietzke SE, Brigger MT. Adenoidectomy outcomes in pediatric rhinosinusitis: a meta-analysis. J Pediatr Otorhinolaryngol. 2008;72:1541-5.
12. Novembre E, Mori F, Pucci N, et al. Systemic treatment of rhinosinusitis in children. Pediatr Allergy Immunol. 2007;18(Suppl 18):56-61.
13. Ramadan HH. Surgical management of chronic sinusitis in children. Laryngoscope. 2004;114:2103-9.

Capítulo **8**

Obstrução Faríngea como Causa de Respiração Oral

Juliana Sato Hermann
Andrea Peiyun Chi Sakai

Introdução

A faringe é uma estrutura fibromuscular de formato tubular irregular, dividida em três segmentos: nasofaringe, orofaringe e hipofaringe. Sua camada muscular externa consiste nos músculos constritores da faringe superior, médio e inferior, cujos movimentos peristálticos propelem o alimento até o esôfago. Seus músculos internos – estilofaríngeo, salpingofaríngeo e palatofaríngeo – são responsáveis pela elevação da faringe e laringe durante a fonação e deglutição.[1]

A ausência de um suporte esquelético torna a faringe um arcabouço muscular flexível e susceptível ao colapso. O objetivo deste capítulo é apresentar as possíveis causas de respiração oral decorrente de obstrução orofaríngea e hipofaríngea, sendo divididas em vasculares, inflamatórias-infecciosas e linguais. As obstruções nasais secundárias a afecções que acometem a nasofaringe serão abordadas em capítulo específico.

Causas Inflamatórias-Infecciosas

Tonsilite crônica

Apesar do termo tonsilite crônica em sua raiz ser definida como uma inflamação persistente das tonsilas, na prática clínica, representa uma situação clínica caracterizada por obstrução da via aérea superior decorrente de aumento do volume das tonsilas e infecções recorrentes.[2]

A importância das tonsilas está relacionada à sua capacidade em produzir imunoglobulinas e linfócitos, sendo considerado o único órgão linfoide em contato direto com o meio externo. No entanto, do mesmo modo que sua localização favorece a captação de antígenos que entram em contato com as vias aerodigestivas superiores, a hiperplasia de seus tecidos pode levar a diversas repercussões, principalmente do ponto de vista respiratório.

Além de respiração oral e obstrução nasal, o paciente com hiperplasia de tonsilas pode apresentar sintomas durante o sono como ronco, agitação, despertares e pausas respiratórias. Manifestações diurnas como hipersonolência, alterações comportamentais, cefaleia, diminuição do rendimento escolar ou no trabalho não são incomuns. Em crianças com quadros severos, pode até mesmo haver déficit de crescimento e desenvolvimento. Em longo prazo, a hipercapnia e a hipóxia secundárias aos episódios de obstrução respiratória durante o sono podem levar a repercussões cardiovasculares graves como hipertensão arterial pulmonar, hipertrofia ventricular e *cor pulmonale*.

Apesar da correlação entre obstrução nasal e problemas do crescimento craniofacial não estar completamente estabelecida, alterações dentofaciais são frequentemente observadas entre pacientes com hiperplasia tonsilar e respiração oral. Ocasionalmente, a hiperplasia tonsilar pode interferir na fase faríngea da deglutição e na coordenação entre respiração e deglutição, levando o indivíduo a procurar por alimentos de consistência mais macia e liquidificados (síndrome da deglutição atípica). Esses pacientes podem apresentar ainda sialorreia, tonsilites recorrentes, hiposmia e rinolalia.

Com a oroscopia, após suave compressão do dorso da língua e estando ela dentro da cavidade oral, pode-se avaliar as dimensões das tonsilas palatinas. O tamanho delas é classificado segundo a escala de Brodsky *et al.*[3], que leva em consideração o grau de obstrução da orofaringe, sendo definido como grau 0 quando estão restritas à loja, grau 1 quando ocupam menos que 25% da luz, grau 2 quando ocupam entre 25-50%, grau 3 entre 50-75% e grau 4 quando a obstrução é maior que 75%. São consideradas hipertróficas as tonsilas de graus 3 e 4.

Por se localizarem no terço posterior da língua, as tonsilas linguais são melhor avaliadas por exame endoscópico flexível ou rígido, mas em alguns casos de hiperplasia importante, podem ser visualizadas mesmo à oroscopia (Figura 8.1).

A tonsilectomia deve ser considerada quando a hiperplasia está relacionada a distúrbios respiratórios do sono, comprometimento do crescimento e desenvolvimento, respiração oral, disfagia, alterações do crescimento craniofacial, maloclusão dentária, na suspeita de neoplasia e quando há repercussões cardiovasculares. Essas últimas são revertidas na maioria das vezes após a cirurgia. A hiperplasia tonsilar é atualmente a principal indicação cirúrgica de adenotonsilectomia em crianças (Figura 8.2).[4]

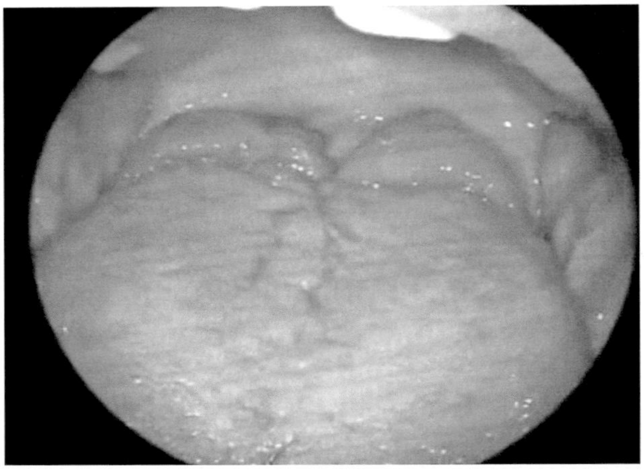

Figura 8.1 – Hipertrofia de tonsilas linguais.

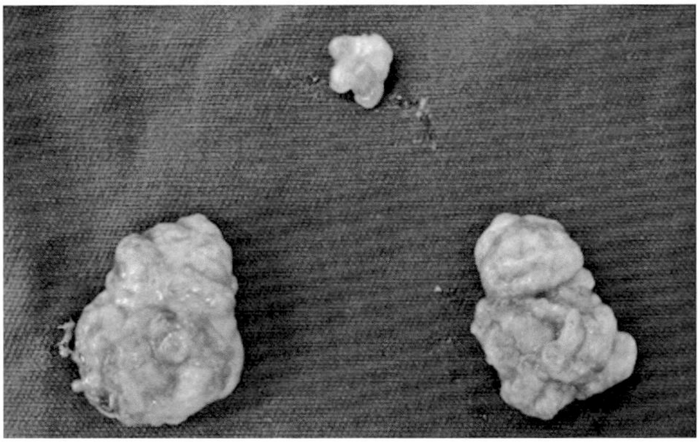

Figura 8.2 – Tonsilas palatinas e faríngea removidas de uma criança com respiração oral e distúrbio respiratório obstrutivo do sono.

Faringotonsilite aguda

A faringotonsilite aguda é o processo inflamatório infeccioso que acomete a mucosa faríngea e tonsilar, na maior parte das vezes causada pelo adenovírus, influenza, parainfluenza e vírus sincicial respiratório. Somente a minoria dos quadros é de etiologia bacteriana, sendo o *Streptococcus pyogenes* ou estreptococo beta-hemolítico do grupo A de Lancefield o micro-organismo mais comumente observado.[5]

A infecção normalmente se manifesta com dor de garganta, odinofagia e febre, mas sintomas inespecíficos podem acompanhar o quadro, como comprometimento do estado geral, astenia, mialgia, cefaleia e artralgia.

Ao exame físico, observa-se hiperemia e congestão da mucosa faríngea e tonsilar, acompanhada ou não de exsudato esbranquiçado ou purulento (Figura 8.3). Agumas faringotonsilites evoluem com aumento tonsilar importante, causando variados graus de obstrução respiratória, como a mononucleose, causada pelo vírus Epstein-Barr. Esse tipo de faringotonsilite acomete principalmente adolescentes e adultos jovens, sendo acompanhada por hepatoesplenomegalia e adenomegalia generalizada além do acometimento faríngeo. As tonsilas geralmente se apresentam muito aumentadas em tamanho, podendo até mesmo levar a obstrução de vias aéreas superiores.

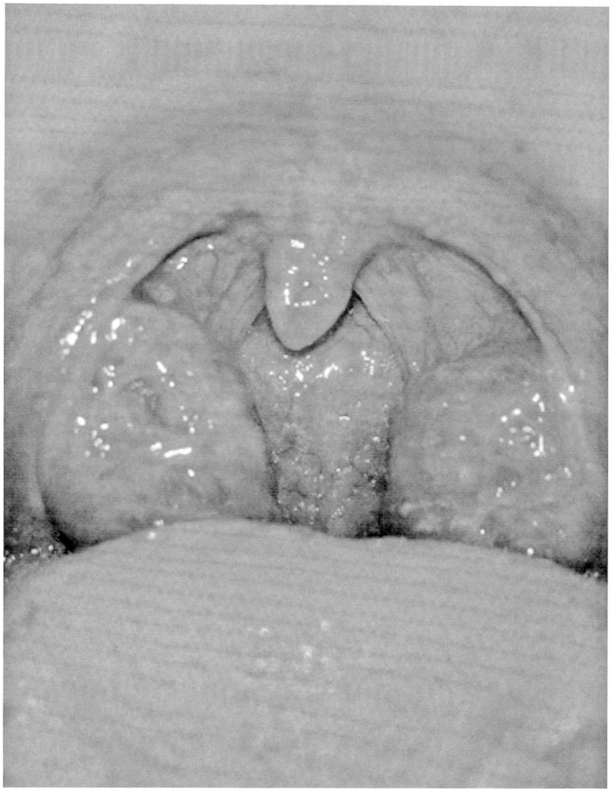

Figura 8.3 – Oroscopia de paciente com hipertrofia de tonsilas palatinas e episódio de faringotonsilite aguda: nota-se a hiperemia e congestão importante da mucosa faríngea e tonsilar.

Na maioria das vezes, a anamnese e o exame físico são suficientes para o diagnóstico da faringotonsilite, dispensando a realização de exames complementares. Quando disponível, recomenda-se a utilização do teste rápido de detecção do antígeno estreptocócico, no entanto, devido ao seu custo elevado, ainda não se encontra disponível na maioria dos serviços públicos. Frente a suspeita de mononucleose, o hemograma pode ser útil ao revelar linfocitose e linfócitos atípicos, porém a confirmação diagnóstica é realizada somente por meio de sorologia. A cultura de orofaringe não é indicada rotineiramente, sendo reservada para as infecções que não evoluem satisfatoriamente com o tratamento clínico, para as faringotonsilites ulceronecróticas, em pacientes com imunodepressão e nos abscessos.

Nos casos virais, o tratamento é sintomático, podendo ser utilizados analgésicos, antipiréticos, anti-inflamatórios, anestésicos tópicos e antissépticos, a depender da intensidade dos sintomas. Frente a uma infecção bacteriana, a antibioticoterapia é empírica, sendo o antibiótico direcionado ao principal patógeno envolvido, o *S. pyogenes*. Como universalmente os *S. pyogenes* ainda são sensíveis à penicilina, esta continua sendo a primeira escolha no tratamento das faringotonsilites bacterianas. Para crianças menores, a amoxicilina é uma boa alternativa, devido ao seu gosto mais palatável; em caso de alergia à penicilina, estão recomendados os macrolídeos.

Abscesso peritonsilar

Resulta da propagação da infecção tonsilar para o espaço localizado entre a cápsula da tonsila e os músculos da faringe, com formação de coleção purulenta. Deve-se suspeitar dessa complicação quando, alguns dias após o início da faringotonsilite, há piora da dor de garganta, que se torna mais intensa e unilateral. Devido ao acometimento da musculatura pterigoidea pela inflamação pode haver limitação na abertura de boca. Além disso, a obstrução faríngea pelo abaulamento tonsilar pode provocar dificuldades para deglutir e respirar.

Ao exame físico, visualiza-se abaulamento peritonsilar, com deslocamento da tonsila e da úvula contralateralmente. A punção aspirativa do abscesso é importante não só para sua confirmação, mas para a coleta de material para cultura, que geralmente demonstra flora polimicrobiana, com germes aeróbios e anaeróbios. Em pacientes não cooperantes, em especial crianças menores, a tomografia computadorizada pode ser necessária para a confirmação diagnóstica. O tratamento consiste em antibioticoterapia de largo espectro, punção e drenagem cirúrgica se necessário. Na ocorrência de episódios recorrentes de abscesso periamigdaliano, a tonsilectomia deve ser considerada.

Abscesso parafaríngeo

A infecção tonsilar pode se estender para além de sua loja, resultando em abscesso parafaríngeo, complicação potencialmente grave devido à proximidade com a bainha carotídea e o mediastino. Assim como o abscesso peritonsilar, pode se apresentar com variados graus de febre, mal-estar, dor local, obstrução respiratória, disfagia e trismo. À oroscopia, a parede lateral da faringe se encontra medializada e em geral não há alteração no aspecto das tonsilas. A tomografia computadorizada contrastada nesse caso é de suma importância para avaliar a localização do abscesso, sua extensão, relação com estruturas adjacentes e para programação da abordagem cirúrgica, que consiste em drenagem via transoral ou externa. O tratamento inclui ainda antibioticoterapia de largo espectro em ambiente hospitalar, devido às potenciais complicações dessa infecção, entre elas mediastinite, trombose da veia jugular e pseudoaneurisma da carótida.

Causas Vasculares

Hemangioma

Considerado um dos tumores benignos mais frequentes da infância, o hemangioma é a proliferação de vasos sanguíneos presente em 2.6% dos recém-nascidos e em 12% das crianças no primeiro ano de vida, período no qual apresentam rápido crescimento. Predominante no sexo feminino, em 70 a 95% dos casos ocorre a involução lenta e gradual das lesões até o início da puberdade.[6]

Entre 60 e 70% dos hemangiomas localizam-se na cabeça e no pescoço, sendo a subglote o sítio preferencial. Apesar de raro, a faringe pode ser acometida, sendo os sítios mais comuns a base da língua, as lojas tonsilares e a parede posterior da faringe. Em aproximadamente metade dos casos há associação com lesões cutâneas.[6]

O hemangioma pode ser classificado em capilar, cavernoso e misto. O primeiro é o de ocorrência mais frequente, sendo formado por vasos sanguíneos estreitos de paredes finas, que em geral acometem estruturas superficiais como pele, subcutâneo e mucosa oral. Os cavernosos são lesões maiores e menos delimitadas, compostas por canais vasculares dilatados, podendo ser encontrados em estruturas superficiais e profundas.[7]

Apesar de na maior parte dos casos serem assintomáticos, o quadro clínico pode variar conforme o tamanho e a localização das lesões e causar diferentes graus de obstrução respiratória, dificuldade alimentar e deformidades estéticas. Apesar de infrequente, o hemangioma pode também se manifestar com ulceração e sangramento recorrente. A associação dessa neoplasia com um quadro de infecção de vias aéreas superiores pode exacerbar os sinais e sintomas.

O diagnóstico é suspeitado frente à visualização de uma lesão avermelhada de superfície irregular e pode ser confirmado por ultrassonografia, tomografia computadorizada contrastada, angioressonância magnética e angiografia.

Sempre que possível, o hemangioma deve ser tratado de maneira conservadora devido à possibilidade de regressão espontânea da lesão. Quando associado a sintomas obstrutivos significativos, a intervenção se torna necessária, sendo o objetivo principal do tratamento a melhora dos sintomas e não a remoção total da lesão. A decisão terapêutica é determinada sempre pelo quadro clínico e não pelas características do hemangioma.

Diversas opções de tratamento são utilizadas no manejo dos hemangiomas, sendo as mais utilizadas o propranolol, os corticosteroides (prednisona e prednisolona) e a vincristina nos casos refratários. Outras formas terapêuticas são a aplicação lesional de interferon e corticosteroide, a crioterapia com nitrogênio líquido, o laser de CO2 e de Nd:YAG. Em casos selecionados, existe a possibilidade de embolização de vasos nutrientes associado ou não à remoção cirúrgica da lesão.

Linfangiomas

Os linfangiomas são malformações linfáticas caracterizadas por espaços císticos preenchidos por linfa, que não apresentam comunicação com os vasos linfáticos. Na maioria das vezes, tem origem congênita, mas podem também ser adquiridos, após traumas, infecções ou neoplasias. Metade dos casos já está presente desde o nascimento enquanto 90% se manifestam nos primeiros dois anos de vida, acometendo 1 em cada 4.000 recém-nascidos, com distribuição igual entre os sexos.[8,9]

A região da cabeça e do pescoço é acometida em cerca de metade dos casos, o tronco e as extremidades em aproximadamente 42% e as regiões intratorácica e intra-abdominal em 10%. A depender da localização e tamanho, pode causar desfiguramento e comprometer as funções vitais. Quando localizado na faringe, o sítio preferencialmente atingido é a base da língua.[8,9]

A classificação mais empregada para os linfangiomas os dividem em simples ou capilares, cavernosos e higroma cístico. Na cabeça e no pescoço, quase todos os linfangiomas são do tipo higroma cístico.[9]

Quando superficial, o linfangioma pode ser facilmente reconhecido, sendo caracterizado por uma lesão de coloração clara e superfície irregular, apresentando aspecto de um aglomerado de vesículas translúcidas. Já os profundos não causam alteração significativa de textura ou cor da superfície, mimetizando outros tumores de partes moles. Após um traumatismo local ou infecção respiratória, tende a crescer em tamanho, piorando os sintomas obstrutivos.

A investigação de linfangioma pode ser complementada por exames de imagem para melhor caracterização da lesão, no entanto, a confirmação diagnóstica é histopatológica. Os métodos de imagem que podem oferecem informações úteis na avaliação dos linfangiomas são a radiografia convencional, ultrassonografia com ou sem fluxometria, tomografia computadorizada e ressonância magnética, essa última considerada o padrão-ouro. Em alguns casos, a ultrassonografia obstétrica pode diagnosticar a lesão no período pré-natal, possibilitando um melhor planejamento no manejo do bebê no período pós-parto.

Assim como os hemangiomas, o manejo do linfangioma dependerá de sua repercussão clínica, podendo ser conduzido de forma expectante em casos leves. Quando há necessidade de intervenção, as opções terapêuticas são variadas e incluem aspiração do conteúdo da lesão, medicamentos como corticosteroides e interferons, infiltrações intralesionais de corticosteroides e agentes esclerosantes, e cirurgia. Dentre os agentes esclerosantes utilizados no tratamento dos linfangiomas são mencionados álcool absoluto, bleomicina, doxiciclina, ácido acético, solução salina hipertônica e o OK-432, um liofilizado de *Streptococcus pyogenes* tratado com penicilina que promove reação inflamatória nos canais linfáticos resultando em fibrose local. A cirurgia é considerada nos casos obstrutivos severos de vias aerodigestivas e nos quadros infecciosos recorrentes, devendo ser levado em conta os potenciais benefícios e riscos, em especial a possibilidade de comprometimento de estruturas adjacentes e que a remoção da lesão nem sempre é completa.

Alterações linguais

Macroglossia

A macroglossia é a protusão da língua além da linha dos dentes ou lábios, sendo classificada em verdadeira ou relativa (Figura 8.4). Na macroglossia verdadeira ocorrem alterações histopatológicas da língua que promovem um aumento volumétrico do órgão, como tumores, malformações vasculares, síndrome de Beckwith-Wiedemann e mucopolissacaridose. Na macroglossia relativa ou pseudomacroglossia o quadro clínico é causado pela desproporção entre o tamanho da cavidade oral e a língua, sem alterações em sua dimensão, como observado em pacientes com micro ou retrognatia, síndrome de Down e sequência de Pierre Robin.[10]

A Síndrome de Beckwith-Wiedemann é uma doença genética caracterizada por macroglossia, onfalocele e gigantismo, ocorrendo em 1 em cada 17.000 nascidos, sem predileção de sexo. Outros comemorativos clínicos incluem hipoglicemia neonatal, defeitos da parede abdominal e visceromegalias.[10]

As mucopolissacaridoses são um grupo de doenças causadas por deficiências de enzimas lisossômicas, resultando no acúmulo crônico e progressivo de glicosaminoglicanas em diversos órgãos e tecidos. Do ponto de vista otorrinolaringológico, o comprometimento ocorre devido ao depósito dessas substâncias na faringe, laringe e tecidos linfoides, ocasionando obstrução de vias aéreas, hipertrofia tonsilar, ronco, respiração oral e apneia obstrutiva do sono.

O hipotireoidismo congênito é outra condição que pode estar associada à macroglossia, sendo mais prevalente entre pacientes com síndrome de Down. Trata-se de doença com in-

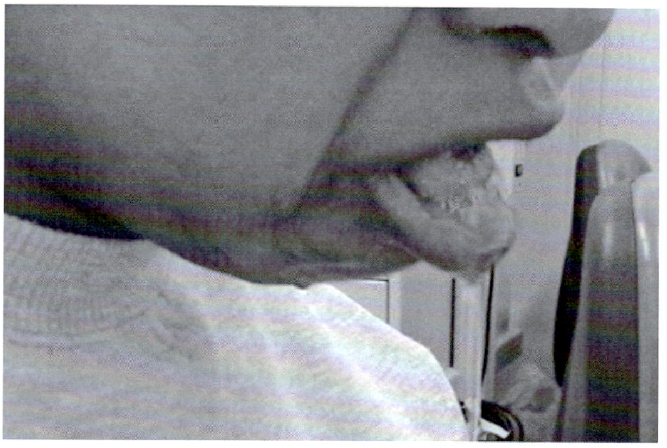

Figura 8.4 – Crianca com macroglossia e respiração oral.

cidência significativa, atingindo um em cada 2.000-4.000 recém-nascidos. A deficiência hormonal pode ser transitória ou permanente, sendo causada principalmente por anormalidades no desenvolvimento da tireoide ou na síntese hormonal. Além de macroglossia, outros sinais e sintomas podem acompanhar o quadro como icterícia prolongada por mais de três semanas, dificuldades de sucção, letargia, hérnia umbilical, constipação intestinal, pele fria e hipotermia, mas podem passar despercebidos no início, devido a passagem transplacentária dos hormônios tireoidianos maternos.[11]

Outras causas de macroglossia são os tumores linguais – como fibromas, rabdomiossarcomas e carcinomas – amiloidose, neurofibromatose, hipertrofia muscular, acromegalia, edema da língua por manipulação, trauma, reações alérgicas, etc.

Além de respiração oral, as repercussões clínicas da macroglossia incluem alterações na articulação da fala, na deglutição, obstrução respiratória, roncos, apneia, deformidades no sistema estomatognático, prejuízo estético e psicológico.

O diagnóstico é dificultado pela ausência de métodos para dimensionar a língua, sendo o tratamento reservado para os casos com comprometimento clínico significante.

Para os casos de macroglossia importante, a glossoplastia ou glossectomia parcial são opções, sendo descritas diversas técnicas, entre elas a de Köle, que propõe a ressecção da língua em formato de orifício de fechadura, com o objetivo de reduzi-la no comprimento e na largura, e a de Kruchinsky, que orienta a preservação do ápice lingual, local de maior sensibilidade somática.[10] Incisões em "V" na ponta lingual diminuem a língua longitudinalmente, mas não transversalmente, o inverso ocorrendo nas ressecções em forma de elipse a partir da linha média.[12]

Glossoptose

A glossoptose foi descrita pela primeira vez pelo estomatologista francês Pierre Robin como parte de um conjunto de sinais e sintomas caracterizados por micrognatia, desconforto respiratório e fissura palatina. Com incidência estimada em 1 para cada 8.500 a 20.000 recém-nascidos e sem predileção de sexo, a sequência de Pierre Robin está relacionada a síndromes especificas em aproximadamente 80% dos casos, como Treacher Collins, Stickler, alcoólica fetal e microssomia craniofacial bilateral, e no restante dos casos ocorre isoladamente.[13]

Nas denominadas sequências, uma única malformação desencadeia uma cascata de eventos resultando em uma série de anomalias; na de Pierre Robin a condição primordial é a micrognatia, a partir da qual se dá o retroposicionamento da musculatura supra-hioidea e o colapso da língua, levando à obstrução da região hipofaríngea. Clinicamente se manifesta por graus variados de obstrução respiratória e dificuldade alimentar, podendo evoluir com inadequado ganho pôndero-estatural e até desnutrição.

A gravidade das manifestações clínicas pode ser classificada em três categorias: I) quando a respiração ocorre adequadamente em decúbito ventral e o paciente se alimenta adequadamente; II) a respiração é adequada em decúbito ventral, porém existem dificuldades alimentares com necessidade de gavagem; III) há insuficiência respiratória com necessidade de intervenção a despeito do posicionamento e dificuldades alimentares com necessidade de gavagem.[14]

Dentre os exames complementares, a nasofibrolaringoscopia é essencial para a confirmação diagnóstica e exclusão de possíveis anomalias associadas como atresia coanal e laringomalácia. A polissonografia pode ser útil, pois permite uma avaliação objetiva do padrão respiratório, auxiliando a definição da conduta terapêutica. Para a avaliação da alimentação, a videoendoscopia da deglutição ou a videofluoroscopia nos fornecem informações complementares e a tomografia computadorizada com reconstrução tridimensional é imprescindível no planejamento dos casos cirúrgicos (Figura 8.5).

Para um tratamento adequado, a abordagem do paciente com sequência de Pierre Robin deve ser multidisciplinar e envolve pediatra, otorrinolaringologista, cirurgião plástico, ortodontista e fonoaudiólogo, tendo como objetivo primário a melhora das condições respiratórias.

Boa parte dos casos é conduzida de forma conservadora, respondendo às medidas de posicionamento em decúbito ventral. Nos casos severos, o tratamento conservador mostra-se insuficiente, sendo necessário a utilização de sonda nasofaríngea ou intervenção cirúrgica para a manutenção das vias aéreas. Entre as opções cirúrgicas, existem as glossopexias, a liberação subperiosteal da musculatura do assoalho bucal e a distração osteogênica da mandíbula. A glossopexia está indicada nos casos em que a terapia posicional e sondagem nasofaríngea fracassam, mas tem como possíveis complicações a interferência na deglutição, na fonação e no desenvolvimento dentário. Outra opção mais recente é a distração mandibular, na qual um dispositivo é fixado cirurgicamente na mandíbula e por meio de ajustes diários, por um período que varia de 4 a 8 semanas, atinge-se o alongamento mandibular desejado, com o objetivo de aumentar a coluna aérea retrofaríngea e desobstruir a via aérea. A tra-

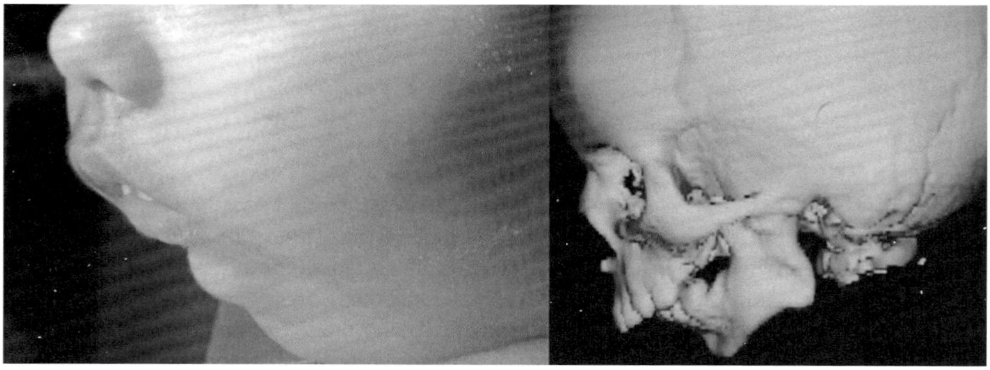

Figura 8.5 – Criança com sequência de Pierre Robin: a tomografia computadorizada com reconstrução tridimensional fornece informações úteis na avaliação da micrognatia.

queostomia, a despeito de ser salvadora, é passível de complicações, como pneumotórax, traqueomalácia e decanulação acidental, mas ainda é necessária em alguns casos.[13,15]

Um suporte nutricional adequado é também imprescindível para o sucesso terapêutico, com suplementação dietética específica, técnicas fonoaudiológicas facilitadoras da alimentação e gavagem a depender da indicação, além dos cuidados específicos clínicos e cirúrgicos para os pacientes fissurados.

REFERÊNCIAS BIBLIOGRÁFICAS

1. Woodson GE. Anatomia e fisiologia do trato respiratório superior. In: Otorrinolaringologia e Cirurgia de Cabeça e Pescoço. 4a ed. Rio de Janeiro: Revinter; 2010. p.11-21.
2. Ejzenberg B. Diagnóstico e conduta na tonsilite crônica. Pediatria (São Paulo). 2005;27:267-73.
3. Broksdy L, Moore L, Stanievich JF. A comparison of tonsillar size and oropharyngeal dimensions in children with obstructive adenotonsillar hypertrophy. Int J Pediatr Otorhinolaryngol. 1987;13:149-56.
4. Discolo CM, Darrow DH, Koltai PJ. Infectious indications for tonsillectomy. Pediatr Clin N Am. 2003;50:445-58.
5. Brook I, Dohar JE. Management of group A β-hemolytic streptococcal pharyngotonsillitis in children. J Fam Pract. 2006;55:S1-11.
6. Alsuwaidan SN. PHACES syndrome in association with airway hemangioma: first report from Saudi Arabia and literature review. Ann Thorac Med. 2012;7:44-7.
7. Léauté-Labrèze C, Prey S, Ezzedine K. Infantile haemangioma: part II. Risks, complications and treatment. J Eur Acad Dermatol Venereol. 2011;25:1254-60.
8. Shetty DC, Urs AB, Rai HC, et al. Case series on vascular malformation and their review with regard to terminology and categorization. Contemp Clin Dent. 2010;1:259-62.
9. Barrand KG, Freeman NV. Massive infiltrating cystic hygroma of the neck in infancy. Arch Dis Child. 1973;48:523.
10. Kaiser JM, Collares MVM, Pinto RA, et al. Tratamento cirúrgico de macroglossia na Síndrome de Beckwith-Wiedemann: relato de caso. Arq Catarin Med. 2007;36:138-9.
11. Grant DB, Smith I, Euggle PW, et al. Congenital hypothyroidism detected by neonatal screening: relationship between biochemical severity and early clinical features. Arch Dis Child. 1992;67:87-90.
12. Dias FJN, Fonseca JH Jr, Faber PA, et al. Macroglossia verdadeira – relato de caso. Rev Cir Traumatol Buco-Maxilo-Fac. 2006;6:33-8.
13. Arancibia C. Pierre Robin sequence. Neumol Pediatr. 2006;1:34-6.
14. Caoutte-Laerge L, Bayet B, Larocque Y. The Pierre Robin sequence: review of 125 cases and evolution of treatment modalities. Plast Reconstr Surg. 1994;93:934-42.
15. Marques IL, Sousa TV, de Carneiro AF, et al. Robin sequence: a single treatment protocol. J Pediatr (Rio J). 2005;81:14-22.

Capítulo **9**

Respirador Oral sem Obstáculo das Vias Aéreas Superiores

Renata C. Di Francesco

Chama-se de respirador oral o indivíduo que respira pela boca. Trata-se de uma adaptação patológica na presença de obstrução nasal e/ou faríngea. Entretanto, muitas vezes há crianças que mantém a postura de boca aberta na ausência do quadro obstrutivo.

Assim, não é adequado rotular crianças com a boca aberta como respiradores orais, na ausência da documentação objetiva da respiração ou do diagnóstico de doença obstrutiva, pois nem sempre a anatomia pode predizer a função.[1]

Faz-se sempre necessária a investigação dessa obstrução pelo médico otorrinolaringologista, acompanhada de exames complementares como radiografia de *cavum* e/ou videofibronasofaringolaringoscopia, como descrito em outros capítulos.

Em uma série de situações, as crianças podem apresentar a postura de boca aberta, ou serem um respirador oral sem obstáculo das vias aéreas superiores, e geralmente acompanhados de sialorreia:

- Síndromes genéticas;
- Distúrbios neuromusculares;
- Hábito pós-tratamento de obstrução de vias aéreas.

Pacientes com postura de boca aberta e lábios entreabertos parecem aparentar baixa intelectualidade e com a reabilitação sua aparência melhora dramaticamente.

A postura de boca aberta, por si só, pode gerar distúrbios orofuncionais, que podem envolver posturas ou comportamentos que também influenciam o crescimento e desenvolvimento dentofacial.

A manutenção da postura de boca aberta pode gerar uma série de consequências:

- Protusão da língua, relacionada com disfunções da deglutição e fala;
- Incompetência labial;
- Alterações oclusais.

Hábitos deletérios como sucção de dedo, bruxismo, roer unhas ou objetos podem ser destrutivos para os tecidos orais e também interferem no processo normal do crescimento e desenvolvimento craniofacial e da musculatura perioral.

Em condições normais, as funções orofaciais são influenciadas pela posição de repouso da língua no palato em contato com lábios selados e dentes em contato.[2] A postura de boca aberta gera outros sinais neuromusculares, interferindo sobremaneira nos vetores de crescimento.

Os estímulos neuromusculares resultantes da musculatura de boca aberta alteram o tônus da musculatura perioral e, junto com a postura baixa da língua, levam ao rearranjo das estruturas responsáveis pela mastigação, deglutição respiração nasal, fonação, além das estruturas ósseas.

Apesar do desenvolvimento craniofacial estar fortemente associado a fatores genéticos, acredita-se que as alterações musculares podem levar a distúrbios da relação interdental e resultar em maloclusões.[3]

Discute-se que o aleitamento materno insatisfatório tem sido, também, associado ao desenvolvimento inadequado do complexo maxilomandibular e a hipotonia da musculatura perioral, com consequente postura de boca aberta. Falhas no aleitamento materno ou aleitamento por período menor que seis meses podem estar associadas a maloclusões, principalmente quando associadas a hábitos parafuncionais.[3]

Em crianças que usam chupeta, a língua toma uma posição mais baixa e anterior no assoalho da boca, mordida cruzada e freio lingual mais curto. A falta de contato da língua na maxila contribui para a mordida cruzada, diminuição da maxila e, consequentemente, mantém a língua no assoalho da boca, formando um ciclo vicioso para manutenção da boca aberta.[4] Crianças que são naturalmente amamentadas satisfazem melhor a sucção, não necessitando de outros hábitos parafuncionais como chupeta, dedo, etc.[3]

O desenvolvimento da oclusão dentária deve ser considerado o resultado de interações genéticas e ambientais, incluindo as funções orofaciais.[4]

Crianças tratadas da obstrução das vias respiratórias podem permanecer com o hábito de respirar pela boca. A recidiva pela manutenção do hábito da postura de boca aberta em crianças submetidas a adenoamigdalectomia foi justificada pela apresentação de vias aéreas estreitas. Acredita-se, ainda, que provavelmente há importância na morfologia dentofacial, pois os casos de evolução favorável já apresentavam proporções faciais mais harmoniosas, quando operados aos quatro anos, suportando mais uma vez a ideia de que o tipo facial é definido geneticamente.[5]

Tratamento

O respirador oral sem obstáculo das vias aéreas superiores, ou seja o paciente que apresenta postura de boca aberta, necessita de tratamento multidisciplinar para reabilitação das funções orofaríngeas por meio de avaliação e tratamento ortodôntico. Faz-se necessário o diagnóstico do padrão facial e oclusão dentária, uma vez que a forma é fundamental para o melhor desempenho funcional.

A reabilitação das funções orofaríngeas, por meio do trabalho miofuncional com o fonoaudiólogo, é mandatória para a melhora da propriocepção, do velamento labial e do tônus muscular, assim como da mastigação e deglutição e reposicionamento da língua, para redirecionamento do crescimento dentocraniofacial.

REFERÊNCIAS BIBLIOGRÁFICAS

1. Mason RM. A retrospective and prospective view of orofacial myology. Int J Orofacial Myol. 2008;34:5-15.
2. Knösel M, Klein S, Bleckmann A, et al. Tongue position after deglutition in subjects with habitual open-mouth posture under different functional conditions. Orthod Craniofac Res. 2011;14:181-8.
3. Thomaz EBAF, Cangussu MC, Assis AMO. Maternal breastfeeding, parafunctional oral habits and malocclusion in adolescents: A multivariate analysis. Int J Pediatr Otorhinolaryngol. 2012;76:500-6.
4. Melink S, Vagner MV, Hocevar-Boltezar I, et al. Posterior crossbite in the deciduous dentition period, its relation with sucking habits, irregular orofacial functions, and otolaryngological findings. Am J Orthod Dentofacial Orthop. 2010;138:32-40.
5. Löfstrand-Tideström B, Hultcrantz E. Development of craniofacial and dental arch morphology in relation to sleep disordered breathing from 4 to 12 years. Effects of adenotonsillar surgery. Int J Pediatr Otorhinolaryngol. 2010;74:137-43.

Capítulo **10**

Rinites Crônicas – Classificação

Alfeu Tavares França
Sérgio Duarte Dortas Junior

Introdução

Rinite é o termo utilizado para descrever sintomas nasais como congestão/obstrução nasal, coriza, espirros e prurido resultantes da inflamação e/ou disfunção da mucosa nasal.[1] Afeta mais de 20% da população de países ocidentais, sendo um problema de saúde global que atinge tanto crianças quanto adultos. É frequentemente acompanhada por comorbidades que devem ser reconhecidas e tratadas. O diagnóstico é quase sempre muito fácil, porém requer uma abordagem sistemática. O seu impacto sobre a qualidade de vida é grande.

Existem várias classificações que contemplam diferentes aspectos da enfermidade. Aquelas relacionadas com a duração e intensidade dos sintomas e com os fatores etiológicos são as mais empregadas.

As rinites podem ser classificadas com base em critérios clínicos, frequência e intensidade de sintomas, citologia nasal e fatores etiológicos. Segundo a sua duração podem ser classificadas em: aguda, subaguda e crônica. A classificação etiológica parece ser a mais adequada, pois está diretamente relacionada à terapêutica (Quadro 10.1).[2,3]

Quadro 10.1 – Classificação das rinites segundo o fator etiológico[3,4]
I. Rinite alérgica A. Rinite alérgica (com atopia sistêmica) i. Classificação clássica 1. Tempo de exposição aos aeroalérgenos ou outros antígenos: perene ou sazonal ii. Classificação ARIA[5] 1. Duração dos sintomas: persistente ou intermitente 2. Gravidade dos sintomas: leve, moderada ou grave B. Rinite alérgica local (sem atopia sistêmica) iii. Classificação clássica 2. Tempo de exposição aos aeroalérgenos ou outros antígenos: perene ou sazonal iv. Classificação ARIA[5] 3. Duração dos sintomas: persistente ou intermitente 4. Gravidade dos sintomas: leve, moderada ou grave
II. Rinite não alérgica A. Rinite vasomotora/idiopática 1. Por irritantes 2. Ao frio 3. Exercício 4. Desencadeantes indeterminados B. Rinite gustatória C. Infecciosa D. Rinite eosinofílica não alérgica (RENA)

(Continua na próxima página)

(Continuação)

Quadro 10.1 – Classificação das rinites segundo o fator etiológico[3,4]
III. Rinite ocupacional A. Desencadeada por alérgenos proteicos e químicos; mediada por IgE B. Desencadeada por sensibilizantes respiratórios químicos; mecanismo imune incerto C. Agravada por irritantes
IV. Outras rinites A. Hormonal 1. Rinite gestacional 2. Relacionada ao ciclo menstrual B. Rinite medicamentosa (descongestionantes, AINEs, anti-hipertensivos) C. Rinite atrófica D. Rinite associada a doenças imunoinflamatórias 1. Infecções granulomatosas 2. Granulomatose de Wegener 3. Sarcoidose 4. Granuloma de linha média 5. Síndrome de Churg-Strauss 6. Policondrite recidivante 7. Amiloidose

Uma nova classificação foi recentemente proposta pela Sociedade Japonesa de Alergologia (Quadro 10.2).[5]

Quadro 10.2 – Classificação das rinites proposta pela Sociedade Japonesa de Alergologia[5]
1. Infecciosa a. Aguda b. Crônica 2. Rinite não infecciosa hiperestésica a. Tipo combinado (hipersensibilidade nasal): i) Alérgica: rinite perene; rinite sazonal ii) Não alérgica: rinite vasomotora (idiopática); rinite eosinofílica não alérgica b. Tipo rinorreia: rinite gustatória, rinite por inalação de ar frio, rinite senil c. Tipo congestiva: rinite medicamentosa, rinite psicogênica, rinite gestacional, rinite hormonal, e rinite ao frio d. Tipo seca: nariz seco 3. Rinite por irritantes a. Físicos b. Químicos c. Radiação 4. Outros a. Rinite atrófica b. Rinite granulomatosa específica

Rinites Alérgicas

Rinite alérgica (com acometimento sistêmico)

Ocorre quando um aeroalérgeno causa sensibilização com produção de imunoglobulina E (IgE) específica contra esse alérgeno. Em exposição subsequente, em indivíduos sensibilizados, os alérgenos são reconhecidos por IgEs ligadas a mastócitos causando desgranulação dessas células e consequente liberação de mediadores pré-formados como a histamina e a produção de leucotrienos e prostaglandina D2. Esses mediadores geram, em poucos minutos, edema agudo da mucosa nasal, secreção de muco, aumento da permeabilidade vascular e estimulação de neurônios sensitivos. Uma resposta de fase tardia também pode ocorrer dentro de algumas horas após a liberação de fatores quimiotáticos como IL-5, o que resulta no influxo de células inflamatórias, particularmente de eosinófilos.[2,5-6]

A rinite alérgica pode ter início em qualquer idade, porém inicia-se, ou torna-se mais evidente, com maior frequência entre 9-11 anos. Os alérgenos mais comumente associados são alérgenos domiciliares como ácaros, epitélio de animais e baratas, polens e fungos, além de alérgenos ocupacionais.[1,7-9]

Segundo recomendação da iniciativa *Allergic Rhinitis and Its Impact on Asthma* (ARIA) e da Organização Mundial da Saúde (OMS), a classificação da rinite alérgica deve levar em consideração a duração e a gravidade dos sintomas, incluindo aspectos de qualidade de vida (Figura 10.1).[7-9]

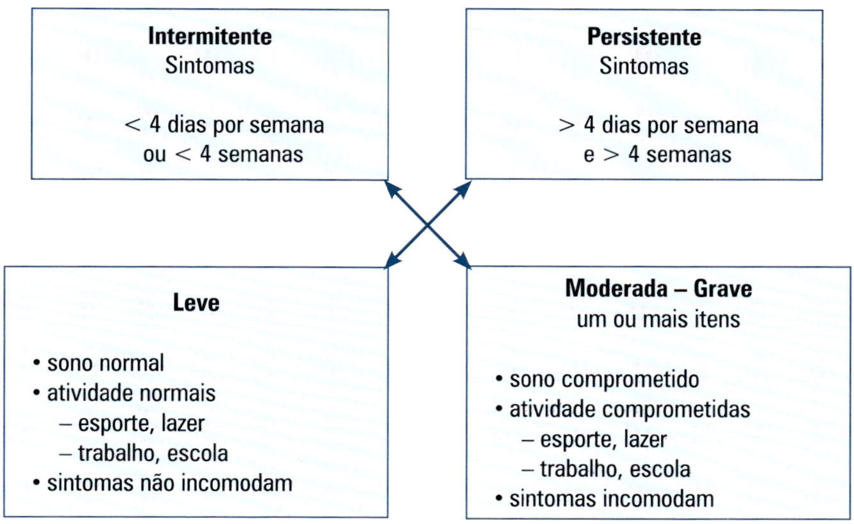

Figura 10.1 – Classificação da rinite alérgica, segundo *Allergic Rhinitis and Its Impact on Asthma* (ARIA).[7]

Rinite alérgica local

É uma resposta alérgica localizada na ausência de atopia sistêmica, caracterizada pela produção local de IgE específica, infiltrado celular na mucosa com perfil Th2 durante exposição a aeroalérgenos e teste de provocação nasal com aeroalérgenos positivo, com liberação de mediadores inflamatórios (triptase e proteína catiônica eosinofílica). Embora a prevalência permaneça desconhecida, um número de pacientes previamente diagnosticados com rinite não alérgica ou rinite idiopática têm recebido o diagnóstico de rinite alérgica local (RAL). Os alérgenos envolvidos são os ácaros, pólen, e outros.

A realização de teste cutâneo de puntura e dosagem de IgE específica sérica não são úteis para o diagnóstico da RAL, sendo o teste de provocação nasal necessário para identificar o(s) alérgeno(s) envolvido(s). Em um determinado número de casos, IgE específica local pode ser identificada, e conjuntivite, asma, ou ambas podem estar associadas.

Se os pacientes com RAL apresentarão atopia sistêmica no futuro ainda é tema de discussão. Mais estudos são necessários para determinar a prevalência, melhorar os métodos diagnósticos capazes de identificar estes pacientes, e desenvolver abordagens terapêuticas, inclusive o uso da imunoterapia (para maiores informações veja o Capítulo 23).[6,11]

Rinites Não Alérgicas

Rinite não alérgica sem eosinofilia

Também conhecida como rinite idiopática, a rinite não alérgica sem eosinofilia é caracterizada por rinorreia crônica e/ou congestão independente de infecção ou alergias. Rinite vasomotora é um termo algumas vezes utilizado como sinonímia, porém pode gerar conotação de que os sintomas nasais são provocados em resposta a fatores ambientais não alergênicos, como mudanças na temperatura ou umidade relativa, odores (perfumes ou material de limpeza), fumaça de cigarro, álcool, excitação sexual, exercício, e fatores emocionais.[2,7]

Rinite eosinofílica não alérgica (RENA)

É definida por sintomas nasais perenes, tipicamente por congestão nasal, mas também espirros, rinorreia, prurido nasal, e frequentemente anosmia, com o achado de eosinofilia na citologia nasal na ausência da identificação de hipersensibilidade a aeroalérgenos. Essa síndrome geralmente é encontrada em adultos de meia idade, e há evidências de que a RENA seja um estágio inicial da polipose nasal e da hipersensibilidade à aspirina.[2,7]

Rinite gustatória

Rinorreia que ocorre imediatamente após a ingestão de um alimento é um processo colinérgico conhecido por rinite gustatória. Alimentos quentes e condimentados estão frequentemente associados. Os pacientes costumam apresentar congestão nasal após ingerir bebidas alcoólicas porque o etanol pode contribuir para a vasodilatação nasal. A alergia alimentar mediada por IgE como causa de rinite é rara, podendo ocorrer acompanhada pelo envolvimento de outros órgãos.[2,7]

Rinite medicamentosa

Tanto as medicações tópicas quanto as orais podem estar associadas à rinite medicamentosa. O uso de vasoconstritores tópicos por um período superior a 3-5 dias pode induzir um "rebote" dos sintomas nasais após a descontinuação da medicação. Esse "rebote" da congestão nasal associada a uma depuração mucociliar diminuída em razão da perda das células epiteliais ciliadas recebe a denominação de rinite medicamentosa. O uso repetitivo de metanfetamina e cocaína podem produzir, também, congestão por "rebote" e perfuração e erosão do septo nasal. As medicações orais responsáveis pela rinite medicamentosa incluem anti-inflamatórios não esteroidais, contraceptivos orais, psicotrópicos como risperidona, clorpromazina, amitriptilina, os inibidores da fosfodiesterase 5 (sildenafil, tadalafil, verdenafil), gabapentina, e anti-hipertensivos como betabloqueadores e inibidores da enzima conversora de angiotensina e amilorida.[2,7]

Rinite infecciosa

A maior parte das rinites infecciosas é viral, aguda e autolimitada, e também chamada de "resfriado comum".[1] Geralmente causada pelos seguintes vírus: rinovírus, coronavírus, parainfluenza, vírus sincicial respiratório ou adenovírus. A transmissão se faz por contato pessoal, seguido por contaminação bacteriana secundária. Frequentemente não é acompanhada por febre ou complicações, tem resolução espontânea e o tratamento deve ser sintomático.[2,7]

A causada pelo vírus influenza é epidêmica e pode ocasionar pandemias. Induz sintomas de maior gravidade que os resfriados comuns, sendo usualmente acompanhada de febre, mal estar, cefaleia e predispõe a complicações como infecções bacterianas secundárias.[2]

As contaminações bacterianas nasais são devidas aos seguintes agentes: *Staphylococcus aureus*, *Streptococcus pneumoniae*, *Streptococcus pyogenes*, *Neisseria meningitidis* e bacilos gram-negativos. Vale ressaltar que o *Haemophilus influenzae* também pode estar presente e ser responsável por diversas complicações.[2]

Rinite hormonal

As causas incluem o uso de contraceptivos orais, doenças da tireoide, acromegalia, puberdade, menstruação, lactação, e gestação.

Na gestação, a vasodilatação induzida por hormônios e o aumento do volume sanguíneo pode gerar um aumento da permeabilidade vascular nasal causando uma *rinite gestacional.*

A rinite induzida ou causada pela gestação surge no segundo ou terceiro trimestre, com duração de aproximadamente seis semanas.

É caracterizada por congestão nasal durante a gestação e que, geralmente, se resolve duas semanas após o parto. Com maior frequência observamos, na gravidez, a presença de rinite pré-existente a qual piora em aproximadamente um terço das gestantes. Estrogênio, progesterona e fator de crescimento da placenta são as possíveis causas. Sabe-se que o estrogênio aumenta a expressão dos receptores de histamina das células endoteliais e epiteliais.[2,7,11,12]

Rinite atrófica

São descritas as rinites atróficas primária e secundária. A forma primária geralmente ocorre em jovens e adultos de meia idade que vivem em países em desenvolvimento com clima tropical, e frequentemente está associada à sinusite. A atrofia progressiva da mucosa nasal e reabsorção do corneto e osso subjacente parecem ser decorrentes de um processo infeccioso. Os sintomas mais frequentemente associados são o ressecamento nasal, ozena, que é a presença de crostas nasais associadas a um odor fétido, e o surgimento anormal de grandes cavidades nasais. A biópsia nasal apresenta metaplasia escamosa, atrofia de células glandulares, e perda do epitélio pseudoestratificado. A resistência nasal diminuída em razão da perda do tecido mucoso nasal causa, paradoxalmente, uma sensação de congestão nasal grave. A rinite atrófica secundária é normalmente o resultado direto de um trauma, cirurgias nasais excessivas, irradiação, ou outras condições primárias do nariz ou seios paranasais.[2,7]

Rinite ocupacional (RO)

A medicina ocupacional tem despertado maior interesse nas últimas décadas. A prevalência de doenças respiratórias relacionadas ao trabalho, principalmente a rinite, tem aumentado e acarretado um forte impacto socioeconômico. O documento *Global Allergy and Asthma European Network* (GA2LEN), publicado recentemente, inclui a RO entre os diferentes fenótipos de rinite não alérgica.[13]

A rinite ocupacional provoca sintomas que são, temporalmente, relacionados à exposição no trabalho e normalmente melhoram fora do ambiente de trabalho. Provavelmente é induzido por mecanismos mediados por IgE (animais de experimentação), imunológicos não mediados por IgE (poli-isocianatos em tintas), ou irritantes (substâncias químicas). Em pacientes com rinite não ocupacional pré-existente, os irritantes no ambiente de trabalho tendem a piorar os sintomas nasais. A rinite alérgica ocupacional geralmente coexiste com asma ocupacional. Em alguns pacientes, a presença de rinite e conjuntivite ocupacionais poderia ser um preditor para indivíduos com maior risco de desenvolver asma ocupacional. As profissões mais relacionadas ao desenvolvimento de rinite ocupacional são veterinários, fazendeiros, trabalhadores da indústria alimentícia, funcionários de laboratórios, montadores de produtos eletrônicos.[2,7]

A Academia Europeia de Alergia e Imunologia Clínica (EAACI) publicou uma revisão crítica cobrindo vários aspectos da RO. Foi proposta uma definição original e um algoritmo diagnóstico subdividindo:

1. RO relacionada a causas e condições no ambiente de trabalho.
2. Rinite exacerbada no local de trabalho. A rinite é pré-existente, agravando-se durante o período de trabalho.

Pode haver a existência simultânea dos dois tipos.[14]

REFERÊNCIAS BIBLIOGRÁFICAS

1. Papadopoulos NG, Bernstein JA, Demoly P, et al. Phenotypes and endotypes of rhinitis and their impact on management: a PRACTALL report. Allergy. 2015 May;70(5):474-94.
2. Solé D, Sakano E, et al. III Consenso Brasileiro sobre Rinites. Bras Journal Otorhinolaryngology. 2012;75(6):3-51.
3. Wallace DV, Dykewicz MS, Bernstein DI, et al. The diagnosis and management of rhinitis: an updated practice parameter. J Allergy Clin Immunol. 2008;122:S1-84.
4. Rondón C, Campo P, Togias A, et al. Local allergic rhinitis: concept, pathophysiology, and management. J Allergy Clin Immunol. 2012;129:1460-7.
5. Okubo K, Kurono Y, Fujieda S, et al; Japanese Society of Allergology. Japanese Guideline for Allergic Rhinitis 2014. Allergol Int. 2014 Sep;63(3):357-75.
6. Pawankar R. Inflammatory mechanisms in allergic rhinitis. Curr Opin Allergy Clin Immunol. 2007;7:1-4.
7. Bousquet J, Van Cauwenberge P, Khaltaev N; Aria Workshop Group; World Health Organization. Allergic rhinitis and its impact on asthma. J Allergy Clin Immunol. 2001 Nov;108(5 Suppl):S147-334.
8. Bousquet J, Khaltaev N, Cruz AA, et al. Allergic Rhinitis and Its Impact on Asthma (ARIA) 2008 update (in collaboration with the World Health Organization, GA(2)LEN and AllerGen). Allergy. 2008;63:8-160.
9. Brozek JL, Bousquet J, Baena-Cagnani CE, et al. Allergic Rhinitis and Its Impact on Asthma (ARIA) guidelines: 2010 revision. J Allergy Clin Immunol. 2010;126:466-76.
10. Rondón C, Fernandez J, Canto G, et al. Local allergic rhinitis: concept, clinical manifestations, and diagnostic approach. J Investig Allergol Clin Immunol. 2010;20:364-71.
11. Hamano N, Terada N, Maesako K, et al. Expression of histamine receptors in nasal epitelial cells and endotelial cells – the effect of sex hormones. Int Arch Allergy Appl Immunol. 1998;115:220-7.
12. Orban NT, Saleh H, Duhan SR. Allergic and non-allergic rhinitis. In Middleton's. Allergy. 2009;55:973-90.
13. Bousquet J, Fokken W, Burney P, et al. Important research questions in allergy and related diseases: nonallergic rhinitis: GA2LEN paper. Allergy. 2008;63:842-53.
14. Moscato G, Vandenplas O, Wijk RGV, et al. EACCI position paper on occupational rhinitis. Respir Res. 2009;3:10-6.

Capítulo **11**

Aprendizado e o Respirador Oral

Helena Maria Gonçalves Becker
Letícia Paiva Franco
Cláudia Pena Galvão dos Anjos

Aprendizado

Aprendizado é um processo individual que ocorre continuamente, operando os dados recebidos do meio ambiente e tornando-os revestidos de significados. Essa interação do indivíduo com o meio ambiente, por meio de experiências, promove mudanças, e a infância é um período crítico de desenvolvimento de habilidades e conhecimentos.

O processo de aprendizagem envolve a integração de várias funções do sistema nervoso. A aquisição e o processamento das informações ocorrem em três etapas: *input*, processamento e *output*. O *input* (percepção sensorial da informação pelo cérebro) ocorre por meio das vias aferentes (visão, audição e somatossensitiva). O processamento ocorre em áreas corticais perceptivas (gnósicas) e motoras (práxicas) e exige integração de áreas corticais e subcorticais, onde a informação é codificada, consolidada e armazenada. A resposta efetora (*output*) é realizada pelas vias eferentes motoras. A motivação e os reforços positivos facilitam a retenção e o resgaste das informações.

O processamento das informações depende da integração de diversas habilidades, destacando-se as cognitivas atencionais, mnésicas e linguísticas, somadas a fatores e condições emocionais e comportamentais. A cognição é o principal preditor de capacidade de aprendizagem e pode ser aperfeiçoada pelo treino. A inteligência é uma habilidade nata, herdada geneticamente e pouco modulada pelo meio.

A atenção e a memória têm papel essencial na aquisição de habilidades. A atenção seletiva filtra as informações relevantes e a atenção sustentada e focalizada mantém-se centrada nessas informações. A memória de trabalho tem a habilidade de selecionar, analisar, conectar, sintetizar e armazenar as informações que já foram consolidadas (memória de longo prazo), fazendo a conexão das informações novas e aquelas já aprendidas.[1]

Sono

Dormir adequadamente é fundamental para o bem-estar. O sono tem um papel importante na restauração homeostática, na termorregulação, permite conservar energia, na reparação tecidual, controla a liberação de vários hormônios, no controle imunológico e é extremamente importante na maturação do sistema nervoso central da criança. Cada vez mais se percebe uma relação bidirecional e simbiótica entre sono e memória. No entanto, nas sociedades modernas, dorme-se menos ou se impõe uma alteração do ritmo individual do sono e, ao mesmo tempo, exige-se um aumento da demanda cognitiva. Esse paradoxo é imposto aos adultos e cada vez mais copiado pelas crianças, que, em razão da fase de vida em que se encontram, terão também consequências no processo de maturação e plasticidade do sistema nervoso central. Embora a maioria dos trabalhos de privação de sono seja realizada em adultos, observa-se progressivamente aumento de publicações nas crianças e a discute-se o efeito dessa privação em seu componente cognitivo e comportamental.

O processamento da memória dependente do sono é bastante complexo em função dos diferentes estágios do sono e tipos de memória. O sono é dividido em REM (movimentos oculares rápidos) e NREM (não REM). O sono NREM é constituído por três estágios, sendo o estágio 3 também conhecido como sono de ondas lentas.[2] A memória é dividida em tipos: declarativa (memória de acesso consciente da informação relacionada a um fato, incluindo memória episódica e semântica) e não declarativa (memória processual de hábitos, ações e habilidades, incluindo memória processual, implícita, não associativa e condicionada) e em várias fases (aquisição/codificação, consolidação, integração, busca e até mesmo o apagamento).

Sono e Aprendizado

Dormir após aprender parece ser importante para que ocorra a consolidação das novas informações, pela reorganização plástica da memória dentro do cérebro, o que resulta em estocagem mais refinada da informação e uma busca mais efetiva.

Dormir antes de aprender também parece ser critico no preparo de estruturas cerebrais para uma formação eficiente da memória das experiências a serem adquiridas no próximo dia. Com a privação de sono, a função celular e molecular do hipocampo é alterada, resultando na diminuição da habilidade inicial para codificar novas experiências, além de alterações na dinâmica de codificação pré-frontal. Observa-se maior impacto na codificação de experiências neutras e positivas, preservando-se a retenção das experiências negativas nos indivíduos privados de sono.[3]

Alterações no padrão de sono do período fetal, infância, adolescência e fase adulta estão relacionadas à maturação de múltiplas redes neurais. O sono contribui para o aprendizado no recém-nascido de formas múltiplas. Inicialmente, o sono facilita a maturação neural, preparando essas crianças para explorarem o meio ambiente de formas cada vez mais sofisticadas e, posteriormente, o sono tem o importante papel na consolidação na memória dessas informações. Adultos testados após um período de sono mostram aumento da capacidade de extrair regras de um aprendizado prévio, sugerindo que a reestruturação neural após o sono facilita esse discernimento. Em adultos, a consolidação dos diferentes tipos de memória parece ser dependente dos estágios do sono. O sono REM estaria associado à memória não declarativa e o de ondas lentas à memória declarativa. O sono de ondas lentas participa da consolidação da memória ao transmitir a informação do hipocampo e amígdalas para o neocórtex durante este estágio do sono. Já a integração dessas informações às redes neocorticais aconteceria durante o sono REM. Dessa forma, em adultos, a consolidação da memória declarativa estaria relacionada à duração dos ciclos de sono NREM-REM.[4]

Respiração Oral e Distúrbios Respiratórios do Sono

Respiração oral e distúrbios respiratórios do sono (DRS) na infância são decorrentes principalmente da hipertrofia das amígdalas e adenoides, associada ou não à rinite alérgica, com pico de prevalência nas idades de quatro a seis anos, momento em que o tecido linfoide do anel de Waldeyer encontra-se em sua maior dimensão em relação ao tamanho do esqueleto ósseo. Sintomas associados com aumento de risco de DRS foram relatados em 6 a 27% das crianças.[5,6]

Os DRS manifestam-se por um espectro *continuum* de roncos primários (RP) à síndrome da apneia obstrutiva do sono (SAHOS), na qual eventos de apneia, hipóxia, hipercapnia e despertares repetitivos são observados.[7] A presença de obesidade, alterações craniofaciais e doenças neuromusculares aumentam o risco de SAHOS.

Evidências atuais revelam associação entre DRS na criança e déficits no controle emocional e comportamental, desempenho escolar atenção sustentada, atenção seletiva e estado de alerta. Acredita-se também que os DRS possam ter alguma interferência sobre o humor da criança, suas habilidades de expressão verbal, percepção visual e memória de trabalho.

Os achados ainda não são totalmente claros sobre o papel dos DRS na inteligência, memória e funções executoras.[8,9] Esses distúrbios neurocognitivos e comportamentais estariam relacionados à presença de hipóxia episódica sobre um cérebro em desenvolvimento ou à fragmentação do sono. No entanto, mesmo crianças que apresentam apenas roncos primários, sem evidências perceptíveis de alteração da arquitetura do sono, da ventilação alveolar e da oxigenação, apresentam aumento da resistência das vias aéreas superiores e podem também apresentar as mesmas alterações neurocomportamentais, hiperatividade e déficit de atenção, observadas na presença de SAHOS, embora em menor intensidade.[6,10] Os achados polissonográficos podem apresentar má correlação com resultados de testes neurocognitivos em crianças com roncos, independente de se associarem com DRS.[11] A sonolência diurna relaciona-se com perda de atenção e a hipoxemia, com déficits nas funções executoras por disfunção no lobo frontal.[6] A presença de comorbidades (obesidade, síndrome metabólica) ou mecanismos protetores (genéticos) podem fazer com que diferentes subgrupos de crianças sejam mais ou menos resilientes aos efeitos dos DRS e ao consequente impacto neuropsicológico. O efeito aditivo dos fatores de risco genético, metabólico e ambiental evidencia essa associação robusta entre DRS e impacto neuropsicológico.[12]

Diversos estudos envolvendo a associação entre DRS e alterações diurnas na função cognitiva, tais como atenção, aprendizado e memória, em crianças e adolescentes, analisaram a saturação de oxigênio, número de despertares e arquitetura do sono. Diminuição da saturação e aumento do número de despertares se relacionam com aumento da gravidade dos DRS e, diferentemente dos adultos, observa-se mínima alteração na arquitetura do sono. Supõe-se que, nas crianças menores, de três a cinco anos, idades em que os DRS são muito prevalentes, um impacto maior decorrente dessas alterações mais leves da arquitetura do sono deva ocorrer.

Atenção crescente tem sido direcionada principalmente em relação às atividades de ondas lentas durante o sono NREM nas crianças com DRS. O sono de ondas lentas é reconhecido como um indicador da regulação homeostática do sono e maturação cortical. Diminuição do sono de ondas lentas poderia explicar porque crianças com formas leves de DRS apresentam déficits diurnos similares àquelas com DRS mais graves.

O sono é regulado pela interação do processo homeostático (S) e o ritmo circadiano (C). O processo homeostático consiste, principalmente, em acúmulo de adenosina. Quanto maior o intervalo entre o sono e a vigília, maior a concentração extracelular de adenosina e menor atividade de células que promovem a vigília. Esse acúmulo de adenosina durante o dia aumenta a sonolência da manhã para a noite, até atingir o máximo antes do sono, contribuindo para maior atividade de ondas lentas no início do sono. Dessa forma, o sono de ondas lentas pode ser usado como medida da necessidade de sono e diminui com a progressão do sono. A interrupção desse processo resulta em déficit no desempenho neurocomportamental e em aumento da sonolência diurna em adultos e parece ter consequências semelhantes na infância. Sonolência na infância manifesta-se por hiperatividade, instabilidade emocional e comportamento de oposição, diferentemente da letargia observada nos adultos. A hipersonolência diurna semelhante à manifestação dos adultos manifesta-se em apenas 13 a 20% das crianças com SAHOS. A diminuição da atividade de ondas lentas na adolescência e nos adultos jovens correlaciona-se com o desenvolvimento cortical e especula-se que alterações precoces em cérebros infantis em desenvolvimento aumentaria a vulnerabilidade a um pior desempenho.[7]

O tratamento dos distúrbios respiratórios do sono na infância correlaciona-se com a melhora do desempenho escolar. A cirurgia de adenoamigdalectomia constitui uma das principais modalidades de tratamento dos distúrbios respiratórios do sono na infância.[13]

REFERÊNCIAS BIBLIOGRÁFICAS

1. Siqueira CM, Giannetti JG. Mau desempenho escolar: Uma visão atual. Rev Assoc Med Bras. 2011;57:78-87.
2. Iber C, Ancoli-Israel S, Chesson AL Jr. The AASM manual for the scoring of sleep and associated events. 2007.
3. Walker MP. Cognitive consequences of sleep and sleep loss. Sleep Med. 2008;9:S29-34.
4. Tarullo AR, Balsam PD, Fifer WP. Sleep and infant learning. Infant Child Dev. 2011;20:35-46.
5. Cassano P, Gelardi M, Cassano M, et al. Adenoid tissue rhinopharyngeal obstruction grading based on fiberendoscopic findings: A novel approach to therapeutic management. Int J Pediatr Otorhinolaryngol. 2003;67:1303-9.
6. Gozal D. Obstructive sleep apnea in children: Implications for the developing central nervous system. Semin Pediatr Neurol. 2008;15:100-6.
7. Biggs SN, Walter LM, Nisbet LC, et al. Time course of EEG slow-wave activity in pre-school children with sleep disordered breathing: A possible mechanism for daytime deficits? Sleep Med. 2012;13:999-1005.
8. Beebe DW. Neurobehavioral morbidity associated with disordered breathing during sleep in children: A comprehensive review. Sleep. 2006;29:1115-34.
9. Biggs SN, Bourke R, Anderson V, et al. Working memory in children with sleep-disordered breathing: Objective versus subjective measures. Sleep Med. 2011;12:887-91.
10. Key AP, Molfese DL, O'Brien L, et al. Sleep-disordered breathing affects auditory processing in 5-7-year-old children: Evidence from brain recordings. Dev Neuropsychol. 2009;34:615-28.
11. Liukkonen K, Virkkula P, Haavisto A, et al. Symptoms at presentation in children with sleep-related disorders. Int J Pediatr Otorhinolaryngol. 2012;76:327-33.
12. Calhoun SL, Mayes SD, Vgontzas AN, et al. No relationship between neurocognitive functioning and mild sleep disordered breathing in a community sample of children. J Clin Sleep Med. 2009;5:228-34.
13. Gozal D. Sleep-disordered breathing and school performance in children. Pediatrics. 1998;102:616-20.

Capítulo 12

Oclusão Dentária e o Respirador Bucal

Célia Hilda Telles Campbell

Introdução

A Ortodontia é uma especialidade odontológica cuja terapêutica é executada sob fatores de ação mecânica com consequente resposta nas estruturas dentofaciais.[1]

A maloclusão e a deformidade dentofacial ocorrem por causa das variações nos processos de crescimento e desenvolvimento normais, e embora sejam fenômenos inter-relacionados, não são sinônimos. Crescimento refere-se ao aumento de tamanho, mudanças anatômicas; e o desenvolvimento está relacionado ao grau de maturidade do indivíduo, ou seja, alterações fisiológicas e comportamentais.[2]

O conhecimento completo desses fenômenos, sua base genética e suas influências ambientais sobre o indivíduo são de extrema importância para todos os profissionais da área da saúde, principalmente aqueles que trabalham com crianças, pois a partir desse conhecimento, o profissional é capaz de identificar situações de anormalidade, a fim de que possa interceptar e corrigir o problema precocemente, ou, até mesmo, compreender as condições adversas observadas no adulto

O sistema estomatognático é composto de nervos, dentes, ossos, músculos, lábios, vasos e espaços orgânicos. Esse sistema é responsável pelas funções de postura: orofaciais e corporal, respiração, mastigação, deglutição e fonação. As forças empregadas nessas atividades são transmitidas aos ossos e dentes que se posicionaram de acordo com essas forças. Caso haja o desequilíbrio de forças, poderá haver o desenvolvimento de maloclusões pelo mau posicionamento dentário e por pressões musculares nas estruturas ósseas.[2,3]

A respiração normal se faz por via nasal. Quando há impedimento da respiração nasal, estabelece-se a bucal, possibilitando desequilíbrio entre músculos antagônicos, internamente, representados pela ação dos músculos da língua e, externamente, pelos músculos periorais (orbicular, mentoniano e bucinador). A ação modeladora desses músculos é exercida tanto em repouso como em ação.[2,3]

A etiologia do respirador bucal é complexa, pois durante a primeira infância, qualquer doença, acidente, estado alérgico ou, até mesmo, uma gripe, podem obstruir as vias superiores e a criança criar o hábito de respirar pela boca.[4]

Doenças crônicas alteram o equilíbrio deixando menos energia disponível para sustentar esse crescimento. Crianças com doenças crônicas sofrem retardo quando comparadas às crianças sadias e, se o retardo persistir, o déficit de crescimento será cumulativo. Quanto mais crônica for a doença, maior será o impacto cumulativo. Obviamente, quanto mais severo for o problema, maior será o impacto em qualquer época.[2]

A lei natural não dividiu o ser humano em partes médica, dentária e psicológica. A sociedade fez essa divisão para melhorar a prestação de serviços na saúde, logo, cada especialidade tem a responsabilidade de estar informada sobre as outras, de tal forma que a integração dos cuidados com o paciente, por equipe multidisciplinar, composta por alergista, otorrinolaringologista, dentista, fonoaudiólogo e outros, seja a meta almejada.[4,5]

Crescimento e Desenvolvimento Craniofacial

O conhecimento do crescimento e desenvolvimento craniofacial é importante para o diagnóstico, planejamento e resultado do tratamento multidisciplinar do paciente. Porém, conhecer apenas o significado do termo crescimento é insuficiente, pois a compreensão de como esse processo ocorre e associá-lo ao desenvolvimento possibilita ao clínico atuar nesse processo, permitindo controlar e modificar algumas atividades do mecanismo, em estágios adequados, por meio de uma terapêutica clínica corretamente determinada.[4,6]

Todo crescimento ósseo é a combinação de dois processos: aposição (novo osso é adicionado) e reabsorção (retirada de tecido ósseo), a partir dos campos de crescimento (Figura 12.1). Em razão dos campos e diferentes funções nas diversas partes do osso, esse sofre remodelação, que é a atividade de crescimento diferencial necessária para o contorno ósseo que envolve simultaneamente aposição e reabsorção, permitindo mudança na forma, nas dimensões e proporções de cada região do osso.[4,6]

Dois tipos de movimentos são observados durante o aumento dos ossos craniofaciais: deslizamento, que é causado por aposição óssea de um lado e reabsorção no lado oposto, e o deslocamento, que é o movimento de todo o osso, como uma unidade (Figura 12.1).[2,6,7]

A morfogênese é um processo biológico e fisiológico constante, que tem a função de intervir no crescimento, determinando a forma do corpo, e tendo como objetivo manter o equilíbrio arquitetônico entre as partes, mesmo que separadas, por meio de um sistema de controle celular e tecidual. Esse conjunto de fenômenos leva à preservação dessa constância e reúne as diferentes partes em um todo funcional, em que se complementam e todas crescem e funcionam em conjunto. Dessa forma qualquer falha nesse processo poderá desencadear um mau funcionamento em diferentes órgãos durante o crescimento e o desenvolvimento do indivíduo.[6]

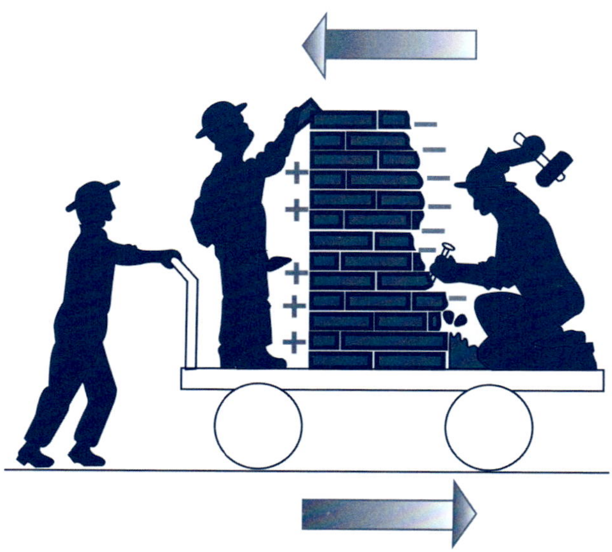

Figura 12.1 – Processo de deslocamento da estrutura óssea, enquanto ocorre reabsorção óssea (-) de um lado e aposição óssea (+) do outro.[7]

A teoria da matriz funcional de crescimento preconizada na década de 1960 salienta que o crescimento da face ocorre como resposta para as necessidades funcionais e é medido pelos tecidos moles, nos quais os maxilares estão envolvidos. Os tecidos moles crescem e tanto o osso como a cartilagem reagem[8]

A ação dos campos de remodelação, que cobrem e revestem as superfícies ósseas é, na realidade, executada pelas membranas osteogênicas e outros tecidos adjacentes e não pela parte dura do osso.

O osso propriamente dito "não cresce", o crescimento é produzido pela matriz de tecido mole que envolve totalmente cada osso.[6] Os determinantes genéticos e funcionais do crescimento ósseo estão localizados no complexo de tecidos moles que ligam e desligam, ou aceleram e reduzem as ações histogênicas dos tecidos conjuntivos osteogênicos (periósteo, endósteo, suturas, membrana periodontal, etc.).[8] O crescimento não é programado na porção calcificada do osso. O planejamento, a construção e o crescimento de um osso apoiam-se assim nos músculos, língua, lábios, bochechas, tegumento, mucosas, tecido conjuntivo, nervos, vasos sanguíneos, espaço aéreo, o cérebro como massa orgânica, tonsilas palatinas, adenoides e assim por diante, todos fornecendo informações significativas que dão ritmo ao desenvolvimento ósseo pelos seus tecidos osteogênicos.[2,6,8]

O crescimento dos músculos, suas migrações e inserções, as variações da função neuromuscular, a função anormal da respiração oral e a redução do espaço nasofaríngeo influenciam muito nos aspectos do crescimento e da formação craniofacial.[8] Esses fatores podem proporcionar um desequilíbrio funcional entre todos os músculos que compõem o complexo orofacial, levando a alterações no padrão de crescimento esquelético facial e no desenvolvimento da oclusão.[6]

Os principais componentes relacionados ao desenvolvimento e interligados entre si são: o cérebro com seus órgãos sensoriais e a base do crânio; os espaços aéreos facial e faríngeo e o complexo oral. Esse aspecto da inter-relação é importante na aplicação clínica, pois crescimento e desenvolvimento da maioria das displasias craniofaciais envolvem esses três componentes em conjunto.[6]

Cérebro e Base do Crânio

A configuração do cérebro determina o tipo da forma da cabeça que, por sua vez, define muitos dos aspectos topográficos e proporcionais que caracterizam o tipo facial e, consequentemente, a forma dos arcos dentários. O cérebro, longo na horizontal e relativamente estreito determinará uma base do crânio longa, estreita e com o ângulo da base do crânio mais aberto, programando um processo de desenvolvimento de tal maneira que leva a um padrão facial alongado anteroposterior e mais vertical, que ocorre em indivíduos dolicocéfalos. O complexo nasomaxilar será deslocado mais para baixo e para a frente, ficando mais protruído e ao mesmo tempo ocorre um rebaixamento do côndilo, proporcionando uma rotação da mandíbula para baixo e para trás, com retrusão mandibular e tendência à maloclusão de classe II de Angle [2], o arco dentário mais estreito, longo e elíptico (Figura 12.2A). O cérebro mais arredondado terá uma base de crânio mais arredondada com o ângulo mais fechado, posicionando o complexo nasomaxilar mais posterior e para cima, proporcionando uma rotação mais anterior e superior da mandíbula. Configurando uma face larga, curta no sentido anteroposterior e a face média ficará curta e ocorre em indivíduos braquicéfalos, com tendência à maloclusão de classe III de Angle e o arco dentário mais quadrado, largo e curto (Figura 12.2B). Os mesocéfalos apresentam um equilíbrio entre o crescimento horizontal e o vertical. O ângulo da base do crânio se apresenta com 130°, de acordo com os estudos de Bjork, e o arco dentário tem forma de parábola. [3,6,9]

As sincondroses são os sítios de ossificação da base do crânio. Os períodos de crescimento sutural são os seguintes: sincondrose interesfenoidal que se ossifica antes ou imediatamen-

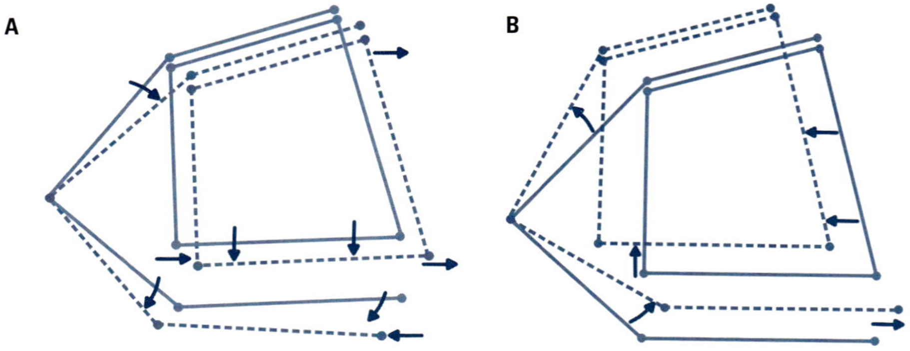

Figura 12.2 – **A** – Crescimento e desenvolvimento de um indivíduo dolicocéfalo, mandíbula sofre rotação para baixo e para trás enquanto o complexo nasomaxilar se desloca para baixo e para a frente.[6] **B** – Crescimento e desenvolvimento de um indivíduo braquicéfalo, mandíbula sofre rotação para cima e para a frente e a maxila para cima e para trás.[6]

te depois do nascimento; sincondrose intraoccipital entre os quatro e cinco anos; a esfenoetmoidal aos sete anos e a esfenoccipital, que é a mais importante do crescimento basilar e que se ossifica entre os 16 e 20 anos.[2,6]

Espaços Aéreos Facial e Faríngeo

Os espaços aéreos facial e faríngeo são delimitados por muitas regiões que, embora separadas, formam suas paredes. O aspecto anatômico e a dimensão do espaço aéreo são, assim, o resultado do crescimento e desenvolvimento conjunto de vários tecidos moles e duros ao longo de seu trajeto desde as narinas até a epiglote.[6]

Através de um desenho esquemático pode-se reconhecer alguns arcos da face e o remodelamento ósseo que os produzem horizontal e verticalmente: arcos das órbitas, dos lados nasal e bucal do palato, do arco maxilar, dos seios e dos arcos zigomáticos (Figura 12.3). O espaço aéreo facial depende desses arcos para manutenção de suas próprias posições anatômicas e funcionais. Qualquer alteração na infância ao longo do espaço aéreo alterará significativamente sua configuração e o crescimento seguirá em um curso diferente, excedendo os limites do padrão de normalidade.[2,6,10]

As superfícies de revestimento das paredes ósseas e o assoalho das câmaras nasais são predominantemente de reabsorção óssea, exceto pela região nasal das fossas olfatórias. Isso produz um alargamento progressivo da cavidade nasal, deslocando o palato para baixo e a face bucal do palato ósseo é de deposição (Figura 12.4). As fossas olfatórias pares pequenas têm uma superfície endocraniana de reabsorção que as abaixa em conjunto com a remodelação cortical para baixo de todo o assoalho craniano anterior. As conchas etmoidais geralmente têm superfícies de deposição em seus lados lateral e inferior e superfície de reabsorção nas faces superior e medial de suas delgadas lâminas ósseas. Isso as movimenta para baixo e lateralmente, enquanto toda a região nasal se expande em direção semelhante. As superfícies corticais de revestimento dos seios maxilares são todas de reabsorção, exceto a parede nasal medial, que é de deposição porque se remodela lateralmente para acomodar a expansão nasal. A porção óssea do septo internasal alonga-se verticalmente em suas várias junções suturais. O septo ósseo também se deforma em relação a quantidades e direções variáveis de desvio septal.[6]

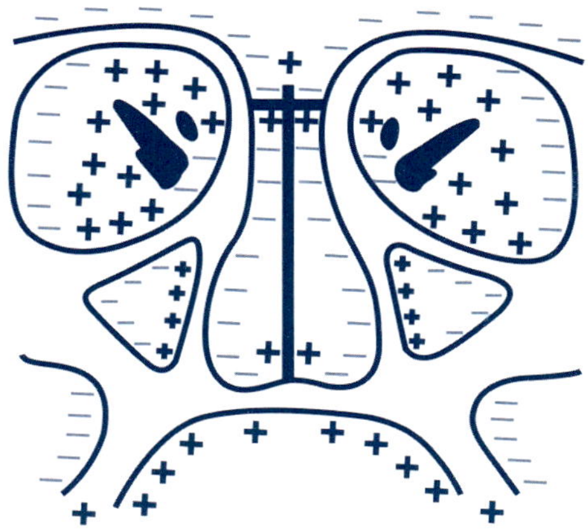

Figura 12.3 – Arcos e seios da face no processo de remodelamento ósseo com reabsorção óssea (-) e aposição óssea (+).[6]

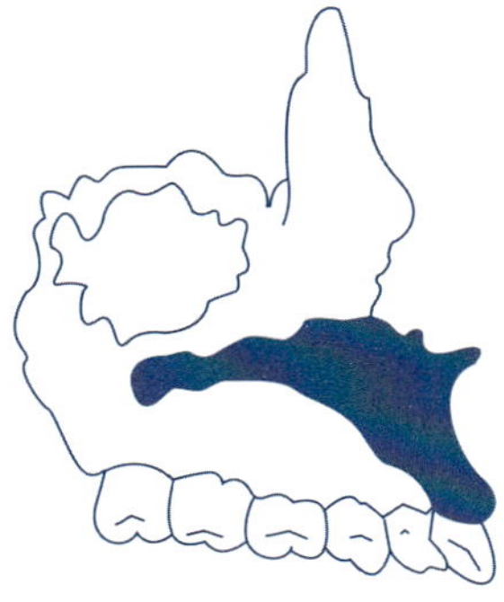

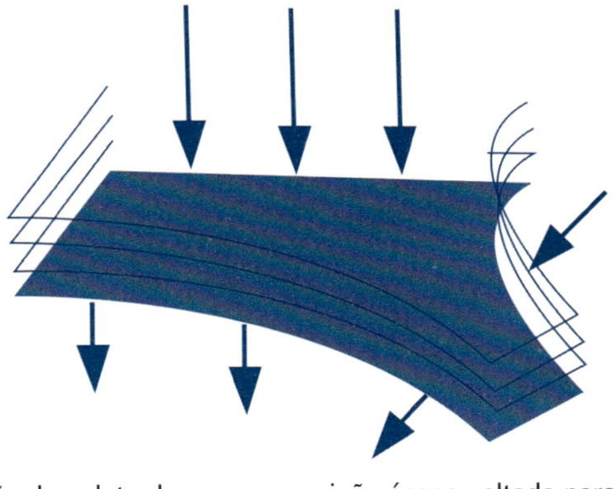

Figura 12.4 – Remodelação do palato duro com aposição óssea voltada para baixo e da cavidade nasal com reabsorção acima do palato, deslocando o palato para baixo.[2]

O crescimento do tecido linfoide, a adenoide, forma-se na superfície superior da nasofaringe com um declive suave para baixo e para trás no espaço nasofaríngeo, indo para região posterior da parede da nasofaringe, sendo influenciado pelo crescimento superior da face (Figuras 12.5A e 12.5B). Não é possível visualizá-lo, radiograficamente, antes dos seis meses a um ano de vida.[11-13]

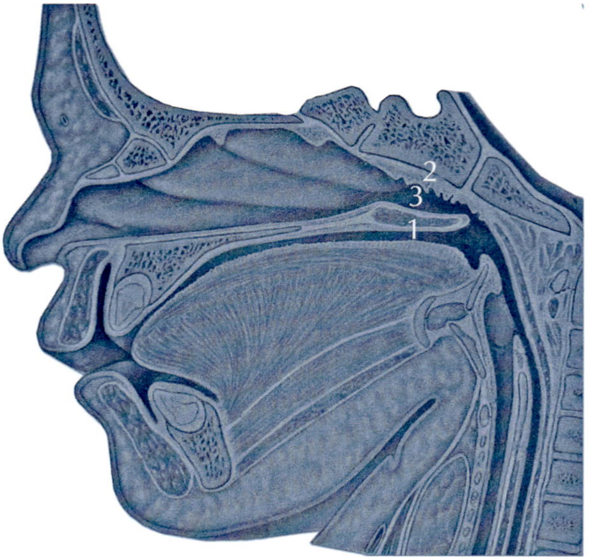

Figura 12.5A – Parte facial da cabeça do recém-nascido: (**1**) palato mole; (**2**) tonsila faríngea; (**3**) espaço nasofaríngeo reduzido.[14]

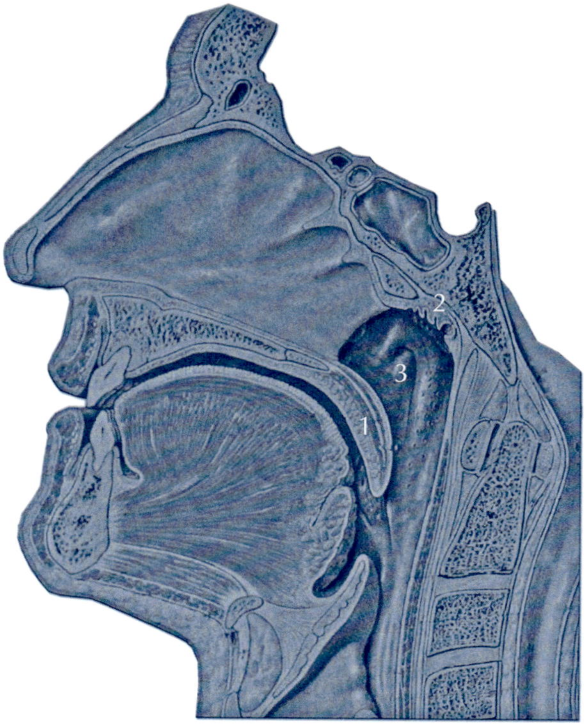

Figura 12.5B – Parte facial da cabeça do adulto: (**1**) palato mole; (**2**) tonsila faríngea; (**3**) espaço nasofaríngeo ampliado.[14]

A tonsila faríngea cresce rapidamente nos primeiros anos de vida: aos 2-3 anos ela ocupa quase metade da nasofaringe; a partir dessa idade tanto a adenoide como a nasofaringe continuam crescendo, porém com velocidades reduzidas. O pico de crescimento da adenoide pode ocorrer mais cedo, aos 10-11 anos, ou mais tarde, aos 14-15 anos. A partir de então, a adenoide começa a involuir em tamanho, aumentando, dessa forma o tamanho do espaço nasofaríngeo. O tamanho adulto desse espaço pode ser atingido mais precocemente, aos 13 anos ou, mais tardiamente, aos 15-16 anos (Figura 12.6).[11-13]

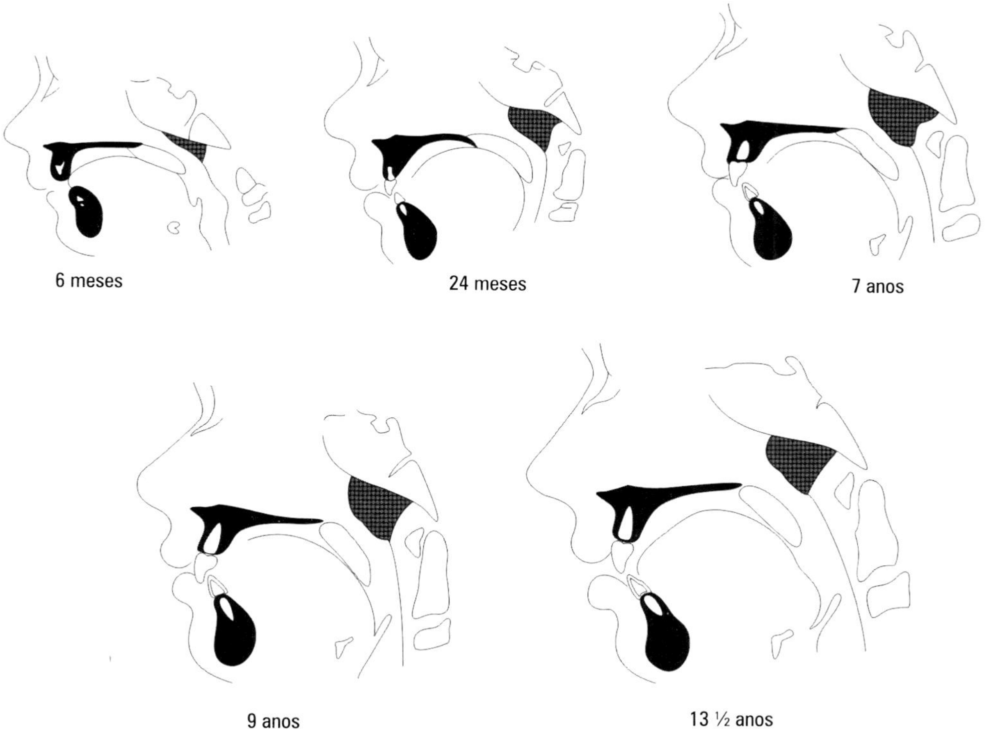

Figura 12.6 – Traçados cefalométricos mostrando o desenvolvimento do espaço nasofaríngeo, juntamente com a tonsila faríngea, por idade cronológica.[13]

Nos períodos pré e pós-puberdade, o aumento no tamanho do espaço nasofaríngeo ocorre em função do assincronismo entre o crescimento da nasofaringe, que cresce muito pouco após a infância, e o decréscimo no crescimento da adenoide.[11-13]

A largura anteroposterior da nasofaringe é estabelecida precocemente, nos primeiros anos de vida. A partir dos dois anos, o aumento na largura anteroposterior ou sagital da nasofaringe, pelo crescimento na sincondrose esfenocciptal, seria minimizado pelo crescimento anterior da primeira vértebra cervical. O tamanho e a configuração da nasofaringe podem estar associados à obstrução aérea pela adenoide.[11-13]

Para que haja crescimento e desenvolvimento craniofaciais harmônicos, há necessidade de uma adequada interação entre respiração nasal, mastigação e deglutição. A presença de qualquer obstáculo nas regiões nasal e faríngea, por fatores anatômicos ou patológicos, acarreta obstrução respiratória, forçando o indivíduo a respirar pela boca.[1,4,13]

O que ocorre no paciente respirador bucal é que, durante a inspiração e a expiração, o ar só passa pela cavidade bucal, acarretando um aumento da pressão aérea intrabucal de tal forma, que pode alterar o equilíbrio do sistema estomatognático, proporcionando alterações anatômicas e posturais relacionadas às dificuldades da respiração nasal.[15] As pressões e tensões sobre os tecidos moles influenciarão na forma, no tamanho e na posição óssea, afetando o crescimento dos ossos maxilares, músculos faciais e posição dentária.[1]

Região Oral

Fatores relativos à base do crânio e ao espaço aéreo podem afetar a forma, o tamanho e o posicionamento mandibular e maxilar. Por exemplo, a falta de entrada da pressão atmosférica na cavidade nasal inibe o abaixamento do palato e faz com que fique mais alto e profundo em relação ao processo alveolar, que continua crescendo normalmente no sentido vertical, podendo assim levar à atresia maxilar. Outro exemplo: se ocorrer uma assimetria no cérebro ou na base do crânio, esta poderá ser transferida para a frente, provocando uma assimetria facial, ou ser compensada pelo processo de desenvolvimento facial, eliminando ou reduzindo a intensidade da displasia, por meio de ajustes de remodelamento. Poderá produzir, contudo, uma assimetria contraposta, equivalente à condição da base do crânio.[2,6]

Um conceito básico e importante do processo de crescimento facial deve ser salientado quando todo o complexo facial participa do processo de crescimento. Todas as partes e superfícies ósseas estão diretamente envolvidas e não apenas certos locais ou "centros" especiais. Todos estão necessariamente inter-relacionados, e as mudanças no posicionamento, forma e tamanho, decorrentes do desenvolvimento, em qualquer parte, afetam todas as outras.[6]

A maxila sofre rotação, por deslocamento, no sentido horário ou anti-horário, dependendo da atividade de crescimento da base do crânio superposta (Figura 12.7).[6]

A mandíbula sofre rotação para baixo e para trás, ou para cima e para a frente, conforme for determinado pela altura vertical do complexo nasomaxilar em desenvolvimento, isto é, rotação por remodelação.[2,6,7]

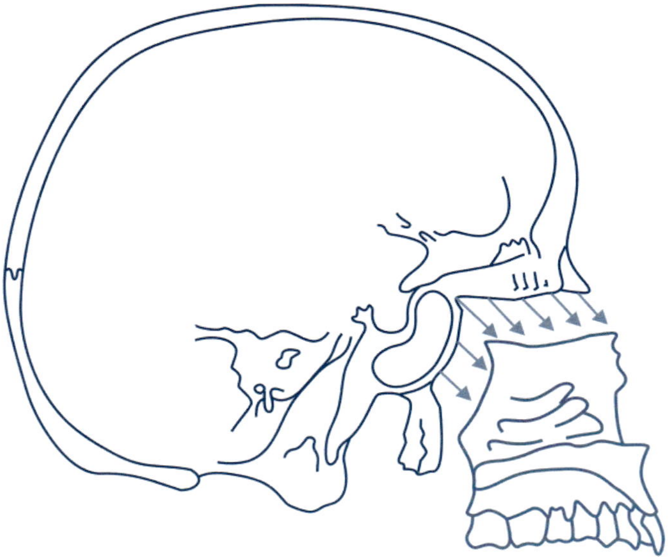

Figura 12.7 – Deslocamento do complexo nasomaxilar para baixo e para a frente, de acordo com o crescimento do crânio.[6]

A mandíbula é levada juntamente com a maxila, para a frente e para baixo, com o crescimento da matriz de tecido mole a eles associada. Assim, conforme a mandíbula é afastada da base do crânio, o côndilo, secundariamente, cresce na direção dela. À medida que a fossa craniana e o crescimento cerebral levam o complexo nasomaxilar para a frente e para baixo, o corpo mandibular acompanha esse movimento para manter-se em boa relação com o arco maxilar (Figura 12.8). Se isso for bem-sucedido, uma oclusão normal será alcançada. Se for abaixo do adequado, o maior ou menor grau de adaptação contribuirá em parte para uma maloclusão.[2,6,7]

No crescimento facial, a dimensão vertical cresce mais e por um período mais longo; a dimensão anteroposterior cresce muito mais do que a transversa e muito menos que a vertical.[16]

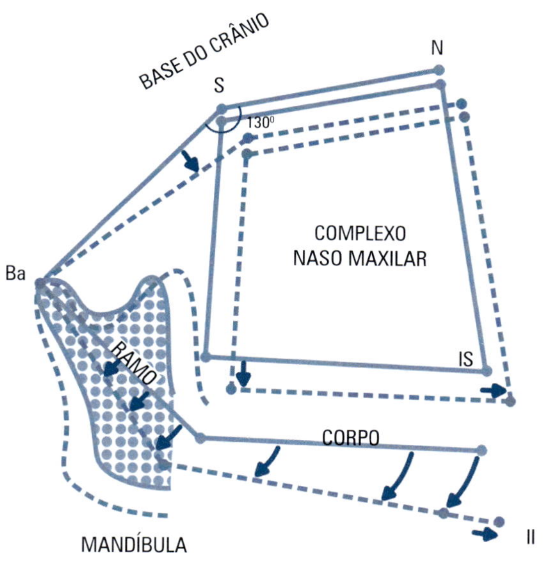

Figura 12.8 – Rotação da mandíbula e deslocamento do complexo nasomaxilar, juntamente com a abertura do ângulo da base do crânio durante o crescimento.[6]

Fatores Etiológicos da Maloclusão Relacionados às Vias Aéreas

A avaliação etiológica da maloclusão é um importante dado em ortodontia, já que a gênese da deformidade fornece informações valiosas para o planejamento do tratamento.

A etiopatologia das maloclusões é multifatorial. Dificilmente as características morfológicas individuais do complexo dentocraniofacial de um paciente são determinadas apenas por fatores genéticos ou apenas fatores ambientais. O que ocorre é uma interação entre fatores genéticos e ambientais, e quando ocorre alteração de um deles, inevitavelmente, observam-se alterações no outro.[7]

A respiração nasal é um dos reflexos congênitos não condicionados, ativos na região orofaríngea e vital para o bom funcionamento do organismo, pois é um dos principais fatores estimuladores do crescimento e desenvolvimento esquelético, sendo ainda fundamental para que o recém-nascido sobreviva, assim como a sucção infantil e a deglutição. Porém, quando ocorre alguma obstrução nasal persistente que impeça de respirar por essa via, a criança se condiciona a respirar pela boca, passando a desenvolver a síndrome do respirador bucal, como reflexo adquirido indesejável.[4,5,9,15]

A respiração bucal pode ser considerada síndrome por apresentar vários sintomas como: alterações orofaciais, posturais, oclusais, de comportamento, dificuldades escolares e doenças do sono que interferem na qualidade de vida do indivíduo.[9,15]

A síndrome do respirador bucal é um hábito parafuncional, que é definido como padrões neuromusculares atípicos, que poderão influenciar o desenvolvimento dentocraniofacial da criança.[17] É promovida pelas alterações neuromusculares, produzindo mordida cruzada, mordida aberta, *overjet* alterado e deglutição atípica, podendo também apresentar comprometimento do processo nasomaxilar, em razão da ruptura do equilíbrio fisiológico em que se baseia a arquitetura dentocraniofacial. Apesar de nem todas as crianças com hábito parafuncional de respiração bucal desenvolverem maloclusões, existe um grande vínculo causa-efeito entre os fatores.[17] Na presença do hábito, as alterações dependerão da duração, intensidade e frequência desse hábito.[2,17,18]

A síndrome iniciar-se-á no momento em que houver falta de selamento labial correto, com alteração do espaço orofaríngeo, em função da postura inadequada da língua, mais inferior na cavidade bucal, longe do palato, levando ao rebaixamento mandibular, causando desequilíbrio neuromuscular entre os músculos internos e externos (Figuras 12.9A e 12.9B).[4,9,11]

De acordo com a etiologia, pode-se classificar o respirador bucal em: *respirador bucal orgânico*, o que apresenta obstruções das vias aéreas por hipertrofia de tonsilas faríngeas, hipertrofia de tonsilas palatinas, cornetos inflamados, desvio de septo nasal, pólipos nasais, calos – mucoso ou ósseo, fatores genéticos, tais como espaço nasofaríngeo reduzido e fossas nasais estreitas, e *respirador bucal funcional*, que apresenta rinite alérgica, bronquites, sinusite crônica, e também os fatores viciosos.[4,9,12,15]

Os resultados das infecções frequentes das vias aéreas superiores levam às seguintes consequências: hiponasalidade, respiração bucal, obstrução nasal, ronco, má alimentação, otite média com efusão e sinusite crônica, desvio do septo nasal e rinite alérgica.[19]

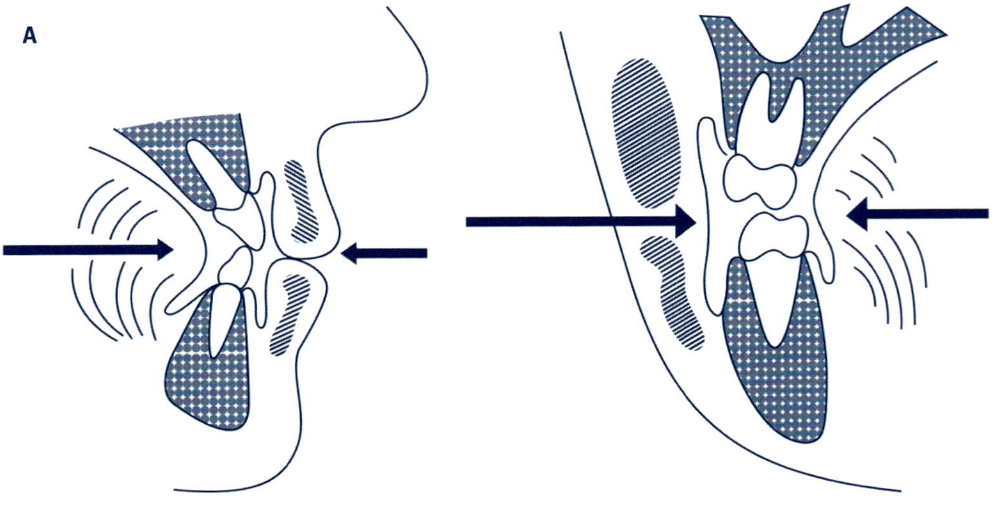

Figura 12.9 – **A** – Equilíbrio muscular, na região anterior, representados pelos músculos internos (língua) e os externos (músculos periorais). **B** – Equilíbrio muscular, na região posterior, representados pelos músculos internos (língua) e os externos (músculos faciais).

A obstrução nasal crônica atribuída à hipertrofia da adenoide é comum na infância, e é a segunda maior causa de obstrução respiratória nessa fase, sendo a rinite alérgica a primeira.[19,20]

Aumento anormal das estruturas dentro dessas áreas anatômicas, como a hipertrofia das conchas nasais e/ou hipertrofia do tecido adenoideano estará presente se a adenoide apresentar um crescimento desequilibrado em relação ao aumento de tamanho da nasofaringe[11], afetando assim o tamanho do espaço aéreo nasal [19], e causando o impedimento da passagem do ar pela via aérea superior. Logo, se a obstrução fosse de tamanho suficiente para impedir a respiração nasal, o resultado poderia ser a adaptação para um modo de respiração pela boca. [10,13]

A diminuição do tamanho do espaço nasofaríngeo pode ser o resultado de uma predisposição anatômica capaz de causar a respiração bucal. Na presença de uma nasofaringe estreita, uma massa pequena de tecido adenoide já seria suficiente para causar uma obstrução. Há uma relação direta entre tamanho de espaço aéreo e porcentagem de respiração nasal. Quanto maior o espaço, melhor qualidade respiratória. [11]

Oclusão Dentária Normal e Maloclusão

Em 1943, Strang definiu oclusão normal como "um complexo estrutural constituído fundamentalmente de dentes e ossos maxilares caracterizados pela relação normal dos chamados planos inclinados dos dentes, que se encontram situados individual e coletivamente em harmonia arquitetônica com seus ossos basais e anatomia craniana, apresentando pontos de contatos proximais e inclinações axiais corretas e sendo associado, a ele: crescimento, desenvolvimento e correlação normais com todos os tecidos e estruturas adjacentes". [2,3] Como se pode ver, existe um equilíbrio funcional de todo o sistema estomatognático e qualquer alteração patológica irá resultar em desorganização e falta de harmonia total, ou em parte, dos componentes do sistema. [2,3]

Maloclusão é o termo utilizado para determinar os desvios da oclusão dentária normal, sendo consequência de alterações do complexo dentoesquelético muscular facial. [2]

A forma dos arcos dentários na dentição permanente varia de acordo com a forma e o tipo craniofacial. [6]

No sentido vertical, denominado de *overbite*, os incisivos superiores cobrem os inferiores, com valor correspondente a um terço da coroa dos incisivos inferiores; na ausência do transpasse tem-se a maloclusão de mordida aberta, e no transpasse acentuado denomina-se sobremordida exagerada. [2,3]

O transpasse horizontal – *overjet* – arcada superior em relação à inferior, mede de 1 a 3 mm. [2,3] A alteração no sentido anteroposterior, horizontal, desenvolve maloclusões do tipo classes I, II e III de Angle, baseada nos primeiros molares superiores, sendo eles chamados de chave de oclusão; dessa forma, os molares superiores e inferiores deveriam relacionar-se de forma que a cúspide mésio-vestibular do primeiro molar superior ocluísse no sulco vestibular do primeiro molar inferior. Com o estabelecimento de um conceito de oclusão normal e um esquema de classificação, qualquer desvio da oclusão ideal, descrita por Angle, é uma maloclusão. [2-4,12] A partir desse conceito, a maloclusão de classe II se dá quando o primeiro molar inferior está posicionado distalmente (para trás) em relação ao primeiro molar superior, o que é observado na maioria dos pacientes respiradores bucais. [4,12,10,15]

O arco superior circunscreve o arco inferior com as bordas dos incisivos e pontas de cúspides dos caninos na região anterior e com as cúspides vestibulares dos molares e pré-molares na região posterior. Isso é padrão de normalidade da oclusão dentária em todas as dentições: decídua, mista e permanente. Quando alguma modificação acontece nesse sentido transverso, em largura da arcada, ocorre uma maloclusão chamada de mordida cruzada.[2,3]

Cada maloclusão deve ser avaliada esqueleticamente nos planos vertical, anteroposterior e transversal, bem como suas características dentárias e interações diversas, porque as maloclusões não são monocausais, ou seja, existem por variados fatores, surgem em diferentes épocas, atuam sobre determinados tecidos ou estruturas e podem provocar múltiplos problemas. Dessa forma, o indivíduo respirador bucal com ausência de selamento labial, que é a característica primordial da síndrome do respirador bucal, pode coexistir com qualquer tipo de maloclusão.[4]

Com o conhecimento dos conceitos da oclusão normal, é possível identificar qualquer desvio de normalidade, diagnosticando, dessa forma, a maloclusão.

Exames e Diagnóstico

Há necessidade de uma avaliação criteriosa das características clínicas dos pacientes, principalmente os que estão em idade de crescimento, e cabe aos profissionais cuidadosos, realizarem detalhados exames: clínico, radiográficos e das vias aéreas, pois por meio desses se obtém um correto diagnóstico e um adequado plano de tratamento e, com conhecimentos dos princípios físicos, biológicos e mecânicos ortodônticos, consegue-se solucionar os problemas e alcançam-se todos os objetivos desejados para o bom crescimento e desenvolvimento dos pacientes.[12]

Exame clínico

Na anamnese, o clínico deve perguntar sobre sintomas associados à respiração bucal, tais como roncos, dispneia e rinorreia.[12]

Os aspectos faciais são tendência à face alta, estreita e parte inferior retruída, podendo incluir, ainda, narinas subdesenvolvidas, com frequente hipertrofia dos cornetos nasais, secreção nasal, aparência de cansaço, com presença de olheiras, expressão facial triste, vaga e distante, posição supina da cabeça (Figura 12.10A).[2-4,9,11,12,15]

O padrão de crescimento dolicofacial tem sido frequentemente associado ao paciente respirador bucal, supostamente por este apresentar o espaço aéreo mais estreito; porém, tal fato não é sustentado por evidências científicas.[21] Parte dos estudiosos do assunto ressalta que, quando o tamanho do espaço nasofaríngeo se apresenta diminuído – seja pela presença da adenoide hipertrofiada, ou pela estrutura anatômica estreita da nasofaringe – o paciente apresenta uma alteração no padrão normal de crescimento e desenvolvimento craniofacial, representada por uma tendência de crescimento mais vertical da face.[11,15,21-23] Pode-se dizer que a predisposição genética para o tipo facial é preponderante, apesar dessa variável sofrer mais influência da respiração nos indivíduos com face longa (Figura 12.11).[21]

Para se determinar adequadamente se o padrão respiratório do paciente é nasal ou bucal, o exame clínico fundamental é a avaliação da posição dos lábios em repouso, que no caso do paciente respirador bucal apresentará falta de selamento labial. Ainda avaliando os lábios, verificam-se lábios hipotônicos, por causa da musculatura perioral flácida, lábio superior curto e o inferior evertido e ambos ressecados, além do sulco nasolabial profundo e o geniano bem marcado (Figura 12.10B).[4,9,11,19]

Num exame oclusal observa-se um palato profundo, alto e atrésico (Figura 12.12G) que se foi modelando, aprofundando e, ao mesmo tempo, como o ar não transita pela cavidade nasal, deixa de penetrar nos seios maxilares que ficam atrésicos, dando um aspecto característico ao paciente.

Nota-se também uma atresia transversa no maxilar superior e inclinação axial dos dentes posteriores no sentido palatino, com consequente mordida cruzada posterior uni ou bilateral óssea e incisivos superiores protrusos.[2,4,11,12,19]

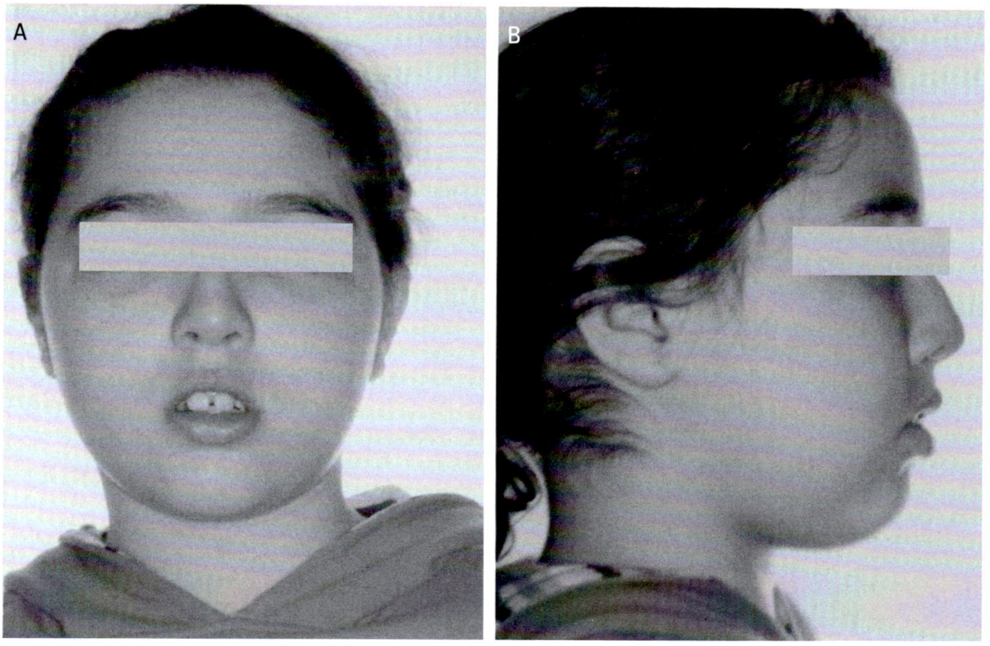

Figura 12.10 – **A** – Fotografia de frente com características clínicas de um paciente respirador bucal. **B** – Fotografia de perfil mostrando a falta de selamento labial, sulco nasolabial profundo e geniano bem marcado.

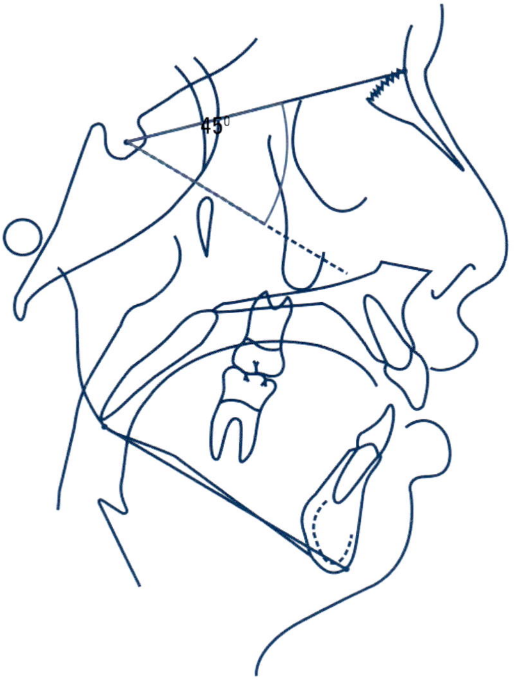

Figura 12.11 – Traçado cefalométrico de perfil com a medida angular do plano mandibular aumentado, mostrando a tendência de crescimento vertical. Valor normal do ângulo do plano mandibular igual a 32°.

A deficiência transversal de largura maxilar pode ser oriunda de fatores genéticos ou ambientais, envolvendo apenas os segmentos dentários posteriores, com grande inclinação para o lado palatino, ou pode estar associada a comprometimento esquelético da maxila, apresentando um aspecto atrésico, com abóboda palatina ogival e estreita.[2-4,12] A língua constantemente abaixada deixará de estimular o crescimento maxilar.[9,12,24] Haverá ressecamento dentário e gengival, promovendo hiperplasia gengival; rebaixamento mandibular, com direção de crescimento vertical mandibular, retrusão mandibular em relação à base do crânio e mordida aberta anterior, molares e caninos em relação de classe II 1º divisão de Angle – dentoalveolar e/ou esquelética[2] – *overjet* acentuado e ausência de *overbite*.[3,4,12]

No exame clínico constata-se, com frequência, a deglutição atípica e postura de língua inadequada acarretando a fonação atípica (Figuras 12.12A a 12.12G).[5]

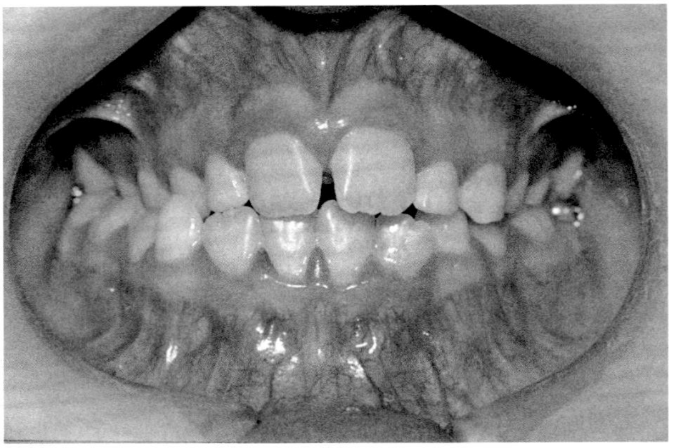

Figura 12.12A – Fotografia intraoral, em oclusão, vista frontal, do paciente respirador bucal, de nove anos, com dentição mista e maloclusão de mordida cruzada posterior.

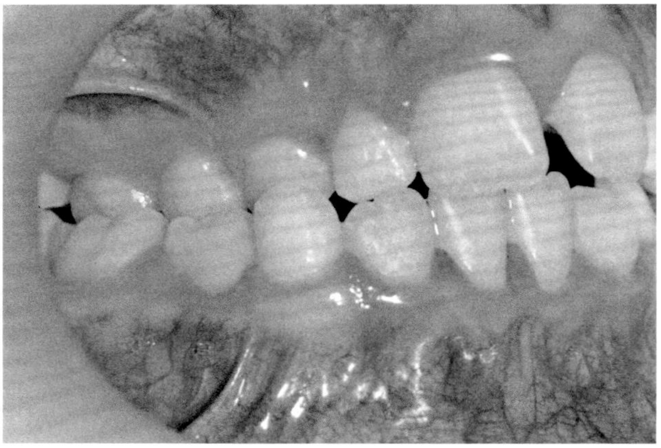

Figura 12.12B – Fotografia intraoral, vista lateral direita, do paciente respirador bucal, de nove anos, com dentição mista.

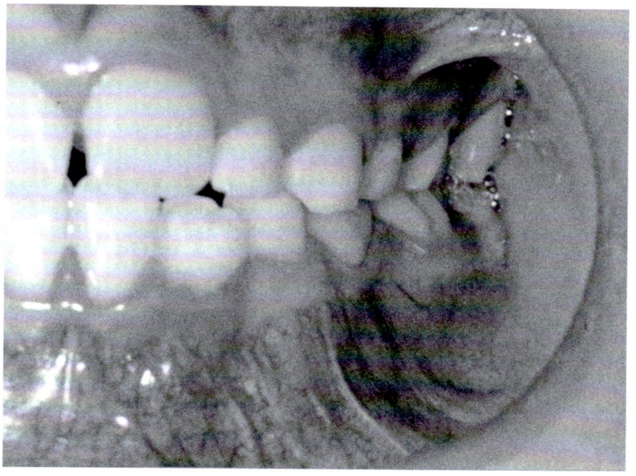

Figura 12.12C – Fotografia intraoral, vista lateral esquerda, do paciente respirador bucal, de nove anos, com dentição mista.

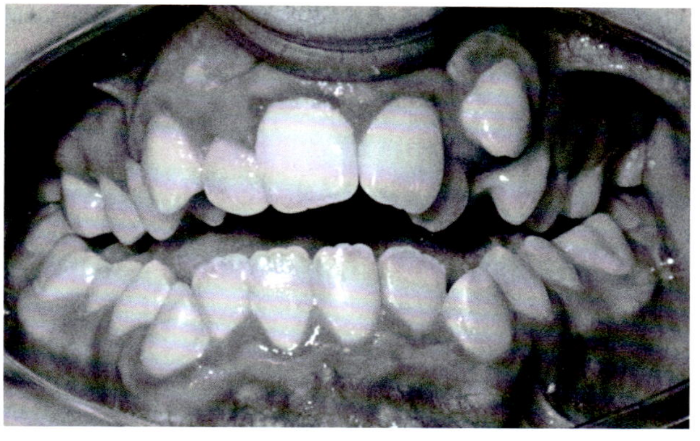

Figura 12.12D – Fotografia intraoral, vista frontal, em oclusão, do paciente respirador bucal, de 14 anos, com dentição permanente e maloclusão de mordida cruzada posterior e mordida aberta.

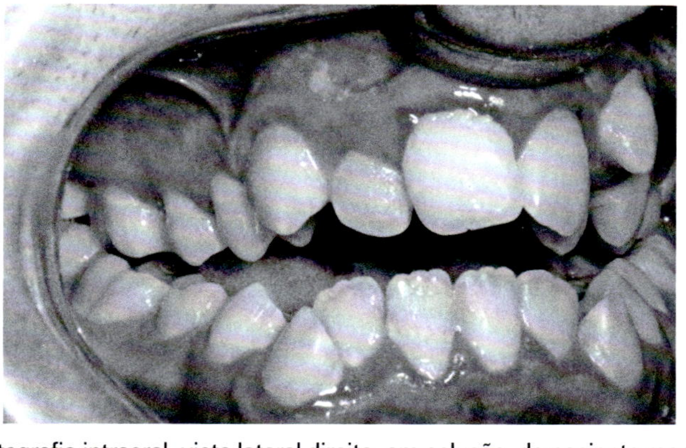

Figura 12.12E – Fotografia intraoral, vista lateral direita, em oclusão, do paciente respirador bucal, de 14 anos, com dentição permanente e maloclusão de mordida cruzada posterior e mordida aberta.

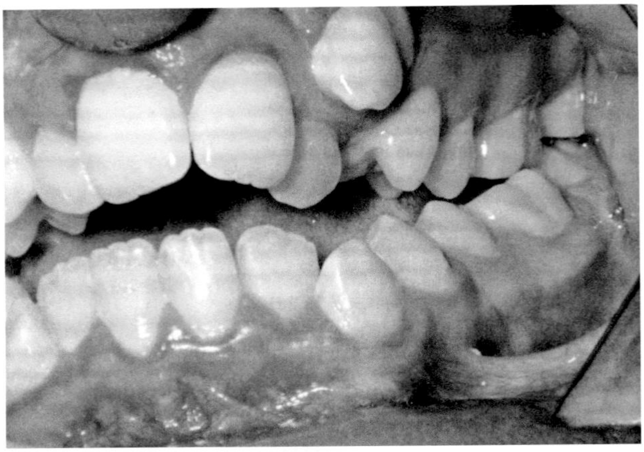

Figura 12.12F – Fotografia intraoral, vista lateral esquerda, em oclusão, do paciente respirador bucal, de 14 anos, com dentição permanente e maloclusão de mordida cruzada posterior e mordida aberta.

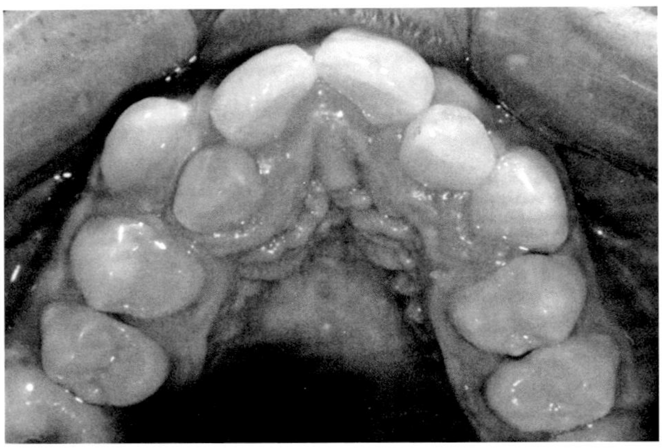

Figura 12.12G – Fotografia oclusal do paciente respirador bucal, de 14 anos, dentição permanente, mostrando a atresia da maxila, palato profundo e estreito.

Exames dos modelos de gesso

Os modelos proporcionam um arquivo tridimensional da dentição, auxiliando no cálculo de sua análise, avaliando a anatomia dentária, a intercuspidação, a forma do arco e possibilitando o diagnóstico e o planejamento do tratamento, além da confecção de possíveis aparelhos auxiliares e interceptores para o caso, permitindo um estudo comparativo da evolução do tratamento (Figuras 12.13A a 12.13C).[2]

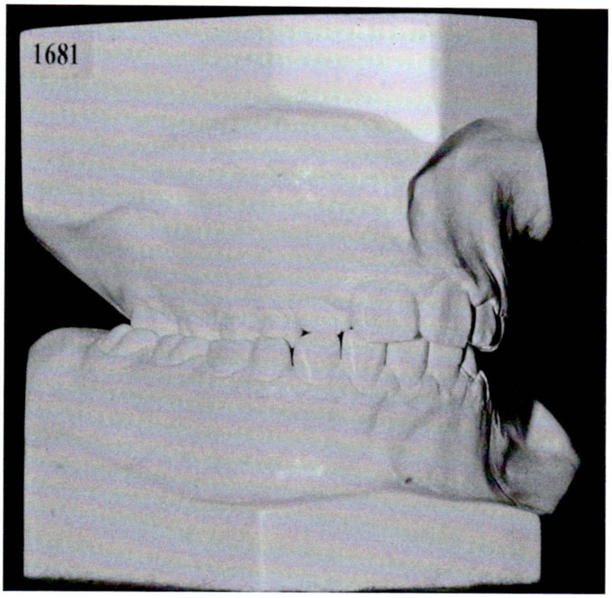

Figura 12.13A – Modelo de gesso para estudo, planejamento e registro do paciente, demonstrando a maloclusão de mordida cruzada posterior do lado direito.

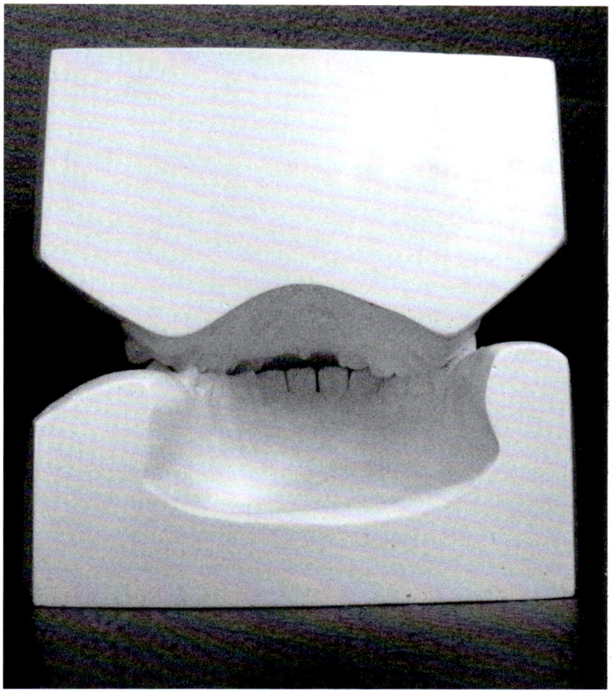

Figura 12.13B – Modelo de gesso, em oclusão, vista póstero-anterior, para avaliação da maloclusão pelas faces linguais dos dentes.

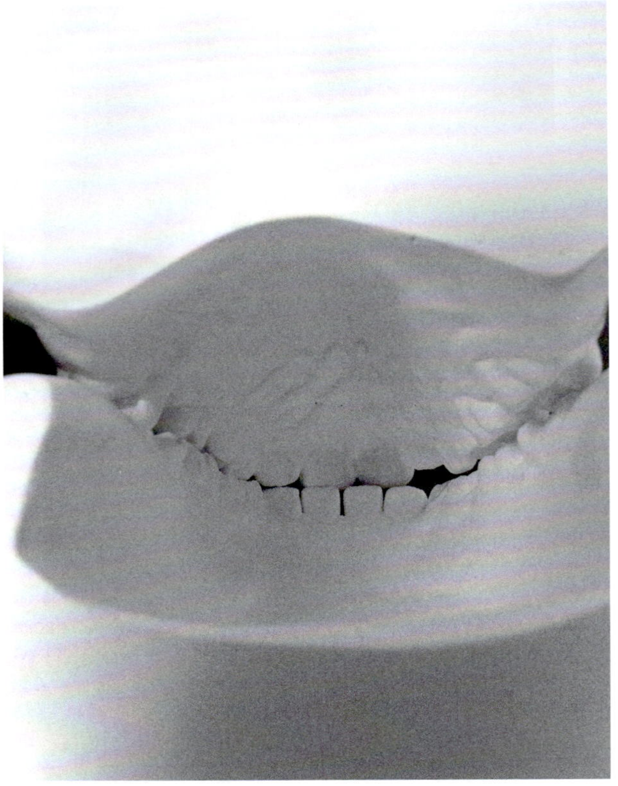

Figura 12.13C – Modelo de gesso, numa vista póstero-anterior, mais aproximada, observando a profundidade do palato.

Exames radiográficos

A radiografia cefalométrica de perfil ou lateral, junto com o exame clínico, a história do paciente e a experiência e conhecimento do profissional são suficientes para fazer um diagnóstico inicial provável do paciente.[23]

Pela importância dos processos de deglutição e respiração, a nasofaringe e a orofaringe são segmentos da faringe mais relevantes para a odontologia.[25] As alterações morfodimensionais no espaço faríngeo das vias aéreas podem interferir no processo dinâmico do crescimento e desenvolvimento dentocraniofacial.[25]

Por meio de medidas lineares dos espaços nasofaríngeo e orofaríngeo, obtêm-se informações suficientes da extensão da obstrução das vias aéreas.[10,19,26,27]

A radiografia lateral da face com penetração para partes moles, para a visualização da região do *cavum*, é um estudo facilmente acessível para o médico e o ortodontista, e um exame relativamente cômodo para a criança, constituindo-se num método simples para a determinação do tamanho, forma e posição das tonsilas (Figura 12.14).[24-26]

A distância do palato mole à parede faríngea posterior obtida na radiografia cefalométrica de perfil tem mostrado ser superior a outros métodos radiográficos na determinação do tamanho da adenoide e do espaço nasofaríngeo. Além de fornecer informações a respeito do espaço nasofaríngeo e hipertrofia adenoideana, a radiografia cefalométrica de perfil permite

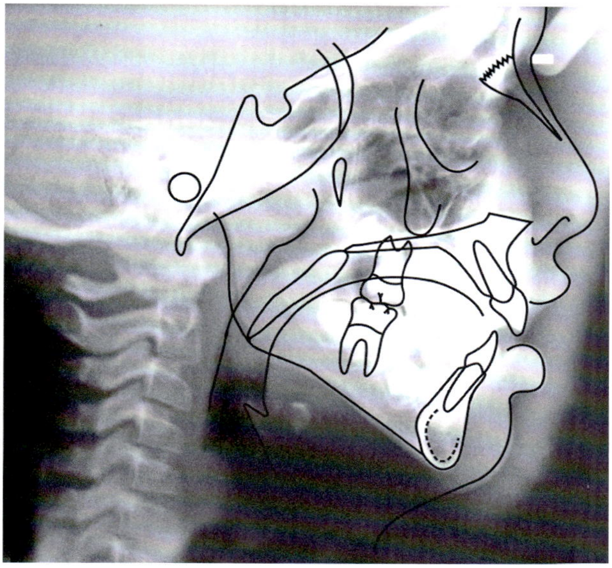

Figura 12.14 – Radiografia cefalométrica de perfil com traçado cefalométrico para diagnóstico e plano de tratamento.

uma boa avaliação da morfologia e posição das estruturas dentofaciais, o que a torna um instrumento de grande utilidade no diagnóstico da obstrução nasal e das alterações estruturais da face.[23]

Nesse exame radiográfico é possível avaliar desvios significativos da normalidade e evidências patológicas, observar obstruções da cavidade nasal como, por exemplo, o aumento dos cornetos por causa do ar repleto de agentes irritantes ou alergia, desvio acentuado do septo nasal ou hipertrofia das tonsilas faríngeas.[23,27]

Na realização do exame de radiografia cefalométrica de perfil com finalidade de avaliação do espaço nasofaríngeo é importante que o paciente seja orientado a não deglutir no momento da tomada radiográfica, porque durante a deglutição o palato mole sobe, alterando sua posição, comprometendo a medição do espaço aéreo.[25,27]

A avaliação do espaço nasofaríngeo é realizada no traçado cefalométrico de perfil, medindo a distância linear ENP-ad_2, correspondente à distância do ponto espinha nasal posterior até o ponto ad_2, localizado na interseção da linha ENP-S_o com a parede posterior da nasofaringe. O ponto S_o corresponde a um ponto médio, determinado sobre uma linha que une os pontos sela (S) e o básio (Ba) (Figuras 12.15A e 12.15B).[27]

Os valores normais para o espaço nasofaríngeo são de 12 mm para pacientes na fase de dentição mista, e de 17,4 mm para pacientes na dentição permanente.[11] Para valores menores ou igual a 5 mm, há um indicativo de obstrução nasal.[11]

Quanto maior o tamanho do espaço aéreo, maior a porcentagem de respiração nasal, havendo uma relação direta. O tamanho da tonsila faríngea deverá ser extremamente aumentado para afetar o tamanho do espaço aéreo nasal. A respiração bucal causada pela diminuição do tamanho do espaço nasofaríngeo pode também, ser o resultado de uma predisposição anatômica.[11]

O espaço orofaríngeo está relacionado ao correto posicionamento da língua, pois as consequências dessa alteração são muito prejudiciais, podendo acarretar maloclusões, fonação e deglutição atípicas e apneia obstrutiva do sono.[25]

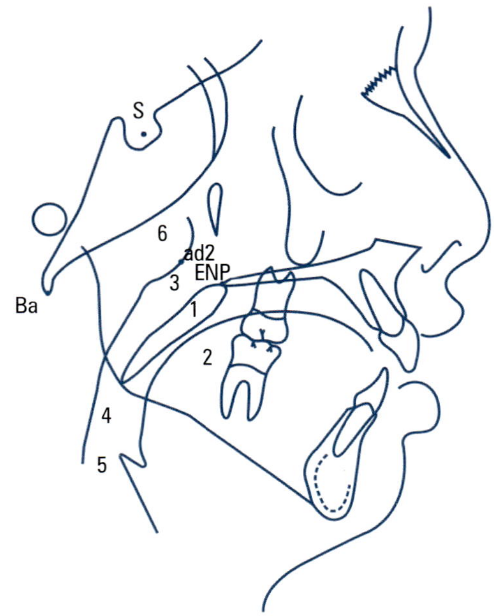

Figura 12.15A – Traçado cefalométrico de perfil com os pontos e estruturas anatômicas utilizadas para avaliação do espaço nasofaríngeo. (**Ba**) Básio; (**S**) sela túrcica; (**ad2**) adenoide; (**ENP**) espinha nasal posterior; (**1**) palato mole; (**2**) contorno da língua; (**3**) nasofaringe; (**4**) orofaringe; (**5**) epiglote; (**6**) contorno da adenoide.

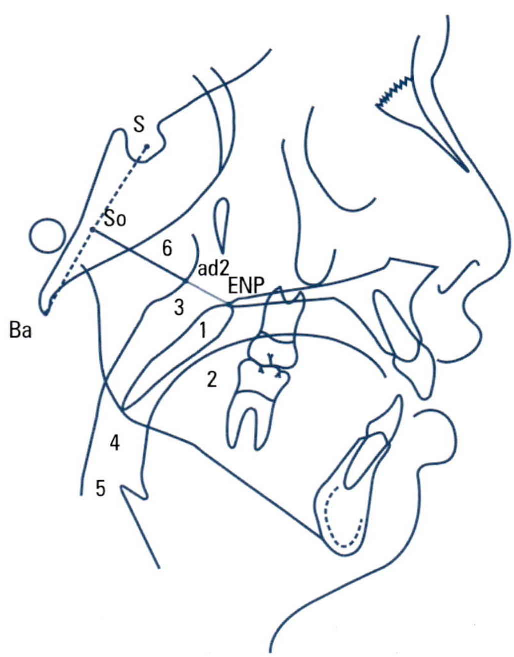

Figura 12.15B – Traçado cefalométrico de perfil para a mensuração linear do espaço nasofarígeo. (**So**) ponto médio da linha **S-Ba**.

No traçado realizado sobre a radiografia cefalométrica de perfil utilizam-se os seguintes pontos anatômicos: sínfise, corpo mandibular, ramo mandibular; ângulo goníaco, dentes (incisivo inferior e molar inferior) e contorno da orofaringe (f_1), palato mole e língua (f_2). A mensuração será realizada na distância linear entre os pontos f_1 e f_2 (Figura 12.16).[27]

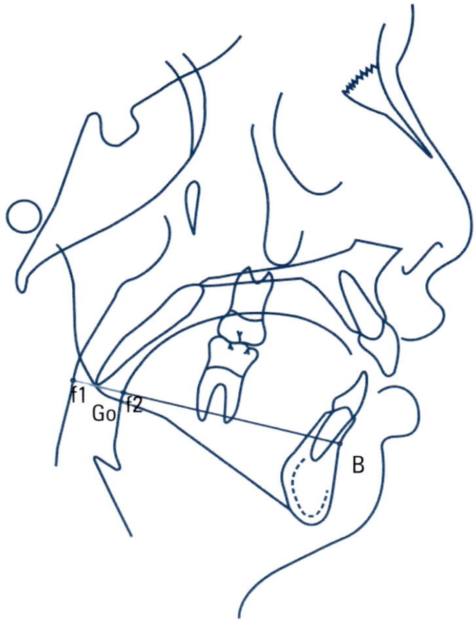

Figura 12.16 – Traçado cefalométrico de perfil com os pontos e estruturas anatômicas e mensuração linear do espaço orofaríngeo. (**B**) Contorno mais côncavo da sínfise; (**Go**) gônio; (**f1**) parede posterior da faringe; (**f2**) dorso da base da língua.

Valores normais para a profundidade da orofaringe: entre 8,76mm e 14,86, para faixa etária 6-11 anos; entre 9,07mm e 15,07 mm, para faixa etária 12-17anos; e entre 9,55mm e 16,99mm para faixa etária 18-23 anos.[16] Para os autores, a profundidade do espaço orofaríngeo varia de acordo com a idade do paciente, não devendo, portanto, adotar um valor médio para representar todas as faixas etárias.[25]

O paciente com maloclusão do tipo classe III de Angle, apresenta o espaço orofaríngeo maior do que o paciente com maloclusão tipo classe I e classe II de Angle, isso porque apresenta a língua posicionada mais anterior na cavidade oral e a mandíbula mais protruída.[25] O espaço diminuído pode ser um indicativo de apneia do sono, com a língua posicionada mais posteriormente na cavidade oral.[25]

A importância desses valores normais, do espaço nasofaríngeo e orofaríngeo, na ortodontia, está relacionada ao correto diagnóstico e adequado plano de tratamento do caso, para evitar o agravamento da maloclusão e a recidiva do caso tratado.[25,27]

A radiografia cefalométrica frontal ou posteroanterior (PA) é outro exame radiográfico que pode proporcionar uma avaliação das dimensões transversais da face, possibilitando uma visão mais ampla para o diagnóstico das mordidas cruzadas e das modificações ortopédicas inerentes à disjunção rápida da sutura palatina mediana.[2]

Exames das vias aéreas

A radiografia cefalométrica é apropriada para avaliação de crianças com suspeita de hipertrofia adenoideana, porém outros exames das vias aéreas são indicados para permitir uma observação visual e direta da nasofaringe, assim como a nasofibroscopia flexível, pois essa será uma complementação do exame radiográfico, estabelecendo de forma fidedigna as relações do conteúdo e do espaço nasofaríngeo. Mede também as áreas seccionais e os volumes de diferentes segmentos da cavidade nasal. [11,24]

A técnica permite medições consecutivas de diferentes segmentos da cavidade nasal, desde as narinas até as coanas e, desse modo, a identificação exata do local das diferentes constrições que contribuem para a resistência nasal, de forma rápida e não invasiva, sem a necessidade da participação ativa do paciente.[24]

A rinoscopia anterior é exame físico, capaz de avaliar o vestíbulo nasal, válvula nasal, a porção anterior do septo nasal e cornetos inferiores e médio, verificando coloração, tamanho e edema.[12]

Rinomanometria é um teste dinâmico, baseado em princípios fisiológicos que avalia a resistência oferecida pela cavidade nasal à passagem do fluxo aéreo.[12]

Esses exames, porém, são de competência da área médica, porque se houver algum fator etiológico de obstrução das vias aéreas, deverão ser feitos o diagnóstico e o tratamento adequados para o respectivo caso.

Quando e como Tratar

O hábito parafuncional da respiração bucal, considerado deletério, ocasiona a perda do equilíbrio do padrão do funcionamento muscular que, sendo induzido por atos reflexos[3], torna sua ação duradoura, alterando o crescimento e o desenvolvimento do complexo craniofacial e a oclusão dentária.[2,4,5,12,28] A interceptação precoce desse hábito, na maioria dos casos, torna-se primordial para evitar alterações no curso normal do crescimento e do desenvolvimento dentocraniofacial e da normalização do equilíbrio muscular, o que resultará na estabilidade do tratamento ortodôntico.[4,5,12,28]

Não existe um plano de tratamento específico, como se fosse uma "fórmula", para tratar as maloclusões apresentadas pelo paciente respirador bucal, cada caso deve receber diagnóstico e tratamento especiais.[4] Contudo, o respirador bucal, geralmente, necessita corrigir a mordida cruzada posterior causada pela atresia da maxila com constrição dos segmentos dentais posteriores, e a disjunção palatina é um recurso de grande valia na prática ortodôntica e que obtém melhores resultados quando indicada precocemente. [12] O rompimento da sutura palatina mediana (Figura 12.17) e a desorganização das demais suturas do complexo craniofacial possibilitam a correção da mordida cruzada posterior, aumentando o perímetro do arco maxilar, pois garante ganho real de tecido ósseo na dimensão transversal da maxila e alterando as dimensões internas da cavidade nasal, com aumento médio de 2 a 4,5 mm. [11,16] O efeito total é um aumento na capacidade intranasal, com o alargamento mecânico do nariz, tornando a respiração nasal mais fácil e podendo permitir que o paciente com insuficiência nasal passe a respirar mais livremente.[3,11,16,28]

O sucesso da disjunção da maxila depende principalmente da flexibilidade óssea e isso guarda relação inversa com a idade cronológica do paciente. Quanto mais idade tem o paciente, menor a flexibilidade óssea, ou seja, maior rigidez estrutural do esqueleto e menor é o efeito ortopédico induzido pelo procedimento de disjunção palatal (Figuras 12.18A a 12.18D).[1,16,29]

Estudos demonstraram que a dimensão transversa da maxila cresce menos e para mais cedo, daí a necessidade de uma intervenção precoce nas maloclusões de mordida cruzada posterior originárias do respirador bucal.[16]

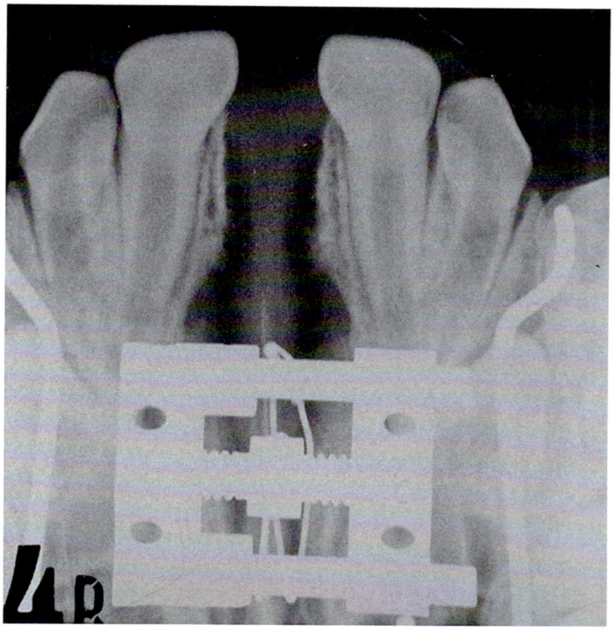

Figura 12.17 – Radiografia oclusal mostrando o rompimento da sutura palatina mediana, como resultado do tratamento ortodôntico de disjunção palatal.

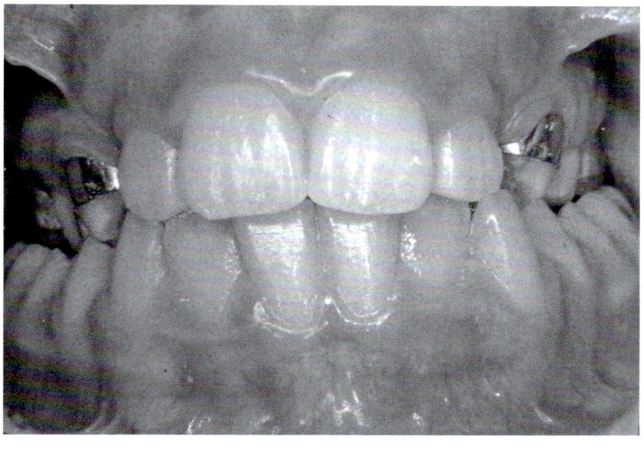

Figura 12.18A – Fotografia intraoral, vista frontal, registrando a mordida cruzada posterior.

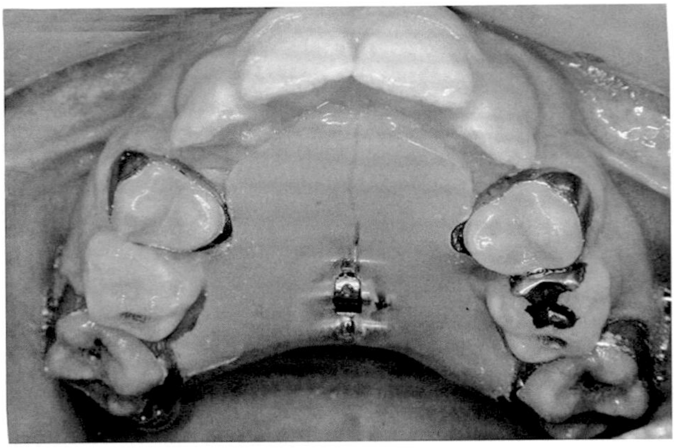

Figura 12.18B – Fotografia intraoral oclusal, mostrando o aparelho de disjunção palatal do tipo Haas, instalado de forma fixa no paciente com atresia de maxila.

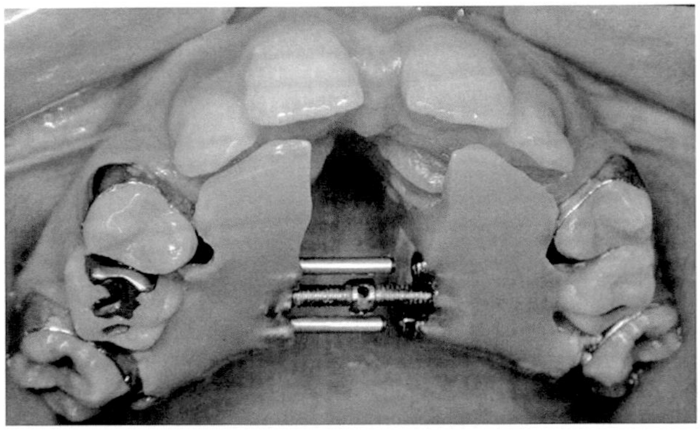

Figura 12.18C – Fotografia intraoral oclusal do aparelho aberto, realizando a disjunção.

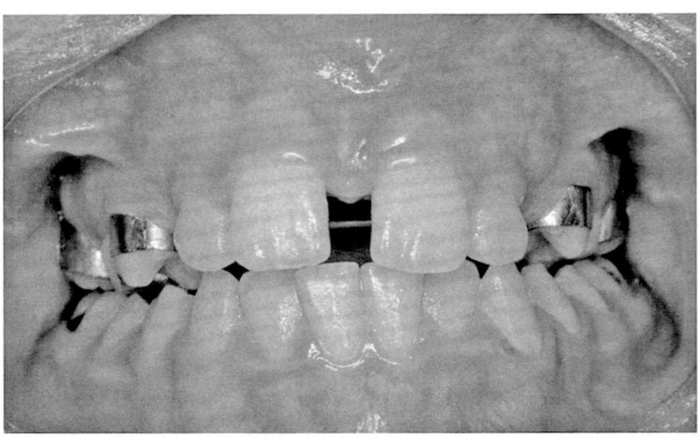

Figura 12.18D – Fotografia intraoral, vista de frente, mostrando a abertura do diastema entre os incisivos centrais superiores e a correção da mordida cruzada posterior.

A correção precoce da mordida cruzada posterior é aceita em toda literatura ortodôntica mundial, pelos seguintes fundamentos: aproveita a bioplasticidade óssea, pois por meio da correção esquelética proporciona melhor relacionamento esquelético entre as bases ósseas; redireciona os germes dos dentes permanentes numa posição mais favorável ao desenvolvimento, elimina as posições desfavoráveis da articulação temporomandibular, estabelecendo relações simétricas na posição do côndilo dentro da fossa articular e contribui na aquisição de melhor qualidade de vida da criança, principalmente, nos casos em que o comprometimento estético é bem evidente.[1,11,12,19,28]

O aparelho de disjunção rápida da maxila, tipo Haas, é o mais utilizado pelos ortodontistas e faz parte de um tratamento interceptativo e simples, podendo ser indicado para as três dentições – decídua, mista ou permanente, porém, deve-se dar bastante atenção à idade cronológica do paciente.[5]

Existem três estágios distintos na disjunção palatal: a ativação do parafuso, durante 25 a 30 dias, a estabilização, em que o aparelho fica parado e fixado no palato por quatro meses e a contenção para permitir a cicatrização com uma placa de acrílico removível por três meses. (Figura 12.19).[5,16]

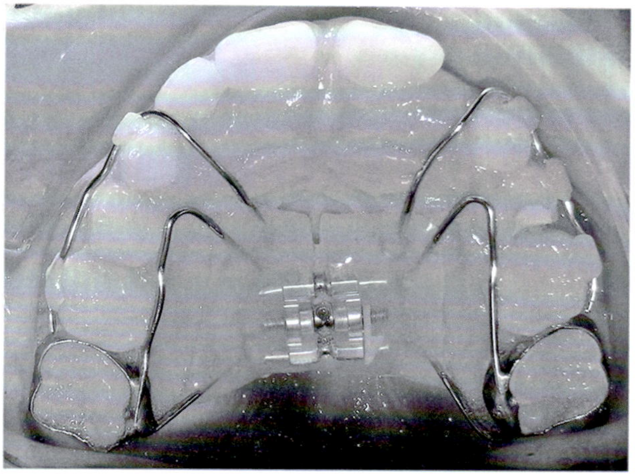

Figura 12.19 – Aparelho disjuntor palatal tipo Haas modificado.

No procedimento da adenoamigdalectomia há uma melhora miofuncional espontânea em relação à postura e à tonicidade de lábios, e da língua em relação à tonicidade dos músculos da mastigação.[20,26] Porém, um procedimento menos radical seria a disjunção palatal que aumenta as vias aéreas.[1,11,12] Estudos realizados com pacientes respiradores bucais e tratados com disjunção maxilar concluíram que a disjunção é benéfica a esses indivíduos, por haver aumento no volume nasal.[1,28,29]

Contudo, expansão rápida da maxila não se justifica, por si só, como forma de induzir um padrão nasal de respiração, apesar dos benefícios trazidos pela disjunção em termo de permeabilidade nasal. Se não houver presença de mordida cruzada posterior, deve-se planejar com critério os movimentos desejados e controlar ao máximo seus efeitos colaterais, não permitindo que estes se tornem um problema para atingir os objetivos almejados.[1,11,12,19,28]

De acordo com o caráter ortopédico do procedimento, tem-se que apresenta limitações de idade para sua realização. Após o final do crescimento ativo, a quantidade de força necessária para o rompimento da sutura fica significativamente alta, resultando em dor, possibilidade de fenestração radicular e necrose da mucosa palatina. Nesses casos, a disjunção é associada a um procedimento cirúrgico, denominado expansão cirurgicamente assistida.[1,11]

Interação com Outras Áreas da Saúde

Os pacientes respiradores bucais requerem tratamento integrado, sequencial ou simultâneo entre os diferentes profissionais envolvidos. É um tratamento multidisciplinar.[4,5]

Sabe-se que o primeiro profissional a ser procurado pelo paciente é o otorrinolaringologista ou alergista, habilitado para o diagnóstico e o tratamento das obstruções das vias aéreas, mas mesmo com as terapias médicas, o paciente necessita solucionar o problema da maloclusão e da falta de selamento labial com a orientação do ortodontista por meio de aparelho ortodôntico ou ortopédico.[4,5]

O sucesso da terapia ortodôntica não se limita à indicação de um aparelho adequado, mas também à busca da estabilidade funcional, propiciada, às vezes, por condições que fogem do campo de atuação do ortodontista, sendo então necessária a interação com outros profissionais relacionados ao caso.

O restabelecimento da permeabilidade nasofaríngea deverá ser completado com tratamento fisioterápico, com auxílio de um fonoaudiólogo. É necessário que a musculatura seja reabilitada por meio de exercícios funcionais que fortaleçam os músculos periorais, para que os lábios se mantenham juntos, promovendo assim a reeducação da respiração nasal, pois o selamento labial é de fundamental importância – de nada adiantaria o paciente respirar pelo nariz e continuar com os lábios abertos.[4,5,9]

Considerações Finais

1. O estabelecimento da respiração bucal compromete o desenvolvimento do processo nasomaxilar, em razão da ruptura do equilíbrio fisiológico em que se baseia a arquitetura dentocraniofacial, distúrbios que acometem a funcionalidade do sistema estomatognático.
2. Um dos principais sinais clínicos de problemas disfuncionais é a diminuição dos movimentos mandibulares (lateralidade e protrusiva), fatores encontrados nos pacientes com hábito parafuncional de respiração nasal.
3. Quanto mais vertical a face do paciente, juntamente com a influência da respiração bucal, maior tendência ao agravamento de desarmonias dentofaciais, devendo por esse motivo recomendar um diagnóstico precoce e tratamento multidisciplinar especializado.
4. O fator mais importante a ser avaliado no exame clínico do paciente é a posição dos lábios em repouso, como se encontram – abertos ou fechados. Essa avaliação é fundamental, pois não adianta o paciente respirar pelo nariz se a boca permanecer aberta, em repouso.
5. Paciente respirador bucal, na grande maioria, apresenta falta de selamento labial, mordida cruzada posterior, mordida aberta anterior, maloclusão tipo classe II 1ªdivisão de Angle, fonação e deglutição atípicas.
6. Radiografia cefalométrica de perfil é um excelente exame para avaliação das vias aéreas. Mas é importante lembrar que os índices cefalométricos, ora apresentados, devem ser utilizados apenas como guias, e não considerados como único critério de diagnóstico da obstrução das vias aéreas. Tais índices devem ser aliados a outros exames de acordo com o caso em especial.
7. A administração noturna de medicamentos a pacientes com respiradores bucais deve ser seguida de higienização antes de dormir para evitar cáries.

REFERÊNCIAS BIBLIOGRÁFICAS

1. Scanavini MA, Reis SAB, Simões MM, et al. Avaliação comparativa dos efeitos maxilares da expansão rápida da maxila com os aparelhos de Haas e Hyrax. Rev Dent Press Ortodon Ortopedi Facial. 2006;11:60-71.
2. Proffit WR, Fields HW Jr. Ortodontia contemporânea. 3ª ed. Rio de Janeiro: Guanabara Koogan; 2002.
3. Almeida MAO, Quintão CCA, Capelli JJ. Ortodontia – Fundamentos e aplicações clínicas. 1ª ed. Rio de Janeiro: Guanabara Koogan; 2008.
4. Bresolin D, Shapiro PA, Shapiro GG, et al. Mouth breathing in allergic children: Its relationship to dentofacial development. Am J Orthod. 1983;83:334-40.
5. Gurgel JA, Almeida RR, Dell'Aringa AR, et al. A Terapia multidisciplinar no tratamento da respiração bucal e do hábito prologado de sucção digital ou de chupeta. Rev Dent Press Ortodon Ortopedi Facial. 2003;8:81-91.
6. Enlow DH, Hans MG. Noções básicas sobre crescimento facial. 1ª reimpr. São Paulo: Livraria Santos Editora; 2002.
7. Rakosi T, Jonas I, Graber TM. Ortodontia e ortopedia facial: Diagnóstico. Porto Alegre: Editora Artes Médicas Sul; 1999. p.6-34.
8. Moss ML. The primary role of functional matricus in facial grouth. Am J Orthod. 1969;55:566-77.
9. Hoffmann CF, Machado FCM, Mezzomo CL. Relação entre tipo facial e postura de lábios e língua em respiradores bucais. Rev Dent Press Ortodon Ortopedi Facial. 2012;11:120-5.
10. Subtelny JD. Oral respiration: facial maldevelopment and corrective dentofacial orthopedics. Angle Orthod. 1980;50:147-64.
11. Castro AMA, Vasconcelos MHF. Avaliação da influência do tipo facial nos tamanhos dos espaços aéreos nasofaríngeo e bucofaríngeo. Rev Dent Press Ortodon Ortopedi Facial. 2008;13:45-50.
12. Difrancesco RC, Bregola EGP, Pereira LS, et al. A obstrução nasal e o diagnóstico ortodôntico. Rev Dent Press Ortodon Ortopedi Facial. 2006;11:107-13.
13. Subtelny JD. The significance of adenoid tissue in orthodontia. Angle Orthod. 1954;24:59-69.
14. Sobotta J. Atlas de Anatomia Humana. 21ª ed. Rio de Janeiro: Guanabara Koogan; 2000.
15. Ricketts RM. Respiratory obstruction syndrome. Am J Orthofd. 1968;54:495-514.
16. Haas AJ. The treatment of maxillary deficiency by opening the midpalatal suture. Angle Orthod. 1965;35:200-17.
17. Bonato LL, Guimarães JP, Lopes RM, et al. Hábitos parafuncionais na dentição decídua: associação com disfunção dos movimentos mandibulares e desordem craniomandibular. Rev Dent Press Ortodon Ortopedi Facial. 2012; 11:50-5.
18. Rakosi T, Jonas I, Graber TM. Ortodontia e ortopedia facial: Diagnóstico. Porto Alegre: Editora Artes Médicas Sul; 1999. p.6-34.
19. Marmitt NRF, Souza JEP, Júnior PA, et al. A influência das tonsilas faríngea e palatinas no desenvolvimento craniofacial. Ortodontia SPO. 2009;42:60-6.
20. Valera FCP, Travitzki LVV, Anselmo-Lima WT. Myofunctional evaluation after surgery for tonsils hypertrophy and its correlation to breathing pattern: a 2-year-follow up. Int J Pediatr Otorhinolaryngol. 2006;70:221-5.
21. Bizetto MS, Maruo H, Shimizu RH, et al. Estudo cefalométrico comparativo em crianças respiradoras bucais e nasais nos diferentes tipos faciais. Rev Dent Press Ortodon Ortopedi Facial. 2004;9:79-87.
22. Fields HW, Warren DW, Black K, et al. Relationship between vertical dentofacial morphology and respiration in adolescents. Am J Orthod Dentofacial Orthop. 1991;99:147-54.
23. Santos-Pinto A, Paulin RF, Melo ACM, et al. A influência da redução do espaço nasofaringeano na morfologia facial de pré-adolescentes. Rev Dent Press Ortodon Ortopedi Facial. 2004;9:19-25.
24. Lourenço EA, Lopes KC, Pontes A Jr, et al. Estudo comparativo radiológico e nasofibroscópio do volume adenoideano em crianças respiratórias orais. Rev Bras Otorrinolaringol. 2005;71:23-8.
25. Nuernberg CHG, Vilella OV. Avaliação cefalométrica da orofaringe. Rev Odonto Ciênc. 2006;21(54):370-5.
26. Vilella BS, Vilella OV, Koch HA. Growth of the nasopharynx and adenoidal development in Brazilian subjects. Braz Oral Res. 2006;20:70-5.
27. Vilella OV. Manual de Cefalometria. 3ª ed. Rio de Janeiro: Revinter; 2009. p.187-93.
28. Hargerink DV, Vig PS, Abbott DW. The effect of rapid maxillary expansion on nasal airway resistance. Am J Orthod Dentofacial Orthop. 1987;92:381-9.
29. Warren DW, Hershey HG, Turvey TA, Hinton VA, Hairfield WM. The nasal airway following maxillary expansion. Am J Orthod. 1987;91:111-6.

25. Nuernberg CHG, Vilella OV. Avaliação cefalométrica da orofaringe. Rev Odonto Ciênc. 2006;21(54):370-5.
26. Vilella BS, Vilella OV, Koch HA. Growth of the nasopharynx and adenoidal development in Brazilian subjects. Braz Oral Res. 2006;20:70-5.
27. Vilella OV. Manual de Cefalometria. 3ª ed. Rio de Janeiro: Revinter; 2009. p.187-93.
28. Hargerink DV, Vig PS, Abbott DW. The effect of rapid maxillary expansion on nasal airway resistance. Am J Orthod Dentofacial Orthop. 1987;92:381-9.
29. Warren DW, Hershey HG, Turvey TA, Hinton VA, Hairfield WM. The nasal airway following maxillary expansion. Am J Orthod. 1987;91:111-6.

Capítulo **13**

Distúrbios Respiratórios do Sono

Reginaldo Raimundo Fujita
Emília Leite de Barros Costa

Introdução

Os distúrbios respiratórios do sono em crianças abrangem várias doenças respiratórias que ocorrem durante o sono, como observado no Quadro 13.1. Neste capítulo abordaremos somente os distúrbios respiratórios obstrutivos do sono (DRS), que compreendem um espectro de alterações que variam do ronco primário até, como condição mais relevante, a síndrome da apneia obstrutiva do sono (SAOS).

Quadro 13.1 – Distúrbios Respiratórios do Sono em Crianças
• Morte súbita do lactente • Evento de aparente risco de vida • Apneia da prematuridade • Apneia do lactente • Síndrome da hipoventilação central congênita • Distúrbios respiratórios obstrutivos do sono

Epidemiologia

Estima-se uma prevalência de 8 a 12% de ronco primário e 1 a 3% de SAOS nas crianças, com um pico de incidência dos dois aos oito anos de idade e predomínio discreto no gênero masculino.[1]

Etiologia/fatores de risco

Os DRS resultam da obstrução anatômica ou funcional da via aérea superior por uma combinação de fatores: diminuição da patência da via aérea superior, redução do tônus da musculatura faríngea e diminuição da resposta respiratória central (Quadro 13.2).

Quadro 13.2 – Fatores etiológicos dos DRS
Causas de diminuição da patência da via aérea superior
Hipertrofia das tonsilas palatinas e/ou faríngea
Rinite alérgica associada à obstrução nasal
Desvio septal
Refluxo gastroesofágico
Obesidade
Doenças de depósito (mucopolissacaridoses)
Malformações craniofaciais (incluindo hipoplasia de maxila e mandíbula)
Causas de redução do tônus da musculatura faríngea
Doenças neuromusculares
Hipotireoidismo
Causas de diminuição da resposta respiratória central
Lesões cerebrais (tumores, trauma, isquemia)
Malformação de Arnold-Chiari
Mielomeningocele

Fisiopatologia

A fisiopatologia da SAOS na infância é complexa e depende da interação de fatores:

1. Anatômicos;
2. Estabilidade da via aérea superior (ativação neuromuscular);
3. Controle ventilatório;
4. Limiar de despertar.

Fatores anatômicos

Os fatores anatômicos que levam à obstrução e consequente aumento da resistência das vias aéreas superiores podem ser esqueléticos ou aumento de tecidos moles. Os principais fatores esqueléticos são o hipodesenvolvimento ou retroposicionamento de maxila e/ou mandíbula. O aumento de tecidos moles está relacionado à hipertrofia adenoamigdaliana, obesidade e doenças de depósito (ex.: mucopolissacaridose).[2]

O desenvolvimento craniofacial depende de fatores genéticos e ambientais, como a respiração oral. Os tecidos moles da via aérea superior têm um pico de crescimento mais rápido que o esqueleto, por volta dos três aos cinco anos, podendo causar obstrução ou redução do fluxo aéreo. A respiração oral influencia na morfologia dentoalveolar, resultando em palato ogival, atresia maxilar, retrognatia, e aumento da face no sentido longitudinal (síndrome da face longa).[2] Portanto, a obstrução da via aérea não só leva à DRS como também afeta o desenvolvimento do esqueleto facial, que por sua vez aumenta o risco para SAOS no futuro.

Ativação neuromuscular

O calibre da via aérea depende do equilíbrio entre as propriedades viscoelásticas da faringe, da ativação neuromuscular dos músculos dilatadores da faringe e da pressão transmural. Os principais músculos dilatadores da faringe são genioglosso, hioglosso e estiloglosso, os quais apresentam uma resposta normal aos estímulos durante a vigília. Durante o sono, os mecanismos compensadores neuromusculares estão diminuídos, principalmente durante o sono REM, em que há atonia muscular e redução do volume pulmonar. Estudos evidenciam que pacientes com SAOS apresentam uma resposta ainda mais diminuída da musculatura durante o sono.[2]

Controle ventilatório

O principal estímulo do controle ventilatório central é o CO_2. A obstrução da via aérea leva a aumento do esforço respiratório e hiperventilação, com consequente hipocapnia. Os baixos níveis de CO_2 estimulam a musculatura faríngea a reduzir ainda mais o calibre da via aérea, piorando a obstrução. Além disso, se a diminuição dos níveis de CO_2 for mais intensa, pode levar a eventos de apneia central. Esse mecanismo torna-se um ciclo: aumento do esforço respiratório, hipocapnia, apneia, aumento do esforço respiratório e assim por diante.[2]

Limiar de despertar

Sabe-se que um despertar imediatamente abre a via aérea e normaliza as trocas gasosas. Estudos evidenciam que crianças com apneia aparentemente apresentam um limiar de despertar aumentado para estímulos como hipercapnia e esforço respiratório. Os eventos obstrutivos (apneia e hipopneia) podem ativar o sistema nervoso autônomo mesmo que não ocorra um despertar.[2]

A resultante desses fatores é um ciclo obstrutivo que leva ao aumento do esforço respiratório, limitação do fluxo, taquipneia e alterações das trocas gasosas. Consequentemente, ocorre fragmentação do sono, com despertares autonômicos e corticais.

Espectros Clínicos dos DRS

De acordo com a classificação internacional dos distúrbios do sono de 2007,[3] os DRS podem sem divididos em:

- Ronco primário: vibração dos tecidos moles da orofaringe em razão do esforço respiratório causando ronco, sem a ocorrência de eventos obstrutivos (apneia, hipopneia);
- Síndrome da resistência da via aérea superior: aumento da resistência das vias aéreas superiores durante a inspiração, associado a despertar, antes que ocorram eventos obstrutivos (apneia, hipopneia), resultando na fragmentação do sono e sonolência excessiva diurna;
- Hipoventilação obstrutiva: aumento da resistência das vias aéreas superiores com seu colapso parcial e hipercapnia, sem eventos de apneia ou hipopneia;
- SAOS: aumento da resistência das vias aéreas superiores com seu colapso parcial ou total com alteração ventilatória (apneia ou hipopneia) e fragmentação do sono.

Quadro Clínico

Sintomas noturnos

- Ronco (96% dos casos);
- Respiração ruidosa;

- Aumento do esforço respiratório/respiração paradoxal;
- Apneia;
- Ronco ressuscitativo;
- Sono agitado;
- Sudorese;
- Posições anormais no leito;
- Palidez/cianose;
- Enurese.

Sintomas diurnos

- Respiração ruidosa;
- Obstrução nasal;
- Voz anasalada ou abafada;
- Respiração bucal;
- Cefaleia matutina;
- Sonolência excessiva (10%);
- Hiperatividade/dificuldade de concentração/baixo rendimento escolar;
- Retraimento social/timidez;
- Antecedentes relacionados a fatores predisponentes.

Exame Físico

A avaliação clínica da criança com DRS deve ser completa, iniciando pela avaliação nutricional com medidas de peso, estatura e índice de massa corpórea e as respectivas posições nas curvas para faixa etária, assim como medida de circunferência abdominal e cervical. É importante lembrar que obesidade é fator de risco para SAOS. Além disso, as crianças com DRS, principalmente em idade pré-escolar, podem apresentar déficit de crescimento e desenvolvimento.

No exame otorrinolaringológico deve-se observar se há alterações sugestivas de obstrução de via aérea superior:

- Estrutura facial: face alongada, hipoplasia de terço médio da face, retrognatia;
- Sinais de rinite alérgica: palidez de mucosa nasal, hipertrofia de cornetos inferiores, presença de olheiras, linhas de Dennie-Morgan, prega nasal horizontal, hiperemia conjuntival;
- Rinoscopia anterior: presença de hipertrofia de cornetos, desvios de septo nasal, tumores/abaulamentos na cavidade nasal;
- Oroscopia: presença de respiração oral, tamanho das amígdalas segundo a classificação de Brodsky, volume de língua, classificação de Mallampati modificada, palato ogival.

Na classificação de Brodsky as tonsilas palatinas são divididas em quatro graus, sendo grau I – tonsilas situadas levemente fora da fossa tonsilar, ocupando menos de 25 % da área entre pilares das fossa tonsilares; grau II – tonsilas prontamente visíveis, ocupando 25% a 50% da área entre os pilares das fossas tonsilares, grau III – tonsilas ocupando 50 a75% da área entre os pilares e grau 4 – ocupando mais de 75% da área entre os pilares. São consideradas hipertróficas tonsilas grau III e IV (Figura 13.1).[4]

O índice de Mallampati modificado foi proposto por Friedmann (1999), sendo dividido em quatro classes; na classe I é possível visualizar toda a orofaringe, incluindo o polo inferior das tonsilas palatinas e na classe IV visualiza-se apenas o palato duro e parte do palato mole, sem conseguir visualizar a parede posterior da orofaringe e nem a inserção da úvula.[5] Por essa classificação os índices III e IV são indicativos de obstrução (Figura 13.2).

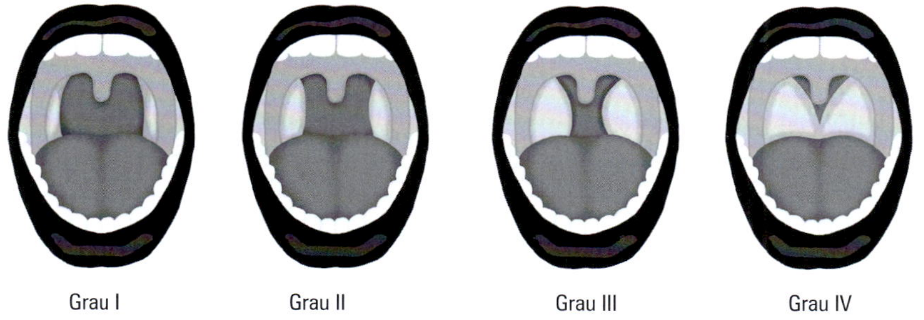

Figura 13.1 – Tamanho das amígdalas de acordo com a classificação de Brodsky.

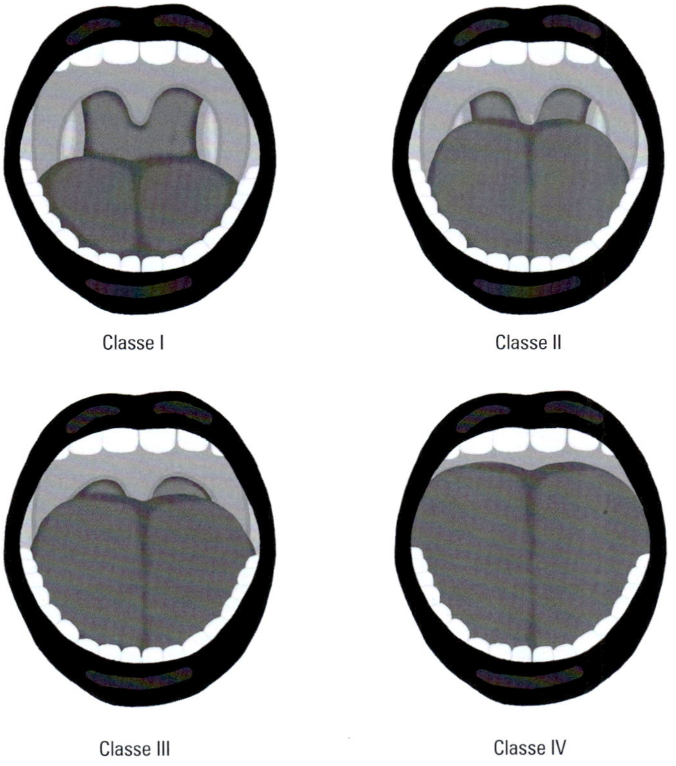

Figura 13.2 – Índice de Mallampati modificado proposto por Friedmann.

Exames Complementares

- Nasofibroscopia: é o exame de escolha para avaliação da cavidade nasal, nasofaringe, hipofaringe e laringe. Permite avaliação do tamanho da tonsila faríngea pela porcentagem de obstrução do *cavum* (0-100%).
- RX *cavum*: na ausência da nasofibrolaringoscopia deve ser utilizado para avaliar o tamanho das tonsilas palatinas e faríngeas.

- Polissonografia: é o exame de escolha para o diagnóstico de SAOS. Deve ser realizado em laboratório específico e interpretado por médico experiente na população infantil. O exame deve ser feito à noite em quarto escuro e silencioso, em ar ambiente e na companhia do responsável, sem utilização de métodos de privação do sono ou sedação. Os parâmetros eletrofisiológicos e cardiorrespiratórios são registrados em sistema computadorizado, utilizando eletroencefalograma, eletromiograma submentoniano e tibial bilateral, eletrooculograma direito e esquerdo, fluxo de aéreo nasal por cânula de pressão oronasal e termistor, pletismografia de indutância, oximetria de pulso, sensor de ronco (microfone) e de posição no leito.
- Exames de monitorização domiciliar com diferentes padrões de montagem vêm sendo sugeridos para avaliação da apneia em adultos. Esses exames ainda não apresentam estudos suficientes para serem validados em crianças, assim como outros exames de *screening* como oximetria de noite inteira.

Diagnóstico

A tentativa de utilização de combinações de sinais e sintomas para distinguir a apneia obstrutiva do ronco primário demonstrou-se ineficaz, e o exame padrão-ouro para o diagnóstico é a polissonografia.[1,6] Porém, esse não é um exame de fácil acesso e, apesar de significante para evidenciar a presença de eventos respiratórios, não estabelece o efeito destes no bem estar da criança.

O objetivo de realizar a polissonografia em crianças com DRS é aumentar a acurácia do diagnóstico em populações de alto risco e definir a gravidade da doença para otimizar o tratamento e os possíveis cuidados pré-operatórios.

Indicações de polissonografia: obesidade, síndrome de Down, alterações craniofaciais, doenças neuromusculares, mucopolissacaridose, anemia falciforme. Em casos de discordância entre tamanho das tonsilas e quadro clínico, o exame também pode ser solicitado.[6]

Quanto à análise da polissonografia, a principal controvérsia está no número de eventos respiratórios que determinam a SAOS. Isso porque os critérios utilizados refletem a anormalidade estatística e não necessariamente são preditores de morbidade. Na Unifesp, utilizamos a classificação baseada nos números de eventos respiratórios por hora (IAH), nadir da saturação de oxigênio (Nadir Sp O_2), pico de CO_2 exalado, porcentagem do tempo de sono com CO_2 exalado maior que 50 mmHg e índice de despertares por hora de sono, conforme a Tabela 13.1.

Tabela 13.1 – Classificação dos distúrbios respiratórios do sono.

Diagnóstico	Índice de apneia obstrutiva (eventos/h)	Nadir da SpO_2 (%)	Pico do CO_2 exalado (mmHg)	% tempo de sono com CO_2 exalado > 50 mmHg	Índice de micro despertares (eventos/h)
Ronco primário	≤ 1	> 92	≤ 53	< 10	< 11
SRVAS	≤ 1	> 92	≤ 53	< 10	RERA > 1
SAOS leve	1 – 5	86 – 91	> 53	10 – 24	> 11
SAOS moderada	5 – 10	76 – 85	> 60	25 – 49	> 11
SAOS grave	> 10	≤ 75	> 65	≥ 50	>11

Tratamento

Adenoamigdalectomia é o tratamento inicial e de escolha para todos os pacientes que apresentem condições clínicas de serem submetidos ao procedimento cirúrgico e que apresentem hipertrofia adenoamigdaliana com:

- Qualquer espectro de DRS com complicações como retardo de crescimento/desenvolvimento, baixo rendimento escolar, enurese, problemas de comportamento,
- SAOS em qualquer grau diagnosticada pela polissonografia.[7]

Os pacientes com SAOS apresentam maior risco cirúrgico em razão das alterações no drive respiratório e fisiologia cardiorrespiratória anormal. São mais sensíveis à depressão respiratória causada pelos agentes anestésicos e apresentam maior risco de hipoventilação secundária aos efeitos de sedativos pré-anestésicos e opioides. Além disso, crianças com anormalidades craniofaciais, síndrome de Down e mucopolissacaridoses apresentam maior risco na intubação orotraqueal, devendo o anestesista estar preparado com equipamento apropriado para via aérea difícil. Nesses casos, juntamente com o cirurgião, o anestesista deve decidir a necessidade e a intensidade dos cuidados pós-operatórios.

Apesar de ser o tratamento de escolha, pode haver falha no tratamento cirúrgico ou recidiva da doença. Nesses casos, a avaliação do paciente deve ser individualizada.

O tratamento da rinite com corticosteroides nasais pode ser eficaz na resolução da SAOS residual após tonsilectomia em pacientes com hipertrofia de cornetos.

Alguns estudos têm demonstrado que crianças que apresentam atresia de maxila se beneficiam de tratamento associado de adenoamigdalectomia e expansão rápida da maxila.[8]

Pacientes com retrognatia mandibular, como os que apresentam síndrome de Pierre Robin, têm resultados satisfatórios com cirurgia de distração osteogênica da mandíbula, com melhora dos sintomas obstrutivos e evitando a necessidade de realização ou de manutenção de traqueostomia.[9]

Persistindo a falha no tratamento são indicados os aparelhos de pressão positiva (CPAP ou BiPAP).[10] A pressão ideal deve ser determinada com exame de polissonografia de noite inteira para titulação de CPAP.

Indicações de CPAP

- Contraindicação cirúrgica;
- Para suporte clínico antes da cirurgia em pacientes com SAOS acentuada;
- SAOS residual pós-operatório.

Indicações de BiPAP

- Pressão muito elevada (14 a 18 cm/H_2O);
- Dificuldade expiratória;
- Hipoventilação associada.

Alterações Associadas à SAOS

Complicações cardiovasculares

Embora em menor prevalência e severidade das apresentações do que em adultos, a SAOS está associada a complicações cardiovasculares[11] também na população pediátrica.

O aumento da hiperreatividade simpática que ocorre progressivamente no quadro de SAOS tem sido frequentemente relacionado ao desenvolvimento de hipertensão arterial.

Além disso, o aumento da atividade inflamatória em resposta à hipoxemia pode levar à disfunção endotelial e aterogênese. Muitos estudos têm demonstrado um aumento na proteína C reativa em criança com SAOS, mesmo corrigido o IMC.

A hipóxia intermitente também leva ao aumento da pressão arterial pulmonar e consequente disfunção do ventrículo direito. Entretanto, a prevalência de hipertensão pulmonar em crianças com SAOS e os fatores determinantes para o seu estabelecimento ainda não estão bem definidos.

Alterações metabólicas

Em crianças pequenas, tanto a resistência à insulina quanto a dislipidemia, parecem estar associadas principalmente ao grau de obesidade, mas em crianças obesas que apresentam SAOS o risco para distúrbios metabólicos é aumentado.[11]

A leptina, que é uma citocina inflamatória secretada pelo tecido adiposo e que exerce importante papel na regulação do apetite, controle respiratório e resistência à insulina, está aumentada em crianças com SAOS independente do grau de obesidade.[11]

Crescimento e desenvolvimento

Muitos estudos têm demonstrado aceleração do crescimento e ganho de peso em crianças após o tratamento dos DRS, mesmo em crianças obesas.

Os principais fatores relacionados ao déficit de crescimento e desenvolvimento em crianças com DRS são o aumento do gasto energético devido o aumento do esforço respiratório durante o sono,[12] diminuição na secreção de fator de crescimento insulina – simile tipo I (IGF-I) e consequentemente do hormônio do crescimento (GH).[13]

Alterações comportamentais

Alterações cognitivas e comportamentais são hoje morbidades bem descritas nas crianças com DRS. Associação entre SAOS e comportamento hiperativo assim como déficit cognitivo também tem sido identificada. Porém, nem toda criança com DRS manifesta essas alterações, sugerindo que outros fatores também devem interferir no processo.[14,15]

Considerações Finais

Os DRS são frequentes em crianças e representam alterações de aparente caráter evolutivo que vão do ronco, sem alteração nas trocas gasosas, até a apneia do sono, que pode ter consequências graves como hipertensão pulmonar. O exame de escolha para o diagnóstico é a polissonografia, que é um exame caro e de difícil acesso.

O objetivo do pediatra é identificar quais as crianças com maior risco para SAOS e quais as crianças que, mesmo sem apneia, já apresentam complicações relacionadas ao esforço respiratório e fragmentação do sono.

REFERÊNCIAS BIBLIOGRÁFICAS

1. Guilleminault C, Lee JH, Chan A. Pediatric Obstructive Sleep Apnea Syndrome. Arch Pediatr Adolesc Med. 2005;159:775-85.
2. Katz ES, D'Ambrosio CM. Pathophysiology of Pediatric Obstructive Sleep Apnea. Proc Am Thorac Soc. 2008; 5:253-62.
3. ICSD – International Classification of Sleep Disorders: diagnostic and coding manual. 2nd ed. Westchester: American Academy of Sleep Medicine; 2005.
4. Brodsky L. Modern assessment of tonsils and adenoid. Pediatr Clin North Am. 1989;36:1551-69.

5. Friedman M, Tanyeri H, La Rosa M, et al. Clinical predictors of obstructive sleep apnea. Laryngoscope. 1999;109:1901-7.
6. Roland PS, Rosenfeld RM, Brooks LJ, et al. Clinical Practice Guideline: Polysomnography for Sleep-Disordered Breathing Prior to Tonsillectomy in Children. Otolaryngol Head Neck Surg. 2011;145(1S):S1-15.
7. Baugh RF, Archer SM, Mitchell RB, et al. Clinical Practice Guideline: Tonsillectomy in Children. Otolaryngol Head Neck Sur. 2011;144(1S) S1-30.
8. Guilleminault C, Quo S, Huynh NT, et al. Orthodontic expansion treatmenr and adenotonsillectomy in the tre-etment of obstructive sleep apnea in prepubertal children. Sleep. 2008;31:953-7.
9. Miloro M. Mandibular Distraction Osteogenesis for Pediatric Airway anagment. J Oral Maxillofac Surg. 2010; 68:1512-23.
10. American Thoracic Society. Standars and indications for cardiopulmonary sleep studies in children. Am J Respir Crit Care Med. 1996;153:866-78.
11. Capdevilla OS, Gozal-Kheirandish L, et al. Pediatric Obstructive Sleep Apnea: complicatins, managment, and long-term outcomes. Proc Am Thorac Soc. 2008;5:274-82.
12. Marcus CL, Carrol JL, Koerner CB, et al. Determinants of growth in children with the obstructive sleep apnea syndrome. J Pediatr. 1994;125:556-62.
13. Bonuck KA, Freeman K, Koerner CB. Growth and growth biomarker changes after adenotonsillectomy: siste-matic review and metanalysis. Arch Dis Child. 2009;94:83-91.
14. Urschitz MS, Guenther A, Eggebrecht E, et al. Snoring, intermittent hypoxia and academic performance in primary school children. Am J Respir Crit Care Med. 2003;168:464-8.
15. Kaditis AG, Ioannou MG, Chaidas, et al. Cysteinyl Leukotriene Receptors Are Expressed by Tonsillar T Cells of Children With Obstructive Sleep Apnea. Chest. 2008;134:324-31.

Capítulo **14**

Respiração Oral e Qualidade de Vida

Maria Beatriz Rotta Pereira
Denise Rotta Ruttkay Pereira

Introdução

O termo "respirador oral" refere-se a uma condição clínica na qual o indivíduo adota padrão de respiração realizada predominantemente através da cavidade oral. A respiração exclusivamente oral é rara, havendo frequentemente um padrão misto de respiração oral e nasal nos pacientes nessa condição.[1,2]

A respiração nasal acarreta grande benefício, pois é através dela que ocorre o aquecimento, umidificação e purificação do ar inspirado. A obstrução nasal e a inabilidade de remover suas secreções podem trazer algumas consequências como insuficiência respiratória, alteração no ciclo do sono, aumento no risco de síndrome da apneia do sono e problemas na alimentação.[3] A respiração oral, decorrente da obstrução nasal, pode levar a alterações na mucosa e em estruturas na cavidade oral, faringe e laringe. Por isso, é comum que o respirador oral apresente halitose, língua saburrosa, gengivites, disfonias, ardor e boca seca.[4]

Os recém-nascidos são respiradores nasais obrigatórios. À medida que a criança cresce, surgem circunstâncias que podem determinar a obstrução da via aérea superior. Algumas provocam obstrução apenas transitória (infecções virais, rinossinusites bacterianas, alergias), porém podem ser recorrentes. Em outros casos a obstrução pode tornar-se persistente, geralmente em razão da hiperplasia adenotonsilar e aumento das conchas nasais. Nessa condição, iniciam-se ciclos de respiração oral que podem provocar o hábito de usar mais a boca do que o nariz, embora muitas vezes este apresente uma permeabilidade suficiente.[5] A respiração oral surge então como um mecanismo compensatório diante de uma respiração nasal ineficiente, podendo, com o passar do tempo, transformar-se em hábito e não mais em necessidade.[1]

O crescimento da face completa-se cedo na vida. Sessenta por cento do crescimento craniofacial ocorre durante os primeiros quatro anos e 90% até os 12 anos. A respiração oral pode induzir um crescimento desarmônico da face, o que resulta em características faciais típicas.[6] A principal característica de quem tem respiração oral é a face longa. Esses pacientes apresentam aumento vertical do terço inferior da face, posição separada dos lábios e arco maxilar estreito. Na inspeção intraoral encontra-se um palato ogival associado à má oclusão dentária (mordida aberta, incisivos superiores protusos e mordida cruzada). Os lábios podem apresentar fissuras, mantendo postura entreaberta com protrusão lingual. O lábio inferior é geralmente hipotônico e evertido enquanto o superior costuma ser hipertônico, retraído e curto.[7]

Causas de Respiração Oral

Atresia de coanas

A atresia de coanas configura uma obliteração congênita da via aérea na altura da abertura nasal posterior, resultando em ausência de conexão entre a cavidade nasal e o trato aerodigestivo. Pode ser unilateral (mais frequente) ou bilateral (mais grave) e afeta mais a população do gênero feminino. A atresia bilateral é, na grande maioria das vezes uma urgência, pois os recém-nascidos são respiradores nasais obrigatórios e, logo após o nascimento, já demonstram insuficiência respiratória, taquipneia e cianose. Já os casos unilaterais apresentam-se com obstrução nasal unilateral e rinorreia persistente, sendo identificados frequentemente na infância tardia, influenciando de maneira variada a qualidade da vida do paciente. O diagnóstico é feito pela tomografia computadorizada (TC) dos seios da face que também vai mostrar se a placa atrésica é óssea (30%) ou ósseo-membranosa (70%). Em aproximadamente metade dos casos, a atresia das coanas pode estar associada a síndromes ou associações como CHARGE, Treacher Collins ou Síndrome de Down.[8]

Hiperplasia adenotonsilar

A obstrução nasal secundária ao aumento das tonsilas palatinas e faríngeas pode levar a respiração oral, fala hiponasal, alterações no olfato e face adenoideana. Além disso, a hiperplasia adenotonsilar é a causa mais comum de distúrbios respiratórios durante o sono. Nas apresentações mais leves, a criança com esses distúrbios apresenta ronco noturno, respiração oral, enurese, sono sem descanso e apneias curtas. Durante o dia, as manifestações incluem sonolência, boca seca, alterações do comportamento, respiração ruidosa, fala anasalada, halitose e obstrução nasal crônica. Pacientes com obstrução mais intensa e apneias evidentes durante o sono são classificados como tendo a síndrome da apneia obstrutiva do sono (SAOS). O pico da prevalência da SAOS acontece entre dois e seis anos de idade, quando as tonsilas palatinas e faríngeas são maiores em relação ao tamanho das vias aéreas superiores.[9] Sem tratamento, alguns desses pacientes poderão desenvolver *cor pulmonale*, insuficiência cardíaca congestiva, hipoventilação alveolar, hipertensão pulmonar, déficit de crescimento e estarão em risco de lesão neurológica e, até de morte.

As diretrizes mais recentes (2012), baseadas em estudos observacionais, apontam que a criança com aumento de tonsilas palatinas e faríngeas e alterações respiratórias durante o sono, que também apresenta retardo no crescimento, rendimento escolar insuficiente, enurese ou outras alterações no comportamento, beneficia-se da remoção das tonsilas palatinas e faríngeas, sendo a história e o exame físico cuidadoso suficientes para definir a indicação cirúrgica, sem o auxílio do padrão-ouro para o diagnóstico de SAOS (Quadro 14.1) que é a polissonografia.[10-12]

Quadro 14.1 – Sinais e sintomas de SAOS na criança

Noturnos	Diurnos
• Ronco (> 4 dias/semana) • Paradas respiratórias • Desconforto respiratório • Agitação • Sudorese intensa • Cianose • Enurese	• Hiperatividade • Agressividade/problemas comportamentais • Dificuldade no aprendizado • Falta de atenção • Respiração oral • Despertar cansado e mal humorado • Sonolência diurna • Retardo no crescimento

Ronco noturno não confirma nem exclui distúrbios respiratórios significativos durante o sono e, em situações não bem definidas, a polissonografia auxiliará na graduação da gravidade da doença e na correlação entre os sintomas e as alterações no sono, permitindo a indicação ou não do procedimento cirúrgico. Estudos observacionais demonstram que a adenotonsilectomia nas crianças com hiperplasia adenotonsilar e polissonografia anormal melhora a qualidade de vida, o padrão de sono, a transição "noite e dia" e previne ou melhora comorbidades como atraso no crescimento e rendimento escolar pobre.[10-12]

Rinite alérgica

A rinite alérgica apresenta-se geralmente após o segundo ano de vida e afeta 10 a 30% da população. Os principais sinais e sintomas incluem espirros, prurido nasal, obstrução nasal e rinorreia, associados ou não a sintomas oculares. Os achados do exame físico são respiração oral, mucosa nasal pálida e edemaciada, secreção nasal hialina, drenagem pós-nasal e hiperemia e edema conjuntival.

O diagnóstico da rinite é essencialmente clínico. Deve-se avaliar o tempo de evolução, sintomas, história familiar, características do ambiente de casa, fatores predisponentes, idade de início da doença, uso de medicações e a presença de outras doenças associadas. A classificação da rinite pelo *Allergic Rhinitis and Its Impact on Asthma (ARIA) 2008 Update* divide-se em:[13]

1. De acordo com a duração dos sintomas:
   - Intermitente: < 4 dias por semana ou por < de 4 semanas consecutivas.
   - Persistente: > 4 dias por semana e por > de 4 semanas consecutivas.
2. De acordo com a gravidade dos sintomas e o quanto afetam a qualidade de vida:
   - Leve: sono normal e atividades normais.
   - Moderada/grave: interfere no sono e compromete as atividades diurnas.

É sabido que reações alérgicas em geral causam fadiga, alterações de humor, alterações leves da capacidade cognitiva, depressão e ansiedade. Rinite alérgica moderada/grave, dos tipos intermitente ou persistente, induzem alterações nos diversos tipos de sono, cansaço e prejuízo das atividades no trabalho e na escola.[14] Escolares com rinite alérgica não controlada mostram dificuldade no aprendizado, tanto por interferência direta dos sintomas quanto pela fadiga secundária aos distúrbios do sono. Assim, já é reconhecida a existência de restrições nas atividades diárias, limitação na interação social e presença de alterações emocionais, pelo menos nas formas mais intensas da patologia. Questionários específicos sobre qualidade de vida demonstraram melhora nesse quesito quando pacientes com diversos tipos de rinite alérgica foram tratados com anti-histamínicos orais e corticoides intranasais.[15] Já questionário direcionado para avaliar a qualidade de vida na doença alérgica pediátrica (PADQLQ) mostrou que a repercussão sobre a qualidade de vida é diretamente relacionada à intensidade de exposição ao alérgeno e à inflamação da via aérea provocada pela alergia. Consequentemente, prevenção e tratamento são essenciais.[13,16]

Rinossinusite

É uma doença bastante comum e uma das causas de obstrução nasal na infância. Na sua apresentação crônica (persistência dos sintomas por mais de 12 semanas) é uma doença que, do ponto de vista de interferência prolongada na qualidade de vida do paciente com respiração oral, deve ser diagnosticada e tratada adequadamente. Pode ser causada por infecções (virais, bacterianas ou fúngicas), irritantes ambientais e alérgenos.[17]

Qualidade de Vida

As consequências físicas agudas e crônicas de uma doença, de forma geral, são as que recebem maior atenção dos médicos. No entanto, o impacto da doença sobre aspectos mais amplos da qualidade de vida do indivíduo, aí incluindo repercussões na esfera emocional, na vida de relação e na aquisição de conhecimento, também deve ser levado em consideração na escolha de seu tratamento e de medidas preventivas.[18]

O padrão respiratório anômalo acarreta inúmeras repercussões individuais. O momento em que os sintomas iniciam, seu tempo de permanência e a intensidade da obstrução são fatores que influenciam o número e a intensidade das manifestações decorrentes da respiração oral.

Alterações fonoaudiológicas somam-se a mudanças craniofaciais. Modificações na fala, com voz rouca e anasalada, articulação imprecisa, troca de sons e escapes aéreos laterais e anteriores podem ser observados. A mastigação costuma ser ineficiente, rápida e com a boca aberta, acompanhada de movimentos compensatórios da cabeça. Como consequência, os distúrbios de deglutição e engasgos são comuns. Relatos de alterações do olfato, distúrbios otológicos, hipoacusia e lacrimejamento também são frequentes entre crianças com obstrução nasal ou seus responsáveis.

No que se refere às manifestações sistêmicas, podem ser citadas modificações de postura (ombros caídos, cabeça anteriorizada e abdômen saliente), retardo do crescimento e alterações cardiológicas (hipertensão arterial sistêmica, hipertensão pulmonar e *cor pulmonale*). Além disso, respiradores orais apresentam tendência maior de desenvolver infecções recorrentes das vias aéreas superiores.[1]

É sabido que os respiradores orais podem apresentar prejuízo em seu relacionamento social, familiar e afetivo. Muitos necessitam de acompanhamento psicológico e pedagógico em razão das alterações do comportamento e dificuldade de aprendizado. A sufocação é motivo de ansiedade e impulsividade em todos os seres humanos e os respiradores orais, por esse motivo, costumam ser inquietos e de humor difícil.

À noite, crianças respiradoras orais dificilmente aceitam ir para a cama e apresentam sono agitado e entrecortado. Isso acarreta cansaço pela manhã e a falta de vontade para comparecer à escola. Já no ambiente escolar estão frequentemente sonolentas, desatentas e, às vezes, paradoxalmente, inquietas e agitadas.

O impacto negativo dos distúrbios respiratórios do sono sobre a aprendizagem, memória e atenção em crianças é fartamente documentado na literatura médica.[19] Crianças com SAOS, a expressão mais intensa de distúrbio respiratório durante o sono, tem sido muito estudadas e, empregando grupos controle, autores têm referido diminuição das habilidades intelectuais e da memória.[20-22] Um dos estudos demonstrou que 20% dos alunos que estavam entre os 10% de pior rendimento escolar apresentavam SAOS. Metade dessas crianças foi operada e após a cirurgia todas tiveram comprovada melhora em seu desempenho e comportamento escolar, comparadas às crianças com SAOS que não foram submetidas à cirurgia.[23]

A interrupção repetida do sono da criança pode resultar em episódios repetitivos de hipoxemia e danos cerebrais mínimos. Existem relatos de queda de QI de 10-15 pontos em crianças com SAOS e isso se traduz em pior desempenho escolar, da memória e do funcionamento executivo, incluindo a capacidade analítica flexível e de resolução de problemas.[24]

Já o retardo do crescimento nas crianças respiradoras orais e com SAOS relaciona-se possivelmente a uma produção anormal do hormônio de crescimento. A hiperplasia adenotonsilar e os repetidos episódios de apneia podem levar à diminuição na quantidade de IGF-1, afetando os eixos hipofisários do hipotálamo. A resolução da obstrução das vias aéreas através da adenotonsilectomia leva a normalização dos níveis hormonais e permite o retorno ao crescimento normal da criança.[22]

Como citado anteriormente, vários estudos empregando questionários comprovam a melhora na qualidade de vida dos pacientes respiradores orais submetidos à adenotonsilectomia, quando corretamente indicada. A mensuração de aspectos da vida por meio de questionários respondidos pelos pacientes ou por seus responsáveis é complexa e difícil, exigindo validação prévia dos instrumentos, mas tem confirmado impressões anteriores. Pais de crianças adenotonsilectomizadas por apresentarem SAOS e respiração oral foram unânimes em referir melhora nos parâmetros como sofrimento físico, distúrbios do sono, problemas de fala e deglutição, desconforto emocional, limitações de atividade e presença de ronco.[11,12,18,19]

Considerações Finais

O indivíduo que possui respiração predominantemente oral desenvolve uma série de alterações decorrentes desse processo. As crianças são particularmente suscetíveis, havendo interferência em seu crescimento e desenvolvimento, além de repercussões que influenciam significativa e negativamente sua qualidade de vida. A avaliação dessa qualidade e das formas pelas quais esta é modificada por determinadas doenças torna-se essencial para que ações de prevenção e tratamento sejam adequadamente implementadas. Vários estudos recentes têm contribuído para uma melhor compreensão dos mecanismos pelos quais a respiração oral influencia a qualidade da vida das pessoas, mas outros ainda são necessários para que se possa entender e intervir, da melhor forma possível, na vida daqueles que apresentam problemas crônicos de saúde, e em particular, das crianças que são respiradoras orais.

REFERÊNCIAS BIBLIOGRÁFICAS

1. Ribeiro ML. Qualidade de vida no respirador oral: avaliação sistemática em crianças de 6 a 12 anos, atendidas em centro de referência da UFMG [dissertação de mestrado em medicina]. Belo Horizonte: Faculdade de Medicina UFMG; 2006.
2. Becker HMG, Guimarães RES, Pinto JA, et al. Respirador bucal. In: Pediatria ambulatorial. 4ª ed. Belo Horizonte: Coopmed; 2005. p.487-93.
3. Chirico G, Beccagutti F. Nasal obstruction in neonates and infants. Minerva Pediatrics. 2010;62:499-505.
4. Pinheiro SD, Freitas MR. Obstrução nasal. In: Tratado de Otorrinolaringologia e Cirurgia Cervicofacial. 2ª ed. São Paulo: Roca; 2011. p.19-30.
5. Sibbald A. Respiração bucal na infância. In: III Manual de otorrinolaringologia pediátrica da IAPO. São Paulo: Quebecor World; 2003. p.130-2.
6. Di Francesco R. Repercussões da obstrução nasal no crescimento craniofacial. In: Otorrinolaringologia na infância. São Paulo: Manole; 2009. p.94-101.
7. Vig KW. Nasal obstruction and facial growth: The strength of evidence for clinical assumptions. Am J Orthod Dentofacial Orthop. 1998;113:603-11.
8. Uzomefuna V, Glynn F, Al-Omari B, et al. Transnasal endoscopic repair of choanal atresia in a tertiary care centre: a review of outcomes. Int J Pediatr Otorhinolaryngol. 2012;76:613-17.
9. Rosen CL. Obstructive sleep apnea syndrome in children: controversies in diagnosis and treatment. Pediatr Clin N Am. 2004;51:153-67.
10. Baugh RF, Archer SM, Mitchell RB, et al. Clinical Practice Guideline: tonsillectomy in children. Otolaryngol Head Neck Surg. 2011;144:S1-30.
11. Marcus CL, Brooks LJ, Draper KA, et al. Diagnosis and management of childhood obstructive sleep apnea syndrome. Pediatrics. 2012;130:576-84.
12. Lim J, McKean MC. Adenotonsillectomy for obstructive sleep apnea in children. Cochrane Database Syst Rev. 2009;(2):CD003136. doi: 10.1002/14651858.
13. Bousquet J, Khaltaev N, Cruz AA, et al. Allergic rhinitis and its impact on asthma (ARIA) 2008 update. Allergy. 2008;63(Suppl 86):8-160.
14. Santos CB, Pratt EL, Hanks C, et al. Allergic rhinitis and its effect on sleep, fatigue, and daytime somnolence. Ann Allergy Asthma Immunol. 2006;97:579-86.
15. Canonica GW, Bousquet J, Van Hammee G, et al. Levocetirizine improves health-related quality of life and health status in persistent allergic rhinitis. Respir Med. 2006;100:1706-15.
16. Roberts G, Mylonopoulou M, Hurley C, et al. Impairment in quality of life is directly related to the level of allergen exposure and allergic airway inflammation. Clin Exp Allergy. 2005;35:1295-300.
17. Fokkens WJ, Lund VJ, Mullol J, et al. European position paper on rhinosinusitis and nasal polyps. Rhinology. 2012;50(Suppl 23):1-299.
18. Beraldin BS, Rayes TR, Villela PH, et al. Avaliação do impacto da adenotonsilectomia sobre a qualidade de vida em crianças com hipertrofia das tonsilas palatinas e faríngeas. Rev Bras Otorrinolaringol. 2009;75:64-9.
19. Silva VC, Leite AJM. Qualidade de vida em crianças com distúrbios obstrutivos do sono: avaliação pelo OSA 18. Rev Bras Otorrinolaringol. 2006;72:747-56.
20. Uema SFH, Pignatari SSN, Fujita RR, et al. Avaliação da função cognitiva da aprendizagem em crianças com distúrbios obstrutivos do sono. Rev Bras Otorrinolaringol. 2007;73:315-20.

21. Lewin DS, Rosen RC, England SJ, et al. Preliminary evidence of behavioral and cognitive sequelae of obstructive sleep apnea in children. Sleep Med. 2002;3:5-13.
22. Fonseca X. Síndrome da apneia obstrutiva do sono. In: VII Manual de Otorrinolaringologia Pediátrica da IAPO. São Paulo: Vida e Consciência; 2008. p.85-8.
23. Gozal D. Sleep disordered breathing and school performance in children. Pediatrics. 1998;102:616-20.
24. Bumbak P, Coates H. Por que deveríamos aumentar as tonsilectomias em quatro vezes? In: IX Manual de Otorrinolaringologia Pediátrica.

Capítulo **15**

Avaliação Clínica e por Imagem no Respirador Oral

Eulália Sakano

Após suspeita e avaliação clínica inicial, a criança respiradora oral deve ser submetida ao exame otorrinolaringológico para investigação da causa da possível obstrução nasal.

Rinoscopia Anterior e Posterior

O exame da cavidade nasal pode ser feito através da rinoscopia anterior, em que se utiliza o espéculo nasal para abertura do vestíbulo nasal e o espelho frontal ou fotóforo para iluminação do seu interior. Na falta de um espéculo nasal, o exame pode ser feito com um otoscópio.

A rinoscopia anterior possibilita a visualização do assoalho do nariz, deformidades septais, hipertrofia das conchas, o septo nasal e sua relação com a concha nasal inferior, o aspecto da mucosa, a presença de secreção ou de tumorações como pólipos, corpos estranhos, estenoses ou atresias anteriores.

A avaliação da rinofaringe pode ser feita por uma rinoscopia posterior, em que se obtém uma visão indireta da região, com o auxílio de um espelho de laringe colocado posterior ao palato mole. Por meio da imagem refletida podemos observar as paredes da rinofaringe, bordo posterior do septo e caudas das conchas inferiores, assim como avaliar o tamanho da tonsila faríngea (adenoide), presença de tumorações ou estenoses/atresias de coanas.[1]

Endoscopia Nasal

Embora a rinoscopia nasal possibilite uma boa avaliação da cavidade nasal, apenas com a utilização de endoscópios de fibra óptica (rígidos ou flexíveis) poderemos ter uma visualização completa de todas as estruturas e dos recessos que fazem parte da parede lateral do nariz (Figura 15.1).

Os endoscópios de fibra flexível (nasofibroscópios) são mais utilizados em consultórios pela sua facilidade no manuseio e menor incômodo ao paciente.

Com relação às fibras rígidas ou telescópios, a utilização de diâmetros menores (2,7 mm ou 3 mm) ou de tamanho pequeno (otoendoscópio) é indicada para avaliação da cavidade nasal.

O exame pode ser realizado com o acoplamento de um sistema de vídeo ao endoscópio para gravação do exame.

Introduzindo-se o endoscópio pelo meato inferior até a rinofaringe, removendo-se o aparelho pela parede lateral, visualizando-se os meatos e óstios de drenagem dos seios paranasais, podem ser observados o tamanho das conchas, presença de secreção em meato médio, tamanho da amígdala faríngea, presença de má formações (atresias, estenoses), tumorações (pólipos, meningoceles, gliomas, angiofibromas, hematomas, cordomas), cistos nasais (dermoide, nasoalveolar, ducto nasolacrimal).[1,2]

Em crianças, a visualização do meato inferior, nos casos de suspeita de cisto do ducto nasolacrimal, somente é possível por meio da endoscopia.

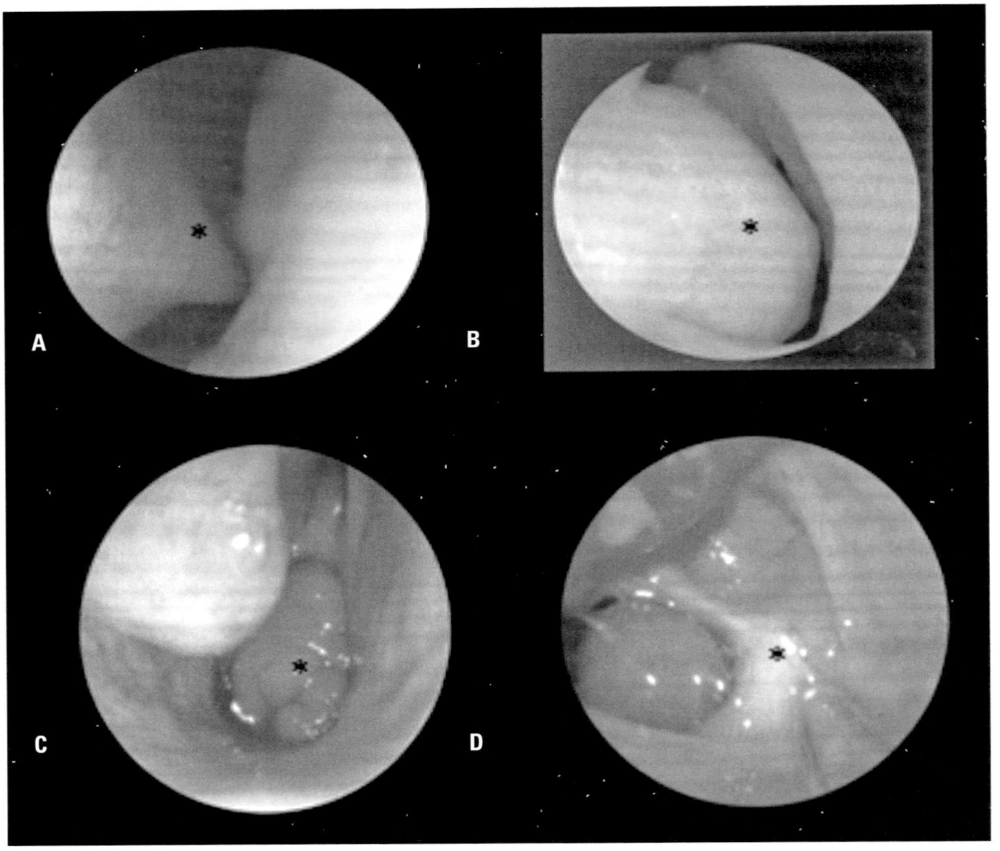

Figura 15.1 – Endoscopia nasal realizada com óptica rígida. (**A**) Desvio septal, (**B**) hipertrofia de concha inferior, (**C**) hipertrofia de adenoide, (**D**) atresia de coana.

Teste Subjetivo da Obstrução Nasal

Escala visual analógica: medida quantitativa em que é solicitado ao paciente graduar o seu nível de obstrução nasal em uma escala de zero a 100, em que zero equivale a narinas livres e 100 a totalmente obstruído.[2]

Testes Objetivos

Pico de fluxo nasal inspiratório: exame não invasivo, de fácil realização, que avalia a patência nasal. Indica o pico de fluxo aéreo nasal em litros por minuto, durante inspiração forçada.[2]

Existem outros dois testes complementares, que medem objetivamente a obstrução nasal, cujos resultados podem também sugerir o tipo de obstrução: se mucoso ou estrutural.[1,2,3]

Rinomanometria

- Mede a resistência ao fluxo aéreo na cavidade nasal, sendo o exame realizado com e sem a utilização de descongestionante tópico (Figura 15.2).[4]

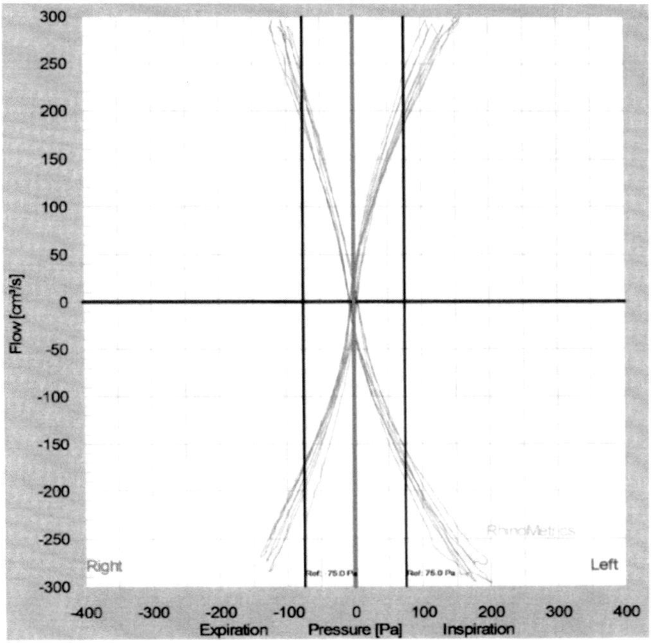

Figura 15.2 – Rinomanometria – registro de narinas sem obstrução.

Rinometria acústica

- Determina o volume e a área de secção transversal da cavidade nasal, em distâncias determinadas de cada narina (Figura 15.3).

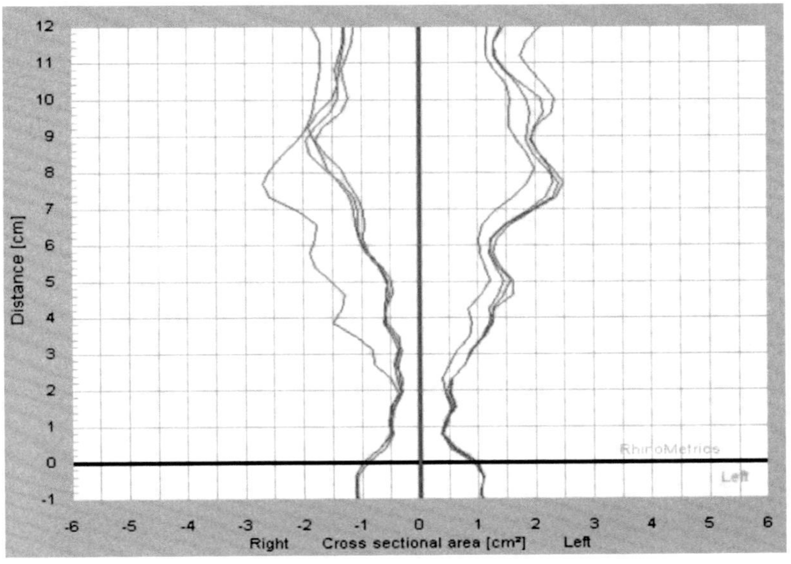

Figura 15.3 – Rinometria acústica: curvas superpostas de rinograma.

Diagnóstico por Imagem

Radiografia lateral da rinofaringe ou radiografia do cavum

Embora ainda bem utilizadas, a qualidade depende da posição correta da criança e da técnica radiográfica.[5] Crianças com obstrução nasal e com radiografia de *cavum* normal, podem mostrar na nasofibroscopia, a presença de tecido adenoideano, mostrando que o exame endoscópico avalia de maneira tridimensional e dinâmica a região do *cavum*, em relação ao exame radiográfico (Figura 15.4).[6]

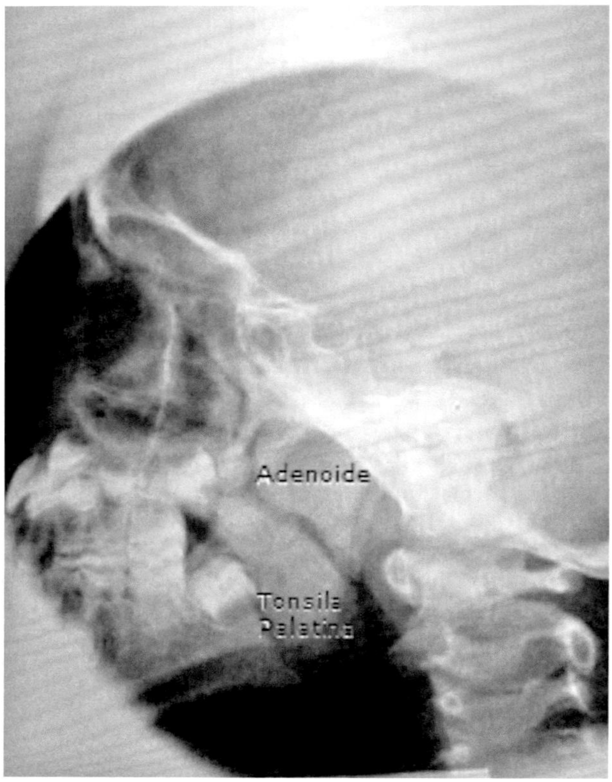

Figura 15.4 – Radiografia em perfil do *cavum.*

Telerradiografia ortodôntica lateral

Sobre essa incidência são realizadas análises cefalométricas em que é avaliado o padrão dento-esquelético- facial.

Na suspeita de hipertrofia de adenoide como causa de respiração oral, o RX de *cavum* e a telerradiografia lateral apresentam a maioria dos parâmetros medidos com reprodutibilidade adequada, porém, sem definição da capacidade de cada parâmetro em relação à acurácia.[7,8]

Não há consenso em relação a qual o melhor parâmetro disponível na avaliação da hipertrofia adenoideana em radiografias laterais do *cavum.*[7]

A endoscopia nasal, quando possível, é o exame de escolha (Figura 15.5).

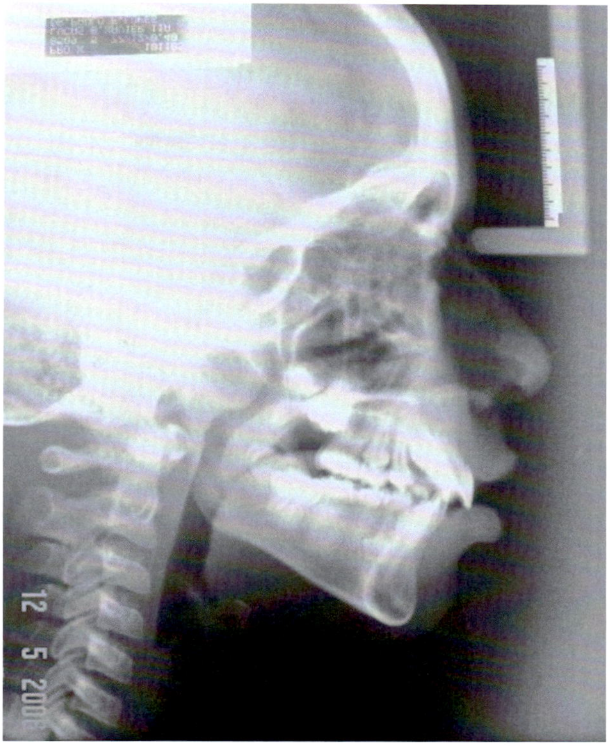

Figura 15.5 – Telerradiografia ortodôntica lateral.

REFERÊNCIAS BIBLIOGRÁFICAS

1. Oliveira SB, Paula Santos R, Piltcher OB. Semiologia do nariz e seios paranasais. In: Caldas S Neto, Mello JF Jr, Martins RHG, Costa SS. Tratado de Otorrinolaringologia. São Paulo: Roca; 2011. I(34)662-8.
2. Sccading GK, Lund VJ. Examination. In: Investigative Rhinology. London: Taylor & Francis; 2004. p.31-50.
3. Lam DJ, James KT, Weaver EM. Comparison of anatomic, physiological, and subjective measures of the nasal airway. Am J Rhinol. 2006;20:463-70.
4. Zicari AM, Magliulo G, Rugiano A, et al. The role of rhinomanometry after nasal decongestant test in the assessment of adenoid hypertrophy in children. Int J Pediatr Otorhinolaryngol. 2012;76(3):352-6.
5. Lertsburapa K, Schroeder JW Jr, Sullivan C. Assessment of adenoid size: A comparison of lateral radiographic measurements, radiologist assessment, and nasal endoscopy. Int J Pediatr Otorhinolaryngol. 2010;74(11):1281-5.
6. Souza BB, Hennemann GV, Anselmo-Lima WT. Importance of nasal fiberoptic examination in the presence of a normal X-ray of the cavum. Int J Pediatr Otorhinolaryngol. 2000;55(1):29-32.
7. Feres MF, de Sousa HI, Francisco SM, Pignatari SS. Reliability of radiographic parameters in adenoid evaluation. Braz J Otorhinolaryngol. 2012;78(4):80-90.
8. Feres MF, Hermann JS, Pignatari SS. Cephalometric evaluation of adenoids: an analysis of current methods and a proposal of a new assessment tool. Am J Orthod Dentofacial Orthop. 2012;142(5):671-8.

Capítulo **16**

Avaliação Funcional: Rinometria e Rinomanometria

Gustavo F. Wandalsen
Fausto Y. Matsumoto

Introdução

A obstrução nasal, por definição, é uma restrição objetiva ao fluxo aéreo na cavidade nasal,[1] e ocorre quando há aumento na resistência ao fluxo aéreo.[2]

De modo didático, a obstrução nasal pode ser quantificada de duas maneiras: subjetivamente, através de questionários de sintomas ou escalas (visuais ou análogas) e objetivamente através de exames complementares que auxiliam na mensuração do fluxo aéreo (pico de fluxo inspiratório), da resistência, área e volume da cavidade nasal.[3]

A correlação entre a percepção subjetiva da obstrução nasal e as avaliações objetivas ainda é bastante controversa, pois a obstrução nasal é predominantemente uma sensação subjetiva difícil de quantificar.

Os testes objetivos, como a rinometria acústica e a rinomanometria, buscam auxiliar na avaliação da permeabilidade nasal uma vez que documentam de forma padronizada a obstrução nasal, permitindo comparações intra e interpaciente. Esses testes podem ajudar na decisão sobre o tipo de terapia a ser introduzido, assim como monitorar a eficácia dessa intervenção, seja ela clinica ou cirúrgica.[4] A rinometria acústica e a rinomanometria consistem em duas das principais técnicas de avaliação da função nasal.

Rinometria Acústica (RnA)

A técnica da RnA ou ecografia nasal consiste na emissão de ondas sonoras, pelo interior do nariz e análise dos ecos refletidos a partir da entrada da cavidade nasal.[2]

As ondas sonoras são produzidas por um microprocessador e transmitidas através de um tubo com dimensão conhecida. Após reflexão das ondas na cavidade nasal, estas são captadas por um microfone e analisadas por um computador, permitindo o mapeamento e construção de um gráfico da anatomia nasal, com a mensuração de seu volume em diferentes pontos.[4,5]

Essa técnica é baseada no princípio que ondas sonoras, em uma determinada cavidade, são refletidas pelas diferenças na impedância acústica decorrentes das alterações nas dimensões dessa cavidade.

Trata-se de exame indolor, rápido, acurado, minimamente invasivo[6] e, que não depende da cooperação do paciente, possibilitando sua aplicação em lactentes e sendo, por isso, considerada uma das mais adequadas para o estudo da população pediátrica.[5] A RnA pode ser realizada durante o sono e com o corpo em qualquer posição.[7]

Durante a realização da RnA um gráfico chamado rinograma é construído e corresponde às áreas transversais em diferentes pontos, descrevendo o grau e localização das alterações do relevo da cavidade nasal (Figura 16.1). Desse gráfico, são extraídas as estimativas do volume de diferentes porções da cavidade nasal e suas menores áreas transversais (MCA). Em adultos, habitualmente, três entalhes, nos primeiros cinco centímetros da cavidade nasal, podem ser identificados. Admite-se que a primeira constrição corresponda à válvula nasal, a segunda à cabeça do corneto inferior e a terceira à concha média.[8] Em crianças, a identificação dessas estruturas anatômicas é mais difícil e habitualmente não se observa os três entalhes, como exemplificado na Figura 16.2

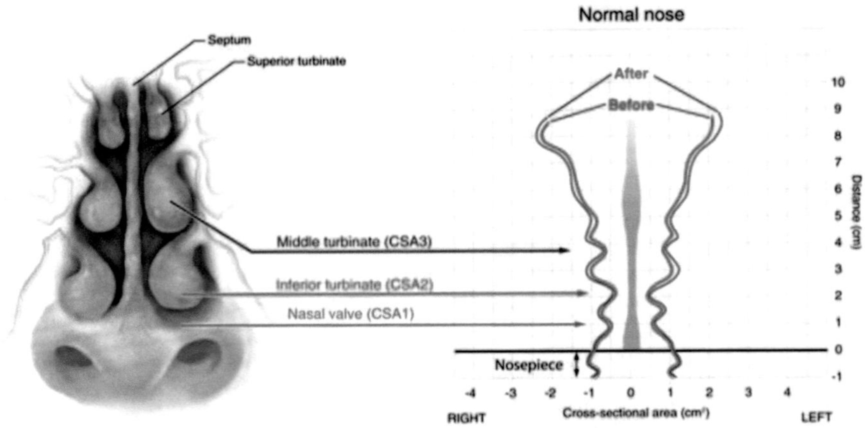

Figura 16.1 – Anatomia nasal e sua correspondência no rinograma.[3]

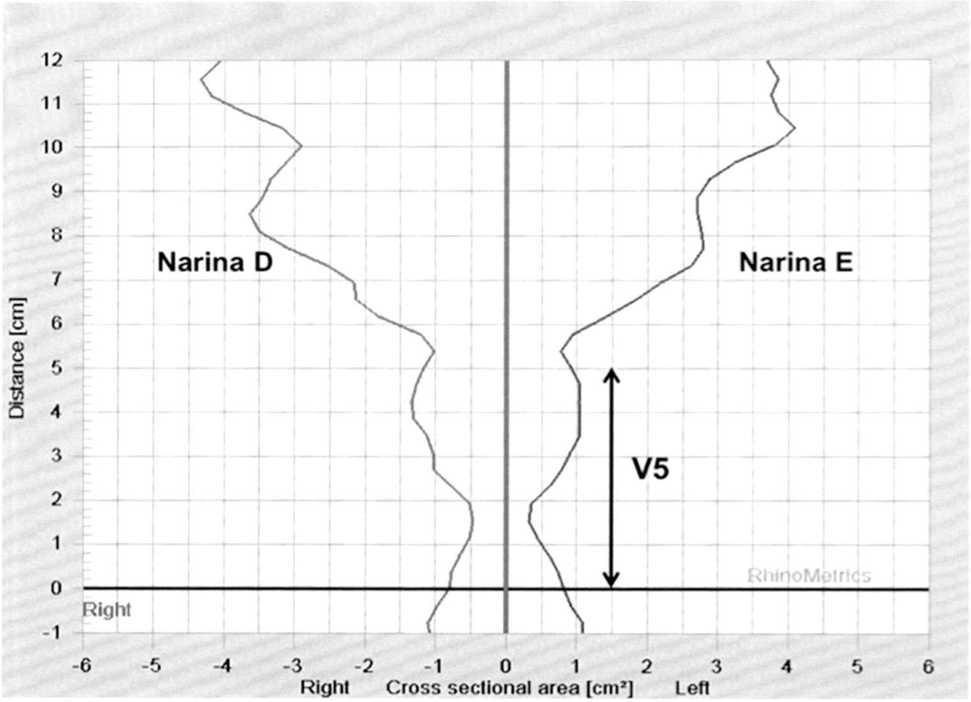

Figura 16.2 – Exemplo de rinograma de criança de 7 anos com destaque para a medida do volume dos primeiros cinco centímetros da cavidade nasal (V5).

Na análise do rinograma, recomenda-se pelo menos, o cálculo do valor do volume dos cinco centímetros proximais e as duas menores áreas transversais.[8] Para estudos da mucosa nasal, o volume no segmento entre 2,0cm e 5,0cm (V2-5) também deve ser mensurado já que omite a porção anterior da narina, epitelizada.[8,9] Neste segmento, há boa correlação dos dados obtidos através da RnA quando comparadas à rinomanometria,[10] pico de fluxo nasal inspiratório[11] além de outros métodos de imagem como a Tomografia Computadorizada[12] e a Ressonância Magnética.[13] Após esta distância inicial, ocorre perda de energia acústica e entrada de ar nos seios paranasais, conduzindo à avaliação inadequada da anatomia da região posterior da nasofaringe.[6,14]

Alguns fatores que podem aumentar a variabilidade e diminuir a precisão do exame são listados no Quadro 16.1:

Quadro 16.1: Fatores de variabilidade durante a RnA.
• Presença de ruído no ambiente do exame.[15]
• Variações na temperatura ambiental e na umidade relativa do ar.[16]
• Variações na postura do paciente.
• Respiração do paciente.[8]
• Escape de ar entre o adaptador nasal e narina.[17]
• Compressão excessiva da narina.[8]
• Treinamento adequado dos operadores do rinômetro.[15]

A RnA, diferentemente dos outros métodos de avaliação da obstrução nasal, como a rinomanometria e o pico fluxo nasal, mensura apenas a anatomia da cavidade nasal e não variáveis fisiológicas da respiração.[2]

Essa técnica pode ser utilizada para avaliação do efeito de intervenções terapêuticas medicamentosas (descongestionantes tópicos[18] e corticosteroides tópicos nasais,[19,20] nas avaliações fisiológicas da obstrução nasal,[21] nas avaliações pré e pós cirúrgicas das vias aéreas superiores[22-24] e monitoramento dos testes de provocação nasal.[25]

Rinomanometria

A rinomanometria consiste em técnica não invasiva que avalia simultaneamente, durante a respiração normal, a pressão e o fluxo da cavidade nasal permitindo o cálculo da resistência nasal.[4] As variações de pressão são mensuradas por um transdutor de pressão, enquanto o fluxo aéreo por um pneumotacógrafo. Nos equipamentos computadorizados, as relações entre pressão e fluxo são graficamente exibidas em tempo real por uma curva sigmoide (Figura 16.3).

A resistência nasal é calculada a partir dos parâmetros fluxo e pressão, utilizando-se a lei de Ohm ($R = P/F$).[9]

Devido à relação não linear entre as variáveis fluxo e pressão, a resistência nasal tem que ser calculada em um ponto arbitrário de fluxo ou pressão,[26] sendo que três pontos de pressão são os mais empregados para tanto: 75, 100 e 150 Pascais (Pa).[9] O ponto de referência pode ser variável, uma vez que pontos de pressão mais elevados podem ser difíceis de serem alcançados por pacientes normais, com narinas altamente patentes.[26]

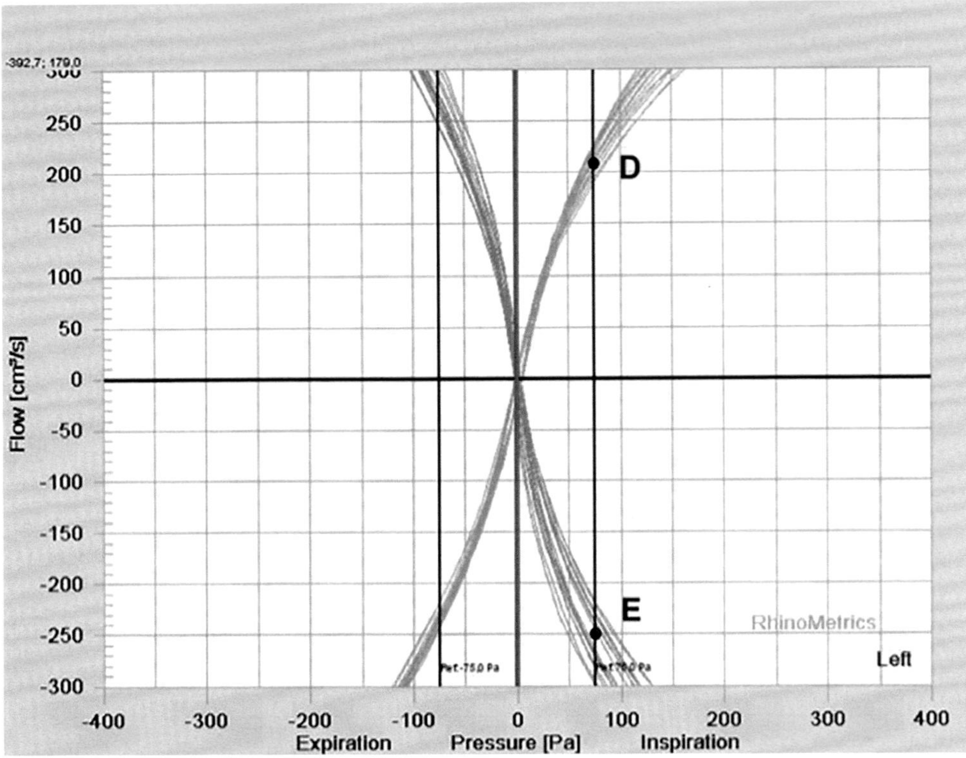

Figura 16.3 – Exemplo de rinomanometria anterior ativa de adolescente de 15 anos. Em destaque os pontos onde a resistência nasal inspiratória foi calculada, na narina direita (D) e esquerda (E).

A resistência, rotineiramente, é expressa no ponto de 150 Pa durante a fase inspiratória da rinomanometria, sendo que pontos de menor pressão podem ser usados desde que sejam justificados.[9]

A rinomanometria pode ser realizada de diversas formas. Ela é denominada ativa quando os valores são mensurados durante a respiração e passiva quando uma corrente de ar externa é administrada através da cavidade nasal. A rinomanometria ainda pode ser denominada anterior ou posterior, sendo que a anterior mensura as variações de pressão na entrada da narina, enquanto a rinomanometria posterior o faz na faringe. A rinomanometria anterior ativa (RMAA) é a mais empregada entre elas, por ser de mais fácil realização e a menos invasiva.[26,27]

Na RMAA, cada narina é mensurada separadamente. Dois dispositivos são acoplados aos vestíbulos nasais, sendo a narina em avaliação conectada ao pneumotacógrafo, um tipo de resistor que induz a fluxo laminar, e a contralateral ao transdutor de pressão que, pela oclusão da narina, permite a avaliação da pressão retronasal.[26] Quando o paciente respira ocorre movimentação do ar através do pneumotacógrafo e então o fluxo é determinado. Após o registro adequado de uma narina, os instrumentos são invertidos para se registrar o lado contralateral. Um exemplo de RMAA de adolescente com obstrução unilateral é mostrado na Figura 16.4.

Os principais fatores que podem influenciar no resultado da RMAA são mostrados no Quadro 16.2. Destes, o mais importante e comum de ser encontrado é a obstrução completa de uma narina que praticamente impossibilita as avaliações.

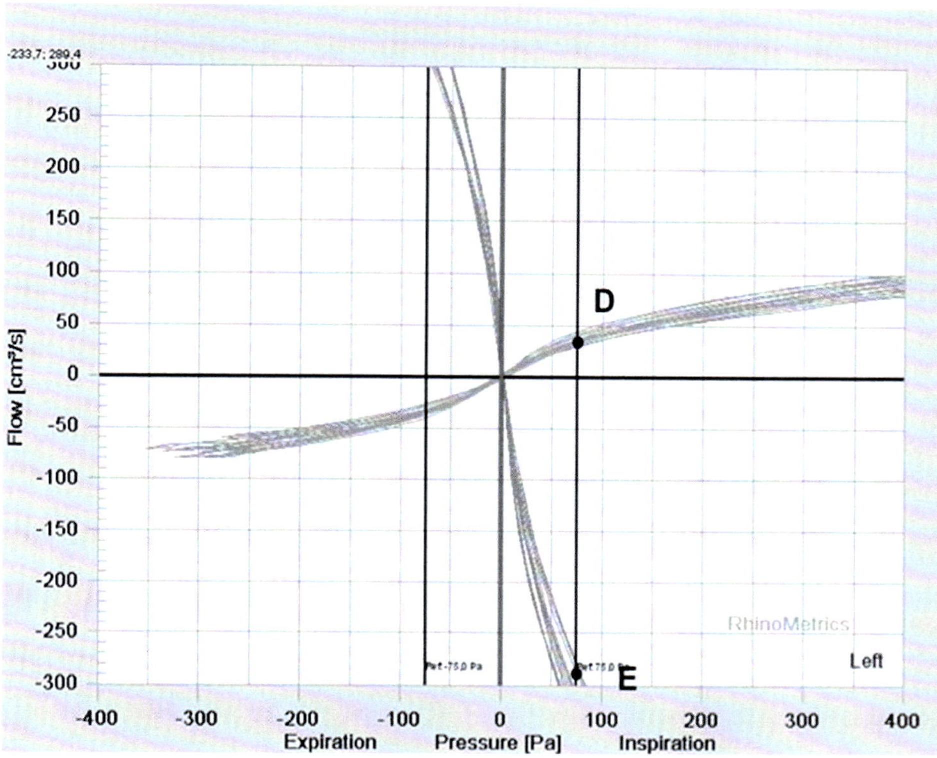

Figura 16.4 – Exemplo de rinomanometria anterior ativa de adolescente de 11 anos com rinite e obstrução nasal unilateral à direita (D).

Quadro 16.2 – Fatores de variabilidade da RMAA
• Obstrução completa de uma narina
• Respiração oral
• Sujidades e secreções nasais[28]
• Perfuração de septo nasal[2]

A rinomanometria posterior ativa pode ser usada para avaliação uni e bilateral da resistência nasal. Nela, uma máscara facial é colocada sobre a boca e o nariz e o paciente respira através de um tubo sensível à pressão, locado na orofaringe passando através dos lábios fechados, entre a língua e o palato.[2] Este método permite a avaliação por um modo normal de respiração, não causa deformidade do vestíbulo nasal e permite e avaliação de ambos os lados simultaneamente, porém é desconfortável e pouco tolerado pela maioria dos pacientes, especialmente crianças.[4]

A rinomanometria foi intensamente utilizada nas últimas décadas, sendo considerada como método de referência para a avaliação objetiva da obstrução e função nasal.[2] A resistência nasal em pacientes adultos, sem doenças das vias aéreas superiores, apresenta-se em torno de 0,23 Pa/cm^3/s (0,15-0,39 Pa/cm^3/s).[2] Em lactentes os valores apresentam-se fisiologicamente superiores aos de adultos (1,2 Pa/cm³/s), com gradativa redução para os valores de adulto ao redor dos 16 a 18 anos. A resistência nasal é mais baixa em indivíduos do sexo feminino comparado ao sexo masculino.

A RMAA já foi utilizada para diversos fins, sendo utilizada para avaliação do efeito, sobre a rinite alérgica, de intervenções terapêuticas medicamentosas (descongestionantes tópicos,[18] corticosteroides tópicos nasais[19, 29] e antagonistas de leucotrienos[30]), nas avaliações fisiológicas da obstrução nasal,[31] nas avaliações pré e pós cirúrgicas de defeitos anatômicos das vias aéreas superiores[29,32] e apnéia do sono.[33]

Na população pediátrica há maior dificuldade para realização da rinomanometria, pois há necessidade de cooperação dos pacientes durante todo o exame. Assim, outros métodos como RnA e pico de fluxo inspiratório, são propostos para monitorização objetiva das alterações na mucosa nasal.

REFERÊNCIAS BIBLIOGRÁFICAS

1. van Spronsen E, Ingels KJ, Jansen AH, et al. Evidence-based recommendations regarding the differential diagnosis and assessment of nasal congestion: using the new GRADE system. Allergy 2008; 63:820-33.
2. Nathan RA, Eccles R, Howarth PH, et al. Objective monitoring of nasal patency and nasal physiology in rhinitis. J Allergy Clin Immunol 2005; 115:S442-59.
3. Uzzaman A, Metcalfe DD, Komarow HD. Acoustic rhinometry in the practice of allergy. Ann Allergy Asthma Immunol 2006; 97:745-51; quiz 51-2, 99.
4. Lai VW, Corey JP. The objective assessment of nasal patency. Ear Nose Throat J 1993; 72:395-6, 9-400.
5. Hilberg O, Jackson AC, Swift DL, et al. Acoustic rhinometry: evaluation of nasal cavity geometry by acoustic reflection. J Appl Physiol 1989; 66:295-303.
6. Cole P. Acoustic rhinometry and rhinomanometry. Rhinol Suppl 2000; 16:29-34.
7. Djupesland P, Pedersen OF. Acoustic rhinometry in infants and children. Rhinol Suppl 2000; 16:52-8.
8. Hilberg O, Pedersen OF. Acoustic rhinometry: recommendations for technical specifications and standard operating procedures. Rhinol Suppl 2000; 16:3-17.
9. Clement PA, Gordts F, Standardisation Committee on Objective Assessment of the Nasal Airway IRS, Ers. Consensus report on acoustic rhinometry and rhinomanometry. Rhinology 2005; 43:169-79.
10. Wandalsen GF, Mendes AI, Sole D. Correlation between nasal resistance and different acoustic rhinometry parameters in children and adolescents with and without allergic rhinitis. Braz J Otorhinolaryngol 2012; 78:81-6.
11. Ganslmayer M, Spertini F, Rahm F, et al. Evaluation of acoustic rhinometry in a nasal provocation test with allergen. Allergy 1999; 54:974-9.
12. Terheyden H, Maune S, Mertens J, et al. Acoustic rhinometry: validation by three-dimensionally reconstructed computer tomographic scans. J Appl Physiol (1985) 2000; 89:1013-21.
13. Hilberg O. Objective measurement of nasal airway dimensions using acoustic rhinometry: methodological and clinical aspects. Allergy 2002; 57 Suppl 70:5-39.
14. Kjaergaard T, Cvancarova M, Steinsvag SK. Does nasal obstruction mean that the nose is obstructed? Laryngoscope 2008; 118:1476-81.
15. Parvez L, Hilberg O, Vaidya M, et al. Nasal histamine challenge: a reproducible model of induced congestion measured by acoustic rhinometry. Rhinol Suppl 2000; 16:45-50.
16. Tomkinson A, Eccles R. The effect of changes in ambient temperature on the reliability of acoustic rhinometry data. Rhinology 1996; 34:75-7.
17. Hamilton JW, McRae RD, Jones AS. The magnitude of random errors in acoustic rhinometry and re-interpretation of the acoustic profile. Clin Otolaryngol Allied Sci 1997; 22:408-13.
18. Eskiizmir G, Hircin Z, Ozyurt B, et al. A comparative analysis of the decongestive effect of oxymetazoline and xylometazoline in healthy subjects. Eur J Clin Pharmacol 2011; 67:19-23.
19. Wandalsen GF, Mendes AI, Sole D. Objective improvement in nasal congestion and nasal hyperreactivity with use of nasal steroids in persistent allergic rhinitis. Am J Rhinol Allergy 2010; 24:e32-6.
20. Fabbri NZ, Abib-Jr E, de Lima Zollner R. Azelastine and budesonide (nasal sprays): Effect of combination therapy monitored by acoustic rhinometry and clinical symptom score in the treatment of allergic rhinitis. Allergy Rhinol (Providence) 2014; 5:78-86.
21. Kjaergaard T, Cvancarova M, Steinsvaag SK. Smoker's nose: structural and functional characteristics. Laryngoscope 2010; 120:1475-80.
22. Rezende AR, Pinto RA, Miura M, et al. Evaluation of nasal patency by acoustic rhinometry after repair of complete unilateral cleft lip and palate. J Plast Surg Hand Surg 2015; 49:204-8.
23. Lavinsky-Wolff M, Camargo HL, Jr., Barone CR, et al. Effect of turbinate surgery in rhinoseptoplasty on quality-of-life and acoustic rhinometry outcomes: a randomized clinical trial. Laryngoscope 2013; 123:82-9.
24. Takeno S, Osada R, Ishino T, et al. Laser surgery of the inferior turbinate for allergic rhinitis with seasonal exacerbation: an acoustic rhinometry study. Ann Otol Rhinol Laryngol 2003; 112:455-60.

25. Wandalsen GF, Mendes AI, Matsumoto F, et al. Acoustic Rhinometry in Nasal Provocation Tests in Children and Adolescents. J Investig Allergol Clin Immunol 2016; 26:156-60.
26. Schumacher MJ. Rhinomanometry. J Allergy Clin Immunol 1989; 83:711-8.
27. Druce HM, Schumacher MJ. Nasal provocation challenge. The Committee on Upper Airway Allergy. J Allergy Clin Immunol 1990; 86:261-4.
28. Welch MJ, Meltzer EO, Orgel HA, et al. Assessment of the correlation of rhinometry with the symptoms and signs of allergic rhinitis in children. Ann Allergy 1985; 55:577-9.
29. Caffier PP, Neumann K, Enzmann H, et al. Endoscopic diode laser polypectomy and high-dose intranasal steroids in recurrent nasal polyposis. Am J Rhinol Allergy 2010; 24:143-9.
30. Cingi C, Gunhan K, Gage-White L, et al. Efficacy of leukotriene antagonists as concomitant therapy in allergic rhinitis. Laryngoscope 2010; 120:1718-23.
31. Lindemann J, Keck T, Scheithauer MO, et al. Nasal mucosal temperature in relation to nasal airflow as measured by rhinomanometry. Am J Rhinol 2007; 21:46-9.
32. Leong SC, Eccles R. Inferior turbinate surgery and nasal airflow: evidence-based management. Curr Opin Otolaryngol Head Neck Surg 2010; 18:54-9.
33. Toh ST, Lin CH, Guilleminault C. Usage of four-phase high-resolution rhinomanometry and measurement of nasal resistance in sleep-disordered breathing. Laryngoscope 2012.

Capítulo **17**

Polissonografia – Interpretação do Normal e as Alterações da Apneia

Márcia Pradella-Hallinan
Gustavo Antônio Moreira

Introdução

Os distúrbios respiratórios do sono são entidades pouco conhecidas pelos médicos com especialidades pediátricas, mas apresentam alta prevalência e importante morbimortalidade. As doenças respiratórias do sono provocam alterações na qualidade do sono e dos gases arteriais, levando a alterações neurocomportamentais, do crescimento pondero-estatural e complicações cardiovasculares. A síndrome da apneia obstrutiva do sono (SAOS) é o distúrbio respiratório do sono mais frequente em crianças e adolescentes.[1,2]

Diagnóstico da SAOS

O diagnóstico da SAOS visa identificar os pacientes que podem ter um desfecho adverso devido a este distúrbio, evitar intervenção desnecessária naqueles que não estão em risco de ter desfecho adverso e selecionar pacientes que tem maior risco de complicações na adenotonsilectomia, para que medidas de prevenção sejam estabelecidas. Isso é importante porque existe maior risco de desconforto respiratório e complicações no período perioperatório de adenotonsilectomia em crianças e adolescentes com SAOS.[3,4]

O diagnóstico da SAOS idealmente requer história, exame físico e polissonografia noturna. História clínica isolada, registro de áudio/vídeo, oximetria noturna isolada e polissonografia diurna no laboratório têm sensibilidade e especificidade inadequadas para um diagnóstico acurado. Em pacientes com valor preditivo alto de ter SAOS, o uso de polissonografia portátil domiciliar pode ser um substituto a polissonografia no laboratório. A polissonografia domiciliar consiste em no mínimo 3 medidas biológicas, tais como: fluxo nasal (cânula de pressão), medida de esforço respiratório (cinta torácica), posição corpórea, oximetria de pulso (saturação da oxi-hemoglobina e, frequência cardíaca). Poucos estudos avaliaram a especificidade e sensibilidade desses estudos em diferentes faixas etárias e fatores de risco (síndrome genéticas, obesidade, doença neuromusculares).[5]

A polissonografia noturna é um estudo contínuo de diversas variáveis neurofisiológicas e cardiorrespiratórias que incluem: - eletroencefalograma (EEG), eletrooculograma, eletromiograma (EMG) submentoniano e tibial anterior, eletrocardiograma, movimento abdominal e torácico, fluxo nasal e oral (termistor e cânula de pressão nasal), sensor de posição do corpo, pressão parcial de gás carbônico exalado ($P_{ET}CO_2$) e saturação percutânea da oxi-hemoglobina (SpO_2). As crianças devem ser monitoradas continuamente por um técnico de polissonografia. Medidas adicionais podem ser realizadas em situações específicas: pH esofágico; pressão esofágica; EMG de músculos masseterianos ou intercostais; derivações adicionais de EEG; tempo do trânsito de pulso (PTT); e tonometria arterial periférica (PAT).[2]

A medida da pressão esofágica é o padrão ouro para o diagnóstico da síndrome da resistência de vias aéreas superiores, porém é um método invasivo. Sensores de fluxo nasal que detectam a pressão ao nível das narinas, as cânulas nasais, mostram curvas de fluxo mais adequadas para detectar obstrução parcial de vias aéreas do que a medida de fluxo com sensor de temperatura (termistor) e, idealmente, devem ser utilizadas em todos os exames de polissonografias. Isso não suprime o uso do termistor que mede não só o fluxo nasal, mas também o fluxo oral.[2,6]

Crianças apresentam diferentes padrões respiratórios, cardiovasculares e neurológicos em função da idade, por isso, os estudos do sono em crianças e adolescentes devem ser estagiados segundo critério específico para idade. Em adultos, considera-se anormal um evento respiratório com duração igual ou superior a 10 segundos. Crianças, porém, apresentam grande variação da frequência respiratória com a idade, portanto esse critério de tempo (10 segundos) predispõe a resultados falso-negativos. Por isso, em crianças, considera-se anormal um evento respiratório que seja maior ou igual a dois ciclos respiratórios. Crianças também podem apresentar obstrução parcial de vias aéreas superiores por vários minutos, caracterizada por ronco, movimento paradoxal do tórax, dessaturação da oxi-hemoglobina e/ou retenção de gás carbônico com fluxo oronasal preservado. Algumas crianças apresentam esses eventos e poucas apneias, situação na qual o índice de apneia-hipopneia (IAH) subestima a gravidade da SAOS. A gravidade da SAOS em crianças é determinada por diversos aspectos polissonográficos (Tabela 17.1).[7]

Ainda existe controvérsia para definir quem são as crianças que apresentam somente ronco primário (ronco habitual sem apneia e sem dessaturação da oxi-hemoglobina) e quais são aquelas que têm SAOS. As variáveis que definem anormalidade são distintas do adulto, em vez de utilizar o índice de apneia-hipopneia (apneia central + apneia obstrutiva + apneia mista + hipopneia / tempo de sono), utiliza-se o índice de apneia obstrutiva (apneia obstrutiva + apneia mista / tempo de sono) e/ou o índice de apneia-hipopneia obstrutiva (apneia obstrutiva + apneia mista + hipopneia / tempo de sono). O limite entre normal e doente é baseado em critério estatístico de normalidade (> 2 desvios padrões acima da média), por consenso considera-se anormal um índice de apneia obstrutiva (IAO) > 1 / hora ou índice de apneia e hipopneia obstrutiva (IAHO) > 1,5 / hora. O ideal seria utilizar desfecho adverso (alteração do comportamento, dificuldade no aprendizado, complicação cardiovascular). A maioria dos estudos demonstra problemas cognitivos ou comportamentais em crianças quando o IAHO > 5 / hora. No entanto, também há relatos de alterações no desempenho escolar em crianças com ronco primário ou SAOS leve (IAH entre 1 e 5 / hora).[8,9,10]

Tabela 17.1 – Classificação dos distúrbios respiratórios do sono – critérios polissonográficos

Diagnóstico	Índice de apneia obstrutiva (eventos/h)	Nadir da SpO_2 (%)	Pico do $P_{ET}CO_2$ exalado (mm Hg)	% tempo de sono com CO_2 exalado > 50 mm Hg	Índice de micro-despertares (ev/hora)
Ronco primário	≤ 1	> 92	≤ 53	< 10	< 11
SAOS leve	1 – 5	86 – 91	> 53	10 – 24	> 11
SAOS moderada	5 – 10	76 – 85	> 60	25 – 49	> 11
SAOS acentuada	> 10	≤ 75	> 65	≥ 50	> 11

Adaptado de: Katz & Marcus[7]
Índice de apneia obstrutiva (apneias obstrutivas + apneias mistas / tempo total de sono)
$P_{ET}CO_2$ = pressão parcial do gás carbônico exalado

REFERÊNCIAS BIBLIOGRÁFICAS

1. American Academy of Pediatrics clinical practice guidelines. Diagnosis and managment of childhood obstructive sleep apnea syndrome. Pediatrics 109;704-12: 2002.
2. American Thoracic Society - Standards and indications for cardiopulmonary sleep studies in children. Am J Respir Crit Care Med 1996;153(2):866-78.
3. Fagondes SC, Moreira GA. Obstructive sleep apnea in children. J Bras Pneumol 2010; 36 Suppl 2:57-61.
4. Capdevila OS, Kheirandish-Gozal L, Dayyat E, et al. Pediatric obstructive sleep apnea: complications, management, and long-term outcomes. Proc Am Thorac Soc 2008;5:274-82.
5. Treptow E, Oliveira MG, Moreira GA, et al. Update on the use of portable monitoring system for the diagnosis of sleep apnea in specific population World J Respirol 2015 28; 5(1): 17-27
6. Iber C, Ancoli-Israel S, Cheeson A, Quan SF, eds. The AASM manual for scoring of sleep associated events: rules, terminology and technical specifications. Wetchester, IL: American Academy of Sleep Medicine; 2007.
7. Marcus CL, Katz ES. Diagnosis of obstructive sleep apnea syndrome in infants and children. . In: Sheldon SH FR, Kryger MH, ed. Principles and Practice of Pediatric Sleep Medicine: Elsevier Inc.; 2005:197 – 210.
8. Beebe DW. Neurobehavioral morbidity associated with disordered breathing during sleep in children: A comprehensive review. Sleep 2006;29:1115-34.
9. Uema SF, Vidal MV, Fujita R, et al. Behavioral evaluation in children with obstructive sleep disorders. Braz J Otorhinolaryngol 2006;72:120-2
10. Moreira GA, Thompson BM, Pradella-Hallinan M, et al. Snoring and behavioral problems in prepubertal children. Sleep Medicine 2005;6:S117.

Capítulo **18**

Escalas e Questionários na Avaliação da Qualidade do Sono

Marilyn Urrutia-Pereira
Dirceu Solé

Introdução

Os distúrbios relacionados ao sono (DRS) são decorrentes de problemas relacionados ao comportamento do sono e podem ser influenciados por aspectos sociais, culturais e familiares, bem como fatores biológicos e psicológicos.[1] Frequentes na população pediátrica, o seu diagnóstico, tratamento e a sua prevenção devem ser observações de rotina na avaliação pelo pediatra ou médico de atenção primária, contudo os sintomas de DRS nem sempre são percebidos e, consequentemente, não tratados.[2]

É comum que os profissionais de saúde falhem na investigação específica desses sintomas, entretanto é frequente que os pais omitam os sintomas de DRS durante a consulta médica, por não os perceberem como questão importante, quer por seu desconhecimento, quer pela falta de familiaridade com o comportamento considerado adequado ou normal em relação ao sono.[3]Estima-se que os DRS afetem entre 25 e 40% das crianças.[4] Desse modo, o estudo criterioso e adequado do sono é importante, uma vez que nos permite avaliar a existência ou não de alterações, assim como se as necessidades do sono da criança estão sendo atendidas.

A privação ou alterações do padrão do sono interferem em vários processos orgânicos, além de influenciarem no comportamento, no humor, no desempenho neuropsicomotor, na cognição e nos relacionamentos sociais e familiares, interferindo na qualidade de vida da criança e de toda a família.[5] Na população pediátrica, os distúrbios de sono afetam diretamente o processo de memória e aprendizagem, resultando em interferência importante também no desempenho escolar.[6]

Avaliação do Sono

Existem diversas formas de avaliar o sono, podendo o mesmo ser questionado durante a anamnese realizada com o familiar, perguntando-se sobre a sua observação ou por métodos, objetivos e subjetivos. Embora a polissonografia (PSG) seja apontada como a melhor forma de avaliação dos DRS, limitações operacionais e econômicas a inviabilizam na utilização em larga escala.[7]A actigrafía, é outro método objetivo, avalia os pacientes durante 24 horas, podendo ser o paciente observado por 7 dias no seu ambiente natural. Esse exame é sensível para detecção de padrões do sono associados a doenças específicas do sono, e detecta também problemas neurocomportamentais.[8]

A polissonografia e a actigrafia fornecem informações importantes sobre os padrões de distúrbios de sono, mas não conseguem identificar distúrbios comportamentais do sono como resistência na hora de dormir, insônia ou razões para os movimentos noturnos, como o sonambulismo.[9]

Avaliação subjetiva da qualidade do sono

Entre os métodos subjetivos, destaca-se o "diário de sono" instrumento que deve ser preenchido pelos pais. Por avaliar somente dados qualitativos, dificulta a visão global do sono de vários dias ou semanas, é de baixo custo, demorado para ser concluído, e os seus resultados são difíceis de interpretar, já que não existem normas de comparação.[10]

Por terem boa relação custo-benefício e facilidade de administração, os questionários escritos (QE) têm sido cada vez mais utilizados, apesar de realizarem somente avaliações subjetivas e retrospectivas do comportamento de sono da criança.[11] Eles têm um papel importante como ferramenta de avaliação na rotina clínica, no monitoramento do tratamento, em estudos clínicos e na investigação mediante um processo que registra padrões, distúrbios e comportamentos do sono em um período específico do tempo, como 1 semana ou 1 mês.

Observa-se que nem sempre os questionários usados são válidos para investigar o que o pesquisador busca, e que com o avanço da medicina e o aumento de novos instrumentos para avaliar aspectos clínicos e psicológicos do paciente, é de suma importância que esses instrumentos passem por uma avaliação psicométrica (análise, validade, confiabilidade e normas).[5,12]Vários têm sido os QE idealizados para avaliar DRS em crianças, como os que tratam das características gerais do sono da criança no período escolar: Escala pediátrica de sonolência diurna (*The Pediatric Daytime Sleeppiness Scale,* PDSS)[6] e o questionário do sono infantil (*Child Sleep Questionnaire*, CSQ).[13]Há também os QE que avaliam os principais distúrbios respiratórios do sono, como o questionário para triagem breve de problemas de sono infantil (*A Brief Screening Questionnaire for Infant Sleep Problem,* BISQ)[14] e o questionário de hábitos de sono em crianças (*The Children Sleep Habits Questionnaire,* CSHQ).[15]

Questionários validados para a língua portuguesa

Entre os questionários utilizados para avaliar as características do sono infantil que foram devidamente validados para a língua portuguesa, destacam-se os descritos a seguir.

Inventário dos hábitos de sono para crianças pré-escolares *(Sleep Habits Inventory for Preschool Children)*

Destinado à triagem de alterações nos hábitos do sono de crianças pré-escolares (2 a 6 anos de idade), avalia a presença de distúrbios do sono, rotinas para dormir e ritmicidade do sono. O questionário avalia a presença de problemas do sono, pelo questionamento aos pais sobre os hábitos de sono da criança na última semana (Quadro 18.1).

As respostas são pontuadas de 1 a 4, tendo como resposta 1, fato não ocorrido nesta semana; 2, fato ocorrido uma a duas vezes nesta semana; 3, fato ocorrido três a cinco vezes nesta semana e 4, fato ocorrido seis ou mais vezes nesta semana.

Questionário sobre o comportamento do sono (*Sleep Behavior Questionnaire*)

Destinado a crianças com 7 a 14 anos de idade, avalia principalmente o comportamento da criança para adormecer e os principais distúrbios do sono (Quadro 18.2). Cada item é pontuado com escore de 1 (nunca) a 5 (sempre).[17,18] Segundo a frequência com que cada item foi apontado nas últimas 6 semanas, o escore final pode variar entre 26 e 130, quanto maior o escore, maior o número de problemas do sono.[17,18]

Escala de distúrbios do sono na infância (*The Sleep Disturbance Scale for Children – SDSC*)

Instrumento utilizado para avaliar o sono em crianças e adolescentes de 3 a 18 anos. O questionário consiste em duas seções: a primeira foi utilizada para obter dados demográficos, comportamentais e clínicos, informações sobre doenças anteriores e estado de saúde atual com perguntas específicas sobre doenças que possam afetar o sono (Quadro 18.3).

Quadro 18.1 – Inventário dos hábitos de sono para crianças pré-escolares
Rotina da hora de ir para cama
• Segue uma rotina • É colocado na cama por um ou ambos os pais • Adormece sozinho • Adormece na sua própria cama • Adormece antes de ser colocado na cama
Ritmicidade
• Conserva uma rotina da hora de ir para a cama • Acorda pela manhã em horário regular • Faz cochilo após o almoço • Acorda durante a noite • Leva mais de 30 minutos para dormir novamente • Dorme na própria cama toda a noite
Problemas de separação
• Traz um objeto de segurança/transicional para a cama • Expressa medo do escuro após ser colocado na cama pela noite • Acorda angustiado por sonho ou temor • Necessita de luz acessa enquanto dorme • Chama pelos pais durante a noite • Vai para a cama dos pais durante a noite

Adaptado das referências 16 e 17.

A segunda parte é composta por 26 itens, com escores de 1 a 5, de modo que os valores numéricos maiores refletem uma maior gravidade clínica dos sintomas.

Questionário de sono infantil de Reimão e Lefèvre (QRL)

É um instrumento que aborda diversos distúrbios de sono da infância, classificando-os pela intensidade de sua frequência, além de relacionar os comportamentos e hábitos diários para dormir com o padrão de sono[21,22] (Quadro 18.4).

Determina a presença de distúrbios do sono por meio de 16 questões com cinco alternativas, que classificam a frequência com a qual o distúrbio ocorre: todos os dias, uma vez por semana, uma vez ao mês, menos de uma vez ao mês ou não apresenta a característica citada.[21,22]

O QRL não possui um escore final ou uma pontuação específica, porém determina claramente a presença e a frequência com que acontecem os distúrbios ou parassonias por sua leitura. Apesar de ser um instrumento com indicações quantitativas, o aspecto qualitativo deve ser observado no sentido de associar o padrão do sono, os costumes e hábitos para dormir e suas possíveis relações com a presença dos distúrbios.[21,22]

Escala pediátrica de sonolência diurna (*Pediatric Daytime Sleepiness Scale*)

É um questionário válido para quantificar a sonolência diurna em jovens entre 11 e 15 anos de idade. Idealizado como um questionário composto de 32 itens, que abrangia múltiplas questões, nomeadamente os padrões de sono, o humor, a sonolência, a qualidade de vida e as atividades extracurriculares (Quadro 18.5).[6,23]

A sonolência envolvia 13 itens, entretanto apenas oito foram significativos e incluídos na escala definitiva, sendo pontuados entre 0 e 4 (nunca = 0, raramente = 1, por vezes = 2, frequentemente = 3, sempre = 4), e com pontuação máxima oscilando entre 0 e 32.[6,23]

Tem a vantagem de ser uma escala quantitativa com um valor definido, e a partir dos 20 pontos a sonolência é considerada excessiva.

Quadro 18.2 – Questionário sobre o comportamento do sono

Responda com uma das alternativas abaixo o que ocorre rotineiramente com o seu filho

1 – Nunca	3 – Algumas vezes	5 – Sempre
2 – Poucas vezes	4 – Frequentemente	

	Seu filho:	1	2	3	4	5
1	Vai para a cama disposto					
2	Adormece sozinho					
3	Adormece na sua própria cama					
4	Adormece na cama dos pais					
5	Acorda 1 a 2 vezes por noite					
6	Acorda 3 a 4 vezes por noite					
7	Permanece acordado por menos de 30 minutos					
8	Permanece acordado por mais de 30 minutos					
9	Adormece novamente na presença dos pais					
10	Após acordar durante a noite vai para a cama dos pais					
11	Acorda para comer					
12	Movimenta-se muito enquando dorme					
13	Sua muito enquanto dorme					
14	Divide o quarto com os pais (mesmo tendo outro lugar para dormir)					
15	Dorme na cama dos pais					
16	Contrai-se muito durante o sono ou enquanto tenta dormir					
17	Acorda confuso ou desorientado					
18	Fala dormindo					
19	Caminha dormindo					
20	Range os dentes dormindo					
21	Urina na cama					
22	Acorda gritando e aterrorizado					
23	Tem pesadelos					
24	Ronca enquanto dorme					
25	Pela manhã acorda repousado e com bom humor					
26	Fica sonolento enquanto sentado e/ou estudando					
27	Fica sonolento enquanto assiste televisão					
28	Fica sonolento enquanto está sentado e conversando com alguém					
29	Adormece na escola					

Instruções: 1. Recodifique na direção oposta (5 = 1) (4 = 2) (1 = 5) (2 = 4) os itens 1, 2, 3 e 25
2. Escores altos = mais problemas de sono

Adaptado das referências 17 e 18.

Quadro 18.3 – Escala de distúrbios de sono em crianças

ESCALA DE DISTÚRBIOS DE SONO EM CRIANÇAS

Nome da criança: ______________________________ Sexo: ___

Data nascimento: ______________ Idade ________ Data: ______________

Instruções: Este questionário permitirá compreender melhor o ritmo sono-vigília de sua criança e avaliar se existem problemas relativos a isto. Procure responder todas as perguntas. Ao responder considere cada pergunta em relação aos últimos 6 meses de vida da criança. Preencha ou faça um "X" na alternativa (resposta) mais adequada. Para responder as questões abaixo, sobre sua criança, leve em conta a seguinte escala:

1. Quantas horas a criança dorme durante a noite	❶9-11 horas	❷8-9 horas	❸7-8 horas	❹5-7 horas	❺< 5 horas
2. Quanto tempo a criança demora para adormecer	❶< 15 min.	❷15-30 min.	❸30-45 min.	❹45-60 min.	❺> 60 min.

	Nunca	Ocasionalmente (1 ou 2 vezes por mês)	Algumas vezes (1 ou 2 vezes por semana)	Quase sempre (3 ou 5 vezes por semana)	Sempre (todos os dias)
3. A criança não quer ir para a cama para dormir	❶( )	❷( )	❸( )	❹( )	❺( )
4. A criança tem dificuldade para adormecer	❶( )	❷( )	❸( )	❹( )	❺( )
5. Antes de adormecer a criança está agitada, repuxões ou tremores	❶( )	❷( )	❸( )	❹( )	❺( )
6. A criança apresenta "movimentos bruscos", repuxões ou tremores ao adormecer	❶( )	❷( )	❸( )	❹( )	❺( )
7. Durante a noite a criança faz movimentos rítmicos com a cabeça e o corpo	❶( )	❷( )	❸( )	❹( )	❺( )
8. A criança diz que está vendo "coisas estranhas" um pouco antes de adormecer	❶( )	❷( )	❸( )	❹( )	❺( )
9. A criança transpira muito ao adormecer	❶( )	❷( )	❸( )	❹( )	❺( )
10. A criança acorda mais de duas vezes durante a noite	❶( )	❷( )	❸( )	❹( )	❺( )
11. A criança acorda durante a noite e tem dificuldade em adormecer novamente	❶( )	❷( )	❸( )	❹( )	❺( )
12. A criança mexe-se continuamente durante o sono	❶( )	❷( )	❸( )	❹( )	❺( )
13. A criança não respira bem durante o sono	❶( )	❷( )	❸( )	❹( )	❺( )
14. A criança para de respirar por alguns instantes durante o sono	❶( )	❷( )	❸( )	❹( )	❺( )
15. A criança ronca	❶( )	❷( )	❸( )	❹( )	❺( )
16. A criança transpira muito durante a noite	❶( )	❷( )	❸( )	❹( )	❺( )
17. A criança levanta-se e senta-se na cama ou anda enquanto dorme	❶( )	❷( )	❸( )	❹( )	❺( )
18. A criança fala durante o sono	❶( )	❷( )	❸( )	❹( )	❺( )
19. A criança range os dentes durante o sono	❶( )	❷( )	❸( )	❹( )	❺( )
20. Durante o sono a criança grita angustiada, sem conseguir acordar	❶( )	❷( )	❸( )	❹( )	❺( )
21. A criança tem pesadelos que não lembra no dia seguinte	❶( )	❷( )	❸( )	❹( )	❺( )
22. A criança tem dificuldade em acordar pela manhã	❶( )	❷( )	❸( )	❹( )	❺( )
23. Acorda cansada, pela manhã	❶( )	❷( )	❸( )	❹( )	❺( )
24. Ao acordar a criança não consegue movimentar-se ou fica como se estivesse paralisada por uns minutos	❶( )	❷( )	❸( )	❹( )	❺( )
25. A criança sente-se sonolenta durante o dia	❶( )	❷( )	❸( )	❹( )	❺( )
26. Durante o dia a criança adormece em situações inesperadas sem avisar	❶( )	❷( )	❸( )	❹( )	❺( )

Adaptado das referências 19 e 20.

Quadro 18.4 – Questionário de sono infantil de Reimão e Lefèvre

Parte A – Responda as seguintes questões indicando uma das alternativas:

A criança:	Todos os dias	Uma vez por semana	Uma vez por mês	Menos de uma vez por mês	Não
Urina quando está dormindo durante a noite?					
Urina quando está dormindo durante o dia?					
Fala quando está dormindo?					
Range os dentes quando está dormindo?					
Senta-se na cama ou anda quando está dormindo?					
Mexe-se demais na cama quando está dormindo?					
Grita sem motivo quando está dormindo?					
Conta que tem sonhos ruins e que tem medo?					
A criança ronca durante a noite?					
A criança ronca durante o dia?					
Bate ou balança a cabeça, com movimentos sempre iguais, muitas vezes seguidas na cama?					
Bate ou balança o corpo, com movimentos sempre iguais, muitas vezes seguidas na cama?					
Demora mais de 15 minutos para ficar completamente desperto de manhã?					
Chega atrasado à escola porque dorme demais, apesar dos familiares?					
Na escola tem dificuldade em ficar acordado durante as manhãs?					
Na escola tem dificuldade em ficar acordado durante as tardes?					

Parte B – Responda as seguintes questões indicando uma das alternativas:

A criança:	Sim	Não
Dorme com um animal de estimação?		
Dorme com boneca, brinquedo ou bicho de pelúcia?		
Prefere luz acesa para dormir?		
Só dorme se a luz do quarto permanecer acesa?		
Se não tivesse que levantar para ir à escola, dormiria até mais tarde todos os dias?		
Já foi ao médico por ter problemas durante o sono?		

Adaptados das referências 21 e 22.

Quadro 18.5 – Escala pediátrica de sonolência diurna (PDSS – Drake 2003)		
1.	Quantas vezes adormeces ou te dá sono, durante as aulas?	( )
2.	Quantas vezes adormeces ou te dá sono durante os trabalhos de casa?	( )
3.	Estás geralmente bem desperto durante o dia?	( )
4.	Quantas vezes te sentes cansado e de mau humor durante o dia?	( )
5.	Quantas vezes te custa levantar da cama de manhã?	( )
6.	Quantas vezes voltas a adormecer depois de te acordarem, de manhã?	( )
7.	Quantas vezes precisas que alguém te acorde de manhã?	( )
8.	Quantas vezes pensas que precisarias de dormir mais?	( )
0 = Nunca 1 = Raramente 2 = Por vezes 3 = Frequentemente 4 = Sempre		

Adaptado das referências 6 e 23.

Índice de qualidade de sono de Pittsburgh (*Pittsburgh Sleep Quality Index* – PSQI)[24,25]

Avalia a qualidade do sono em relação ao último mês, este é um período intermediário entre os questionários que avaliam somente a noite anterior, não sendo capazes de detectar padrões de disfunção, e aqueles que avaliam o último ano ou mais, não indicando a gravidade de um problema no presente momento.

Tem como característica importante a combinação de informações quantitativas e qualitativas sobre o sono. Consiste em 19 autorrespondidas e cinco questões respondidas por seus companheiros de quarto, que são utilizadas somente para informação clínica. As 19 questões são agrupadas em sete componentes, com escores distribuídos numa escala de 0 a 3[24,25] (Quadro 18.6).

As pontuações destes componentes são então somadas para produzirem um escore global, que varia de 0 a 21 onde, quanto maior a pontuação, pior a qualidade do sono. Um escore global do PSQI > 5 indica que o indivíduo está apresentando grandes dificuldades em pelo menos dois componentes, ou dificuldades moderadas em mais de três componentes.[24,25]

Escala se sonolência de Epworth (*Epworth Sleepiness Scale* – ESS)

Escala de autoavaliação da sonolência diurna, dirigida à faixa etária de 11 a 15 anos de idade. Refere-se à possibilidade de cochilar em oito situações cotidianas[25-27] (Quadro 18.7).

Para graduar a probabilidade de cochilar, o indivíduo utiliza uma escala de 0 (zero) a 3 (três), onde 0 corresponde a nenhuma e 3 a grande probabilidade de cochilar.[25-27]

Utilizando uma pontuação total > 10 como ponto de corte, é possível identificar indivíduos com grande possibilidade de sonolência diurna excessiva (SDE). Já pontuações maiores que 16 são indicativas de sonolência grave, mais comumente encontradas nos pacientes com síndrome da apneia-hipopneia obstrutiva do sono (SAHOS) moderada ou grave, narcolepsia ou hipersonia idiopática.

As pontuações baixas nos pacientes com insônia, tanto do tipo psicofisiológica quanto idiopática, são consistentes com evidências de que estes pacientes possuem baixa propensão para dormir, mesmo quando estão relaxados.

Questionário pediátrico de sono (*Pediatric Sleep Questionnaire* – PSQ)

O PSQ é ferramenta validada para determinar problemas respiratórios do sono em crianças com idade entre 2 e 18 anos. Disponível em duas versões: uma reduzida, que consta de 22 perguntas dirigidas a demonstrar a presença de transtornos respiratórios de sono (TRS) e outra extensa, em que pode ser investigada, além dos TRS e do ronco, ampla variedade de problemas como a sonolência diurna excessiva, transtornos de conduta, parassonias e insônia. A versão reduzida foi validada ao português.[28,29]

Quadro 18.6 – Índice de qualidade de sono de Pittsburgh (PSQI)

Nome: ________________________ Idade: ___ Data: ________

Instruções:
As seguintes perguntas são relativas aos seus hábitos de sono durante o **último mês somente**. Suas respostas devem indicar a lembrança mais exata da **maioria** dos dias e noites do último mês. Por favor, responda a todas as perguntas.

1. Durante o último mês, quando você geralmente foi para a cama à noite?
   Hora usual de deitar: ________________
2. Durante o último mês, quanto tempo (em minutos) você geralmente levou para dormir à noite?
   Número de minutos : ________________
3. Durante o último mês, quando você geralmente levantou de manhã?
   Hora usual de levantar : ________________
4. Durante o último mês, quantas horas de sono você teve por noite? (Este pode ser diferente do número de horas que você ficou na cama)
   Horas de sono por noite : ________________

Para cada uma das questões restantes, marque a **melhor (uma)** resposta. Por favor, responda a todas as questões.

5. Durante o último mês, com que frequência você **teve dificuldade de dormir** porque você...
   (a) Não conseguiu adormecer em até 30 minutos
   Nenhuma no último mês ______ Menos de 1 vez/semana ______
   1 ou 2 vezes/semana ______ 3 ou mais vezes/semana ______

   (b) Acordou no meio da noite ou de manhã cedo
   Nenhuma no último mês ______ Menos de 1 vez/semana ______
   1 ou 2 vezes/semana ______ 3 ou mais vezes/semana ______

   (c) Precisou levantar para ir ao banheiro
   Nenhuma no último mês ______ Menos de 1 vez/semana ______
   1 ou 2 vezes/semana ______ 3 ou mais vezes/semana ______

   (d) Não conseguiu respirar confortavelmente
   Nenhuma no último mês ______ Menos de 1 vez/semana ______
   1 ou 2 vezes/semana ______ 3 ou mais vezes/semana ______

   (e) Tossiu ou roncou forte
   Nenhuma no último mês ______ Menos de 1 vez/semana ______
   1 ou 2 vezes/semana ______ 3 ou mais vezes/semana ______

   (f) Sentiu muito frio
   Nenhuma no último mês ______ Menos de 1 vez/semana ______
   1 ou 2 vezes/semana ______ 3 ou mais vezes/semana ______

   (g) Sentiu muito calor
   Nenhuma no último mês ______ Menos de 1 vez/semana ______
   1 ou 2 vezes/semana ______ 3 ou mais vezes/semana ______

   (h) Teve sonhos ruins
   Nenhuma no último mês ______ Menos de 1 vez/semana ______
   1 ou 2 vezes/semana ______ 3 ou mais vezes/semana ______

   (i) Teve dor
   Nenhuma no último mês ______ Menos de 1 vez/semana ______
   1 ou 2 vezes/semana ______ 3 ou mais vezes/semana ______

Adaptado das referências 24 e 25.

Quadro 18.7 – Escala de sonolência de Epworth

Nome: ______________________________

Data: ______________ Idade (anos): ________

Sexo: ________

Qual a probabilidade de você cochilar ou dormir, e não apenas se sentir cansado, nas seguintes situações? Considere o modo de vida que você tem levado recentemente. Mesmo que você não tenha feito algumas destas coisas recentemente, tente imaginar como elas o afetariam. Escolha o número mais apropriado para responder cada questão:

0 = *nunca* cochilaria
1 = *pequena* probabilidade de cochilar
2 = probabilidade *média* de cochilar
3 = *grande* probabilidade de cochilar

Situação:	**Probabilidade de cochilar**			
Sentado e lendo	0	1	2	3
Assistindo TV	0	1	2	3
Sentado, quieto, em um lugar público (por exemplo, em um teatro, reunião ou palestra)	0	1	2	3
Andando de carro por uma hora sem parar, como passageiro	0	1	2	3
Ao deitar-se à tarde para descansar, quando possível	0	1	2	3
Sentado conversando com alguém	0	1	2	3
Sentato quieto após o almoço sem bebida de álcool	0	1	2	3
Em um carro parado no trânsito pro alguns minutos	0	1	2	3

Adaptado das referências 25 a 27.

Estudo de avaliação da apneia do sono de crianças de Tucson (*Tucson Children's Assessment on Sleep Apnea Study*)

É destinado a crianças com idades entre 4 e 11 anos e composto por 13 perguntas sobre distúrbios respiratórios de sono.[30,31] Deve ser respondido pelos pais segundo a escala: nunca, raramente, ocasionalmente, frrequentemente, quase sempre, não sei (Quadro 18.8).

Os indivíduos serão classificados como tendo problemas de sono se o pai relatar que seu filho esteve com sono durante o dia, adormeceu enquanto via televisão ou na escola "frequentemente" ou mais. Apneia testemunhada pelo pai se o mesmo relatou que seu filho parou ou lutou para respirar, os lábios dele tornaram-se azuis, ou eles apertaram seus filhos, por estarem preocupados com a respiração da criança durante o sono "frequentemente" ou mais.

Ronco esteve presente se os pais relataram que sua criança roncava alto "frequentemente" ou "quase sempre". A criança foi classificada como tendo problemas de aprendizagem (se o pai informou-os "frequentemente" ou mais vezes).

Quadro 18.8 – Estudo de avaliação da apneia do sono de crianças de Tucson

Questão		Resposta
1.	A criança para de respirar enquanto dorme/durante o sono?	( )
2.	A criança tem dificuldade para respirar durante o sono/enquanto dorme?	( )
3.	Alguma vez você sacudiu a criança durante o sono/enquanto dorme para fazê-la voltar a respirar?	( )
4.	Alguma vez os lábios da criança ficaram azuis ou arroxeados enquanto ela dormia/durante o sono?	( )
5.	Alguma vez já se preocupou com a respiração da criança enquanto ela dormia/durante o sono?	( )
6.	Com que frequência a criança ronca alto enquanto dorme/durante o sono?	( )
7.	Com que frequência a criança tem dor de garganta?	( )
8.	A criança tem dor de cabeça ao acordar?	( )
9.	A criança respira pela boca durante o dia?	( )
10.	A criança está sonolenta durante o dia todo?	( )
11.	A criança dorme durante a aula?	( )
12.	A criança dorme enquanto assiste um programa de televisão que ela gosta?	( )
13.	A criança tem dificuldade para aprender?	( )

Respostas:
1 = Não sei
2 = Nunca
3 = Raramente (menos de uma vez por mês)
4 = Ocasionalmente (1 ou 2 vezes por mês)
5 = Toda semana (1 a 3 vezes por semana)
6 = Quase todo dia (4 a 7 vezes na semana)

Adaptado das referências 30 e 31.

Questionário para avaliação breve do sono na primeira infância (*Brief Infant Sleep Questionnaire* – BISC)[14,32]

Instrumento para triagem de distúrbios do sono em lactentes e primeira infância (0 a 3 anos).[14,32] O tempo de administração do questionário é de 5 a 10 minutos e as questões sobre sono estão relacionadas com os últimos períodos da semana do sono da criança. Os critérios utilizados são os seguintes 1) a criança acorda mais de três vezes por noite; 2) o período de vigília noturna é maior que 1 hora; ou 3) o tempo total de sono é inferior a 9 horas (Quadro 18.9).

Questionário sobre hábitos de sono da criança (*Children's Sleep Habits Questionnaire* – CSHQ)

O CSHQ é um questionário retrospectivo respondido pelos pais, originariamente disponível em língua inglesa, traduzido e validado para o português, mostrando ser um bom instrumento na avaliação de DRS em crianças em idade escolar (4 a 10 anos de idade).[15,33]

O CHSQ é composto por 33 questões e dividido em sete subescalas (resistência na hora de dormir, duração do sono, ansiedade no sono, despertar noturno, parassonias, distúrbios respiratórios do sono e sonolência diurna). O escore das subescalas é obtido pela somatória

Quadro 18.9 – Questionário para avaliação breve do sono na primeira infância

Por favor, marque apenas uma opção quando você responder às questões que apresentam mais de uma opção de resposta

Nome do entrevistado: ______________________ Data: ________

Parentesco do entrevistado:
( ) Pai ( ) Mãe ( ) Avó/Avô ( ) Outro (especificar): ____________

Nome da criança: ______________________ Data nasc. ________

Sexo:
( ) Masculino ( ) Feminino

Ordem de nascimento da criança:
( ) Mais velho ( ) Do meio ( ) Mais novo

Organização para dormir:
( ) Berço em um quarto separado
( ) Berço no quarto dos pais
( ) Na cama dos pais
( ) Berço no quarto com irmãos
( ) Outro (especificar): ____________

Em que posição seu(sua) filho(a) dorme na maior parte das vezes?
( ) Barriga para baixo
( ) De lado
( ) De costas

Quanto tempo seu(sua) filho(a) passa dormindo durante a NOITE (entre 7 da noite e 7 da manhã)
Horas: ________ Minutos: ________

Adaptado das referências 14 e 32.

dos pontos dados às questões a ela referentes e o total foi obtido com a soma dos escores das sete subescalas, com um ponto de corte da população total de 41 para identificar as crianças com possíveis distúrbios de sono à contabilização dos pontos, as questões de nº 1, 2, 3, 10, 11 e 26 (seguidas por R) devem ser pontuadas com o escore inverso, ou seja o 3 vale 1, o 1 vale 3 e o 2 permanece como está (Quadro 18.10).

Em conclusão, há vários questionários para avaliar o sono de crianças, validados para o idioma português e que possibilitam a avaliação de crianças de todas as faixas etárias. São de fácil acessibilidade e aplicabilidade. O médico deve saber identificar os pontos fortes e fracos de cada um deles, e assim escolher o melhor instrumento para satisfazer o seu objetivo, levando em consideração que esses instrumentos devem ser de triagem e não podem substituir medidas objetivas que avaliem parâmetros fisiológicos, tais como a polissonografia e a actigrafia.

Quadro 18.10 – Questionário sobre hábitos de sono da criança

HORA DE DEITAR	Pontuação		
	(3)	(2)	(1)
A criança ...	**Habitualmente (5 a 7 vezes por semana**	**Às vezs (2 a 4 vezes por semana)**	**Raramente (1 vez ou nunca)**
Deita-se sempre à mesma hora (R) (1)			
Depois de se deitar, demora até 20 minutos a adormecer (R) (2)			
Adormece sozinha na sua própria cama (R) (3)			
Adormece na cama dos pais ou dos irmãos (4)			
Precisa de um dos pais no quarto para adormecer (5)			
"Luta" na hora de deitar (chora, recusa-se a ficar na cama, etc.) (6)			
Tem medo de dormir no escuro (7)			
Tem medo de dormir sozinha (8)			
COMPORTAMENTO DURANTE O SONO			
Tempo total de sono diário: ___ horas e ___ minutos (considerando o sono da noite e as sestas)			
A criança ...	**Habitualmente (5 a 7 vezes)**	**Às vezs (2 a 4 vezes)**	**Raramente (0-1)**
Dorme pouco (9)			
Dorme o que é necessário (R) (10)			
Dorme o mesmo número de horas todos os dias (R) (11)			
Molha a cama à noite (crianças com 4 ou mais anos) (12)			
Fala ao dormir (13)			
Tem sono agitado, mexe-se muito ao dormir (14)			
Anda ao dormir, à noite (sonambulismo) (15)			
Vai para a cama dos pais, irmãos, etc., no meio da noite (16)			
Range os dentes durante o sono (17)			
Ressona alto (18)			
Parece para de respirar durante o sono (19)			
Ronca ou tem dificuldade em respirar durante o sono (20)			
Tem dificuldade em dormir fora de casa (na casa de familiares, nas férias, etc.) (21)			
Acorda durante a noite gritando, suando, incosolável (22)			
Acorda assustada com pesadelos (23)			
ACORDA DURANTE A NOITE			
Acorda uma vez durante a noite (24)			
Acorda mais de uma vez durante a noite (25)			
ACORDAR DE MANHÃ			
Hora de acordar nos dias de semana: ___ horas e ___ minutos **No fim de semana: ___ horas e ___ minutos**			
De manhã, acorda por si própria (R) (26)			
Acorda mal-humorada (27)			
De manhã, é acordada pelos pais ou irmãos (28)			
Tem dificuldade em sair da cama de manhã (29)			
Demora a ficar acordada (30)			
SONOLÊNCIA DURANTE O DIA			
	Habitualmente	**Às vezes**	**Raramente**
Parece cansada (31)			
Na semana passada, a criança pareceu sonolenta em algumas dessas situações?	Não ficou sonolenta (1)	Ficou muito sonolenta (2)	Adormeceu (3)
Ao ver televisão (32)			
Ao andar de carro (33)			

Adaptado das referências 15 e 33.

REFERÊNCIAS BIBLIOGRÁFICAS

1. Zhang J, Li AM, Fok TF, et al. Roles of Parenteral Sleep/Wake Patterns, Socioeconomics Status and Daytime Activities in the Sleep/Wake Patterns of Children. J Pediatr. 2010;156(4):606-12.
2. Ugarte R, Vitoria-Gasteiz O. Sueño pediátrico. Herramientas para el pediatra de atención primaria. Disponível em: http://aepap.org/gtsiaepap Acessado em:
3. Cardoso MVL, Lélis ALA, Oliveira NR, et al. A influência dos distúrbios do sono no desenvolvimento infantil. Cogitare Enferm. 2014;19(2):368-75.
4. Owens J. Classification and epidemiology of childhood sleep disorders. Prim Care. 2008;35(3):533-46.
5. Spruyt K, Gozal D. Pediatric Sleep Questionnaires as Diagnostic or Epidemiological Tools: A Review of Currently Available Instruments. Sleep Med Rev. 2011;15(1):19-32.
6. Drake C, Nickel C, Burduvali E, et al. The Pediatric Daytime Sleepiness Scale (PDSS): Sleep Habits and School Outcomes in Middle -school children. Sleep Med Rev. 2003;26(4):455-8.
7. Khatwa U, Ramgopal S, Singh K, et al. The diagnostic yield of pediatric polysonnography based on the professional background of referring physicians. Clin Pediatr (Phila). 2013;52(12):1154-60.
8. Sadeh A. The role and validity of actigraphy in sleep medicine: An update. Sleep Med Rev. 2011;15:259-67.
9. Meltzer LJ, Avis KT, Biggs S, et al. The children's report of sleep patterns (CRSP): A Self-Report measure of sleep for School-Aged Children. J Clin Sleep Med. 2013;9(3):235-45.
10. Vriend JL, Davidson FD, Corkum PV, et al. Sleep quanty and quality in relation to daytime functioning in children. Child Health Care. 2012;41(3):204-22.
11. Cruz Navarro I. Sueño Normal. Trastornos de sueño pediátrico y herramientas para su diagnóstico. Introducción. En: APap-Andalucía, ed. XV Jornadas de APap-Andalucía 2011. Exlibris Ediciones; 2011. p.75-6.
12. Lewandowski AS, Toliver-Sokol M, Palermo TM. Evidence-Based Review of Subjetive Pediatric Sleep Measures. J Ped Psychol. 2011;36(7):780-93.
13. Gaina A, Sekine M, Chen X, et al. Validity of child sleep diary questionnaire (CDQ) among junior high school children. JEA. 2004;14(1):1-4.
14. Sadeh A. A brief screening questionaire for infant sleep problems: validation and findings for an internet sample. Pediatrics. 2004;113:570-7.
15. Owens JA, Spirito A, McGuinn M. The children's Sleep Habits Questioonaire (CSHQ): psychometric of a survey instrument for school-aged children. Sleep. 2000;23(8):1043-51.
16. Hayes MJ, Parker KG, Sallinen B, et al. Bedsharing, temperament, and sleep disturbance in early childhood. Sleep. 2001;15:24(6):657-62.
17. Batista BHB, Nunes ML. Validação para língua portuguesa de duas escalas para avaliação de hábitos e qualidade de sono em crianças. J. Epilepsy Clin Neurophysiol. 2006;12(3):143-8.
18. Cortesi F, Giannotti F, Ottaviano S. Sleep problems and daytime behavior in childhood idiopathic epilepsy. Epilepsia. 1999;40(11):1557-65.
19. Bruni O, Ottaviano V, Guidetti V, et al. The sleep disturbance scale for children (SDSC). Construction and validation of an in instrument to evaluate sleep disturbances in childhood and adolescence. J Sleep Res. 1996;5(4):251-61.
20. Ferreira VR, Carvalho LB, Ruotolo F, et al. Sleep disturbance scale for children: translation, cultural adaptation, and validation. Sleep Med. 2009;10(4):457-63.
21. Reimão R. Contribuição ao estudo dos distúrbios do sono na infância. Mestrado [dissertação]. São Paulo, Faculdade de Medicina da Universidade de São Paulo, 1983.
22. Araújo PDP. Validação do Questionário do Sono Infantil de Reimão e Lefèvre (QRL) Tese(doutorado), Faculdade de Medicina da Universidade de São Paulo. 2012.Disponível em: www.teses.usp.br/teses/disponiveis/5/.../PatriciaDanielePiaulinoAraujo.pdf Acessado em: 15 mar. 2016.
23. Moreno T. Estudo da sonolência diurna e hábitos de sono numa população escolar dos 11-15. Validação em português da "Pediatric Daytime Sleepiness Scale. Dissertação de Mestrado em Ciências do Sono. Universidade de Lisboa. 2012. Disponível em: http://repositorio.ul.pt/bitstream/10451/8980/1/679077_Tese.pdf Acessado em: 15 mar. 2016.
24. Buysse DJ, Reynolds CF, Monk TH, et al. The Pittsburgh Sleep Quality Index: a new instrument for psychiatric practice and research. Psychiatr Res. 1989;28:193-213.
25. Bertolazi AN. Tradução, Adaptação cultural e Validação de dois instrumentos de avaliação do sono: Escala de Sonolência de Epworth e Índice de Qualidade de Sono de Pittsburgh. Dissertação de Mestrado. Universidade Federal de Rio Grande do Sul 2008. Disponível em: http://www.lume.ufrgs.br/bitstream/handle/10183/14041/000653543.pdf Acessado em: 15 mar. 2016.
26. Johns MW. A new model for measuring daytime sleepiness: the Epworth Sleepiness Scale. Sleep. 1991;14: 540-5.
27. Bertolazi AN, Fagondes SC, Hoff LS, et al. Portuguese-language version of the Epworth sleepiness scale: validation for use in Brazil. J Bras Pneumol. 2009;35(9):877-883
28. Chervin RD, Hedger K, Dilon JE, et al. Pediatric Sleep Questionnaire (PSQ). Validity and reliability of scales--disordered breathing, snoring, sleepiness and behavioral problems. Sleep Med. 2000;1:21-32.
29. Certal V, Lima FF, Winck JC, et al. Translation and cross-cultural adaptation of the Pediatric Sleep Questionnaire into Portuguese language. Int J Pediatr Otorhinolaryngol. 2015;79(2):175-8.
30. Goodwin JL, Babar SI, Kaemingk KL, et al. Symptoms Related to Sleep-Disordered Breathing in White and Hispanic Children - e Tucson Children's Assessment of Sleep Apnea Study. Chest. 2003;124:196-203.

31. Leite JMRS, Ferreira VR, Prado LBF, et al. Instrumento de Tucson (TuCASA) para avaliação de apneia do sono em crianças: Tradução e Adapatação Transcultural. Rev Neurocienc. 2014;22(3):395-403.
32. Nunes ML, Kampff JP, Sadeh A. BISQ Questionnaire for Infant Sleep Assessment: translation into brazilian Portuguese. Sleep Sci. 2012;5(3):89-91.
32. Silva FG, Silva CR, Braga LB, et al._Portuguese Children's Sleep Habits Questionnaire - validation and cross-cultural comparison. J Pediatr (Rio J). 2014;90(1):78-84.

Capítulo **19**

Outros Exames – Pesquisa de IgE Específica, Citograma Nasal, Audiometria e Imitanciometria

João Ferreira de Mello Júnior
Thiago Carvalho

Introdução

O diagnóstico da obstrução nasal é clínico, porém podemos recorrer a alguns exames para melhor investigação de sua etiologia. Os principais recursos diagnósticos já foram comentados nos capítulos anteriores. Neste capítulo, trataremos um pouco sobre outros exames que podem contribuir para refinar o diagnóstico das causas de obstrução nasal e algumas de suas repercussões.

Pesquisa de IgE Específica

Imunoglobulina E (IgE) é um anticorpo presente livre no sangue em baixas concentrações, encontrado fixo na membrana de superfície de basófilos e mastócitos em todos os indivíduos e possui papel importante na imunidade. Apresenta-se em altos níveis em 50% dos pacientes com doenças alérgicas, contudo, pode estar aumentada em outras situações como nas infestações por parasitas helmintos.[1] Sendo assim, a medida da IgE sérica total não é recomendada na triagem ou diagnóstico dos quadros alérgicos.[1,2]

Por outro lado, a pesquisa de IgE especifica auxilia na confirmação do agente associado ao quadro. Sendo assim, contribui para a orientação da higiene ambiental, terapia farmacológica, na imunoterapia específica e no prognóstico evolutivo.[3] Ela pode ser mensurada pelos testes *in vivo* (testes cutâneos de hipersensibilidade imediata) ou *in vitro* (determinação dos níveis séricos).

O *Guideline* da AAO (*American Academy of Otolaryngology*), publicado em 2015, recomenda a pesquisa de IgE específica (cutânea ou sérica) em algumas situações clínicas como quando não há resposta adequada ao tratamento empírico, quando o diagnóstico de rinite alérgica é incerto ou quando a identificação do alérgeno específico pode afetar as decisões terapêuticas.[2]

Testes cutâneos

Os testes cutâneos de hipersensibilidade imediata consistem na estimulação direta do antígeno sobre a pele do paciente e análise da reação obtida e apresentam sensibilidade e especificidade acima de 80%.[2]

Os antígenos devem ser padronizados e comuns no meio em que o paciente vive (Quadro 19.1).[4]

Pode ser intracutâneo (intradérmico) ou epicutâneo (escarificação, punctura ou *prick test*). O teste intradérmico tem maior sensibilidade, porém é mais doloroso, apresenta maior possibilidade de reação adversa e dificulta a aplicação de vários extratos ao mesmo tempo, sendo menos usados na prática clínica.[5] Pode ser usado quando o *prick test* for negativo e houver uma alta suspeita clínica para determinado antígeno[(2)]. Os epicutâneos como o teste

Quadro 19.1 – Principais antígenos inalatórios

Ácaros	• *Dermatophagoides pteronyssinus* • *Dermatophagoides farinae* • *Blomia tropicalis*
Fungos	• *Alternaria alternata* • *Cladosporium herbarum* • *Aspergillus fumigatus* • *Penicillium notatum*
Baratas	• *Blatella germanica* • *Periplaneta americana*
Antígenos animais	• *Canis familiaris* • *Felis domesticus*
Pólens	• Gramíneas (ex.: *Lolium multiflorum*)

Fonte: Adaptado do Consenso Brasileiro Sobre Rinites 2012.[4]

de puntura são de realização mais fácil, apresentam menor índice de reações adversas, são pouco dolorosos e possibilitam o teste de várias substâncias simultaneamente.[1,6,7]

Os testes cutâneos podem ser feitos também com alérgenos recombinantes. A tecnologia de DNA recombinante permite a produção de proteínas bioquimicamente puras. Se os alérgenos recombinantes forem cuidadosamente selecionados e representarem a maior parte dos epítopos dos alérgenos naturais, eles possuem o mesmo valor.[1]

Para a realização do teste, além dos antígenos a serem testados, utiliza-se um controle positivo (histamina) e um controle negativo (diluente dos antígenos). Os controles permitem a validação do teste. A presença de reação no controle negativo sugere a existência de dermografismo. O controle positivo permite a detecção de supressão por medicamentos.[6,7]

Após 15 a 20 minutos é feita a leitura das reações, que consiste na medida do maior diâmetro das pápulas formadas. O indivíduo é considerado alérgico aos antígenos que desencadearem uma pápula igual ou maior que três milímetros.[6,7] Reações como edema local, hiperemia, dor e prurido podem ser relatadas como os testes cutâneos e reações adversas graves como anafilaxia e morte são extremamente raros. Não existem fatalidades descritas como resultado do *prick test* para inalantes e 6 pacientes submetidos ao teste intradérmico para inalantes vieram a falecer, sendo 5 destes asmáticos sem *prick test* prévio.[2]

Estão indicados naqueles pacientes com história clínica sugestiva de alergia do tipo 1 da classificação de Gell e Coombs (rinite, rinoconjuntivite ou asma). Indivíduos menores de dois anos e maiores de 50 anos são menos reativos ao teste, mas ainda assim poderemos encontrar muitos testes positivos em pacientes com mais idade.[2] Medicamentos como anti-histamínicos, antidepressivos tricíclicos devem ser suspensos antes do exame, por inibirem a reatividade cutânea.[2,6,7] Outros antidepressivos como escitalopran, fluoxetina e sertralina não alteram a resposta dos testes cutâneos.[7,8] Quanto aos corticosteroides sistêmicos, não existem evidências que comprovem seu efeito na reatividade cutânea.[6,7], no entanto acredita-se em um possível efeito supressor, principalmente em doses maiores de 50mg/dia de prednisona (ou equivalente), sendo sugerido a interrupção do tratamento antes do teste.[7] O montelucaste parece não reduzir a reatividade do teste cutâneo.[1,6,7] e não precisa ser descontinuado, assim como as medicações tópicas nasais como anti-histamínicos e corticosteroides.[1,6,7] Os principais medicamentos que alteram a leitura dos testes cutâneos estão relacionados no Quadro 19.2. O teste cutâneo não deve ser realizado nos pacientes com doenças dermatológicas, pois estas podem mascarar sua leitura[1] e contraindicado em pacientes com asma grave e/ou descompensada.[2]

Quadro 19.2 – Medicamentos que afetam a reatividade cutânea aos alérgenos testados	
Medicamento	**Quanto tempo suspender antes do teste**
Anti-histamínicos orais	2-7 dias[6,7]
Corticosteroides sistêmicos	0[6]-3[7] semanas
Imipramina (antidepressivo tricíclico)	Mais de 21 dias[6]
Omalizumabe (anti IgE)	Mais de 4 semanas[7]

IgE específica sérica

A quantificação de IgE sérica específica na atualidade é feita por método imunoenzimático (ImunoCAP) ou mias recentemente por *microarray* (ImunoCAP-ISAC). Tais testes não sofrem influência por drogas ou doenças dermatológicas. Alérgenos recombinantes também podem ser empregados.[9,10]

Os testes *in vitro* não fornecem nenhuma informação adicional aos testes cutâneos, além disso, possuem custo mais elevado e demandam mais tempo para obtenção de seus resultados. Estão indicados nos casos onde não se pode realizar os testes cutâneos, como:

- presença de doença dermatológica como dermografismo, dermatites graves, etc.;
- na impossibilidade de suspender o uso de medicações que influenciam na resposta cutânea da reação antígeno-anticorpo;
- risco de reação adversa grave ao teste cutâneo.

Os resultados das determinações de IgE sérica específica devem ser interpretados de acordo com a história clínica do paciente. O valor preditivo positivo do teste cutâneo (puntura) para a rinite alérgica é 48,7% e da quantificação da IgE sérica específica 43,5%. Ou seja, apresentar IgE específica elevada não significa necessariamente doença, mas sim sensibilização. Por outro lado, o valor preditivo negativo do teste cutâneo é 83,1% e da quantificação de IgE sérica específica 75,3%.[1,4]

A EAACI (Academia Europeia de Alergia) considera o *prick test* o primeiro método diagnóstico nos pacientes com história sugestiva de rinite (ou conjuntivite) alérgica e/ou asma. A AAO sugere que, não havendo contraindicações e na disponibilidade de ambos os testes, a decisão entre o teste cutâneo e a pesquisa IgE específica sérica deverá considerar a preferência do paciente.[2]

Citologia nasal

A citologia nasal consiste na coleta e análise da celularidade da secreção nasal. Trata-se de um exame simples, de fácil realização, indolor ao paciente e pode auxiliar na diferenciação entre as rinites alérgicas, não alérgicas e infecciosas (virais, bacterianas e fúngicas).[11] A avaliação das células na secreção nasal pode também orientar o prognóstico de uma doença e sua resposta ao tratamento.[11]

Existem vários métodos de coleta da secreção nasal para realização do exame citológico. A idade do paciente, o número de coletas a serem realizadas, o local, profundidade e espessura da mucosa e a necessidade de estudos bioquímicos influenciam o método a ser utilizado. De modo geral, a mais empregada é a coleta na região do meato médio[1] ou no terço médio do corneto inferior.[11]

A mucosa nasal normal é composta por células epiteliais, células globosas e basais. Geralmente não encontramos eosinófilos ou basófilos na camada superficial. Alguns neutrófilos e poucas bactérias podem ser vistos, especialmente se a amostra for retirada da porção anterior da concha inferior.[4,12] Algumas células que infiltram a mucosa respiratória nasal atravessam a membrana epitelial podendo ser detectadas e quantificadas na secreção. A avaliação dessas células auxilia na caracterização do tipo de inflamação permitindo um diagnóstico mais apurado. Em pacientes com rinite alérgica ativa ou rinite eosinofílica não alérgica existe um aumento de eosinófilos.

A quantidade de eosinófilos na mucosa nasal está associado à quantidade de exposição ao alérgeno. A presença de basófilos e neutrófilos também é comum na rinite alérgica. A associação eosinófilos-mastócitos na celularidade nasal dos pacientes com polipose nasal, associada à presença de asma e sensibilidade ao ácido acetilsalicílico mostrou alto risco e recidiva.[13]

O tratamento da rinite alérgica com corticosteroides nasais e/ou anti-histamínicos proporcionam uma diminuição no número de eosinófilos e neutrófilos na citologia nasal, correlacionada ainda com a melhora dos sintomas.[13,14]

Na rinite irritativa não existe alteração significativa do citológico nasal. Na infecciosa bacteriana, de repetição ou não, observam-se células ciliadas em número diminuído e com conformações anormais, aumento de células inflamatórias como linfócitos e plasmócitos, neutrófilos, mastócitos e bactérias. Nas infecções virais, as células epiteliais ciliadas têm sua estrutura destruída.[4]

Outros exames: teste de provocação nasal

Os testes de provocação nasal não são realizados de rotina para o diagnóstico de rinite alérgica. Podem ser de importância no diagnóstico de rinite alérgica local, como será descrito no Capítulo 23.

Audiometria e Imitanciometria

A avaliação auditiva básica consiste na audiometria tonal, audiometria vocal e imitanciometria. A audiometria tonal consiste na identificação de tons puros nas frequências de 250 a 8.000 Hertz e permite o diagnóstico da perda auditiva e sua classificação. A audiometria vocal ou logoaudiometria avalia o reconhecimento de palavras padronizadas e é composta pelos seguintes testes: limiar de reconhecimento de fala, limiar de detecção de voz e o índice percentual de reconhecimento de fala. A imitanciometria, anteriormente chamada de impedanciometria, consiste na medida da imitância acústica do ouvido médio e possibilita o diagnóstico das variações de mobilidade da membrana timpânica, distúrbios da cadeia ossicular, presença de derrames líquidos na cavidade timpânica e a pesquisa do reflexo acústico, complementando de forma considerável a avaliação semiológica do sistema auditivo. Os resultados da audiometria tonal, da logoaudiometria e imitanciometria devem ser analisados em conjunto e correlacionados com a história clínica e exame físico, possibilitando o diagnóstico etiológico e topográfico da doença. Devem ser solicitados para os pacientes com obstrução nasal quando estes apresentarem queixas otológicas ou alterações na otoscopia. Algumas doenças que levam à obstrução nasal podem alterar o funcionamento da tuba auditiva, refletindo em alterações auditivas.[15,16]

A tuba auditiva é a comunicação entre a nasofaringe e a orelha média exercendo função na homeostase da orelha média através da ventilação e do transporte mucociliar. A tuba auditiva, recoberta por epitélio respiratório, pode estar envolvida na inflamação pela resposta alérgica, tendo sua função prejudicada pelo edema da mucosa.[17]

Os pacientes alérgicos possuem mais risco de apresentarem disfunção tubária quando comparados com pacientes não alérgicos.[18] Atualmente, muitos trabalhos tem relacionado a otite média com efusão e a rinite alérgica.

As funções da tuba auditiva podem ser afetadas diretamente pelos mediadores liberados na mucosa nasal ou indiretamente pela obstrução nasal.[19] Diversas doenças que afetam a permeabilidade das fossas nasais poderão, através da tuba auditiva, comprometer a orelha média, tais como infecções de vias aéreas superiores, tumores de nasofaringe, malformações, sequelas pós-operatórias (iatrogênicas ou não), radioterapia, polipose, desvio septal, hipertrofia de cornetos, rinite alérgica e alterações metabólicas.[18,20]

A audiometria e a imitanciometria podem detectar pequenas alterações na orelha média, complementando a avaliação do paciente com obstrução nasal e suas possíveis repercussões no sistema auditivo, auxiliando na abordagem terapêutica.

REFERÊNCIAS BIBLIOGRÁFICAS

1. Bousquet J, Khaltaev N, Cruz AA, et al. Allergic Rhinitis and its Impact on Asthma (ARIA) 2008 update (in collaboration with the World Health Organization, GA(2)LEN and AllerGen). Allergy. 2008;63:8-160.
2. Rosenfeld RM, Piccirillo JF, Chandrasekhar SS, et al. Clinical Practice Guideline: Allergic Rhinitis. Otolaryngol Head Neck Surg. 2015 Apr;152(4):598-609. doi: 10.1177/0194599815574247.
3. Kwong KY, Eghrari-Sabet JS, Mendoza GR, et al. The benefits of specific immunoglobulin E testing in the primary care setting. Am J Manag Care. 2011;17:S447-59.
4. Solé D, Sakano E. III Consenso Brasileiro Sobre Rinites. Braz. J. Otorhinolaryngol., 2012, 75(6) Suppl: 1-52.
5. Mello JF Jr, Salgado DC. Rinite Alérgica. In: Tratado de Otorrinolaringologia e Cirurgia Cervicofacial. 2ª ed. São Paulo: Roca; 2011.
6. Bousquet J, Heinzerling L, Bachert C, et al. Practical guide to skin prick tests in allergy to aeroallergens. Allergy 2012; 67: 18–24.
7. Heinzerling L, Mari A, Bergmann KC, et al. The skin prick test - European standards. Clin Transl Allergy. 2013;1;3(1):3.
8. Isik SR, Celikel S, Karakaya G, et al. The effects of antidepressants on the results of skin prick tests used in the diagnosis of allergic diseases. Int Arch Allergy Immunol 2011, 154(1):63–68.
9. Lupinek C, Wollmann E, Baar A, et al. Advances in allergen-microarray technology for diagnosis and monitoring of allergy: the MeDALL allergen-chip. Methods. 2014;66(1):106-19. doi: 10.1016/j.ymeth.2013.10.008. Epub 2013 Oct 22.
10. Bouaziz A, Walgraffe D, Bouillot C, et al. Development of recombinant stable house dust mite allergen Der p 3 molecules for component-resolved diagnosis and specific immunotherapy. Clin Exp Allergy. 2015;45(4):823-34.
11. Gelardi M, Luigi Marseglia G, Licari A, et al. Nasal cytology in children: recent advances. Ital J Pediatr. 2012;38:51.
12. Özgür A, Arslanoğlu S, Etıt D, et al. Comparison of nasal cytology and symptom scores in patients with seasonal allergic rhinitis, before and after treatment. J Laryngol Otol. 2011;125:1028-32.
13. Gelardi M, Fiorella R, Fiorella ML, et al. Nasal-sinus polyposis: clinical-cytological grading and prognostic index of relapse. J Biol Regul Homeost Agents. 2009;23:181-8.
14. Lee CF, Sun HL, Lu KH, et al. The comparison of cetirizine, levocetirizine and placebo for the treatment of childhood perennial allergic rhinitis. Pediatr Allergy Immunol. 2009;20:493-9.
15. Griz SMS, Menezes DC, Menezes PL. Audiometria Tonal e Logoaudiometria. In: Tratado de Otorrinolaringologia e Cirurgia Cervicofacial. 2ª ed. São Paulo: Roca; 2011.
16. Grasel SS, Guedes MC, Almeida ER, et al. Imitância Acústica e Imitanciometria. In: Tratado de Otorrinolaringologia e Cirurgia Cervicofacial. 2ª ed. São Paulo: Roca; 2011.
17. Passali D, Passali GC, Lauriello M, et al. Nasal Allergy and Otitis Media: A real correlation? Sultan Qaboos Univ Med J. 2014;14(1):e59-64.
18. Schilder AG, Bhutta MF, Butler CC, et al. Eustachian tube dysfunction: consensus statement on definition, types, clinical presentation and diagnosis. Clin Otolaryngol. 2015;40(5):407-11.
19. Quaranta N, Iannuzzi L, Gelardi M. Does the Type of Rhinitis Influence Development of Otitis Media with Effusion in Children? Curr Allergy Asthma Rep. 2014;14:472.
20. Marone SAM, Rapoport PB. Disfunções da tuba auditiva. Tratado de Otorrinolaringologia e Cirurgia Cervicofacial. 2ª ed. São Paulo: Roca; 2011.

Parte III

RINITE ALÉRGICA

Capítulo **20**

Rinite Alérgica – Epidemiologia, Fisiopatologia e Quadro Clínico

Inês Cristina Camelo Nunes
Dirceu Solé

Introdução

A rinite alérgica (RA) é uma síndrome caracterizada clinicamente por: prurido nasal, espirros em salva, obstrução nasal e coriza hialina, sintomas estes, consequentes ao processo inflamatório, mediado por IgE, que se estabelece na mucosa nasal.

Embora não seja uma doença grave, é capaz de alterar de forma significante a qualidade de vida dos pacientes, seu desempenho e produtividade no trabalho e seu aprendizado escolar. É importante ressaltar que comumente a RA encontra-se associada a outras condições (por exemplo asma, sinusite, otite média, polipose nasal, infecções das vias aéreas inferiores e má-oclusão dentária) e que o custo decorrente dessas condições aumenta, ainda mais, o impacto socioeconômico da doença.

A RA, assim como outras alergias, apresenta forte caráter genético, com incidência maior entre os indivíduos cujos pais são alérgicos. Não existe preferência por gênero ou raça, pode iniciar-se em qualquer idade, sendo mais frequente na criança maior e no adolescente.

Epidemiologia

A RA, a mais comum das doenças alérgicas, é considerada um problema de saúde pública mundial. Apesar disso, poucos são os dados epidemiológicos quanto à sua distribuição, fatores etiológicos e história natural.[1,2]

Não existe uma definição universalmente aceita de RA. A definição clínica concentra-se na identificação de indivíduos cujos sintomas são intensos o suficiente para ocasionar a busca de cuidados médicos. A distinção entre um indivíduo normal e um com rinite é feita geralmente tendo-se como base a história clínica. Relato da ocorrência de pelo menos um dos sintomas cardinais que são característicos, mas não patognomônicos de RA, após exposição aos possíveis desencadeantes ou agravantes típicos (alérgenos da poeira, de fungos, de animais domésticos, polens; irritantes como fumaça de tabaco, odores fortes e poluição e mudanças ambientais de temperatura e umidade) podem auxiliar na identificação dos casos.

Já, as definições epidemiológicas, geralmente, apoiam-se na natureza e na distribuição de sintomas na população, quer os membros da dessa população tenham ou não procurado atenção médica.

É importante ressaltar que mesmo quando uma única definição é aceita, o diagnóstico da RA envolve a avaliação global da história clínica, do exame físico e dos resultados de testes que demonstrem o envolvimento de mecanismos de hipersensibilidade imediata (mediada pela IgE) a determinado alérgeno. Obviamente, por razões práticas é extremamente difícil a avaliação de todos esses elementos, em grandes estudos populacionais.

Nos últimos 30 anos, várias pesquisas demonstravam aumento, muitas vezes considerável, na frequência e na gravidade das doenças alérgicas, em diferentes populações. Porém, a falta de padronização na definição de "casos" e nos métodos empregados para identificá-los, limitava as comparações espaciais e temporais nessas populações e, principalmente, impossibilitava as comparações internacionais.

Em 1990, em resposta à necessidade de se ter um estudo padronizado, passível de ser realizado nas mais diferentes localidades do mundo e que permitisse comparações, nasceu o *"International Study of Asthma and Allergies in Childhood"* (ISAAC).[3,4]

A população alvo foi constituída por indivíduos dentro de determinada área geográfica (centro do ISAAC) de duas faixas etárias: adolescentes de 13 a 14 anos (AD) e escolares de seis a sete anos (EC). A participação de EC seissete embora recomendada, não era compulsória.[3,5]

No "módulo rinite" do QE questões sobre "sintomas nasais (espirros, coriza e obstrução nasal) nos últimos doze meses sem estar resfriado", "sintomas nasais associados com prurido ocular e lacrimejamento nos últimos doze meses" e "sintomas nasais interferindo com atividade diária" foram as de maior sensibilidade para o diagnóstico de rinite ativa, rinoconjuntivite e rinite grave, respectivamente. Na avaliação da prevalência de diagnóstico médico da doença consideraram-se as respostas à questão sobre "rinite alguma vez na vida".

Na primeira fase do ISAAC, foram entrevistados 463.801 adolescentes (AD- 13 a 14 anos) oriundos de 155 centros de 56 países (Europa, Ásia, África, Américas do Norte e Sul e Oceania) bem como 257.800 escolares (EC - 6 a 7 anos) de 91 centros de 38 países das mesmas regiões exceto a África. A análise dos resultados obtidos ao final dessa fase mostrou ampla variação na prevalência de rinite e sintomas relacionados, nas duas faixas etárias. A prevalência de "rinite ativa" variou de 1,5% a 41,8% entre os EC, e de 3,2% a 66,6% entre os AD. Já, a de "rinoconjuntivite alérgica" variou de 0,8% a 14,9% para os EC e entre 1,4% e 39,7% para os AD. "Rinite grave" oscilou de 2,0% a 30,1% e de 2,2% a 47,2%, entre EC e AD, respectivamente.[6,7]

No Brasil a fase 1, que teve início em 1994 e foi concluída em 1996, contou com a colaboração de sete centros: Curitiba, Itabira, Recife, Porto Alegre, Salvador, Uberlândia e São Paulo.[4,8]

Da fase 3, iniciada em 2002 e concluída em 2003, participaram 23 centros das cinco regiões do país: Manaus, Belém, Natal, Rio Grande do Norte, Recife, Caruaru, Maceió, Aracaju, Feira de Santana, Salvador, Vitória da Conquista, Brasília, Belo Horizonte, Nova Iguaçu, Rio de Janeiro, São Paulo (Oeste e Sul), Santo André, Curitiba, Itajaí, Passo Fundo, Porto Alegre e Santa Maria.[9,10]

Na fase 1, entre EC, a prevalência de "rinite ativa" variou entre 20,2% (Uberlândia) e 33,8% (São Paulo) e a de "rinoconjuntivite" ficou entre 9,8% (Uberlândia) e 28,9% (Itabira). Entre os AD foram encontrados índices que variaram de 24,1% (Recife) a 46,0% (Salvador) para "rinite ativa" e de 11,3% (Recife) a 25,5% (Itabira) para "rinoconjuntivite". Finalmente, nas duas faixas etárias e em todos os centros avaliados, a prevalência de "sintomas de rinite" foi superior a "diagnóstico médico de rinite" (rinite alguma vez).[4,8]

Na fase 3, entre os EC a prevalência média de "rinite ativa" foi 25,7% com valores mais elevados na Bahia (Feira de Santana, Salvador e Vitória da Conquista); a de "rinoconjuntivite" foi 12,6% (Bahia); e a de "rinite grave" foi 17,1% (Bahia) (Tabela 20.1). Entre os AD, a prevalência média de "rinite ativa" foi 29,6% com valores mais elevados em Belém, Salvador e Vitória da Conquista; a de "rinoconjuntivite" alérgica foi 14,6% (Belém, Salvador e Vitória da Conquista); e a de "rinite grave" foi 17,4% (Bahia)(Tabela 20.1).[9]

Quando analisadas, entre os AD, as tendências temporais entre os centros participantes das duas fases, não foi constatado qualquer padrão homogêneo de comportamento. A prevalência de "rinite ativa" aumentou de forma significativa em Recife e Curitiba e diminuiu em São Paulo e Porto Alegre. Houve aumento significante da prevalência de "rinoconjuntivite" em Recife e Curitiba, enquanto a prevalência de "diagnóstico médico" aumentou de forma significante em Porto Alegre e diminuiu em Recife e Curitiba (Tabela 20.2).[11]

Tabela 20.1 – Prevalência de sintomas relacionados à rinite entre adolescentes (13-14 anos) e escolares (6-7 anos) de diferentes centros brasileiros – International Study of Asthma and Allergies in Childhood (ISAAC) – Fase 3.[9]

	6 a 7 anos				13 a 14 anos			
Centro	**N**	**Rinite Ativa**	**Rino-conjuntivite**	**Rinite Grave**	**N**	**Rinite Ativa**	**Rino-conjuntivite**	**Rinite Grave**
Belém	-	-			1.773	47,4	28,5	14,6
Manaus	3.011	19,5	10,6	13,2	3.009	23,0	12,8	14,6
Norte Total	**3.011**	**19,5**	**10,6**	**13,2**	**4.782**	**32,0**	**18,6**	**14,6**
Natal	855	23,3	13,3	20,8	1.020	32,0	20,0	23,8
Recife	-	-	-	-	2.865	35,8	14,5	19,0
Caruaru	-	-	-	-	3.026	25,5	15,4	17,5
Maceió	1.990	24,7	11,3	14,3	2.745	26,4	13,8	15,3
Aracaju	2.443	19,9	10,3	16,3	3.041	25,6	17,4	22,5
Feira de Santana	440	35,9	15,5	24,3	1.732	33,0	17,2	25,3
Salvador	998	39,8	17,4	26,0	3.020	44,2	24,4	28,2
Vitória da Conquista	399	31,3	17,3	21,8	1.679	39,8	24,4	31,1
Nordeste Total	**7.125**	**26,1**	**12,7**	**18,5**	**19.128**	**32,4**	**13,3**	**17,9**
Brasília	-	-	-	-	3.009	29,3	15,4	21,1
Centro-Oeste Total	**-**	**-**	**-**	**-**	**3.009**	**29,3**	**15,4**	**21,1**
Belo Horizonte	-	-	-	-	3.088	26,1	14,5	18,1
Nova Iguaçu	3.249	24,8	12,2	16,6	3.185	17,4	8,9	10,1
São Paulo – Oeste	3.312	28,9	15,1	19,7	3.181	30,1	19,8	20,2
São Paulo – Sul	3.047	28,2	12,7	17,6	3.161	27,4	12,2	14,5
Santo André	2.167	30,9	13,2	16,5	3.232	28,4	13,8	15,4
Sudeste Total	**11.775**	**27,9**	**13,3**	**17,7**	**15.847**	**25,9**	**13,8**	**15,7**
Curitiba	-	-	-	-	3.628	39,2	17,2	20,4
Itajaí	1.511	19,3	13,3	14,5	2.737	22,1	12,9	14,7
Passo Fundo	-	-	-	-	2.949	29,5	16,6	21,0
Porto Alegre	-	-	-	-	3.007	32,1	15,9	20,0
Santa Maria	-	-	-	-	3.057	20,6	9,6	15,9
Sul Total	**1.511**	**19,3**	**13,3**	**14,5**	**15.378**	**29,2**	**15,6**	**18,5**
Total Geral	**23.422**	**25,7**	**12,6**	**17,1**	**58.144**	**29,6**	**14,6**	**17,4**

Rinite ativa = sintomas nasais (espirros, coriza e obstrução), nos últimos 12 meses sem estar resfriado; Rinoconjuntivite = sintomas nasais associados com prurido ocular e lacrimejamento nos últimos 12 meses; Rinite Grave = sintomas nasais interferindo com atividade diária.

Tabela 20.2 – Prevalência (%) de rinite e sintomas relacionados entre adolescentes (13-14 anos) residentes em diferentes cidades do Brasil: ISAAC Fase 1 (I)[8] e Fase 3 (III)[9,11]

Questão	Recife		Salvador		São Paulo		Curitiba		Porto Alegre		Total	
	I	III	I	III	I	III	I	III	I	III	I	III
	(N=3,086)	(N=2,865)	(N=3,119)	(N=3,022)	(N=3,008)	(N=3,161)	(N=3,008)	(N=3,628)	(N=3,198)	(N=3,008)	(N=15,419)	(N=15,684)
Rinite ativa	24,1	35,8*	46,0	44,2	34,0*	27,4	29,8	39,2*	40,8*	32,1	35,0	34,5
Rinoconjuntivite	11,3	14,5*	25,0	24,4	14,4	12,2	14,1	17,2*	17,6	15,9	16,5	16,8
Diagnóstico médico	18,3*	15,8	24,7	24,2	31,7	32,2	7,9*	2,8	24,4	42,1*	21,4	22,8*

Rinite ativa = sintomas nasais (espirros, coriza e obstrução), nos últimos 12 meses sem estar resfriado; Rinoconjuntivite = sintomas nasais associados com prurido ocular e lacrimejamento nos últimos 12 meses; Diagnóstico médico = resposta afirmativa à questão "alguma vez na vida você teve rinite?".

Em conclusão, os dados da fase 1 do ISAAC foram seguramente os primeiros obtidos de modo mais abrangente, e permitiram identificar a RA como uma doença de relevância significativa. Na fase 3, as taxas de prevalência de rinite mais elevadas foram observadas nos centros das regiões N e NE.

Classificação

A classificação mais empregada atualmente para RA se baseia na frequência dos sintomas (RA intermitente ou persistente) e na intensidade do quadro clínico (leve ou moderada/grave) (Tabela 20.3).[1,2]

Tabela 20.3 – Classificação da rinite alérgica[1] *

Quanto à duração
"Intermitente": os sintomas estão presentes: • Menos que quatro dias por semana ou • Menos do que quatro semanas
"Persistente": os sintomas estão presentes: • Mais que quatro dias por semana e • Mais do que quatro semanas
Quanto à intensidade
"Leve": nenhum dos seguintes itens está presente: • Distúrbio do sono • Prejuízo de atividades diárias, lazer e/ou esportes. • Prejuízo de atividades na escola e no trabalho • Sintomas insuportáveis
"Moderada a grave": um ou mais dos seguintes itens está presente: • Distúrbio do sono • Prejuízo de atividades diárias, lazer e/ou esportes. • Prejuízo de atividades na escola e no trabalho • Sintomas insuportáveis

*Adaptado.

Fisiopatologia e desencadeantes

As alterações que se observam em pacientes com RA são resultantes da ação de mediadores químicos, cuja liberação pode estar associada a mecanismos imunológicos ou não, que podem interagir durante uma crise.[1,2,12]

Ela é caracterizada por reação de hipersensibilidade tipo I, ou imediata, ou dependente de IgE (Figura 20.1).

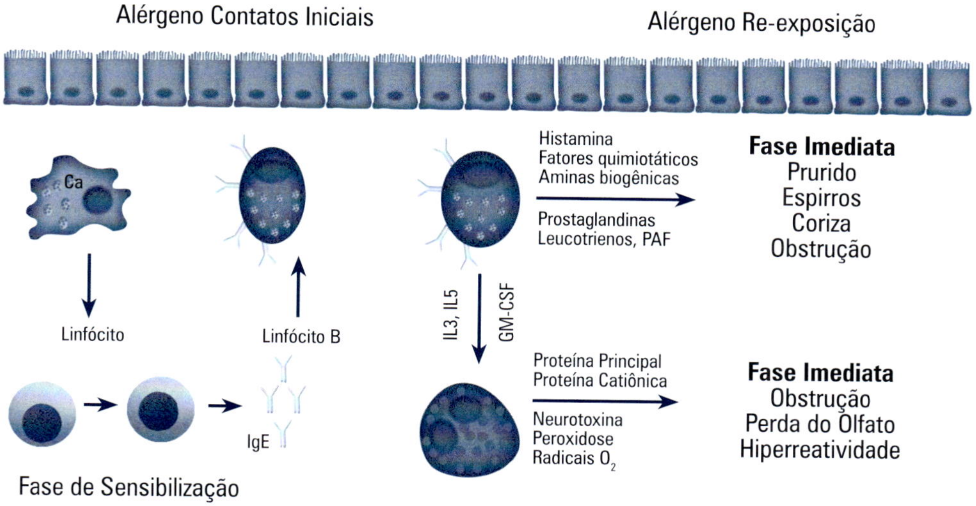

Figura 20.1 – Reação de hipersensibilidade tipo I na mucosa nasal.

A fase imediata da inflamação alérgica, presente na RA, ocorre minutos após a exposição ao alérgeno em consequência à ativação dependente de IgE dos mastócitos localizados na mucosa nasal. A essa ativação segue-se a liberação de mediadores farmacológicos pré-formados (por exemplo, histamina, serotonina, fatores quimiotáticos) e neoformados (por exemplo, leucotrienos, prostaglandinas, tromboxanos e PAF). Entre suas propriedades biológicas, estão a vasodilatação e o aumento da permeabilidade vascular que resulta em obstrução nasal. O aumento da secreção glandular determina a coriza aquosa e, a estimulação de nervos aferentes (principalmente pela histamina) provoca prurido e espirros.

Nessa fase, há também liberação de diversas interleucinas e quimiocinas, capazes de amplificar e perpetuar o processo inflamatório, com a quimiotaxia e ativação de eosinófilos e neutrófilos. Para tanto, há expressão de moléculas de adesão na superfície endotelial.

Assim, o efeito dos mediadores de fase imediata na geração de sintomas é efêmero, entretanto, sua atuação na ativação de células endoteliais é responsável pelo surgimento de uma nova fase, que ocorre em grande parte dos pacientes, denominada fase tardia. Cerca de três a oito horas após o contato com o alérgeno, os sintomas retornam, devido ao recrutamento para o local da reação alérgica de inúmeras células inflamatórias (eosinófilos, basófilos, linfócitos) que liberam seus próprios mediadores e originam a segunda fase de alterações que caracterizam a fase tardia da inflamação alérgica.

A RA costuma ser desencadeada ou agravada, principalmente, pela exposição a aeroalérgenos, mas também pela exposição a mudanças bruscas de temperatura, inalação de irritantes inespecíficos (por exrmplo, odores fortes, gás de cozinha, fumaça de cigarro), inalação de ar frio e seco.

Os aeroalérgenos, em geral, são proteínas solúveis de baixo peso molecular o que facilita sua dispersão aérea e a penetração no epitélio respiratório.

Os aeroalérgenos de maior relevância clínica e que desencadeiam crises por mecanismos imunológicos são os oriundos de ácaros da poeira, baratas, fungos e de outras fontes alergênicas (por exemplo, epitélio, saliva e urina de animais domésticos, restos de insetos).

Os odores fortes e a fumaça de tabaco são os principais poluentes intradomiciliares que atuam como irritantes inespecíficos da mucosa respiratória e desencadeiam sintomas por mecanismos não imunológicos.

A ocorrência dos sintomas da RA pode ser sazonal ou perene. Os sintomas sazonais estão relacionados principalmente à sensibilização e à exposição a pólens. Quando a sensibilização e exposição aos alérgenos for diária ou perene (por exemplo, ácaros da poeira domiciliar), os sintomas ocorrerão ao longo de todo o ano. Eles poderão ser persistentes ou intermitentes, de acordo com a maior ou menor exposição aos alérgenos em questão. Vale lembrar que, em nosso país, a RA por sensibilização a ácaros e/ou fungos tem o seu curso agravado nos períodos de outono/inverno, pelas condições climáticas favoráveis à proliferação dos mesmos.

Quadro Clínico

História clínica

O diagnóstico da RA baseia-se na combinação de elementos obtidos na história e no exame físico, complementados, quando necessário, com exames específicos.[1,2,12] Embora o diagnóstico de rinite alérgica seja mais fácil em crianças maiores, ele também pode ser realizado no primeiro ano de vida.[13]

Em geral, a história clínica realizada de forma cuidadosa irá sugerir o diagnóstico de RA. A anamnese completa deve ser seguida de questões específicas sobre: sintomas nasais, meio ambiente (domiciliar, profissional, escolar, creches etc.), fatores ocupacionais, hábitos e/ou "*hobbies*" e história familiar. Especial atenção deve ser dada, também, à idade de início dos sintomas, sua intensidade, frequência (se diários, episódicos, intermitentes ou persistentes) duração, evolução e fatores desencadeantes e/ou agravantes.

Devem ser pesquisados, ainda, os medicamentos previamente utilizados, a frequência de uso, a resposta clínica e efeitos adversos. Estes dados fornecem elementos importantes para o diagnóstico e plano terapêutico. É importante ainda, investigar-se os demais aparelhos e sistemas, na busca de condições clínicas coexistentes (por exemplo, alterações hormonais, hipertensão, etc.) e dos possíveis medicamentos em uso (por exemplo, β bloqueadores, aspirina etc.).

No que diz respeito ao quadro clínico predominante, os pacientes com rinite podem ser divididos em "espirradores com corrimento nasal" ou "obstruídos". Os "espirradores com corrimento nasal" classicamente manifestam espirros (principalmente paroxísticos), coriza aquosa (anterior mais que posterior), prurido nasal e obstrução nasal (variável). Em geral, esses sintomas têm ritmo diurno, ou seja, pioram durante o dia e melhoram à noite. Já os "obstruídos" apresentam, quadro clínico, na maioria das vezes, constante, dia e noite (embora possa piorar à noite), caracterizado por pouco ou nenhum espirro, muco nasal espesso (mais frequentemente posterior), ausência de prurido, obstrução nasal (geralmente intensa).

Os indivíduos com RA são em sua grande maioria "espirradores com corrimento nasal". A obstrução nasal costuma ser queixa frequente, podendo ser intermitente ou persistente, bilateral ou unilateral, com piora noturna. Dentre os sintomas relacionados à obstrução nasal crônica, destacam-se ainda ressecamento da cavidade oral e da orofaringe ("irritação e secura na garganta"), voz de timbre anasalado, roncos e alterações no olfato.

Podem ocorrer episódios recorrentes de epistaxe relacionados a episódios de espirros ou ao ato de coçar e/ou assoar o nariz vigorosamente.

É comum, também, que o paciente apresente sintomas e sinais oculares (prurido ocular, lacrimejamento, hiperemia conjuntival e fotofobia), prurido em orofaringe, palato e conduto auditivo externo. Outras queixas possíveis incluem cefaleia, fadiga, falta de concentração; irritabilidade, anorexia náuseas, sensação de "catarro na garganta" (secreção na retrofaringe);

sensação de "cabeça pesada" e de "ouvido entupido" ou de estalidos durante a deglutição; tosse crônica, perda do paladar, diminuição da acuidade auditiva, hiposmia, dentre outras.

Exame físico

Ao exame físico geral um sinal sugestivo de alergia é a chamada "saudação do alérgico" que corresponde à movimentação para cima e lateralmente com a palma da mão contra a ponta do nariz, sempre que a coriza e o prurido são significantes. Essa movimentação provoca, com o tempo, a formação de um vinco transverso na região situada acima da ponta do nariz (sulco ou prega nasal transversa).

Ainda na RA, devido à obstrução nasal prolongada e à respiração bucal constante, pode ocorrer elevação do lábio superior e do arco do palato e sobremordida (síndrome da face longa). Os olhos podem apresentar-se edemaciados, com cianose periorbital (olho roxo – olheiras por alergia), com uma dupla linha infraorbitária (pregas de Dennie-Morgan), hiperemia conjuntival, secreção mucosa e lacrimejamento.

Embora a história e o exame físico geral, na maioria dos casos, forneçam evidências para o diagnóstico de RA muitas vezes, o exame minucioso da cavidade nasal é essencial, sendo particularmente importante a rinoscopia anterior (inspeção interna da cavidade nasal).

À rinoscopia anterior a mucosa nasal, geralmente, encontra-se avermelhada nas infecções agudas e nos casos em que se faz uso exagerado de vasoconstritores tópicos, enquanto a mucosa alérgica típica apresenta-se pálida e edemaciada, embora essa diferença não seja absoluta.

O exame da cavidade nasal permite, ainda, a identificação de pólipos, tumores, corpos estranhos e desvios de septo. Secreção tipo "água de torneira" sugere RA enquanto a secreção mucopurulenta mais espessa impõe pesquisa de possível processo infeccioso.

Considerações Finais

A RA – doença crônica que afeta crianças, adolescentes e adultos – frequentemente é subdiagnosticada e inadequadamente tratada.

Existe uma enorme carga associada à RA. A obstrução nasal, o sintoma mais incômodo da doença, afeta profundamente a qualidade de vida, principalmente por prejudicar o "poder restaurador do sono".

Sono de baixa qualidade ocasiona sonolência diurna, fadiga e prejuízo significante ao aprendizado, à cognição e ao desempenho profissional. Como consequência, os adultos tornam-se mal-humorados, menos eficientes e mais sujeitos aos acidentes de trabalho. Já as crianças tendem a se tornar tímidas, depressivas, ansiosas ou medrosas.

A carga total da doença recai não apenas no funcionamento social e físico prejudicados, mas também no impacto financeiro, que se torna maior quando se consideram as evidências de que a RA é possível fator casual em doenças comórbidas como a asma e a sinusite.

O impacto deletério dos distúrbios do sono associados à RA sobre vários aspectos da vida diária dos pacientes é um importante componente da morbidade associada à doença. Contudo, infelizmente, não é comum que esse componente seja reconhecido, valorizado e muito menos abordado pelos profissionais da saúde que lidam com pacientes com RA.[14]

REFERÊNCIAS BIBLIOGRÁFICAS

1. Bousquet J, Van Cauwenberge P, Khaltaev N. Aria Workshop Group, World Health Organization. Allergic rhinitis and its impact on asthma. J Allergy Clin Immunol. 2001;108:S147-334.
2. Bousquet J, Khaltaev N, Cruz AA, et al. Allergic Rhinitis and its Impact on Asthma (ARIA) 2008 Update (in collaboration with the World Health Organization, GA2LEN*and AllerGen**). Allergy. 2008; 63:S8-160.
3. Asher MI, Keil U, Anderson HR, et al. International study of asthma and allergies in childhood (ISAAC): rationale and methods. Eur Respir J. 1995; 8:483-91.

4. Vanna AT, Yamada E, Arruda LK, et al. International Study of Asthma and Allergies in Childhood: validation of the rhinitis symptom questionnaire and prevalence of rhinitis in schoolchildren in São Paulo, Brazil. Pediatr Allergy Immunol. 2001;12:95-101.
5. Ellwood P, Asher MI, Beasley R, et al. The international study of asthma and allergies in childhood (ISAAC): phase three rationale and methods. Int J Tuberc Lung Dis. 2005; 9:10-6.
6. ISAAC Steering Committee, Worldwide variation in prevalence of symptoms of asthma, allergic rhinoconjunctivitis, and atopic eczema: ISAAC. The International Study of Asthma and Allergies in Childhood (ISAAC) Steering Committee. Lancet. 1998; 351:1225-32.
7. Strachan D, Sibbald B, Weiland S, et al. Worldwide variations in prevalence of symptoms of allergic rhinoconjunctivitis in children: the International Study of Asthma and Allergies in Childhood (ISAAC). Pediatr Allergy Immunol. 1997; 8:161-76.
8. Solé D, Camelo-Nunes IC, Vana AT, et al. Prevalence of rhinitis and related-symptoms in schoolchildren from different cities in Brazil. Allergol Immunopathol (Madr). 2004; 32:7-12.
9. Solé D, Camelo-Nunes IC, Wandalsen GF, et al. Prevalence of rhinitis among Brazilian schoolchildren: ISAAC phase 3 results. Rhinology. 2007; 45:122-8.
10. Solé D, Mallol J, Camelo-Nunes IC, et al. Prevalence of rhinitis-related symptoms in Latin American children - results of the International Study of Asthma and Allergies in Childhood (ISAAC) phase three. Pediatr Allergy Immunol. 2010; 21:127-36.
11. Solé D, Melo KC, Camelo-Nunes IC, et al. Changes in the prevalence of asthma and allergic diseases among Brazilian schoolchildren (13-14 years old): comparison between ISAAC Phases One and Three. J Trop Pediatr. 2007; 53:13-21.
12. Associação Brasileira de Alergia e Imunopatologia Associação Brasileira de Otorrinolaringologia e Cirurgia Cérvico-facial Sociedade Brasileira de Pediatria Academia Brasileira de Rinologia II Consenso Brasileiro sobre Rinites 2006. Rev Bras Alerg Imunopatol. 2006; 29:29-58.
13. Chong Neto HJ, Rosário CS, Rosário BA, et al. Allergic rhinitis in preschool children from Southern Brazil. Allergy. 2014;69(4):545-7.
14. Camelo-Nunes IC, Solé D. Allergic rhinitis: indicators of quality of life. J Bras Pneumol. 2010; 36:124-33.

Capítulo **21**

Rinite Alérgica e Comorbidades

Flavio Sano

Introdução

O nariz é parte integrante das vias aéreas superiores e o primeiro contato do corpo com o ar inspirado. Ele executa muitas funções importantes, incluindo a de filtrar e umidificar o ar inspirado e é o principal responsável pelo sentido do olfato.

Está localizado próximo a várias estruturas das vias aéreas, que se inter-relacionam, incluindo os ouvidos, seios paranasais e os olhos. Correlaciona-se também com as vias aéreas inferiores.

Várias linhas de evidência sustentam uma forte interação e influência do nariz sobre esses órgãos contíguos e também outros distantes, por meio de reflexos neurais e processos inflamatórios sistêmicos. Essas interações serão revistas à luz das evidências existentes.

Interações entre Nariz e Outros Órgãos das Vias Aéreas Superiores e Inferiores

Há evidências clínicas e experimentais que apoiam a importância do nariz e sua interação com órgãos contíguos (ouvidos, seios da face, olhos) e órgãos das vias aéreas distantes (pulmões). Aqui discutiremos a inflamação alérgica nasal e sua interação com esses órgãos.

A inflamação alérgica ocasiona edema da mucosa nasal, que por sua vez impede a drenagem dos seios e ouvidos, podendo levar ao aparecimento de sintomas nesses órgãos;[1] também estimula terminações nervosas aferentes, que geram reflexos axonais eferentes, os quais estimulam a cavidade nasal contralateral, os olhos e os seios paranasais;[2] e inflamação alérgica do nariz leva à ativação de leucócitos, estimulando a liberação de citocinas inflamatórias na circulação, que podem também atuar em outros órgãos (olhos, seios, pulmões, ouvidos), levando ao aparecimento de inflamação nesses órgãos; fenômeno este denominado de inflamação alérgica sistêmica.[3]

Interação Nasonasal

Espirros e prurido durante uma exposição alergênica demonstram o envolvimento do sistema nervoso nesse processo.[4] Desencadeamentos unilaterais com antígeno corroboram o papel do sistema nervoso em amplificar a resposta alérgica, induzindo o aparecimento de espirros, coriza, secreção nasal, a liberação de histamina e prostaglandina D2 (PGD2),[5,6] bem como o aumento da resistência nasal[4] e rinorreia contralateral.[6]

A resposta secretora contralateral pode ser inibida pela atropina, agente anticolinérgico[4], sugerindo que o ramo eferente dessa reação é mediado por um mecanismo colinérgico. Vários neuropeptídeos como o peptídeo relacionado ao gene da calcitonina (CGRP), a substância

P (SP), o peptídeo intestinal vasoativo (VIP), neurocininas, peptídeo liberador de gastrina, além de neurotransmissores simpático e parassimpático são encontrados na mucosa nasal.

Diversos estudos apoiam o conceito de que mecanismos neuronais mediados por esses peptídeos amplifiquem a reação inflamatória alérgica.[7] Foi demonstrado haver aumento significativo dos níveis de SP, CGRP e VIP imediatamente após o desencadeamento por antígenos em indivíduos alérgicos. Essas experiências sugerem que neuropeptídeos são liberados *in vivo* em seres humanos após o desencadeamento por alérgeno e que podem ser parcialmente responsáveis pelos sintomas da reação alérgica.

A aplicação repetitiva de capsaicina, a essência da pimenta, libera SP e CGRP de nervos sensoriais e inicia reflexos de centrais e axonais.[8] A capsaicina provoca a sensação de queimação profusa e rinorreia bilateral quando aplicada a um lado da cavidade nasal e sua administração repetida pode causar taquifilaxia.[9,10]

Esses resultados apontam para a importância da participação de elementos neurogênicos na resposta nasal e na amplificação dessa resposta.

Interações Naso-Oculares

Em pacientes com rinite alérgica (RA), sintomas como lacrimejamento, coceira e vermelhidão nos olhos são parte importante da doença e alvo de terapia sintomática. Uma explicação simplificada dos sintomas oculares após exposição alergênica é a de que partículas de pólen possam ser depositadas sobre a conjuntiva gerando uma reação alérgica semelhante à produzida no nariz. Porém, há evidências do envolvimento de um reflexo naso-ocular na gênese dos sintomas no olho. Sintomas como lacrimejamento e prurido ocular estão associados à presença de mediadores inflamatórios, como histamina, na secreção ocular.[11]

Há evidências da existência de um reflexo naso-ocular pelo fato de que o alérgeno, ao se depositar na mucosa nasal, desencadearia reflexos aferentes que se propagariam ao sistema nervoso central e que gerariam reflexos eferentes que atuariam não apenas na cavidade nasal contralateral, mas também na conjuntiva.

Outros possíveis mecanismos para explicar os sintomas oculares relacionados ao nariz, seria o fato da reação alérgica nasal levar à liberação de mediadores que estimulariam células inflamatórias da circulação e estas, quando alcançassem o olho, liberariam mais mediadores capazes de causar sintomas mais graves.

Outra possibilidade é a propagação direta de alérgeno do nariz para o olho através do ducto nasolacrimal. Esse é um mecanismo improvável, uma vez que a direção do fluxo de secreções dentro do ducto nasolacrimal é geralmente do olho ao nariz e não em direção oposta. Além disso, a localização do orifício do duto nasolacrimal na cavidade nasal é no meato inferior, estando bem protegido pelo corneto inferior da penetração externa de alérgeno.[12]

Interações Nasossinusais

Os seios paranasais, frontal, etmoide anterior e posterior, maxilar, e seios esfenoidais localizam-se de maneira contígua ao nariz. Esses espaços cheios de ar são passíveis de serem afetados com o aparecimento de inflamação e infecção dentro deles, ou seja, rinossinusite (aguda e crônica). Vários estudos clínicos indicam um aumento da prevalência de sinusite em indivíduos com RA.[13]

A RA e a rinossinusite apresentam sintomas que se superpõem. A obstrução ao fluxo aéreo nasal e a descarga nasal são consideradas os sintomas mais importantes de ambas as doenças – enquanto os espirros, prurido nasal e/ou ocular estão mais relacionados à rinite; a cefaleia, sensação de pressão facial, descarga pós-nasal e alteração do olfato, principalmente em adultos, estão mais relacionados à rinossinusite. Em crianças a tosse pode ser um sintoma importante.

Estudos epidemiológicos demonstram alta sensibilização aos aéro-alérgenos em pacientes com rinossinusite aguda e crônica.[14] Vários mecanismos podem explicar a ligação entre a inflamação alérgica e a doença sinusal. A inflamação alérgica da mucosa nasal pode provocar congestão desta, levando à alteração na drenagem de muco pelo complexo ósteo-meatal em pacientes predispostos. Alérgenos inalados podem alcançar a mucosa sinusal, levando à sua congestão e obstrução à drenagem de muco; apesar de estudos conduzidos em pacientes com sinusite crônica haverem falhado em demonstrar uma congestão maior em pacientes com RA do que naqueles com rinite não alérgica.

A alergia não é mais frequente nas formas mais graves de sinusite, indicando que outros mecanismos podem estar presentes.

Em desencadeamento com alérgeno em apenas uma narina verificou-se um afluxo de eosinófilos não só no seio maxilar ipsilateral, mas também no seio contralateral. Isso sugere um possível efeito sistêmico pelo qual inflamação alérgica nasal induz resposta sistêmica que se manifesta em ambos os seios maxilares. Esses resultados podem explicar a estreita relação entre rinite alérgica e a rinossinusite. Além disto, outros estudos com lavagem sinusal em pacientes com rinossinusite crônica demonstraram níveis elevados de vários mediadores, incluindo histamina, prostaglandina D2 e leucotrienos, indicando um mecanismo sistêmico. Esses resultados podem explicar a estreita relação entre RA e a rinossinusite.[15]

Interação Nariz-Ouvido

A otite média secretora (OMS) permanece sendo problema significativo em crianças. Mais de 80% das crianças apresentam pelo menos um episódio de otite média até os três anos de idade e 40% apresentarão três ou mais episódios. Ainda há controvérsias em relação à patogênese da OMS e sua relação com a alergia. Sob o ponto de vista do conceito das vias aéreas únicas, é esperado que a resposta inflamatória alérgica ocorra no ouvido médio, uma vez que todas as células inflamatórias, bem como mediadores que contribuem com a resposta inflamatória alérgica, podem ser encontrados no fluido proveniente do ouvido médio de pacientes com OMS.[16]

A OMS aguda e crônica possuem causas multifatoriais onde a disfunção da tuba de Eustachio, infecções virais e bacterianas, inflamação nasal resultante da RA fazem parte da sua gênese. Existem outros fatores de risco como exposição à fumaça de tabaco, o uso de mamadeiras, gênero masculino, imunodeficiência primária, disfunção ciliar, fenda palatina e predisposição genética que também podem contribuir.

A incidência de OMS em crianças alérgicas oscila em torno de 23%. Apesar de existirem indícios de que a doença inflamatória nasal possa afetar a função da tuba auditiva no ouvido médio; não existem evidências que comprovem esse fato.[17]

A RA pode se relacionar com a OMS crônica de duas maneiras: a disfunção tubária causada pela inflamação alérgica na mucosa nasal e a diminuição da frequência dos batimentos ciliares. A disfunção tubária pode representar uma extensão retrógrada do edema da mucosa nasal; ou a liberação de substâncias que causem hipersecreção, podem estimular as glândulas seromucosas da tuba à hipersecreção, obstruindo o lúmen. A atividade mucociliar reduzida pode causar retenção de secreção e ao obstruir o óstio provocar inflamação intraluminal.[18]

A ruptura do mecanismo regulatório de pressão no ouvido médio está associada à baixa significativa de pressão nesse local e havendo persistência dessa condição, ocorrer o aparecimento da OMS.[19]

Interação Nariz-Adenoide

O tecido adenoidiano é um órgão linfoide periférico localizado na nasofaringe, fazendo parte do anel de Waldeyer. Contribui para o desenvolvimento de imunidade contra microrganismos inalados durante a infância precoce. O volume da adenoide aumenta com a idade, atingindo o volume máximo aos 5-6 anos. Os sintomas geralmente relacionados à sua hipertrofia são a obstrução nasal, respiração bucal e por vezes ruidosa, que podem induzir a uma fácies adenoidiana. Em crianças a RA e a hipertrofia adenoidiana (HA) apresentam sintomas semelhantes, sendo necessária a identificação de cada uma dessas patologias na avaliação médica.

Pouco se sabe sobre a associação de RA com a HA. A presença de sensibilização a alérgenos inalados tem sido associada a alterações imunológicas no tecido adenoidiano. Há relação entre maior presença de células de Langerhans $CD1a^+$ e eosinófilos nas adenoides de crianças alérgicas, assim como células mRNA+ IL-4 e IL-5, quando comparados a crianças não atópicas.[20]

Apesar da falta de conhecimento da interferência do papel da alergia sobre a HA a alergia deve ser sempre questionada em crianças com sintomas de HA e a identificação de sensibilização alérgica deve ser realizada.

Apesar de não haver estudos clínicos convincentes que demonstrem o papel dos anti-histamínicos em crianças com RA e HA, outros estudos demonstraram que os corticoides nasais são capazes de reduzir os sintomas relacionados à HA, independentemente da presença ou não de atopia. Os efeitos do corticosteroide nasal sobre os sintomas da inflamação alérgica no nariz e nas adenoides não podem ser diferenciados dos efeitos anti-inflamatórios sobre a adenoide isoladamente.[21]

Interações Nariz-Pulmão

A coexistência de asma e RA tem sido amplamente documentada.[22] A asma é mais comum em pacientes com RA, onde aproximadamente 80% a 90% dos pacientes com asma têm RA. A hiper-reatividade brônquica inespecífica também está aumentada em pacientes com RA, sendo esta de intensidade intermediária entre os pacientes não alérgicos e não asmáticos e os asmáticos.

RA pode exacerbar os sintomas da asma e aumentar o risco de uma crise aguda.[22] A associação de asma e RA é suficientemente relevante para determinar que pacientes com sintomas de uma doença, geralmente sejam avaliados para a presença da outra.

Em pacientes com RA e história de exacerbação de asma, a hiper-reatividade brônquica está aumentada após provocação nasal com alérgenos. Em concordância com uma conecção fisiopatológica bidirecional entre as vias aéreas superiores e inferiores, a broncoprovocação por alérgeno isoladamente também foi capaz de induzir reação inflamatória nasal; e provocação nasal também levou ao aparecimento de alterações inflamatórias brônquicas.[23] Além disso, provocação alergênica em pacientes com RA, que não têm asma, revelou anomalias funcionais das vias aéreas inferiores que são significativamente diferentes das de controles não alérgicos, mas que são comparáveis a alterações de sensibilidade nos brônquios observada em pacientes com asma.[24]

Sob esse enfoque um posicionamento sobre o manuseio a longo prazo e também nas situações de emergência dos pacientes asmáticos com RA pode ser estabelecido. Pacientes tratados adequadamente de sua RA, apresentam melhora no controle da asma, resultando em menor taxa de hospitalização e atendimentos de emergência devidos à asma.

Estudo retrospectivo envolvendo 4.944 pacientes com RA e asma, avaliou a evolução clínica dos pacientes tratados e não tratados com corticosteroide nasal. Os eventos relacionados à asma ocorreram em uma frequência de 7% nos pacientes não tratados, comparados a 1% nos pacientes tratados. Outro dado apresentado foi o risco de ocorrências de atendimentos de emergência e internação, que foi a metade nos pacientes tratados, comparados aos não tratados[25] sugerindo que pacientes asmáticos e com RA em tratamento com corticosteroide tópico nasal apresentam risco significativamente menor de apresentarem eventos relacionados à asma.

Outro estudo observou que pacientes com RA e asma que receberam corticosteroide tópico nasal apresentaram risco significativamente menor de necessitarem de atendimentos de emergência e internações relacionados à asma, quando comparados a outro grupo que recebeu apenas anti-histamínicos de segunda geração; embora ambos os grupos de tratamento tenham apresentado uma redução desse risco.[26]

REFERÊNCIAS BIBLIOGRÁFICAS

1. Wilson WR, Allansmith MR. Rapid, atraumatic method for obtaining nasal mucus samples. Ann Otol Rhinol Laryngol. 1976;85:391-3.
2. Andersen I, Lundqvist G, Proctor DF. Human nasal mucosal function under four controlled humidities. Am Rev Respir Dis. 1972;106:438-49.
3. Fry FA, Black A. Regional deposition and clearance of particles in the human nose. J Aerosol Sci. 1973;4:113-24.
4. Baroody FM, Ford S, Lichtenstein LM, et al. Physiologic responses and histamine release after nasal antigen challenge: effect of atropine. Am J Respir Crit Care Med. 1994;149:1457-65.
5. Raphael GD, Igarashi Y, White MV, et al. The pathophysiology of rhinitis. V. Sources of protein in allergen--induced nasal secretions. J Allergy Clin Immunol. 1991;88:33-42.
6. Wagenmann M, Baroody FM, Desrosiers M, et al. Unilateral nasal allergen challenge leads to bilateral release of prostaglandin D2. Clin Exp Allergy. 2006;26:371-8.
7. Braunstein G, Fajac I, Lacronique J, et al. Clinical and inflammatory responses to exogenous tachykinins in allergic rhinitis. Am Rev Respir Dis. 1991;144:630-5.
8. Holzer P. Capsaicin: cellular targets, mechanisms of action, and selectivity for thin sensory neurons. Pharmacol Rev. 1991;43:143-202.
9. Bascom R, Kagey-Sobotka A, Proud D. Effect of intranasal capsaicin on symptoms and mediator release. J Pharmacol Exp Ther. 1991;259:1323-7.
10. Petersson G, Malm L, Ekman R, et al. Capsaicin evokes secretion of nasal fluid and depletes substance P and calcitonin-gene related peptide from the nasal mucosa in the rat. Br J Pharmacol. 1989;98:930-6.
11. Bielory L. Update on ocular allergy treatment. Expert Opin Pharmacother. 2002;3:541-53.
12. McGill JI, Holgate ST, Church MK, et al. Allergic eye disease mechanisms. Br J Ophthalmol. 1998;82:1203-14.
13. Liu CM, Shun CT, Song HC, et al. Antigen specific IgE antibody in mucosa of the nose and sinuses. Am J Rhinol. 1993;7:111-15.
14. Slavin RG, Leipzig JR, Goodgold HM. "Allergic" sinusitis revisited. Ann Allergy Asthma Immunol. 2000;85:273-6.
15. Georgitis JW, Matthews BL, Stone B. Chronic sinusitis: characterization of cellular influx and inflammatory mediators in sinus lavage fluid. Int Arch Allergy Immunol. 1995;106:416-21.
16. Bousquet J, Annesi-Maesano I, Carat F, et al. Characteristics of intermittent and persistent allergic rhinitis: DREAMS study group. Clin Exp Allergy. 2005;35:728-32.
17. Skoner DP, Doyle WJ, Chamovitz AH, et al. Eustachian tube obstruction after intranasal challenge with house dust mite. Arch Otolaryngol Head Neck Surg. 1986;112:840-2.
18. Barenkamp SJ, Ogra PL, Bakaletz LO, et al. Recent advances in otitis media. 5 Microbiology and immunology. Ann Otol Rhinol Laryngol. 2005;194:526-34.
19. Pollock HW, Ebert CS, Dubin MG, et al. The role of soluble interleukin-4 receptor and interleukin-5 antibody in preventing late-phase allergy-induced Eustachian tube dysfunction. Otolaryngol Head Neck Surg. 2002;127;169-76.
20. Criscuoli G, D'Amora S, Ripa G, et al. Frequency of surgery among children who have adenotonsillar hypertrophy and improve after treatment with nasal beclomethasone. Pediatrics. 2003;111:e236-8.
21. Demain JG, Goetz DW. Pediatric adenoidal hypertrophy and nasal airway obstruction: reduction with aqueous nasal beclomethasone. Pediatrics. 1995;95:355-64.
22. Bousquet J, Khaltaev N, Cruz AA, et al. Allergic Rhinitis and its Impact on Asthma (ARIA) 2008 update (in collaboration with the World Health Organization, GA2LEN and AllerGen). Allergy. 2008;63:8-160.
23. Braunstahl GJ, Kleinjan A, Overbeek SE, et al. Segmental bronchial provocation induces nasal inflammation in allergic rhinitis patients. Am J Respir Crit Care Med. 2000;161:2051-7.
24. Townley RG, Ryo UY, Kolotkin BM, et al. Bronchial sensitivity to methacholine in current and former asthmatic and allergic rhinitis patients and control subjects. J Allergy Clin Immunol. 1975;56:429-42.
25. Crystal-Peters J, Neslusan C, Crown WH, et al. Treating allergic rhinitis in patients with comorbid asthma: the risk of asthma-related hospitalizations and emergency department visits. J Allergy Clin Immunol. 2002;109:57-62.
26. Corren J, Manning BE, Thompson SF, et al. Rhinitis therapy and the prevention of hospital care for asthma: a case–control study. J Allergy Clin Immunol. 2004;113:415-9.

Capítulo 22

Rinite e Asma – Vias Aéreas Unidas

Georgia Veras de Araújo Gueiros Lira
Emanuel Sarinho
José Ângelo Rizzo

Introdução

A rinite alérgica (RA) e a asma são doenças com alta prevalência, baixa letalidade e alta morbidade, estando a gravidade dos sintomas frequentemente associada à diminuição na capacidade de executar atividades diárias, com baixa produtividade pessoal, absenteísmo escolar, falta ao trabalho, bem como a redução da participação na vida familiar, resultando em prejuízo na qualidade de vida.[1] Estimativas indicam que aproximadamente 10 a 30% da população têm rinite alérgica e a prevalência parece estar aumentando em quase todo o mundo; semelhantes tendências globais foram encontradas para a prevalência de asma, com os maiores aumentos observados em países em desenvolvimento.[2]

Associação epidemiológica entre rinite alérgica e asma tem sido consistentemente demonstrada entre pacientes de todas as faixas etárias. As estimativas variam de acordo com o rigor com que a RA e asma são diagnosticadas, mas aproximadamente 80% dos asmáticos são afetados pela RA, e inversamente, cerca de 40% dos pacientes com RA têm asma concomitante.[3] Além de associação epidemiológica, também há evidência para apoiar a ideia de uma "via aérea unificada" – o conceito de que as vias aéreas superiores e inferiores funcionam como um processo unitário e inter-relacionado encontra similaridades etiológicas, fisiopatológicas, anatômicas, clínicas e terapêuticas que foram se desdobrando ao longo do conhecimento científico[4].

Abordagem Histórica da Inter-relação Rinite-Asma

No século II D.C. o médico Galeno de Pérgamo já relatava a existência de problemas nas vias aéreas superiores em pacientes asmáticos e referia que era "necessário limpar as secreções das fossas nasais para permitir uma boa passagem do ar para o trato inferior".[5] Após essas observações, as relações entre as vias aéreas superiores e inferiores permaneceram obscuras por muitos anos, somente emergindo séculos depois, quando em alguns estudos, Kratchmer, em 1870 e Dixon, em 1903, demonstraram que a aplicação de irritantes nasais ou estímulos elétricos no nariz de animais poderiam provocar broncoconstrição.[6,7] Em 1919, Sluder sugeriu a existência de um reflexo sinonasobrônquico, desencadeado pela ativação neural aferente vagal do nervo trigêmeo após estímulo nasal, e que era manifestado por broncoconstrição.[8] Os desafios em entender esta associação foram crescentes e em 1992, Irvin, utilizando métodos científicos adequados, realizou experimentos em modelos animais e sugeriu que a hiper-responsividade das vias aéreas poderia ser causada pela ativação de um reflexo faringobrônquico, o que corroborava as hipóteses dos estudos prévios.[9]

Em princípio, a hipótese elaborada foi que os sintomas nasais em asmáticos eram decorrentes de duas doenças distintas e separadas que acometiam um mesmo indivíduo, sendo a doença da via aérea superior dissociada da via aérea inferior (Fase de Dissociação).

Posteriormente, alguns autores sugeriram que a rinite seria um fator de risco importante para as manifestações da asma (Fase de Causalidade), sendo a "porta de entrada" para o desencadeamento das reações alérgicas. Mais recentemente, a identificação única entre rinite e asma vem sendo confirmada por aspectos epidemiológicos, fisiopatológicos e clínicos (Fase de Identidade) pelas respostas satisfatórias nas abordagens diagnósticas, terapêuticas e profiláticas simultâneas e integradas.[10-12]

Epidemiologia do Elo entre Rinite e Asma

A observação da frequente coexistência de asma e rinite motivou o surgimento de estudos importantes que foram realizados visando esclarecer a prevalência de asma e outras doenças alérgicas respiratórias, fazendo associações com possíveis fatores de risco e agentes etiológicos.[13-15] Dentre esses estudos, destacam-se: *European Community Respiratory Health Survey* (ECRHS) e o *International Study of Asthma and Allergies in Childhood* (ISAAC).[15,16]

O ISAAC teve início em 1991 devido à observação de que asma e doenças alérgicas estavam aumentando em prevalência e gravidade, entretanto pouco era conhecido sobre a escala do problema no mundo. Esse protocolo foi idealizado para tornar possível comparar os resultados de estudos epidemiológicos sobre asma e doenças alérgicas entre vários centros do mundo. Foram três fases conduzidas para avaliar crianças escolares entre 6 e 7 anos e adolescentes entre 13 e 14 anos.[15]

A primeira fase do estudo envolveu 463.801 adolescentes de 13 a 14 anos em 156 centros de 56 países e 304.796 crianças de 6 a 7 anos em 99 centros de 42 países. A prevalência obtida entre a população de adolescentes, que responderam ao questionário escrito nessa fase, variou de 1,6% a 36,8% para asma, enquanto para rinite a variação foi de 1,4% a 39,7%.[17,18] A fase 2 foi conduzida para avaliar crianças entre 9 e 11 anos de idade em 22 países, com a participação de 30 centros. Foi aplicado um protocolo com o objetivo específico de identificar fatores de risco e fatores genéticos associados à ocorrência e gravidade dos sintomas de asma, rinite alérgica e eczema atópico.[19,20] A fase 3 foi realizada para avaliar as mudanças temporais na prevalência, com o objetivo de verificar a hipótese de que a prevalência de asma, rinite e eczema atópico vem aumentando em algumas, mas não em todas as regiões do mundo. Foi realizado após 7 anos da fase 1, em 66 centros de 37 países para o grupo de 6 a 7 anos (193.404 crianças) e em 106 centros de 56 países na faixa etária de 13 a 14 anos (304.679 adolescentes).[15,21-23] A distribuição das prevalências de asma e rinite alérgica de alguns países nas fases 1 e 3 encontra-se na Tabela 22.1.

As variações na prevalência de asma e rinite sugerem que os fatores que afetam essas doenças se modificam em diferentes localizações no mundo e podem ser influenciadas por diversas condições, como fatores ambientais, condições climáticas, variabilidade geográfica, *status* socioeconômico, entre outras.[24]

A associação epidemiológica da rinite e asma pode ser avaliada a partir destes estudos iniciais de investigação de prevalência das doenças alérgicas em várias partes do mundo. Usando o questionário do estudo ISAAC, foram avaliadas 3.000 crianças de 6 e 7 anos, de várias escolas no nordeste da Inglaterra. Nesta população, observou-se que a rinite foi relatada por 44% dos meninos que tinham o diagnóstico prévio de asma e por 40% das meninas com asma.[25] Na Turquia, utilizando o mesmo questionário ISAAC, foi realizada pesquisa com 725 crianças e adolescentes com menos de 17 anos de idade, e observou-se que a coexistência de rinite e asma foi de 31,5%.[26]

O Brasil teve participação nas fases 1 e 3 do ISAAC, com coleta de dados em sete cidades na fase 1 e 20 cidades na fase 3 em várias regiões do país. Na fase 1, o Brasil ocupou o oitavo lugar no *ranking* mundial de prevalência de asma, variando de 4,8% em Itabira a 21,9% em Porto Alegre[27] (ver Tabela 22.2). Solé e cols. avaliaram o papel da rinite e do eczema atópico entre escolares e adolescentes que apresentavam asma, na cidade de São Paulo.[28] A associa-

Tabela 22.1 – Taxa de prevalência de rinite e asma em adolescentes de 13 a 14 anos nas fases 1 e 3 do ISAAC (Adaptada de Asher *et al.*[15])

País	Amostra (Fase 1)	% Asma	% Rinite	Amostra (Fase 3)	% Asma	% Rinite
Albânia	2.957	2,6	4,0	2.893	3,4	5,5
Argentina	6.038	11,2	17,4	3.445	13,6	16,9
Áustria	3.371	11,8	9,2	1.439	15,1	9,7
Brasil	15.454	22,7	16,2	15.681	19,9	15,8
Chile	12.708	10,2	10,7	9.175	15,5	22,2
China	19.008	4,3	8,1	7.044	6,0	10,4
Geórgia	3.297	3,6	4,5	2.650	5,1	4,5
Hong-Kong	4.666	12,4	24,0	3.321	8,6	22,6
Indonésia	2.249	2,1	5,3	2.826	5,2	4,8
Itália	26.477	9,4	14,3	11.192	8,4	15,5
Malásia	18.636	10,1	13,9	8.955	8,9	16,2
Nigéria	3.057	10,7	39,7	3.142	13,0	16,4
N. Zelândia	19.023	29,7	19,1	13.317	26,7	18,0
Portugal	10.751	9,5	7,0	10.631	12,0	9,5
Reino Unido	33.161	31,0	18,9	19.226	24,7	15,3
Romênia	3.396	3,0	5,2	3.019	22,7	14,3
Singapura	4.206	9,8	15,1	4.217	11,4	16,5

Tabela 22.2 – Prevalência de asma e rinite em adolescentes brasileiros (adaptada de Solé *et al.*[29])

Cidade	Número	% Asma (Fase 1)	% Rinite (Fase 1)	Número	% Asma (Fase 3)	% Rinite (Fase 3)
Curitiba	3.004	11,6	14,1	3.628	18,9	17,2
Itabira	2.134	4,8	25,5	-	-	-
Porto Alegre	3.195	21,9	17,6	3.007	18,2	15,9
Recife	3.086	19,7	11,3	2.865	19,1	14,5
Salvador	3.162	12,6	25,0	3.020	24,6	24,4
São Paulo	3.007	10,0	14,4	3.161	18,7	12,2
Uberlândia	2.998	16,8	20,1	-	-	-

ção de rinite e asma em escolares de 6 e 7 anos foi de 47,1% e entre adolescentes foi de 42%. Nesse estudo, foi observado que nos pacientes a rinite e o eczema foram fatores de risco para o desenvolvimento de asma, com o sintoma de rinite representando um risco de 1,6 vez (IC 95%: 1,2-2,0) para asma.[29] Em outro estudo com 2.498 adolescentes de 13 e 14 anos no sul do Brasil, foi aplicado o questionário escrito da fase 3 do ISAAC. Porto Neto e cols. observaram que, entre os asmáticos, a rinite esteve presente em 46,9% dos meninos e em 60% das meninas.[30]

Utilizando dados do *European Community Respiratory Health Survey* (ECRHS), estudo conduzido por Leynaert e cols. avaliou se a asma estava associada à rinite em 34 dos 48 centros que participaram do protocolo de investigação. Por meio de amostras aleatórias, pessoas foram convidadas a responder questionário e a realizar dosagens de IgE total, IgE específica para cinco alérgenos, além de serem submetidas a testes cutâneos de leitura imediata para nove alérgenos. Os dados foram comparados entre pacientes com rinite (n = 1.412) e um grupo-controle (n = 5.198), com informações completas sobre asma, rinite, hiper-responsividade brônquica, atopia e história parental de asma. A asma estava presente em 16,2% das pessoas com rinite, enquanto no grupo-controle, em 1%. Entre não asmáticos, a frequência de hiper-reatividade brônquica foi de 22,5% entre aqueles com rinite, enquanto entre aqueles sem essa condição foi de 7,5%. A probabilidade de ter asma esteve fortemente associada com rinite, independente dos fatores de confundimento. Houve também forte associação entre rinite e asma entre indivíduos não atópicos com níveis normais de IgE, o que fortalece a hipótese da presença de sintomas nasais e pulmonares associados em um mesmo indivíduo.[31]

A rinite alérgica não apenas está associada à asma, mas é um fator de risco importante e independente para o seu desenvolvimento e gravidade. Neste mesmo ano do estudo citado, em 1999, em virtude das evidências epidemiológicas dessa associação e da importância do tema, foi realizado um *workshop* pela Organização Mundial de Saúde (OMS) para desenvolver um guia para o manejo e a conscientização da rinite alérgica e suas implicações na asma, fazendo surgir a iniciativa *Allergic Rhinitis and its Impact on Asthma* (ARIA). A ARIA é uma organização não governamental estruturada por 54 sociedades de especialistas de várias partes do mundo, a partir de uma colaboração entre a *American Academy of Allergy* com a OMS, que visa elaborar relatórios baseados nas melhores evidências disponíveis sobre rinite e seu impacto na asma, com especial atenção para a orientação terapêutica e de prevenção para os profissionais de saúde de todo o mundo.[32]

Fisiopatologia da Interação Rinite e Asma

Mecanismos fisiopatológicos têm sido propostos para explicar a inter-relação entre o nariz e os brônquios como pilares da unicidade das vias aéreas, determinando a síndrome alérgica respiratória crônica.

Aspectos anatômicos

O nariz possui um sistema complexo de sinusoides venosos e vascularização composta por ramos das artérias nasal lateral posterior e nasosseptal, por ramos da artéria oftálmica e capilares subepiteliais. Esta rica rede vascular favorece a obstrução nasal, sintoma expressivo nos processos inflamatórios do nariz. A via aérea inferior caracteriza-se pela presença de músculo liso que circunda a traqueia e os brônquios. Tanto o nariz quanto os seios paranasais, traqueia, brônquios primários e secundários são revestidos por epitélio pseudoestratificado colunar ciliado.[33] Em quase toda sua extensão, a mucosa do trato respiratório é rica em mastócitos e tecido linfoide, constituindo o chamado tecido linfoide associado à mucosa respiratória.

Na submucosa encontram-se, além dos vasos sanguíneos, glândulas mucosas, nervos e células inflamatórias (monócitos, linfócitos, mastócitos e eosinófilos). O perfil de células inflamatórias na mucosa nasal de pacientes com rinite alérgica é semelhante ao observado na mucosa brônquica de pacientes com asma, ambos com aumento da infiltração de eosinófilos, bem como de uma variedade de citocinas, quimiocinas e mediadores inflamatórios idênticos, como: histamina, leucotrienos cisteínicos, citocinas de células T-*helper* 2 (Th2), entre elas as interleucinas IL-4, IL-5 e IL-13, além de GMC-SF e RANTES.[34] As respostas inflamatórias que resultam na rinite alérgica e asma são identificadas com similaridade no nariz, nos seios paranasais e brônquios, exceto o desnudamento epitelial, mais comum e intenso nos brônquios que no nariz, e a fibrose subepitelial, exclusiva nos brônquios (ver Tabela 22.3).

Tabela 22.3 – Comparação fisiopatológica da rinite e asma (adaptada de Khan DA[4])

Aspectos fisiopatológicos	
Similaridades da Rinite e Asma	**Diferenças da Rinite e Asma**
Celular • Eosinófilos, mastócitos e células Th2	Asma • Desnudamento epitelial intenso • Músculo liso
Mediadores • Histamina, leucotrienos cisteínicos, citocinas Th2, quimiocinas e moléculas de adesão	Rinite • Sinusoides venosos
Remodelamento das vias aéreas	

A inervação na mucosa nasal é constituída por fibras colinérgicas, adrenérgicas e por fibras não colinérgicas e não adrenérgicas. A inervação colinérgica é a principal via efetora da broncoconstrição. O controle adrenérgico no nariz e nos brônquios é realizado por mecanismos diferentes: agonistas α-adrenérgicos são potentes vasoconstritores nasais e controlam a obstrução das vias aéreas superiores, enquanto os β_2-adrenérgicos são usados para o controle da obstrução, promovendo broncodilatação nas vias aéreas inferiores, quando ativados. Neurotransmissores e neuropeptídios do sistema nervoso autônomo são responsáveis pelo controle da permeabilidade vascular e homeostase dos processos secretórios.[35]

Patogênese

Na patogênese da síndrome alérgica respiratória, dois mecanismos principais têm sido propostos para explicar a comunicação entre a mucosa nasal e a brônquica:

- *resposta inflamatória cruzada*: em que a irritação local nasal pode levar a regulação e atuação de uma variedade de mediadores inflamatórios em um local distante no trato respiratório inferior;
- *reflexo neurogênico*: em que a estimulação neuronal no nariz pode resultar na liberação de neurotransmissores colinérgicos e subsequente contração do músculo liso brônquico de forma difusa.

Na resposta inflamatória, estudos realizados por Braunstahl *et al.*, em que o antígeno colocado no nariz induziu a liberação dos mediadores inflamatórios em brônquios distais, e que a inoculação de um antígeno nos brônquios resultou na regulação dos mediadores inflamatórios no nariz, estabeleceram que existe de fato um mecanismo de intercruzamento entre mediadores inflamatórios das vias aéreas superiores e inferiores. Mediadores tais como histamina, leucotrienos, prostaglandinas D_2 e fator ativador de plaquetas são posteriormente liberados para agirem na musculatura lisa brônquica, causando broncoconstrição a partir da interação entre as células inflamatórias locais, tais como mastócitos e macrófagos alveolares, com eosinófilos, linfócitos, neutrófilos e basófilos.[4,36]

Na resposta autonômica, quer pela ativação direta do nervo vago, quer pela ativação secundária do sistema parassimpático, mecanismos neurorregulatórios atuam no músculo liso brônquico para provocar broncoconstrição. Neuromediadores como a substância P e o peptídeo do gene relacionado com a calcitonina afetam a liberação de histamina e bradicinina. Esses mediadores trabalham no epitélio vascular para causar a passagem irrestrita de proteínas e fluidos. Além disso, os neurotransmissores colinérgicos provocam a contração do músculo liso brônquico e a produção excessiva de muco, que contribuem ainda mais para a obstrução do fluxo de ar nos brônquios.[37]

Outros mecanismos propostos têm sido formulados para explicar a teoria da unicidade das vias aéreas, mas que não estão totalmente esclarecidos:

- *reflexo nasobrônquico*: estimulações mecânicas e químicas de receptores nas vias aéreas superiores produzem sibilância, tosse ou broncoconstrição. Isto foi primeiramente observado em animais por Kaufman, em 1969, quando após provocação nasal com aerossol com cristais de sílica houve broncoconstrição. Já em 1991, Corren *et al.* demonstraram aumento da hiper-reatividade brônquica 30 minutos após provocação nasal, sugerindo um reflexo nasobrônquico desencadeado;[38,39]*drenagem pós-nasal de mediadores inflamatórios*: na rinite alérgica, as secreções nasais contendo células e mediadores inflamatórios podem ser aspiradas, promovendo o envolvimento inflamatório das vias aéreas inferiores. A aspiração ocorre nas alterações do estado de vigília e do reflexo da tosse, particularmente à noite, ocasionando deterioração da função pulmonar e aumento da hiper-reatividade brônquica no indivíduo;[40]*obstrução nasal*: o nariz exerce barreiras física e imunológica importantes, por ser o primeiro órgão que entra em contato com partículas e microrganismos que penetram nas vias aéreas. Condições adversas no nariz podem aumentar a exposição das vias aéreas inferiores aos alérgenos, facilitando a sensibilização e o desencadeamento das reações alérgicas, como a asma;[41]*remodelamento das vias aéreas*: nos indivíduos com rinite e asma, o remodelamento nasal é evidente, embora no nariz seja menos intenso que no brônquio. Essas diferenças entre as vias aéreas superiores e inferiores podem ser consideradas sob o aspecto da origem embriológica desses órgãos.[42]
- Todo o processo inflamatório alérgico, desde a sensibilização até a resposta alérgica à exposição aos antígenos, com infiltração e ativação de mastócitos, eosinófilos, linfócitos, produção de citocinas e liberação de mediadores pró-inflamatórios, ocorre de forma semelhante e contínua na rinite e na asma (Figura 22.1).

A CASCATA ALÉRGICA NA ASMA E RINITE

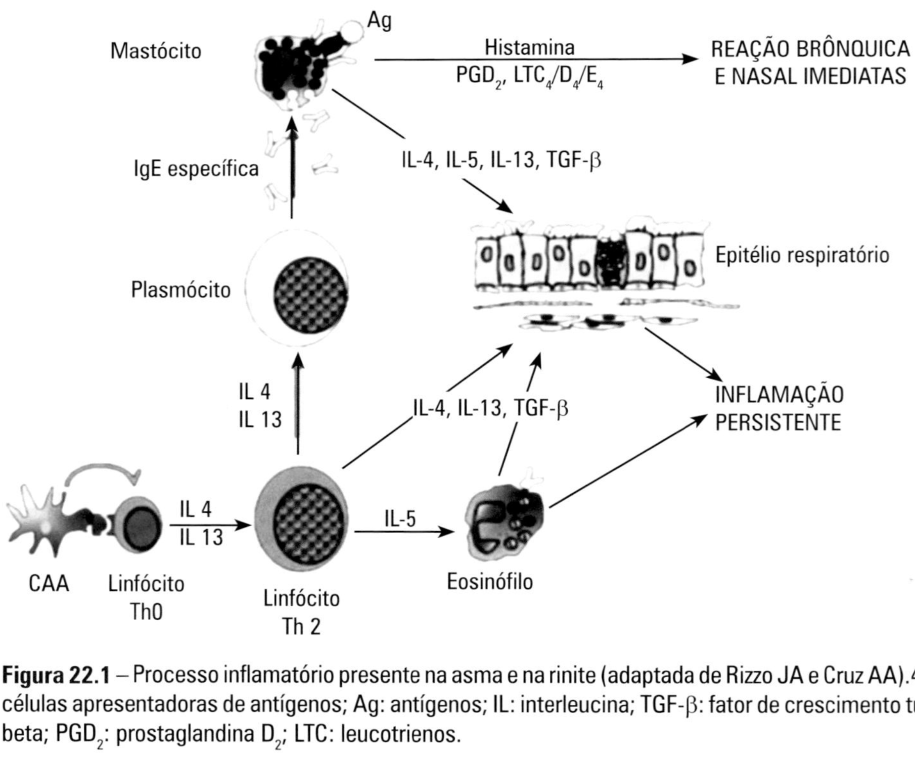

Figura 22.1 – Processo inflamatório presente na asma e na rinite (adaptada de Rizzo JA e Cruz AA).43CAA: células apresentadoras de antígenos; Ag: antígenos; IL: interleucina; TGF-β: fator de crescimento tumoral-beta; PGD_2: prostaglandina D_2; LTC: leucotrienos.

Rinite Alérgica e Risco de Asma

A ligação entre rinite e asma tem sido objeto de vários estudos epidemiológicos que demonstraram consistentemente sobreposição importante das duas doenças.[44] A história natural da doença é aparente a partir de estudos longitudinais. Quando os pacientes são acompanhados por longos períodos, pode-se observar que a rinite geralmente precede a asma. Além disso, a rinite é considerada como fator de risco para asma, embora não seja necessariamente uma causa para esta. Em um dos mais representativos estudos que avaliou a coexistência de asma e rinite em adultos jovens, utilizando o questionário ECRHS em 31 centros da Europa, o risco de asma foi fortemente associado à rinite em todos os centros, com uma razão de chances (*Odds Ratio*) combinada de 7,03 (IC 95%: 6,25-7,91; $p < 0{,}001$).[45]

Em outro estudo de 23 anos de seguimento, Settipane *et al.* avaliaram 1.836 calouros da *Brown University* (EUA) por meio de questionários, entrevistas e exame físico para condições médicas que incluíram a presença de asma, rinite alérgica e testes cutâneos para pólens, extratos animais e mofo. Destes, 1.021 (72%) tinham retornado seus questionários e o resultado deste estudo revelou que a frequência de asma e rinite alérgica continuava a aumentar à medida que os indivíduos se tornavam mais velhos. Indivíduos com rinite tiveram cerca de três vezes mais probabilidade de desenvolver asma do que os controles sem rinite.[46]

Em estudo de coorte na Tasmânia, rinite alérgica na infância foi associada a risco significativo de duas a sete vezes de desenvolver asma em adolescentes e adultos, além do aumento do risco de três vezes de desenvolver asma na própria infância.[47] Sabe-se que os sintomas da rinite frequentemente precedem os da asma, podendo ter explicação no contexto de manifestações sequenciais de uma síndrome alérgica respiratória da via aérea superior ligada à via aérea inferior.

Em outro estudo longitudinal de base populacional que incluiu 29 centros (14 países) no oeste da Europa, a frequência de asma foi estudada em 6.461 participantes, com idades entre 20 a 44 anos, sem asma no início do estudo. Os participantes foram classificados em quatro grupos no início do estudo: 3.163 controles (sem atopia, não rinite), 704 com atopia única (não rinite), 1.377 com rinite não alérgica, e 1.217 com rinite alérgica. Após controle das variáveis para o país, sexo, linha de base da idade, índice de massa corporal, volume expiratório forçado em 1 segundo (FEV_1), registro de IgE total, história familiar de asma e tabagismo, o risco relativo ajustado para asma foi 1,63 (IC 95%: 0,82-3,24) para atopia única, 2,71 (IC 95%: 1,64-4,46) para rinite não alérgica e 3,53 (IC 95%: 2,11-5,91) para a rinite alérgica. Somente a rinite alérgica com sensibilização a ácaros foi associada com risco aumentado e expressivo de asma, independentemente de outros alérgenos, de 2,79 (IC 95%: 1,57-4,96).[48]

Em estudo caso-controle da coorte longitudinal do *Tucson Epidemiologic Study of Obstructive Lung Diseases,* 173 pacientes com asma foram comparados com 2.177 indivíduos que relataram não ter asma ou sibilância. A presença de rinite foi um fator de risco significativo para a asma, com OR de 4,13 (IC 95%: 2,88-5,92). Após ajuste para anos de seguimento, idade, sexo, estado atópico, tabagismo e presença de doença pulmonar obstrutiva crônica, a magnitude da associação foi reduzida, mas ainda com risco significativo de 3,21 (IC 95%: 2,19-4,71). A rinite aumentou o risco de desenvolvimento de asma em cerca de três vezes tanto entre pacientes atópicos e não atópicos, e em mais de cinco vezes entre pacientes com altos níveis de IgE sérico.[49]

Estudo longitudinal de 10 anos de seguimento realizado na Itália, em adultos não asmáticos com idade entre 18 a 40 anos, Polosa *et al.* observaram que o risco de asma no final do estudo foi de OR 7,8 (IC 95%: 3,1-20,0) entre aqueles que apresentavam rinite no início do estudo.[50] Em outro estudo longitudinal, participantes da *Tasmanian Longitudinal Health Study* (TAHS) ingressados no estudo em 1968 (com faixa etária de 6 a 7 anos) foram seguidos até a idade de 44 anos. A rinite sozinha foi fator de risco de asma na infância, que persistiu na vida adulta com OR de 2,7 (IC 95%: 1,3-5,6).[51]

No Brasil, a relevância da associação da rinite alérgica como fator de risco para asma foi evidenciada a partir de dados levantados pelos estudos epidemiológicos que utilizaram os questionários do ISAAC, validados em diversos países. Em estudo de Chatkin *et al.* realizado com 494 crianças de Pelotas, sul do país, o acompanhamento por 6 anos dessas crianças evidenciou que a rinite alérgica foi fator de risco para o desenvolvimento da asma, apresentando OR de 2,6 (IC 95%: 1,5-4,4).[52] Outros estudos realizados em diferentes países podem ser vistos na Tabela 22.4.

Tabela 22.4 – Rinite como fator de risco para asma (adaptada de Cruz *et al.*[3] e ampliada)

Autores	Localização	Número de Pacientes	*Odds Ratio*
Leynaert *et al.*[45]	Europa	90.478 adultos	6,6
Toren *et al.*[53]	Suíça	15.813 adultos	5,4
Guerra *et al.*[49]	EUA	2.350 adultos	3,2
Plaschke *et al.*[54]	Suíça	1.370 adultos	4,1
Chatkin e Menezes.[52]	Brasil	494 crianças	2,6
Settipane *et al.*[46]	EUA	1.021 adolescentes	3,0
Shaaban *et al.*[48]	Europa	6.461 adultos	2,7
Polosa *et al.*[50]	Itália	1.104 adultos	7,8
Martin *et al.*[51]	Tasmânia	1.320 adultos	2,7

Impacto da Rinite na Gravidade da Asma

A gravidade da asma também reflete a importante influência da associação com a rinite. Indivíduos com formas graves e persistentes de rinite são mais propensos a ter asma sintomática do que indivíduos com formas intermitentes de rinite. O controle inadequado da rinite alérgica em pacientes asmáticos pode contribuir para a maior frequência de exacerbações, dificuldade no controle da doença e aumento do consumo de medicações necessárias para o controle da asma. Os pacientes com asma grave e rinite alérgica experimentam maior taxa de despertares noturnos e aumento de ausências no trabalho/escola que os asmáticos com quadro de rinite leve.[55,56]

Coorte de nascimento aos 8 anos de idade (n = 906) realizada no Reino Unido avaliou as crianças que responderam o questionário validado do ISAAC para obter informações sobre atopia parental, diagnósticos médicos e exposições ambientais. Entre as 159 crianças com asma, 83 apresentavam rinite alérgica. Diferenças marcantes entre crianças asmáticas com e sem rinite alérgica foram observadas quanto à frequência dos ataques de sibilos, visitas não programadas ao médico da família pelo controle inadequado da asma e perda de dias de escola. Crianças com asma e rinite alérgica tiveram 2,89 vezes (IC 95%: 1,41-5,91) mais probabilidade de sofrerem ataques frequentes de sibilância ($p < 0{,}01$) e 3,44 vezes (IC 95%: 1,19-9,94) mais probabilidade de sofrerem ataques graves de sibilos de curso limitante ($p = 0{,}02$). Em destaque, foram 10,14 vezes (IC 95%: 1,27-81,21) mais propensos a terem visitas não programadas ao médico por causa da asma ($p = 0{,}03$) e nove vezes (IC 95%: 1,11-72,83) mais chances de faltarem à escola ($p = 0{,}04$).[57]

Parâmetros de avaliação clínica, como a prova da função pulmonar por espirometria, podem demonstrar o impacto da rinite na gravidade da asma. Estudo conduzido na Turquia por Yilmaz *et al.* avaliou o tempo de recuperação pulmonar após evento de exacerbação da asma em 57 crianças que apresentaram crises de asma de moderada a grave, de acordo com a *Global Initiative for Asthma* (GINA). Considerando todos os testes da função pulmonar realizados em crianças maiores de 6 anos, 42% e 74% das crianças tiveram recuperação das exacerbações da asma dentro de 7 e 14 dias, respectivamente. A frequência de rinite alérgica intermitente (p = 0,016) e rinite persistente (p = 0,005) foi significativamente maior em crianças cujas provas da função pulmonar tiveram recuperação após 7 dias. A análise revelou que rinite alérgica e exacerbação grave da asma aumentam o tempo de recuperação da função pulmonar para mais que 7 dias, com OR de 4,3 (IC 95%: 1,29-14,67) e 8,1 (IC 95%: 1,51-44,43) 8.1, respectivamente.[58]

Em outro estudo prospectivo, realizado com a colaboração de 170 alergistas da Espanha, foram coletados dados clínicos e demográficos, a história pessoal e familiar de alergia e dados sobre a duração e gravidade da asma e rinite alérgica em 942 indivíduos deste país. Estes dados foram classificados de acordo com os critérios das diretrizes do GINA e ARIA. Destes pacientes, 89,5% apresentavam rinite alérgica, sendo classificada como intermitente leve (24%), intermitente moderada/grave (22%), persistente leve (19%) e persistente moderada/grave (35%). A gravidade da asma foi classificada como intermitente (39%), persistente leve (30%), persistente moderada (27%) e persistente grave (4%). Correlação significativa foi encontrada entre a gravidade da rinite e a asma.[59] Em outro estudo multicêntrico realizado com 518 pacientes, a avaliação da gravidade da rinite e asma foi conduzida de acordo com as diretrizes ARIA e GINA. A distribuição da gravidade da rinite foi de 15,6% intermitente leve, 4,4% intermitente moderada/grave, 30,3% persistente leve e 49,6% rinite persistente moderada/grave. A distribuição da gravidade da asma nestes pacientes foi de 41,3% asma intermitente, 14,3% persistente leve, 19,1% persistente moderada e 25,3% persistente grave. Em pacientes com rinite persistente moderada/grave houve uma associação significativa com maior gravidade da asma (p = 0,005).[60]

A exacerbação da rinite pode precipitar sintomas da asma, além de possibilitar a piora clínica nos pacientes asmáticos; por outro lado, o controle da rinite pode facilitar e promover o controle da asma, contribuindo para a diminuição dos custos com hospitalizações e internamentos.

Comorbidades entre Asma e Rinite

No espectro das aflições médicas, a coexistência da rinite e asma reflete-se em prejuízo na qualidade de vida, com o paciente apresentando maior dificuldade em dormir, fadiga durante o dia, incapacidade de exercer atividades físicas, perturbações cognitivas, prejuízo no rendimento ao trabalho e alterações de humor. Outras comorbidades como rinossinusite, respiração exclusiva oral, apneia obstrutiva do sono e hiper-reatividade brônquica podem estar presentes na síndrome respiratória alérgica ou configuram-se, muitas vezes, como consequências do acometimento inflamatório contínuo das vias aéreas superiores e inferiores, levando a importante impacto social e econômico sobre os pacientes, familiares e o sistema de saúde.[61,62]

Atualmente, considera-se que tanto o nariz quanto os brônquios são partes de uma via aérea única, ou seja, existe uma interação e continuidade funcional entre o nariz e o pulmão. Portanto, considerando a rinite como um processo inflamatório da cavidade nasal e admitindo-se que a mucosa nasal é contínua com a mucosa dos seios paranasais, o termo "rinite" pode ser associado a "rinossinusite". Adicionalmente, processos inflamatórios dos seios paranasais são acompanhados de inflamação da mucosa nasal, logo o termo "sinusite" pode ser substituído por "rinossinusite". Todavia, persiste o uso consagrado dos termos rinite, indicando um processo inflamatório envolvendo predominantemente a mucosa nasal, e o termo sinusite quando predomina o acometimento sinusal, geralmente com a presença de patógenos.[63]

De modo semelhante, aspectos morfológicos e fisiológicos revelam as semelhanças e diferenças estruturais entre a mucosa nasal e a cavidade nasofaringolaríngea. Mecanismos obstrutivos da rinite alérgica podem influenciar a dinâmica respiratória, induzindo o paciente a utilizar a respiração oral como principal fluxo respiratório. A respiração oral, apesar de ser um sinal, pode ser considerada uma síndrome, pois incorpora vários sinais, como alterações orofaciais, posturais e de oclusão dentária. Há situações clínicas em que se observa alteração na capacidade dos parâmetros pulmonares, diminuição do pico de fluxo expiratório e da expansibilidade torácica. A interação entre asma, rinite alérgica e respiração oral pode promover alterações importantes no crescimento e desenvolvimento facial e torácico, gerando um impacto negativo na vida emocional, física e social do indivíduo.[61]

A rinite alérgica pode piorar e contribuir para a síndrome da apneia obstrutiva do sono, e essa condição pode influenciar negativamente o controle da asma. Em estudo transversal realizado na Itália com o objetivo de avaliar a prevalência da síndrome da apneia obstrutiva do sono em pacientes com asma e rinite alérgica, 1.941 indivíduos inicialmente responderam ao questionário do ARIA e a um método de triagem validado para verificar o risco de apneia obstrutiva do sono – Questionário STOP-BANG (que identifica a presença de ronco, cansaço durante o dia, apneia, hipertensão arterial, índice de massa corporal, idade, circunferência do pescoço, sexo). Na avaliação do estudo, 1.201 pacientes apresentavam rinite alérgica e asma associados, e destes, 55,9% tinham a síndrome da apneia obstrutiva do sono.[64]

A hiper-responsividade brônquica pode se apresentar em pacientes com rinite, mesmo assintomáticos, e estar associada ao aumento do risco de desenvolvimento da asma. Muitos pacientes com rinite alérgica têm características fisiológicas únicas que os diferenciam dos pacientes asmáticos e indivíduos normais, incluindo um aumento da sensibilidade brônquica a metacolina ou histamina.[65,66] Pacientes com rinite alérgica sazonal podem passar pela experiência de desenvolverem broncoconstrição sem associação com broncoespasmo clínico. Além disso, a hiper-responsividade brônquica e a broncoconstrição induzida pelo exercício já foram observadas em pacientes com rinite que são alérgicos a grama ou pólen de bétula. No estudo epidemiológico ECRHS, a hiper-responsividade brônquica não específica foi aumentada em pacientes com rinite, em comparação com indivíduos que não apresentavam rinite. Nas amostras de Montpellier e Paris, 31,5% dos indivíduos com rinite tiveram uma queda de 20% no volume expiratório forçado no primeiro segundo (VEF_1) após uso de metacolina, em dose menor de 4 mg, contra 17,4% dos indivíduos sem rinite ($p < 0,01$). A análise dos dados dos 34 centros do estudo ECRHS mostrou que a hiper-responsividade brônquica inespecífica foi significativamente mais frequente em indivíduos com rinite persistente do que em indivíduos com rinite sazonal ou sem rinite. Estes estudos indicam que a rinite alérgica está associada a um aumento na hiper-reatividade brônquica inespecífica.[67]

Tratamento do Binômio Rinite e Asma

Finalmente, outra contribuição que sustenta a ligação entre a rinite alérgica e a asma refere-se à farmacoterapia da rinite e seu impacto na asma. Na sua revisão de 2010, as diretrizes ARIA para a prática clínica da rinite alérgica e asma foram analisadas com base na classificação do sistema *Grading of Recommendation, Assessment, Development and Evaluation* (GRADE).[68,69] Levando-se em consideração a sua aplicação tanto para adultos quanto para crianças, um total de 59 recomendações foi proposto: 11 para a prevenção, 31 para farmacoterapia, 11 para a imunoterapia alérgeno-específica, cinco para medicina complementar e alternativa, e uma para um produto biológico (omalizumabe).[70]

Na abordagem medicamentosa de pacientes com asma e rinite em relação ao uso de anti-histamínico H_1 oral, a recomendação ARIA sugere que em ambos (crianças e adultos) não deva ser usado para tratamento dos sintomas da asma, mas poderá ser considerado para o tratamento dos sintomas da rinite. Quando este anti-histamínico H_1 oral estiver em combinação com descongestionante oral, a recomendação do não uso torna-se mais enfática, destacando os possíveis efeitos colaterais desta associação medicamentosa, que deve ser evitada.

Corticosteroides tópicos nasais, mais eficazes que os anti-histamínicos no controle da rinite alérgica, também têm sido avaliados em indivíduos com rinite e asma. Evidências atuais sugerem que os benefícios clínicos são observados para os pacientes que apresentam sintomas da rinite, mas não encontram recomendações para o tratamento dos sintomas da asma.

Do ponto de vista científico, é certamente interessante analisar o efeito de medicamentos destinados a um único órgão-alvo e identificar o resultado em um órgão-alvo distante, no entanto, é mais provável que as terapias sistêmicas sejam benéficas para a asma e rinite. Tem sido mostrado que fármacos como os antagonistas dos receptores dos leucotrienos são eficazes tanto para os sintomas da rinite quanto da asma, mas recomendações atuais destacam que os glicocorticosteroides inalatórios devam ser os fármacos de escolha para uso dos sintomas de asma.

Importantes considerações foram acrescentadas sobre a imunoterapia na última revisão ARIA. Sabe-se que a imunoterapia alérgeno-específica alcança resultados clínicos substanciais em pacientes com rinite, melhorando sintomas nasais e oculares, reduzindo a necessidade de medicação, evitando a progressão da rinite alérgica para asma e diminuindo a ocorrência de novas sensibilizações.[70] Administrações subcutânea (ITSC) e sublingual (ITSL) são recomendadas em pacientes com asma leve e moderada associada à rinoconjuntivite alérgica, desde que a asma seja controlada por farmacoterapia. Ambas, ITSL e ITSC, têm perfis de segurança aceitáveis se forem administradas sob circunstâncias adequadas. A ITSL tem perfil de segurança mais favorável e permite a administração fora do ambiente sob supervisão médica, ao passo que a ITSC é recomendada apenas em um ambiente sob supervisão médica com pessoal e equipamento adequados para identificar e tratar imediatamente um possível quadro de anafilaxia.[71]

Em pacientes com rinite alérgica e asma, com um claro componente IgE-dependente, apesar do mais adequado tratamento farmacológico utilizado e da apropriada orientação para evitar alérgenos sem obtenção do controle clínico dos sintomas, o anticorpo monoclonal contra IgE (omalizumabe) encontra importante indicação no tratamento da asma. Esta recomendação coloca um valor relativamente elevado na redução dos sintomas de asma e exacerbações, em pacientes com asma grave, e um valor relativamente baixo em evitar o incômodo de injeções subcutâneas, elevado custo do tratamento, pequeno risco de anafilaxia e algumas incertezas sobre o risco de malignidade.[70]

Conclusões

O conceito de unicidade das vias aéreas é a pedra angular do documento ARIA, e tem implicações relevantes para o diagnóstico e condução terapêutica das alergias respiratórias. Entre a asma e a rinite alérgica têm sido relatadas várias similaridades epidemiológicas, anatômicas, etiológicas, fisiopatológicas e terapêuticas. Tem-se postulado que ambas as doenças seriam manifestações de um processo inflamatório único presente na via aérea, representando uma doença única, visto que a mucosa das vias aéreas superiores e inferiores é contínua e o tipo de inflamação da rinite alérgica e da asma é similar, envolvendo os mesmos tipos celulares, como linfócitos Th2, mastócitos e eosinófilos. Neste sentido, uma abordagem integrada e unificada para ambas as doenças é fortemente recomendada para aperfeiçoar as exigências de eficácia e segurança.

Uma estratégia de tratamento para ambos os compartimentos parece ser a mais indicada. Glicocorticoides intranasais para o tratamento da rinite alérgica podem reduzir a morbidade em pacientes asmáticos, uma vez que o tratamento adequado pode afetar positivamente o curso da asma. A imunoterapia específica para rinite pode reduzir o risco de asma ou melhorar o seu controle, devendo ser sempre considerada.

Portanto, o conhecimento atual da unicidade das vias aéreas sugere abordagens diagnósticas e terapêuticas integradas para a rinite alérgica e asma. Melhorar a adesão do paciente ao tratamento, reduzir custos com hospitalizações e reabilitações e incentivar a implantação de programas de controle das doenças respiratórias alérgicas são medidas que geram grande impacto econômico e social sobre o paciente, familiares e o sistema de saúde do País.

REFERÊNCIAS BIBLIOGRÁFICAS

1. Georgopoulos R, Krouse JH, Toskala E. The Allergic Rhinitis-Asthma Connection. Otolaryngol Clin N Am. 2014;47:1-12.
2. Morjaria JB, Caruso M, Rosalia E, et al. Preventing Progression of Allergic Rhinitis to Asthma. Curr Allergy Asthma Rep. 2014;14:412-419.
3. Casale TB, Amin BV. Allergic rhinitis-asthma interrelationships. Clin Rev Allergy Immunol. 2001;21:27-49.
4. Khan DA. Allergic rhinitis and asthma: Epidemiology and common pathophysiology. Allergy Asthma Proc 2014;35:357-361.
5. Benedictis FM, Bush A. Rhinosinusitis and Asthma: Epiphenomenon or Casual Association? Chest. 1999;111:550-556.
6. Varner AE. The increase in allergic respiratory diseases: survival of the fittest? Chest. 2002;121(4):1308-1316.
7. Burr ML, Limb ES, Andrae S, et al. Childhood asthma in four countries: a comparative survey. Int J Epidemiol. 1994;23(2):341-347.
8. Sluder G. Asthma as a Nasal Reflex. JAMA. 1919;8:590-592.
9. Irvin CG. Sinusitis and asthma an animal model. J Allergy Clin Immunol. 1992;3:521-533.
10. Cruz AA. The "united airways" require a holistic approach to management. Allergy. 2005;60:871-74.
11. Juniper EF, Thompson AK, Ferrie PJ, et al. Validation of the standardized version of the Rhinoconjunctivitis Quality of Life Questionnaire. J Allergy Clin Immunol. 1999;104:364-9.
12. Camargos PAM, Rodrigues MESM, Lasmar LMBF. Simultaneous treatment of asthma and allergic rhinitis. Pediatr Pulmonol. 2004;38:186-92.
13. Asher MI, Keil U, Anderson HR, et al. International Study of Asthma and Allergies in Childhood (ISAAC): rationale and methods. Eur Respir J. 1995;8(3):483-491.
14. Enarson DA. Fostering a spirit of critical thinking: the ISAAC story. Int J Tuberc Lung Dis. 2005;9(1):1.
15. Asher MI, Montefort S, Björkstén B, et al. Worldwide time trends in the prevalence of symptoms of asthma, allergic rhinoconjunctivitis, and eczema in childhood: ISAAC Phases One and Three repeat multicountry cross-sectional surveys. Lancet. 2006;368:733-743.
16. Pearce N, Sunyer J, Cheng S, et al. Comparison of asthma prevalence in ISAAC and the ECRHS. Eur Resp J. 2000;16:420-426.
17. Worldwide variation in prevalence of symptoms of asthma, allergic rhinoconjunctivitis, and atopic eczema: ISAAC. The International Study of Asthma and Allergies in Childhood (ISAAC) Steering Committee. Lancet. 1998;351(9111):1225-1232.
18. Strachan D, Sibbald B, Weiland S, et al. Worldwide variations in prevalence of symptoms of allergic rhinoconjunctivitis in children: the International Study of Asthma and Allergies in Childhood (ISAAC). Pediatr Allergy Immunol. 1997;8(4):161-176.
19. Weiland SK, Björkstén B, Brunekreef B, et al. Phase II of the International Study of Asthma and Allergies in Childhood (ISAAC II): rationale and methods. Eur Respir J. 2004;24:406-412.
20. Nagel G, Weinmayr G, Kleiner A, et al. Effect of diet on asthma and allergic sensitisation in the International Study on Allergies and Asthma in Childhood (ISAAC) Phase Two. Thorax. 2010;65(6):516-522.
21. Ellwood P, Asher MI, Beasley R, et al. The international study of asthma and allergies in childhood (ISAAC): phase three rationale and methods. Int J Tuberc Lung Dis. 2005;9:10-16.
22. Lai CK, Beasley R, Crane J, et al. Global variation in the prevalence and severity of asthma symptoms: Phase Three of the International Study of Asthma and Allergies in Childhood (ISAAC). Thorax. 2009;64(6):476-483.
23. Mallol J, Crane J, von Mutius E, et al. The International Study of Asthma and Allergies in Childhood (ISAAC) Phase Three: a global synthesis. Allergol Immunophathol. 2013;41(2):73-85.
24. Leynaert B, Neukirch F, Demoly P, et al. Epidemiologic evidence for asthma and rhinitis comorbidity. J Allergy Clin Immunol. 2000;106(5):S201-205.
25. Shamssain MH, Shamsian N. Prevalence and severity of asthma, rhinitis, and atopic eczema:the north east study. Arch Dis Child. 1999;81:313-317.
26. Yuksel H, Dinc G, Sakar A, et al. Prevalence and Comorbidity of Allergic Eczema, Rhinitis, and Asthma in a City in Western Turkey. J Investig Allergol Clin Immunol. 2008;18(1):31-35.
27. Solé D, Camelo-Nunes IC, Wandalsen GF, et al. Asthma in children and adolescents in Brazil: contribution of the International Study of Asthma and Allergies in Childhood (ISAAC). Rev Paul Pediatr. 2014;32(1):114-125.
28. Solé D, Melo KC, Camelo-Nunes IC, et al. Changes in the prevalence of asthma and allergic diseases among Brazilian schoolchildren (13-14 years old): comparison between ISAAC Phases One and Three. J Trop Pediatr. 2007;53(1):13-21.

29. Solé D, Wandalsen GF, Camelo-Nunes IC, et al. Prevalence of symptoms of asthma, rhinitis, and atopic eczema among Brazilian children and adolescents identified by the International Study of Asthma and Allergies in Childhood (ISAAC) - Phase 3. J Pediatr. 2006;82(5):341-346.
30. Porto Neto AC, D'Agostini Annes R, Wolff NMM, et al. Prevalence and Severity of Asthma, Rhinitis, and Atopic Eczema in 13- to 14-Year-Old School children from Southern Brazil. Allergy, Asthma and Clinical Immunology. 2006;2(1):3-10.
31. Leynaert B, Bousquet J, Neukirch C, et al. Perennial rhinitis:an independent risk factor for asthma in non-atopic subjects: results from the European Community Respiratory Health Survey. J Allergy Clin Immunol. 1999;104(2):301-304.
32. Bousquet J, Khaltaev N, Cruz AA, et al. Allergic Rhinitis and its Impact on Asthma (ARIA) 2008 update (in collaboration with the World Health Organization, GA2LEN and AllerGen). Allergy. 2008;63(86):8-160.
33. Chipps B, Spector S, Farrar J, et al. Differences in recommendations between the Allergic Rhinitis and its Impact on Asthma Update 2010 and US Rhinitis Practice Parameters. J Allergy Clin Immunol. 2011;127:1640-1645.
34. Wu J, Wang G, Hao J, et al. The correlation between IL-20 and the Th2 immune response in human asthma. Asian Pac J Allergy Immunol. 2014;32:316-320.
35. Zhang Y, Feng J, Sun J, et al. H2-Eb1 expression is upregulated in the nasal mucosa of allergic rhinitis. Asian Pac J Allergy Immunol. 2014;32:308-315.
36. Compalati E, Ridolo E, Passalacqua G, et al. The link between allergic rhinitis and asthma: The united airways disease. Expert Rev Clin Immunol. 2010;6:413-423.
37. Baran H, Ozcan KM, Selcuk A, et al. Allergic Rhinitis and its Impact on Asthma classification correlations. The J Laryngol Otol. 2014;128, 431-437.
38. Braunstahl GJ, Overbeek SE, Fokkens WJ, et al. Segmental bronchoprovocation in allergic rhinitis patients affects mast cell and basophil numbers in nasal and bronchial mucosa. Am J Respir Crit Care Med. 2001;164(5):858-865.
39. Corren j, Adinoff AD, Irvin CG. Changes in bronchial responsiveness following nasal provocation with allergen. J Allergy Clin Immunol. 1992;89(2):611-618.
40. Thomas M. Allergic rhinitis: evidence for impact on asthma. BMC Pulmonary Medicine. 2006;6:S4.
41. Serrano C, Valero A, Picado C. Rhinitis and asthma: One airway, one disease. Arch Bronconeumol. 2005;41:569-578.
42. Marple BF. Allergic rhinitis and inflammatory airway disease: Interactions within the unified airspace. Am J Rhinol Allergy. 2010;24:249-254.
43. Rizzo JA, Cruz AA. Asthma and rhinitis: a same disease? Rev bras alerg Imunopatol. 2007;30(2):41-46.
44. Bonay M, Neukirch C, Grandsaigne M, et al. Changes in airway inflammation following nasal allergic challenge in patients with seasonal rhinitis. Allergy. 2006;61:111-118.
45. Leynaert B, Neukirch C, Kony S, et al. Association between asthma and rhinitis according to atopic sensitization in a population-based study. J Allergy Clin Immunol. 2004;113:86-93.
46. Settipane RJ, Hagy GW, Settipane GA. Long-term risk factors for developing asthma and allergic rhinitis: a 23-year follow-up study of college students. Allergy Proc. 1994;15:21-25.
47. Burgess JA, Walters EH, Byrnes GB, et al. Childhood allergic rhinitis predicts asthma incidence and persistence to middle age: a longitudinal study. J Allergy Clin Immunol. 2007;120:863-869.
48. Shaaban R, Zureik M, Soussan D, et al. Rhinitis and onset of asthma: a longitudinal population based study. Lancet. 2008;372:1049-1057.
49. Guerra S, Sherrill DL, Martinez FD, et al. Rhinitis as an independent risk factor for adult-onset asthma. J Allergy Clin Immunol. 2002;109:419-425.
50. Polosa R, Al-DelaimyWK, Russo C, et al. Greater risk of incident asthma cases in adults with allergic rhinitis and effect of allergen immunotherapy: a retrospective cohort study. Respir Res. 2005;6:153.
51. Martin PE, Matheson MC, Gurrin L, et al. Childhood eczema and rhinitis predict atopic but not nonatopic adult asthma: a prospective cohort study over 4 decades. J Allergy Clin Immunol. 2011;127:1473-149.
52. Chatkin MN, Menezes AM. Prevalence and risk factors for asthma in schoolchildren in southern Brazil. J Pediatr (RJ). 2005;81:411-416.
53. Toren K, Olin AC, Hellgren J, et al. Rhinitis increase the risk for adult-onset asthma - a Swedish population-based case-control study (MAP-study). Respir Med. 2002;96:635-641.
54. Plaschke PP, Janson C, Norrman E, et al. Onset and remission of allergic rhinitis and asthma and the relationship with atopic sensitization and smoking. Am J Respir Crit Care Med. 2000;162:920-924.
55. Ibiapina CC, Sarinho ESC, Camargos PAM, et al. Allergic Rhinitis: epidemiological aspects, diagnosis and treatment. J Bras Pneumol. 2008;34(4):230-240.
56. Bergeron C, Hamid Q. Relationship between Asthma and Rhinitis: Epidemiologic, Pathophysiologic, and Therapeutic Aspects. Allergy Asthma Clin Immunol. 2005;1(2):81-87.
57. Deliu M, Belgrave D, Simpson A, et al. Impact of rhinitis on asthma severity in school-age children. Allergy. 2014;69:1515-1521.
58. Yilmaz O, Bakirtas A, Karagol HIE, et al. Allergic rhinitis may impact the recovery of pulmonary function tests after moderate/severe asthma exacerbation in children. Allergy. 2014;69:652-657.
59. Navarro A, Valero A, Juliá B, et al. Coexistence of Asthma and Allergic Rhinitis in Adult Patients Attending Allergy Clinics: ONEAIR Study. Investig Allergol Clin Immunol. 2008;18(4):233-238.

60. Antonicelli L, Braschi MC, Bresciani M, et al. The complex link between severity of asthma and rhinitis in mite allergic patients. Respiratory Medicine. 2013;107:23-29.
61. Leynaert B, Neukirch F, Demoly P, et al. Epidemiologic evidence for asthma and rhinitis comorbidity. J Allergy Clin Immunol. 2000;106:S201-205.
62. Feng CH, Miller MD, Simon RA. The united allergic airway: Connections between allergic rhinitis, asthma, and chronic sinusitis. Am J Rhinol Allergy. 2012;26:187-190.
63. Tan BK, Chandra RK, Pollak J, et al. Incidence and associated pre-morbid diagnoses of patients with chronic rhinosinusitis. J Allergy Clin Immunol. 2013;131(5):1350-1360.
64. Braido F, Baiardini I, Lacedonia D, et al. Sleep Apnea Risk in Subjects With Asthma With or Without Comorbid Rhinitis. Respir Care. 2014;59(12):1851-1856.
65. Gerblich AA, Schwartz HJ, Chester EH. Seasonal variation of airway function in allergic rhinitis. J Allergy Clin Immunol. 1986;77:676-681.
66. Madonini E, Briatico-Vangosa G, Pappacoda A, et al. Seasonal increase of bronchial reactivity in allergic rhinitis. J Allergy Clin Immunol. 1987;79:358-363.
67. Leynaert B, Bousquet J, Henry C, et al. Is bronchial hyperresponsiveness more frequent in women than in men? A population- based study. Am J Respir Crit Care Med. 1997;156:1413-1420.
68. Bousquet J, Sch€unemann HJ, Samolinski B, et al. Allergic Rhinitis and its Impact on Asthma (ARIA): Achievements in 10 years and future needs. J Allergy Clin Immunol. 2012;130:1049-1062.
69. Spector S, Wallace D, Nicklas R, Portnoy J, et al. Comments on Allergic Rhinitis and its Impact on Asthma (ARIA) guidelines. J Allergy Clin Immunol. 2011;127:1641-1642.
70. Brozek JL, Bousquet J, Baena-Cagnani CE, et al. Allergic Rhinitis and its Impact on Asthma (ARIA) guidelines: 2010 Revision. J Allergy Clin Immunol. 2010;126:466-476.
71. Jutel M, Agache I, Bonini S, et al. International consensus on allergy immunotherapy: Position Paper. J Allergy Clin Immunol. 2015;136:556-568.

Capítulo **23**

Rinite Alérgica Local

Evandro Prado
Dirceu Solé

Introdução

Previamente classificada como rinite não alérgica ou rinite idiopática, a rinite alérgica local (RAL) foi identificada como quadro distinto em 1975.[1] Foi feita a avaliação num grupo pacientes com quadro clínico fortemente sugestivo de rinite alérgica e com teste de desencadeamento nasal com *D. pteronyssinus* positivo (sintomas e presença de IgE específica ao ácaro em secreção nasal), além de manifestarem teste cutâneo de leitura imediata e IgE sérica específica ao alérgeno negativos. A presença de IgE específica em secreção nasal foi determinante para definir esses pacientes como tendo rinite alérgica mediada por produção local de IgE.[1]

Desde então têm surgido evidências que confirmam que alguns pacientes diagnosticados como tendo rinite não alérgica ou rinite idiopática desenvolvem sintomas de uma alergia local após exposição natural a aeroalérgenos, com produção local de IgE específica, liberação de mediadores inflamatórios e ausência de atopia sistêmica (clínica e laboratorial). Os testes de provocação nasal (TPN) nesses pacientes, com um ou mais alérgenos suspeitos, passaram a evidenciar sintomas clássicos da rinite alérgica e a detecção de IgE específica e mediadores como a triptase, proteína catiônica eosinofílica na secreção nasal, sugerindo um novo tipo de rinite: RAL[1] ou entopia.[2]

Epidemiologia

A real prevalência da RAL ainda é desconhecida. É uma doença inflamatória das vias aéreas superiores, muitas vezes diagnosticada como rinite idiopática ou rinite eosinofílica não alérgica. Estudos realizados em centros europeus especializados revelaram, entre pacientes com teste cutâneo de leitura imediata a aeroalérgeno negativo e IgE sérica (total e específica) indetectável, oscilar a prevalência de RAL entre 47,0% e 62,5% em pacientes com rinite alérgica perene[3,4] ou sazonal[5,6], respectivamente. Estudos mais amplos são necessários para que se conheça a real dimensão dessa doença, assim como permitirão identificar quais alérgenos são os principais responsáveis por ela.

Patofisiologia

A produção local de IgE específica e de mediadores inflamatórios em mucosa nasal de pacientes com rinite alérgica tem sido objeto de estudo de vários autores. Estudos preliminares em mucosa nasal e de hibridização in situ documentaram padrão inflamatório do tipo Th2, com aumento no número de mastócitos, eosinófilos, linfócitos B produtores de IgE[7] e células T[8] em pacientes com rinite não alérgica, embora sem diferença significante com controles.[9,10] A heterogeneidade dos pacientes rotulados como tendo rinite não alérgica (rinite eosinofílica não alérgica, rinite idiopática, rinite vasomotora) e o diagnóstico recente de RAL em indivíduos atópicos poderiam ser explicações para tais resulltados contraditórios.[2]

Recentemente foi documentada a existência de resposta nasal inflamatória mediada por IgE em doentes com RAL.[11,12] Citometria de fluxo em lavado nasal demonstrou que os pacientes com RAL e os com rinite alérgica tinham um fenótipo de leucócitos-linfócitos similar com níveis elevados de eosinófilos, basófilos, mastócitos, células T CD3+ e células T CD4+ durante a exposição natural a aeroalérgenos.[11,12] Além disso, mais de 70% dos pacientes com rinite não alérgica e os com RAL tinham critérios para rinite eosinofílica não alérgica: eosinofilia em lavado nasal >20%).[2]

Assim, após estímulo local com aeroalérgeno, há produção local de IgE específica, deflagrando o quadro agudo de rinite, caracterizado por sintomas clínicos: espirro, prurido nasal, rinorreia e obstrução, assim como de mudança de parâmetros objetivos (rinomanometria anterior, rinometria acústica, IgE específica e mediadores inflamatórios).[3,5,11-14] O TPN com alérgeno reproduz essa situação de vida real. A primeira evidência de relação foi com pólen. Após provocação com o alérgeno, documentou-se, nos pacientes sensibilizados ao pólen, resposta alérgica imediata e dupla com ativação de mastócitos e eosinófilos, produção local de IgE específica, liberação de triptase e de proteína catiônica eosinofílica em secreção nasal. Posteriormente evidenciou-se resposta a *Dermatophagoides pteronyssinus.*[15]

Manifestações Clínicas

Os pacientes com RAL, na maioria das vezes, apresentam sintomas típicos de rinite alérgica (espirros, coriza, pruirido e obstrução nasal), frequentemente associados a sintomas oculares e resposta satisfatória a anti-histamínicos H1 orais e corticosteroide tópico nasal.[4,6,11] À semelhança dos pacientes com rinite alérgica sistêmica, os com rinite alérgica local apontam a rinorreia anterior, o prurido e os espirros como os sintomas mais frequentes. Segundo a intensidade, frequência dos sintomas e sua repercussão sobre as atividades do dia a dia, a RAL pode ser classificada como classicamente em sazonal, perene e profissional ou ainda em persistente e intermitente (leve, moderada-grave).[16]

A maioria dos pacientes com RAL estudados manifestam rinite persistente com intensidade moderada-grave,[17] frequentemente associada a conjuntivite (25% a 57%) e asma (33% a 47%).[11,12]. Faltam dados em crianças.

História Natural e Fatores de Risco

Dois questionamentos geralmente são feitos diante de pacientes com RAL: evoluirão para rinite alérgica sistêmica? A RAL é fator de risco para asma? Estudo retrospectivo com 19 pacientes com RAL, reavaliados por testes cutâneo de leitura imediata ou intraérmico, apontou taxa de conversão para rinite alérgica sistêmica de 21% após sete anos de seguimento[18], valor esse próximo ao observado entre indivíduos saudáveis (17%) da mesma localidade.[19] A ausência de um protocolo padronizado de seguimento aliada a outros vieses, faz com que tais dados sejam questionados. Todavia, estudo longitudinal recente, com seguimento por cinco anos, documentou ser a taxa de conversão para rinite alérgica sistêmica semelhante à de controles saudáveis (6,3% × 5,2%)[20] e inferior às anteriormente descritas. Observou-se também que os pacientes com RAL pioram com o passar do tempo e manifestam piora da qualidade de vida, aumento da intensidade e gravidade da RAL, além da maior ida a serviços de urgência e a manifestação de novas associações: conjuntivite e asma.

Abordagem Diagnóstica

A suspeita clínica de RAL é mandatória frente a um paciente com história clínica sugestiva de rinite alérgica, teste cutâneo negativo com aeroalérgenos, além de ausência de IgE sérica específica. Fundamentando-se na presença de resposta alérgica local, os testes de provocação nasal específica são a principal arma na elucidação diagnóstica dos pacientes com RAL (Figura 23.1).

A detecção de IgE específica em fluido (lavado) nasal e/ou resposta positiva ao TPN positivo, na ausência de alergia sistêmica, caracteriza a RAL. O lavado nasal pode ser realizado antes (exposição natural) ou após o TPN e permite o estudo de células, mediadores inflamatórios, e os marcadores imunológicos outros. A quantificação dos níveis de IgE no lavado nasal revelou-se útil para a detecção de sensibilização local. Entretanto, tem alta especificIdade, mas baixa sensibilidade (22% a 40%) mesmo se determinada durante a exposição natural quanto após o TPN.[11,12] A diluição do lavado nasal, ou a resposta não específica aos alérgenos podem ser a explicação para a baixa sensibilidade.

O TPN pode ser realizado com alérgeno único ou com vários alérgenos em associação. A resposta pode ser avaliada pelo aparecimento de sintomas (espirros, prurido nasal, rinorreia e obstrução nasal), pela coleta de lavado nasal para determinação de IgE específica, células e mediadores e pela alteração na fisiologia nasal (avaliada por rinometria acústica ou rinomanometria anterior). Nesse último caso, antes e após a instilação do alérgeno em estudo sobre a mucosa nasal, determina-se o volume da cavidade nasal (rinometria acústica) ou a resistência nasal (rinomanometria anterior), Capítulo 16 "Avaliação Funcional: Rinometria e Rinomanometria". Resposta imediata e tardia após a provocação com aerolérgeno foi documentada em pacientes com RAL, similar ao observado em pacientes com rinite alérgica.[21] O TPN com alérgeno único aumenta a sensibilidade diagnóstica do exame,[3,5,11,12,13] entretanto, é procedimento demorado que depende de pessoal treinado para a sua execução e monitoramento, fator limitante de sua aplicação na prática clínica diária. Recentemente, a padronização de protocolo para TPN único com aeroalérgenos múltiplos mostrou-se útil, sensível, reprodutível, menos demorado e específico para a identificação de pacientes com RAL.[15] Consiste na aplicação sequencial de vários aeroalérgenos em uma sessão. Não houve o desencadeamneto de qualquer reação de irritação e mostrou concordância de 100% com o padrão ouro, o TPN com aerolérgeno único, atingindo 75% de redução no número total de visitas necessárias para o diagnóstico final de rinite não alérgica e redução de 55% em pacientes com RAL em comparação com o TPN único.[15]

Como todo TPN, independentemente de ser único ou com múltiplos alérgenos, devem ser observados alguns cuidados na sua realização tais como a suspensão de medicamentos capazes de interferir com o resultado do exame: corticosteroide tópico nasal, corticosteroide sistêmico (quatro semanas), anti-histamínico H1 tópico e/ou sistêmico (duas semanas) e vasoconstritores nasais (uma semana) antes do TPN.

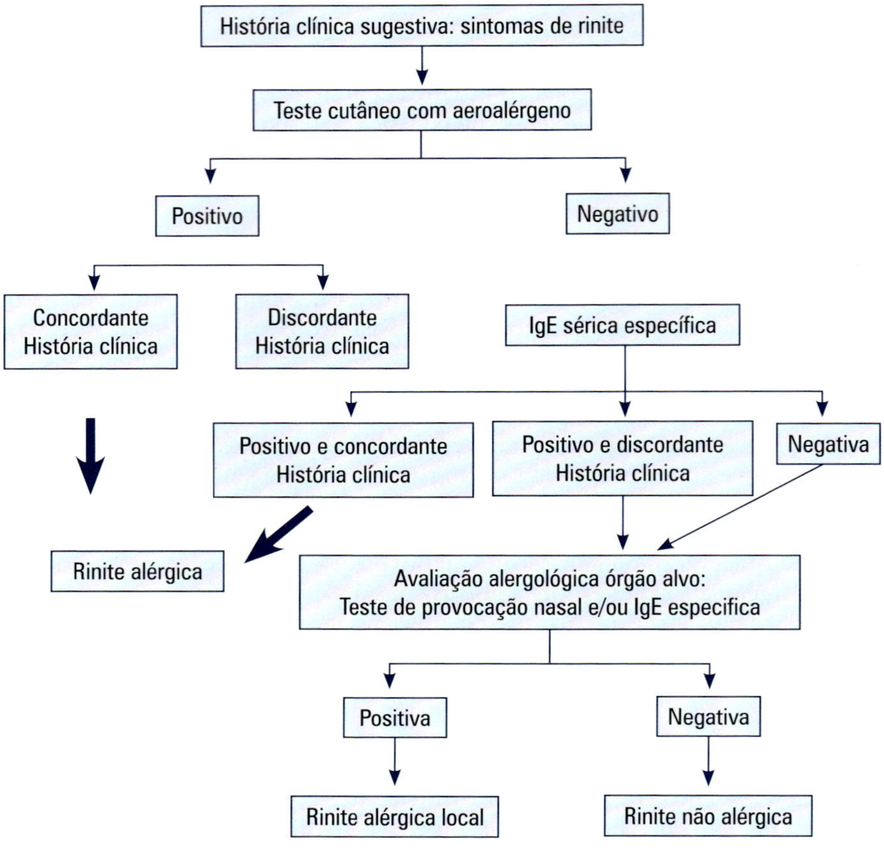

Figura 23.1 – Abordagem diagnóstica em paciente com rinite alérgica local.[22,23]

Terapêutica

O ponto chave no manejo da RAL é o correto diagnóstico diferencial com rinite não alérgica. O tratamento da RAL não difere do da rinite alérgica,[16] incluindo afastamento do alérgeno, tratamento farmacológico, imunoterapia alérgeno-específica e educação. Os sintomas de RAL tendem a diminuir com o uso de corticosteroides tópicos nasais, podendo haver também boa resposta com a administração de anti-histamínicos H1 sistêmicos.[22]Como se trata de um novo tipo de rinite será necessário estudo para avaliar o resultado da imunoterapia específica nesses pacientes. Pacientes (n = 10) com RAL sensibilizados localmente ao pólen obtiveram alguns benefícios, como diminuição do escore de sintomas e do uso de medicamentos após seis meses de imunoterapia específica previamente à estação polínica. Interessante ressaltar que 40% dos pacientes no fim do estudo passaram a responder positivamente aos testes cutâneos com os mesmos alérgenos polínicos, assim como aumentaram os seus níveis de IgE total. Em 30% dos pacientes, os TPN passaram a ser negativos, ou foram necessárias concentrações alergênicas até 100 vezes maiores para se obter os mesmos resultados previamente à imunoterapia específica. Não foram observadas alterações no grupo controle (n = 10), usando apenas medicação de resgate, em relação às respostas aos TPN e escore de sintomas no mesmo período.[17] Alguns autores especulam então se a RAL não seria um primeiro degrau para o desenvolvimento da rinite alérgica.[2]

REFERÊNCIAS BIBLIOGRÁFICAS

1. Huggins KG, Brostoff J. Local production of specific IgE antibodies in allergic rhinitis patients with negative skin tests. Lancet. 1975;2:48-50.
2. Rondón C, Campo P, Togias A, et al. Local allergic rhinitis: concept, pathophysiology, and management. J Allergy Clin Immunol. 2012;129:1460-7.
3. Carney AS, Powe DG, Huskisson RS, et al. Atypical nasal challenge in patients with idiopathic rhinitis: more evidence for the existence of allergy in the absence of atopy? Clin Exp Allergy. 2002;32:1436-40.
4. Rondon C, Romero J, Lopez S, et al. Local IgE production and positive nasal provocation test in patients with persistent nonallergic rhinitis. J Allergy Clin Immunol. 2007;119:899-905.
5. Wedbäck A, Enbom H, Eriksson NE, et al. Seasonal non-allergic rhinitis (SNAR) - a new disease entity? A clinical and immunological comparison between SNAR, seasonal allergic rhinitis and persistent non-allergic rhinitis. Rhinology. 2005;43:86-92.
6. Rondón C, Doña I, López S, et al. Seasonal idiopathic rhinitis with local inflammatory response and specific IgE in absence of systemic response. Allergy. 2008;63:1352-8.
7. Powe DG, Huskisson RS, Carney AS, et al. Evidence for an inflammatory pathophysiology in idiopathic rhinitis. Clin Exp Allergy. 2001;31:864-72.
8. Powe DG, Huskisson RS, Carney AS, et al. Mucosal T-cell phenotypes in persistent atopic and nonatopic rhinitis show an association with mast cells. Allergy. 2004;59:204-12.
9. Blom HM, Godthelp T, Fokkens WJ, et al. Mast cells, eosinophils and IgE-positive cells in the nasal mucosa of patients with vasomotor rhinitis. An immunohistochemical study. Eur Arch Otorhinolaryngol. 1995;252:S33-9.
10. Van Rijswijk JB, Blom HM, Klein Jan A, et al. Inflammatory cells seem not to be involved in idiopathic rhinitis. Rhinology. 2003;41:25-30.
11. Rondón C, Romero JJ, López S, et al. Local IgE production and positive nasal provocation test in patients with persistent nonallergic rhinitis. J Allergy Clin Immunol. 2007;119:899-905.
12. Rondón C, Doña I, López S, et al. Seasonal idiopathic rhinitis with local inflammatory response and specific IgE in absence of systemic response. Allergy. 2008;63:1352-8.
13. Rondón C, Fernández J, López S, et al. Nasal inflammatory mediators and specific-IgE production after nasal challenge with grass in local allergic rhinitis. J Allergy Clin Immunol. 2009;124:1005-11.
14. López S, Rondón C, Torres MJ, et al. Immediate and dual response to nasal challenge with Dermatophagoides pteronyssinus in local allergic rhinitis. Clin Exp Allergy. 2010;40:1007-14.
15. Rondón C, Campo P, Herrera R, et al. Nasal allergen provocation test with multiple aeroallergens detects polysensitization in local allergic rhinitis. J Allergy Clin Immunol. 2011;128:1192-7.
16. Bousquet J, Khaltaev N, Cruz AA, et al. Allergic Rhinitis and its Impact on Asthma (ARIA) 2008. Allergy. 2008;63 (Suppl 86):8-160.
17. Rondón C, Blanca-López N, Aranda A, et al. Local allergic rhinitis: allergen tolerance and immunologic changes after preseasonal immunotherapy with grass pollen. J Allergy Clin Immunol. 2011;127:1069-71.
18. Sennekamp J, Joest I, Filipiak-Pittroff B, et al. Local allergic nasal reactions convert to classic systemic allergic reactions: a long-term follow-up. Int Arch Allergy Immunol 2015;166:154–60
19. Nicolai T, Bellach B, Mutius EV, et al. Increased prevalence of sensitization against aeroallergens in adults in West compared with East Germany. Clin Exp Allergy 1997;27:886–92.
20. Rondón C, Campo P, Zambonino MA, et al. Follow-up study in local allergic rhinitis shows a consistent entity not evolving to systemic allergic rhinitis. J Allergy Clin Immunol. 2014;133(4):1026-31.
21. Lopez S, Rondon C, Torres MJ, et al. Immediate and dual response to nasal challenge with Dermatophagoides pteronyssinus in local allergic rhinitis. Clin Exp Allergy. 2010;40:1007-14.
22. Rondón C, Fernandez J, Canto G, et al. Local allergic rhinitis: concept, clinical manifestations, and diagnostic approach. J Investig Allergol Clin Immunol. 2010;20:364-71.
23. Campo P, Salas M, Blanca-Lopez N, et al. Local allergic rinitis. Immunol Allergy Clin N Amer 2016;36(2):321-32.

Capítulo **24**

Esquemas de Tratamento

Evandro Prado

Os recentes avanços na compreensão dos mecanismos que envolvem a inflamação da mucosa nasal permitiram novas estratégias de tratamento e de prevenção no manejo da rinite alérgica.

A rinite alérgica é doença facilmente reconhecida pelo próprio paciente. Vários trabalhos vêm evidenciando que a automedicação é muito comum e que a maioria dos pacientes não procura atendimento médico, utilizando, por vezes, medicação inapropriada.[1] O tratamento da rinite alérgica é baseado no controle do ambiente, farmacoterapia, imunoterapia específica e educação do paciente.

Controle do Ambiente

Embora a medicina baseada em evidências não consiga demonstrar ainda que a profilaxia ambiental altere o curso natural da rinite alérgica,[2] é uma medida importante para se evitar ou minimizar os sintomas agudos e a progressão para a cronicidade ou desenvolvimento de comorbidades.

A redução ou eliminação dos alérgenos é considerada a primeira etapa no tratamento. O estabelecimento dessas medidas pode reduzir a produção de IgE e a sensibilização alergênica. A exposição precoce a alérgenos intradomiciliares como ácaros da poeira domiciliar, baratas e epitélio de animais pode levar a um maior risco de sensibilização, especialmente em crianças com uma forte história familiar de atopia.[3]

Farmacoterapia

A prescrição de medicamentos na rinite alérgica deve ser encorajada quando falham as medidas de controle ambiental ou quando, a despeito dessas medidas, os sintomas persistem gerando incômodo para o paciente ou comprometendo a sua qualidade de vida.

Anti-histamínicos (AH)

Os anti-histamínicos representam a primeira classe de medicamentos usada para o tratamento da rinite alérgica nos últimos 60 anos. Considerados anteriormente como antagonistas do receptor H1 da histamina recebem atualmente outra denominação: agonistas inversos da histamina.[4] Podem ser administrados por via oral e diminuem os sintomas de rinorreia, prurido e espirros. Têm pouco efeito na obstrução nasal. Os anti-histamínicos tópicos de uso intranasal não parecem ser tão efetivos.

Os anti-histamínicos podem ser classificados em primeira geração e segunda geração.

Os de primeira geração, utilizados a partir dos anos 50, são sedantes e lipofílicos. Não devem ser considerados como de primeira escolha, em função dos seus efeitos colaterais. Interferem na função cognitiva, por agirem nos receptores H1 do sistema nervoso central.

Os AH de segunda geração, não sedantes e lipofóbicos, passaram a ser utilizados nos últimos 30 anos. São mais bem tolerados e não têm efeitos anticolinérgicos.[5]

Cromonas

O cromoglicato dissódico por via tópica nasal tem pouca ação anti-inflamatória[6] e sua indicação deve ser reservada para crianças de baixa idade (abaixo dos dois anos) ou para pacientes que não podem fazer uso de corticosteroides. Tem melhor ação nos casos de conjuntivite alérgica.

Descongestionantes

São prescritos para uso oral no tratamento das rinites alérgica e não alérgica. São medicamentos com associação de anti-histamínicos e simpaticomiméticos. Podem acarretar efeitos colaterais em alguns pacientes, crianças ou adultos, como excitabilidade, insônia, taquicardia.

Os descongestionantes de uso tópico devem ser utilizados com cautela, no máximo por um período de 10 dias. O seu uso prolongado pode levar à taquifilaxia e ao desenvolvimento de rinite medicamentosa.[7]

Antileucotrienos

Os antagonistas de receptores de leucotrienos fazem parte do arsenal terapêutico da rinite alérgica. Um estudo mostrou que o montelucaste foi superior ao placebo no tratamento da rinite alérgica perene.[8] Parece não haver vantagem na associação de montelucaste e anti-histamínico no tratamento da RA, mas pode ser útil na rinite alérgica sazonal, quando administrado seis semanas antes da estação polínica.[9]

Corticosteroides

Os corticosteroides (CE) tópicos nasais são os mais efetivos medicamentos no tratamento da rinite alérgica. Um dos principais motivos para o uso tópico é que sua administração em altas concentrações alcança sítios de receptores na mucosa nasal com um mínimo de efeitos adversos sistêmicos.[10] São eficazes na diminuição de todos os sintomas da rinite alérgica, sendo de fundamental importância na reversão do processo inflamatório e da congestão nasal.

São muitos os produtos comercializados, e embora a resposta com o seu uso seja sempre favorável, devemos valorizar algumas propriedades como maior seletividade com o receptor, menor biodisponibilidade sistêmica e melhor resposta com menores doses do medicamento.

Não existem ainda estudos que comprovem que a associação de AH e CE tópico nasal promovam uma resposta superior ao uso de CE tópico nasal isoladamente.[11] Os CE tópicos nasais atuam na fase aguda da rinite alérgica, diminuem a ação de células inflamatórias, principalmente de eosinófilos, e inibem a liberação de mediadores pró-inflamatórios, responsáveis pela fase tardia da rinite alérgica.[12]

Associações Medicamentosas

Recentemente foi acrescentado ao arsenal terapêutico no tratamento das rinites a associação de anti-histamínico (cloridato de azelastina) e corticosteróide (propionato de fluticаsona) tópicos. Alguns trabalhos têm mostrado que essa associação pode diminuir a sintomatologia característica da rinite alérgica. Não existem dados suficientes sobre segurança de seu uso em mulheres grávidas ou que estão amamentando.[13,14]

Imunoterapia (IT)

A imunoterapia específica tem sido usada há um século como tratamento hipossensibilizante para doenças alérgicas.

As principais finalidades da IT são a diminuição da produção e dos níveis de IgE, por meio da mudança do perfil Th2 para Th1 e indução de tolerância pela ação de células T reguladoras do tipo I, produtoras de IL10.[15] A imunoterapia deve ser instituída por período prolongado por via subcutânea ou mais recentemente por via sublingual e representa uma grande alternativa no controle de doenças alérgicas, entre elas a rinite alérgica.

É importante ressaltar que o tratamento da rinite alérgica diminui a possibilidade do desenvolvimento de doenças associadas principalmente a asma. Portanto o diagnóstico precoce é fundamental para que se possa estabelecer um programa de tratamento.[16]

REFERÊNCIAS BIBLIOGRÁFICAS

1. Bousquet J, Van Cauwenberge P, Khaltaev N, et al.Allergic rhinitis and its impact on Asthma (ARIA). Allergy. 2002;57:841-5.
2. Sackett OL, Rosenberg WM, Gray JA, et al. Evidence based medicine: what it is and what it isn't. BMJ. 1996;312(7023):71-2.
3. Berger W. Overview of allergic rhinitis. Ann Allergy Asthma Immunol. 2003;90:7-12.
4. Simons FER, Simons KJ. Histamine and H1– antihistamines. Celebrating a century of progress. J Allergy Clin Immunol. 2011;128:1139-50.
5. Krouse J. Allergic rhinitis – current pharmacotherapy. Otolaryngol Clin N Am. 2008;41:347-58.
6. Meltzer E. Efficacy and patient satisfaction with cromolyn sodium nasal solution in the treatment of seasonal allergic rhinitis: a placebo-controlled study. Clin Ther. 2002;24:942-52.
7. Graf P. Rhinitis medicamentosa: aspects of pathophysiology and treatment. Allergy. 1997;52(Suppl):28-34.
8. Patel P, Phillip G, Young W, et al. Randomised, double-blind, placebo controlled study of montelukast for treating perennial allergic rhinitis. Ann Allergy Asthma Immunol. 2005;95:551-7.
9. Kurowski M, Kuna P, Gorski P. Montelukast plus cetirizine in the prophylactic treatment of seasonal allergic rhinitis influence on clinical symptom and nasal allergic inflammation. Allergy. 2004;59:280-8.
10. Bousquet J, Khaltaev N, Cruz A, et al. Allergic rhinitis and its impact on Asthma(ARIA) 2008 update. Allergy. 2008;63(Suppl 86):8-160.
11. Barnes ML, Ward JH, Fardon TC, et al. Effects of levocetirizine as add-on therapy to fluticasone in seasonal allergic rhinitis. Clin Exp Allergy. 2006;36:676-84.
12. Brozek JL, Bousquet J, Baena-cagnani CE, et al. Allergic rhinitis and its impact on Asthma(ARIA) guidelines: 2010 revision. J Allergy Clin Immunol. 2010;126:466-76.
13. Bernstein C, Lieberman J et al. A novel intranasal therapy of azelastine with fluticasone for the treatmentof allergic rhinitis.J Allergy Clin Immunol2012;129 (5)1282-1289.
14. Meltzer E, Ratner P, Bachert C et al. Clinically relevant effect of a new intranasal therapy in allergic rhinitis assessed by responder analysis. Int Arch Allergy Immunol 2013; 161: 369-77.
15. Akdis CA, Akdis M. Mechanisms of allergen-specific immunotherapy. J Allergy Clin Immunol. 2011;127:18-27.
16. Crystal-Peters J, Neslusan C, Crown WH, et al. Treating allergic rhinitis in patients with comorbid asthma: the risk of asthma-related hospitalization and emergency department visits. J Allergy Clin Immunol. 2002;109:57-62.

Capítulo **25**

Tratamento Farmacológico

Priscila Takejima
Rosana Câmara Agondi
Carla Bisaccioni
Pedro Giavina-Bianchi

Introdução

A rinite alérgica é problema de saúde pública e está associada a alta morbidade e responsabilidade sócio econômica. Em cerca de um terço dos casos, ocorre associada à asma alérgica, constituindo a "doença de vias aéreas unidas".

Os avanços recentes no conhecimento dos mecanismos envolvidos na inflamação das vias aéreas inferiores levaram à melhoria nas estratégias terapêuticas para o manejo da rinite alérgica. O tratamento farmacológico tem ação anti-inflamatória e alívio dos sintomas.

A maioria dos pacientes com rinite alérgica necessita de tratamento farmacológico para o controle satisfatório dos sintomas (Quadro 25.1). A terapia isolada mais eficaz para pacientes com sintomas nasais persistentes é o corticosteroide tópico nasal. Outras terapias incluem anti-histamínicos orais e itópico nasais, estabilizadores de mastócitos e antileucotrienos. Por outro lado, os descongestionantes tópico nasais e os corticosteroides orais não devem ser utilizados para tratamento contínuo da rinite alérgica.[1]

O tratamento farmacológico deve levar em conta os seguintes fatores: eficácia, segurança, custo efetivo dos medicamentos, preferência do paciente, objetivo do tratamento, gravidade e controle da doença, provável aderência ao tratamento e presença de comorbidades. Os medicamentos utilizados para a rinite são comumente administrados pelas vias tópica nasal e oral e atuam em diferentes intensidades sobre os sintomas (Quadro 25.2). A eficácia dos medicamentos pode diferir entre os pacientes e os medicamentos não têm efeito prolongado após sua suspensão. Entretanto, na doença persistente, a manutenção do tratamento se faz necessária. A taquifilaxia normalmente não ocorre com o tratamento prolongado.[2]

Os medicamentos tópicos nasais oferecem algumas vantagens, pois altas concentrações podem ser liberadas diretamente no nariz, evitando ou minimizando os efeitos sistêmicos. Alguns medicamentos têm efeitos sistêmicos quando administrados por via oral (por exemplo, corticosteroide) e o início de ação do medicamento tópico nasal é normalmente mais rápido do que o por via oral (por exemplo: anti-histamínico).[2]

Entretanto, alguns problemas podem ser observados com o uso do medicamento tópico nasal como, por exemplo, a distribuição intranasal do medicamento não ser ótima em muitos pacientes. Alguns pacientes apresentam efeitos colaterais como sangramento ou formação de crostas; outro efeito colateral seria a dependência medicamentosa, a rinite medicamentosa com o uso prolongado de vasoconstrictor tópico nasal e, também, o medicamento tópico nasal não poder ser utilizado quando a narina estiver completamente obstruída.

Além disso, a aderência pode ser maior utilizando-se medicamentos por via oral do que por via tópica.[1,2]

Os objetivos do tratamento da rinite são proporcionar: sono normal, habilidade para atividades diárias normais incluindo trabalho, escola, esportes e lazer; ausência de sintomas importunos e mínimos efeitos colaterais. A terapia farmacológica depende da classifi-

Quadro 25.1 – Principais medicamentos indicados para tratamento da rinite alérgica, mecanismos de ação e efeitos colaterais[2]

Medicamentos	Mecanismo de ação	Efeitos colaterais
Anti-histamínicos: • 2ª geração (2ªG) • 1ª geração (1ªG)	Agonista inverso do receptor H1 Alguns com atividade antialérgica Não desenvolvem taquifilaxia	2ª G: menos sedação que os de 1ª G ou sem sedação, sem efeitos anticolinérgicos, não cardiotóxicos 1ª G: sedação e efeito anticolinérgico
Anti-histamínicos tópico nasais	Agonista inverso do receptor H1 Alguns com atividade antialérgica	Epistaxe, eventualmente sedação
Corticosteroides tópico nasais	Reduz hiper-reatividade nasal Potencialmente reduz inflamação nasal	Epistaxe, ressecamento e ardência nasal
Antileucotrienos	Bloqueio do receptor de leucotrienos	Poucos: náuseas, vômitos, erupções cutâneas
Cromonas locais	Pouco conhecido	Ardência nasal
Descongestionantes orais	Drogas simpaticomiméticas, alívio da obstrução nasal	Hipertensão, taquicardia, agitação, tremor, insônia, retenção urinária, exacerbação de glaucoma ou tireotoxicose
Descongestionantes tópico nasais	Drogas simpaticomiméticas, alívio da congestão	Rinite medicamentosa
Corticosteroide IM/IV	Reduz hiper-reatividade nasal Potencialmente reduz inflamação nasal	Sistêmicos
Anticolinérgicos tópico nasais	Bloqueio anticolinérgico (quase exclusivamente a rinorreia)	Ressecamento nasal

Legendas: IM, intramuscular; IV, intravenoso.

Quadro 25.2 – Tratamento farmacológico da rinite alérgica conforme ARIA 2010[5]

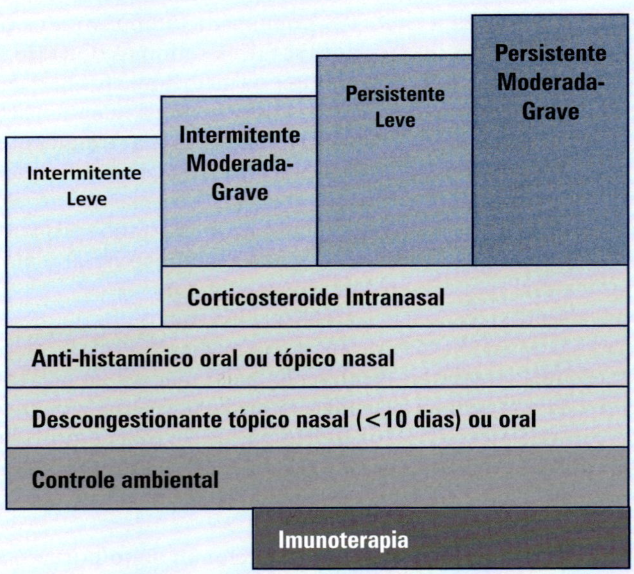

cação da gravidade da rinite e a escolha do tratamento pode ser individualizada conforme os sintomas (Quadro 25.3).[3]

A rinite e a asma são doenças heterogêneas com mecanismos fisiopatológicos distintos que provavelmente resultam de diferentes estímulos ambientais e que levam a diversas manifestações clínicas e várias respostas terapêuticas e prognósticas. Portanto, o médico precisa individualizar o tratamento do paciente.[4]

Quadro 25.3 – Medicamentos e ação nos sintomas tópicos[6]

Sintomas	Anti H1 oral	Anti H1 nasal	Anti-Leucotrieno	Corticosteroide nasal
Rinorreia	++	++	+	+++
Obstrução	+	++	+	+++
Espirros	++	++	+	+++
Prurido nasal	++	++	+	+++

Principais Medicamentos

Anti-histamínicos H1

A histamina é sintetizada e liberada por diferentes células como basófilos, mastócitos, plaquetas, neurônios histaminérgicos e linfócitos, sendo estocada em vesículas ou grânulos, liberadas após o estímulo dessas células. A histamina pertence à classe das aminas biogênicas e é sintetizada a partir do aminoácido histidina.[7] A histamina interage com seus receptores, classificados em quatro subtipos, H1, H2, H3 e H4; todos pertencem à superfamília dos receptores acoplados à proteína G (RAPG).[5] A histamina é um importante mediador das respostas alérgicas, causando vasodilatação, aumento da permeabilidade vascular e contração da musculatura lisa (brônquica ou gastrointestinal) por meio da ligação com seus receptores H1.[7]

Os anti-histamínicos H1 atuam por meio da ligação com os receptores H1. Esses receptores estão acoplados à proteína G e as suas conformações inativa e ativa coexistem em equilíbrio nas células,[8] ou seja, os receptores acoplados a proteínas G (RAPG) podem apresentar ativação espontânea independentemente da ocupação do receptor por um agente agonista (atividade constitucional do receptor).[7]

Os anti-histamínicos H1 eram classificados previamente como antagonistas, entretanto, agora se sabe que esses medicamentos atuam como agonistas inversos, proporcionando o desvio do equilíbrio para o estado inativo. Portanto, são capazes de reduzir a atividade constitucional dos RAPG (Figura 25.1). Podem atuar também como antagonistas neutros quando os ligantes não alteram a atividade basal desses receptores, porém, interferem com a ligação com seus agonistas.[7,8] Alguns anti-histamínicos possuem atividade adicional antialérgica.[3]

Os anti-histamínicos (AH1) são classificados como AH1 de primeira geração ou sedantes, incluindo clorfeniramina, difenidramina, prometazina e hidroxizina (Tabela 25.1) e os AH1 não clássicos ou de segunda geração relativamente não sedativos, incluindo bilastina, cetirizina, ebastina, epinastina, desloratadina, fexofenadina, levocetirizina, loratadina e rupatadina (Tabela 25.2).[9]

A primeira geração de anti-histamínicos é altamente lipofílica e, portanto, atravessa facilmente a barreira hematoencefálica, contribuindo para os eventos adversos sobre o sistema nervoso central (SNC), incluindo sedação, sonolência e diminuição do processo cognitivo. A primeira geração de AH1 também tem meia-vida relativamente curta, necessitando de múltiplas doses diárias.[1,9]

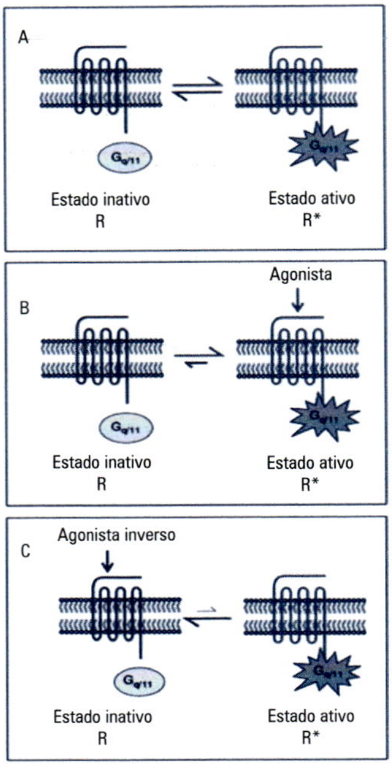

Figura 25.1 – Esquema simplificado dos estados do receptor da histamina: **(A)** em repouso, **(R)** o estado inativo isomeriza com o **(R*)** estado ativo e vice-versa; **(B)** um agonista, com afinidade preferencialmente pelo estado ativo; **(C)** um agonista inverso, com afinidade preferencialmente pelo estado inativo.[5]

Tabela 25.1 – Anti-histamínicos de primeira geração e respectiva posologia.

Anti-H1	Posologia	
	Crianças	Maiores de 12 anos
Cetotifeno	6 meses a 3 anos: 0,05 mg/kg 2×/dia >3 anos: 5 ml 2×/dia	1 cápsula 12/12 h
Clemastina	<1 ano: 2,5 a 5 ml 12/12 h 3 a 6 anos: 5 ml 12/12 h 6 a 12 anos: 7,5 ml 12/12 h	20 ml 12/12 h 1 comprimido 12/12 h
Dexclorfeniramina	2 a 6 anos: 1,25 ml 8/8 h 6 a 12 anos: 2,5 ml 8/8 h	1 comprimido 8/8 horas (máximo 12 mg/dia)
Hidroxizine	até 6 anos: até 50 mg/dia > 6 anos: ate 100 mg/dia	até 150 mg/dia
Prometazina	1 mg/kg/dia em 2 ou 3× ao dia	20 a 60 mg/dia

Os anti-histamínicos de segunda geração foram desenvolvidos para reduzir os efeitos adversos dos de primeira geração. Os anti-histamínicos de segunda geração surgiram no início da década de 1980 com maior especificidade para se ligar aos receptores H1 e são lipofóbicos (assim têm fraca penetração da barreira hematoencefálica). Esses AH1 mais recentes são, assim, menos sedativos do que os de primeira geração. Eles também têm meia-vida mais longa, permitindo a sua utilização uma a duas vezes ao dia.

Tabela 25.2 – Anti-histamínicos de segunda geração e respectiva posologia

Anti-H1	Posologia	
	Criança	Maiores de 12 anos
Bilastina	-	20 mg/dia
Cetirizina	2 a 6 anos: 2,5 mg/dose 12/12h 6 a 12 anos: 5 mg/dose 12/12h	10 mg/dia
Ebastina	2 a 6 anos: 2,5 ml/dia 6 a 12 anos: 5 ml/dia	10 mg/dia
Epinastina	-	10 mg/dia
Loratadina	2 a 12 anos: menores de 30 kg – 5 ml/dia 2 a 12 anos: maiores de 30 kg – 10 ml/dia	10 mg/dia
Desloratadina	6 meses a 2 anos: 2 ml/dia 2 a 6 anos: 2,5 ml/dia 6 a 11 anos: 5 ml/dia	5 mg/dia
Fexofenadina	6 meses a 2 anos: 2,5 ml/dose 12/12 h 2 a 6 anos: 5 ml/dose 12/12 h 6 a 11 anos: 5 ml/dose 12/12 h	120 mg/dia
Rupatadina	-	10 mg/dia
Levocetirizina	2 a 6 anos: 2,5 mg/dia 6 a 12 anos: 5 mg/dia	5 mg/dia

Os agentes originais de segunda geração eram a terfenadina e o astemizol, ambos foram retirados do mercado depois de relatos de casos de prolongamento do intervalo QT, resultando em *Torsade des pointes*. Ambas as drogas exibiram propriedades de bloqueio dos canais de K^+ nos tecidos condutores cardíacos, e tinham metabolismo dependente do citocromo P450 isoenzima CYP3A4.[9,10] Portanto, medicamentos que utilizem a mesma via do citocromo P450 ou presença de comprometimento hepático, como cirrose, podem interferir com o metabolismo dos AH1, podendo elevar os níveis séricos destes, propiciando eventos adversos.[9]

A glicoproteína P (gP) consiste num sistema natural de detoxificacão expresso em vários tecidos como no intestino delgado e grosso. A gP atua como uma bomba de extração, sendo implicada como um fator importante na distribuição e na excreção de várias drogas e na interação entre drogas. É relevante ressaltar que muitas drogas ou substâncias que atuam como substratos ou moduladores da atividade da gP exercem as mesmas funções em outros sistemas metabólicos, como o CYP3A4 ou a família dos polipeptídios de transporte de ânions orgânicos (OATP). A função dos OATP é participar na distribuição e na excreção das drogas e outras substâncias da mesma forma que faz a glicoproteína P, embora geralmente em direção oposta. A fexofenadina é um substrato da OATP, enquanto a desloratadina não, portanto, medicamentos que utilizem essa via podem interferir com o metabolismo da fexofenadina.[10]

Os AH1 atuam nos sintomas mediados pela histamina reduzindo a permeabilidade vascular, a secreção de muco e a vasodilatação. Dessa forma, são eficazes para o controle da rinorreia, espirros, prurido nasal, porém tem menor efeito sobre o controle da congestão nasal.[11] Além disso, os anti-histamínicos também mostraram agir em outros receptores, como os de células inflamatórias e mediadores, regulando eventos como quimiotaxia e sobrevivência de eosinófilos, expressão de moléculas de adesão e liberação de quimiocinas e citocinas tipo Th2.[12]

O uso de anti-histamínicos de segunda geração é recomendado para o tratamento da rinite em relação aos AH1 sedantes já que apresentam menos efeitos colaterais.[5] Quando prescritos, os pacientes devem ser avisados sobre os efeitos colaterais esperados dos AH1 de primeira geração, incluindo sedação e esses efeitos podem ser potencializados pelo álcool e medicamentos sedativos.[3]

Com relação às crianças, a rinite não tratada e o uso de anti-histamínicos sedativos estão associados à diminuição do desempenho escolar. Nas crianças muito jovens, os anti-histamínicos de primeira geração podem causar agitação paradoxal. Nos idosos, que são mais suscetíveis aos efeitos anticolinérgicos, podem causar sintomas como boca e olhos secos, incontinência urinária e confusão. Os anti-histamínicos de primeira geração são considerados agentes de segunda linha no tratamento da rinite.[1]

Os anti-histamínicos estão disponíveis como agentes únicos ou em combinação com outros medicamentos, como descongestionantes – nesta associação, ocorre melhor alívio da congestão nasal; porém, os descongestionantes podem apresentar diversos efeitos adversos como, hipertensão, insônia, irritabilidade e cefaleia.[1] O ARIA (*Allergic Rhinitis and its Impact on Asthma* 2010) recomenda evitar a utilização regular desta associação devido aos efeitos colaterais e pouco benefício adicional ao tratamento da rinite.[5] Os metabólitos dos AH1 de segunda geração como, a fexofenadina (metabólito da terfenadina), a desloratadina (metabólito da loratadina) e a levocetirizina (isômero da cetirizina) apresentam menos efeitos sobre o SNC dentre os de "segunda geração" e não foram associados à cardiotoxicidade.[1,10]

As preparações dos anti-histamínicos estão disponíveis via oral e tópica nasal. Os AH1 tópicos nasais, azelastina e olopatadina, parecem ter algum efeito anti-inflamatório e podem melhorar a obstrução nasal. Eles são "AH1 de segunda geração" – a olopatadina é um AH1 da classe das piperidinas e a azelastina é uma ftalazinona. Eles apresentam rápido início de ação (15-30 minutos).[1]

O efeito adverso mais comum associado aos AH1 tópico nasal é o sabor amargo, que pode afetar negativamente à aderência ao tratamento. Alguns pacientes podem referir cefaleia, ardência nasal e/ou epistaxe. Outros referem benefícios com AH1 tópicos nasais em relação à obstrução nasal, que geralmente não melhora com AH1 orais.[13]

Corticosteroides

Os corticosteroides são medicamentos com ação anti-inflamatória, e o benefício do seu uso nas doenças alérgica é atribuído à diminuição de células inflamatórias e seus produtos.

Desenvolvidos desde os anos cinquenta, os corticosteroides sistêmicos são efetivos para o tratamento da rinite, mas o alto índice de efeitos adversos impossibilita seu uso em longo prazo. Atualmente a indicação de seu uso se restringe a curtos períodos, em casos com sintomas graves ou intolerância a outros medicamentos.[2,14]

O primeiro corticosteroide nasal de uso clínico efetivo foi a beclometasona, em 1972, com pouca toxicidade sistêmica.[15]

Os corticoides nasais são recomendados para o tratamento da rinite em adultos e crianças. É medicação de primeira escolha para os casos de rinites intermitente moderada-grave, persistente leve e persistente moderada-grave, especialmente quando a congestão nasal é o principal sintoma e por ser a medicação disponível mais eficaz para o tratamento da rinite alérgica e não alérgica. Pode ser indicado como monoterapia, e com o seu uso há melhora de todos os sintomas da rinite bem como dos sintomas oculares associados.[2,14]

Os corticosteroides nasais diminuem o recrutamento e o influxo de células inflamatórias e inibem a secreção de mediadores pró-inflamatórios durante a fase tardia da resposta inflamatória. Esse processo é evidenciado pela redução nos níveis de histamina, leucotrienos e no número de mastócitos encontrados no fluido e na mucosa nasal de pacientes com rinite, tratados com essa classe de medicamentos.[15]

O uso de corticosteroides diminui os níveis de citocinas Th2 – IL-4, IL-6, IL-10, IL-13 –, bem como de eosinófilos, proteína catiônica eosinofílica e IgE no fluido nasal de pacientes com rinite alérgica.[16] Inibem a IL-5, com consequente diminuição da sobrevida de eosinófilos, do seu recrutamento e migração para a via aérea. Inibem o aumento de mastócitos na mucosa nasal e a ativação de células T, e são potentes inibidores de citocinas como fator de necrose tumoral e IL-1, que induzem secreção de ativadores epiteliais inespecíficos. Também agem na permeabilidade vascular, com redução do fluxo sanguíneo, e na produção de muco. Essa multiplicidade de suas ações reduz a resposta inflamatória envolvida na resposta alérgica e consequentemente, reduz os sintomas da rinite.[17,18]

A atividade dos corticosteroides é mediada pela ativação intracelular do receptor de glicocorticoide. Quando ligado ao corticosteroide, há uma mudança conformacional na molécula, que a torna uma proteína complexa e permite a translocação para o núcleo celular. Essa proteína pode ser capaz de modular a expressão do gene no núcleo pela ligação a elementos responsivos aos corticosteroides nas regiões promotoras desses genes. O receptor se liga a esses elementos como homodímero e atua como fator de transcrição. O receptor também pode regular a expressão gênica facilitada por elementos de resposta aos corticosteroides pela interação direta com fatores transcriptores como fator nuclear NF-kappa B e proteínas ativadoras. A inibição desses dois fatores promove a diminuição da produção de citocinas e outras moléculas anti-inflamatórias. Esse pode ser o mecanismo primário do efeito anti-inflamatório dos corticosteroides.[18]

Dentro da classe dos corticosteroides tópicos nasais estão disponíveis atualmente: acetonida de triancinolona, flunisolida, budesonida, dipropionato de beclometasona, ciclesonida, propionato de fluticasona, furoato de mometasona e furoato de fluticasona.[15] Com relação às propriedades farmacodinâmicas, destaca-se a potência dos corticosteroides, que pode ser mensurada por diversos meios, sendo o mais usado a afinidade de ligação ao receptor de glicocorticoide. As maiores afinidades estão associadas com os novos componentes furoato de fluticasona, furoato de mometasona e propionato de fluticasona, seguidos da beclometasona, ciclesonida, budesonida, triancinolona, flunisolida e dexametasona. Porém, não há evidência de associação linear entre a potência dos corticosteroides e a resposta clínica. Não é evidente que a droga com maior afinidade ao receptor é a que terá a superior eficácia clínica.[15]

Por sua vez, as propriedades farmacocinéticas são determinadas pela concentração e disposição da droga no local do receptor, bem como o potencial da droga atingir a circulação sistêmica. Portanto, são de interesse a lipofilicidade e a biodisponibilidade dos medicamentos em estudo.[18]

Quanto maior a lipofilicidade, mais rápida e completa é a absorção pela mucosa nasal, e maior a retenção no tecido, aumentando sua exposição ao receptor de glicocorticoide. A lipofilicidade também contribui para o aumento da ligação proteica plasmática. A ordem decrescente de solubilidade lipídica dos corticosteroides já relatada é: furoato de mometasona, ciclesonida (desciclesonida – metabólito ativo), furoato de fluticasona/propionato de fluticasona, dipropionato de beclometasona, budesonida, acetonida de triancinolona, flunisolida.[14]

A biodisponibilidade sistêmica dos corticosteroides nasais é resultado da absorção nasal e intestinal, bem como da depuração do metabolismo hepático. Quando a medicação nasal é aplicada, cerca de 30% são absorvidos pela mucosa nasal. Os restantes 70% da droga são levados para a orofaringe pela ação do movimento mucociliar e são deglutidos. Grande parte será então metabolizada pelo efeito de primeira passagem no fígado, e parte vai para a circulação sistêmica. Essa parcela que é absorvida é muito maior nos corticosteroides mais antigos, como beclometasona e budesonida. Os novos componentes, como fluticasona e mometasona são mais lipofílicos, e passam mais rapidamente pelo metabolismo hepático, contribuindo para sua quase nula absorção sistêmica.[18] Portanto, os corticosteroides de segunda geração de uso atual, como furoato de mometasona, propionato de fluticasona, furoato de fluticasona, ciclesonida têm características farmacocinéticas que minimizam sua biodisponibilidade sistêmica quando comparados aos mais antigos (budesonida, acetonido de triancinolona, flunisolida, beclometasona, dexametasona), ou aos sistêmicos (prednisona, metilprednisolona), minimizando o risco de efeitos colaterais (Tabela 25.3).[19]

Tabela 25.3 – Biodisponibilidade estimada dos corticosteroides nasais[19]

Corticosteroide	%
Triancinolona	46
Beclometasona	44
Budesonida	34
Fluticasona (propionato)	<1
Fluticasona (furoato)	0,5
Mometasona	0,1
Ciclesonida	0,1

A melhora dos sintomas pode ser precoce, mas a maior eficácia pode ser depois de alguns dias, pois a ação do medicamento nasal se inicia após sete a oito horas da aplicação da dose inicial, com máxima eficácia em duas semanas.[2]

Os corticosteroides nasais atuam na redução dos sintomas nasais incluindo prurido nasal, rinorreia, espirros e congestão nasal em adultos e crianças. Dessa maneira, o tratamento da rinite promove melhora na qualidade de vida e do sono dos pacientes.

Em revisão sistemática, a análise dos estudos que envolveram o uso de corticosteroides em crianças mostrou resultado favorável ao uso dessa medicação. O desfecho principal foi o escore de sintomas, que melhorou com uso de corticosteroides tópicos. Portanto, a conclusão foi que o uso dessa medicação tópica é benéfico para o tratamento de rinossinusite crônica e os efeitos colaterais são mínimos.[20]

Em gestantes, o uso de corticosteroides nasal é seguro, e a budesonida é o único corticosteroide tópico nasal com classificação B, por existirem estudos que não indicam aumento de risco de malformação congênita com o seu uso crônico.[19]

Em pacientes com rinite e asma, o uso de corticosteroides nasais melhora os sintomas da rinite e da asma, diminui a necessidade de medicação de resgate e diminui significativamente o grau de hiper-responsividade brônquica na broncoprovocação inespecífica pós-tratamento.[21]

Os efeitos adversos decorrentes do uso crônico dos corticosteroides nasais, nas doses recomendadas, são poucos e sem gravidade. Em alguns estudos, a ocorrência desses efeitos é semelhante à do placebo.[2]

Alguns sintomas são relacionados ao uso tópico, como epistaxe, ressecamento nasal, úlcera nasal, irritação na garganta, ardor. Dentre esses, a epistaxe é o sintoma mais comum, geralmente autolimitado, e pode ser minimizado com o uso correto do dispositivo nasal.[19]

Com relação aos sintomas sistêmicos, estudos foram feitos a fim de se analisar a curva de crescimento e possível inibição no eixo hipotálamo-pituitária-adrenal. Num estudo, o crescimento foi discretamente reduzido em crianças tratadas regularmente com beclometasona 168 mcg/dia por um ano e em outro, com budesonida 400 mcg/dia por menor período. Entretanto, nenhuma diferença na curva de crescimento foi notada em estudos com seguimento de um ano em crianças que faziam uso de budesonida 200 mcg/dia, propionato de fluticasona ou furoato de mometasona.[2,17,19]

As formulações aquosas de budesonida 200 mcg, mometasona 200 mcg, triancinolona 220 mcg foram estudadas em relação aos seus efeitos na adrenal, nos ossos e nos marcadores de leucócitos sanguíneos e, comparado com placebo, nenhum dos tratamentos produziu supressão significante da adrenal, do metabolismo ósseo ou de marcadores de série branca. Portanto, há boa segurança dessas formulações aquosas nasais, nas doses recomendadas.[17]

Associado à melhora dos sintomas da rinite, o corticosteroide nasal também atua nos sintomas oculares como: prurido, eritema ocular, edema.[22] Com relação a efeitos colaterais oculares relacionados ao uso de corticosteroide nasal, estudos demonstraram não haver evidência de alteração na pressão ocular de pacientes em uso de mometasona 100 mcg/dia ou fluticasona 110 mcg/dia, e nem de aumento no risco de catarata nos pacientes com uso de corticosteroide nasal.[19]

É importante relevar que em alguns pacientes o uso combinado de corticosteroides tópico nasal, inalatório e tópico cutâneo, podem receber altas doses dessa medicação e devem ser monitorados devido a possíveis efeitos colaterais.[2,17]

Estudo com dados em relação à segurança e custo efetividade, os corticosteroides nasais superam os anti-histamínicos orais como tratamento de primeira linha para rinite.[14,17] Pacientes apresentam melhora dos sintomas da rinite inclusive congestão nasal.

Dobrar a dose da medicação nasal em uso em caso de piora dos sintomas por infecção viral associada ou exposição aos alérgenos pode ser indicada, resultando em controle anti-inflamatório sem significante atividade sistêmica.[17] Os sintomas de rinite interferem significativamente na qualidade de vida e o efetivo tratamento da rinite é importante para melhorar esse parâmetro. A análise de estudos com o uso de corticosteroide nasal demonstrou que o controle dos sintomas da rinite melhora a qualidade de vida e do sono dos pacientes.[18]

Portanto, corticosteroides nasais são efetivos e têm excelente padrão de segurança, sendo destacados como tratamento de escolha na rinite.

Montelucaste

Os leucotrienos são produtos da via da 5-lipoxigenase do metabolismo do ácido araquidônico e contribuem para a contração músculo liso, inflamação eosinofílica, com edema das vias aéreas e produção de muco. Os antileucotrienos atuais incluem os bloqueadores do receptor cistenilleucotrieno (montelucaste, pranlucaste, zafirlucaste) e os inibidores da enzima ciclooxigenase (zileuton).[23] Desses, o mais estudado é o montelucaste. O zileuton inibe estimadamente de 26% a 86% da produção endógena de leucotrieno, mas seu uso clínico é limitado pela possível toxicidade hepática e pelo modo de administração, de duas a quatro vezes ao dia.[24]

A expressão de cistenilleucotrieno-1 pode ser influenciada pela transcrição de citocinas do tipo Th2. Esse efeito pode explicar porque esse metabólito tem sua expressão aumentada em pacientes com asma e rinite crônica, principalmente nos pacientes em que se apresenta associado à hipersensibilidade à aspirina. A habilidade de um antagonista de leucotrieno diminuir os níveis séricos de IgE em crianças com asma é indicativo de seu efeito na resposta imune sistêmica.[25] O cistenilleucotrieno tem função na fase tardia da resposta alérgica, por isso o tempo de tratamento difere de outras classes de medicamentos, como os anti-histamínicos.[26]

O antagonista receptor cistenilleucotrieno 1, montelucaste, é administrado uma vez ao dia, e sua farmacocinética é similar se a dose é dada pela manhã ou ao anoitecer.[25] A utilização desta medicação está indicada em adultos e crianças com rinite alérgica sazonal e em pré-escolares com rinite persistente devido o seu alto custo e eficácia limitada.[5]

Alguns estudos têm mostrado que os antileucotrienos são tão efetivos quanto os anti-histamínicos e outros demonstram serem menos eficazes que os corticosteroides tópico nasais.[28]

Em 2009, FDA (*US Food and Drug Administration*) orientou a inclusão na bula do montelucaste sobe o potencial risco de eventos neuropsiquiátricos. Em estudo que analisou estudos duplos cegos controlados por placebo com montelucaste concluiu-se que relatos de alteração de comportamento eram infrequentes, não sendo diferente nos dois grupos.[29]

Descongestionantes

Os descongestionantes são mais frequentemente utilizados para alívio da congestão nasal associada à rinite alérgica. As preparações tópicas intranasais proporcionam alívio imediato e as preparações orais têm início mais tardio com duração de 12 a 24 horas. Esses medicamentos deveriam ser utilizados apenas como opções temporárias e em conjunto com outros medicamentos.[30]

O efeito nasal dos descongestionantes ocorre pela ativação direta e indireta dos receptores alfa-adrenérgicos presentes nos vasos da mucosa nasal. Quando ativados ocorre a vasoconstricção. A principal limitação dos descongestionantes ou vasoconstrictores tópicos nasais é o efeito rebote com hiperemia e piora dos sintomas que ocorre com seu uso crônico (rinite medicamentosa). Portanto, os descongestionantes tópicos geralmente devem ser utilizados por curtos períodos. Vários são os efeitos adversos como, hipertensão, insônia, nervosismo, ansiedade; menos frequentemente, taquicardia e raramente, alucinações, arritmias, convulsões e colite isquêmica.[30]

Esses medicamentos são contraindicados em pacientes hipertensos e deveriam ser utilizados com cautela nos com glaucoma de ângulo fechado, doença cardiovascular, hipertireoidismo e os com hipertrofia prostática. Em lactentes, sobretudo os derivados imidazólicos podem causar parada respiratória por sua ação central e devem ser evitados nesse período da vida. Os descongestionantes tópicos nasais incluem fenilefrina, oximetazolina dentre outros e não são recomendados como monoterapia no tratamento da rinite.[1,3]

Associação corticosteroide e anti-histamínico H1

A associação azelastina e propionato de fluticasona mostrou promover alívio dos sintomas nasais e oculares em pacientes com rinite, superior ao observado com as medicações administtradas de modo isolado.[31] Pacientes que não apresentam controle da doença com uso de anti-histamínico e corticoide tópico nasal como um agente isolado, a formulação associada destas medicações num mesmo dispositivo pode ser uma alternativa eficaz.[32]

Cromonas

As cromonas são descritas tradicionalmente como estabilizadores de mastócitos. Esse medicamento previne a liberação de mediadores inflamatórios, como histamina, dos mastócitos. Não tem atividade intrínseca de broncodilatador, anti-histamínico ou anti-inflamatório. Estudos *in vivo* e *in vitro*, em animais, mostraram que o cromoglicato dissódico inibe a desgranulação dos mastócitos sensibilizados que ocorre após a exposição a alérgenos. Ele é fracamente absorvido, portanto, seguro, porém, não é eficaz quando utilizado menos de quatro vezes ao dia.[1,3,30]

REFERÊNCIAS BIBLIOGRÁFICAS

1. De Shazo RD, Kemp SF. Pharmacotherapy of allergic rhinitis. [Last updated Jul 18, 2012.] Available at: <www.uptodate.com>.
2. Bousquet J, Khaltaev N, Cruz AA, et al. Allergic rhinitis and its impact on asthma (ARIA). Allergy. 2008;63(Suppl 86):8-160.
3. Price D, Bond C, Bouchard J, et al. International Primary Care Respiratory Group (IPCRG) Guidelines: Management of allergic rhinitis. Prim Care Respir J. 2006;15:58-70.
4. Giavina-Bianchi P. Defining phenotypes in rhinitis: a step toward personalized medicine.J Allergy Clin Immunol. 2015;135:151-2.
5. Brozek JL, Bousquet J, Baena-Cagnani CE, et al. Allergic Rhinitis and its Impact on Asthma –ARIA guidelines:2010 Revision. JACI 2010;126:446-76.
6. Seidman MD, Gurgel RK, Lin, SY, et al. Clinical Practice Guideline: Allergic Rhinitis. Otolaryngol Head Neck Surg. 2015; 152:S1-S431
7. Criado PR, Maruta CW, Criado RFJ, et al. Histamina, receptores de histamina e anti-histamínicos: novos conceitos. An Bras Dermatol. 2010;85(2):195-210.
8. Leurs R, Church MK, Taglialatela M. H1-antihistamines: inverse agonism, anti-inflammatory actions and cardiac effects. Clin Exp Allergy. 2002;32:489-98.
9. Carson S, Lee N, Thakurta S. Drug class review: newer antihistamines: Final Report Update 2. Portland (OR): Oregon Health and Science University; 2010 May.
10. Bachert C. A review of the efficacy of desloratadine, fexofenadine, and levocetirizine in the treatment of nasal congestion in patients with allergic rhinitis. Clin Ther. 2009;31:921-44.
11. Incorvaia C, Moingeon P, Buttfava S, et al. Focusing the mechanism of action to dissect the diferent treatments of respiratory allergy. Expert Ver Clin Immunol 2015;11:1005-13
12. Simons FE, Simons KJ. Histamine and H1-antihistamines: celebrating a century of progress. J Allergy Clin Immunol 2011;128(6):1139-50
13. Carr WW, Nelson MR, Hadley JA. Managing rhinitis: strategies for improved patient outcomes. Allergy Asthma Proc. 2008;29:349-57.
14. Dykewicz MS, Hamilos DL. Rhinits and sinusits. J Allergy Clin Immunol. 2010;125:S103-15.
15. Derendorf H, Meltzer EO. Molecular and clinical pharmacology of intranasal corticosteroids: clinical and therapeutic implications. Allergy. 2008;63:1292-300.
16. Benson M, Strannegard IL, Strannegard O, et al. Topical steroid treatment of allergic rhinitis decreases nasal fluid Th2 cytokines, eosinophils, eosinophil cationic protein, and IgE but has no significant effect on IFN-gamma, IL-1beta, TNF-alpha, or neutrophils. J Allergy Clin Immunol. 2000;106:307-12.
17. Scadding GK. Corticosteroids in the treatment of pediatric allergic rhinitis. J Allergy Clin Immunol. 2001;108:S59-64.
18. Meltzer EO. The role of nasal corticosteroids in the treatment of rhinitis. Immunol Allergy Clin N Am. 2011;31:545-60.
19. Sastre J, Mosges R. Local and systemic safety of intranasal corticosteroids. J Investig Allergol Clin Immunol. 2012;22:1-12.
20. Snidvongs K, Kalish L, Sacks R, et al. Topical steroid for chronic rhinosinusitis without polyps. Cochrane Database Syst Rev. 2011 Aug 10;(8):CD009274. doi:10.1002/14651858.CD009274.pub8.
21. Agondi RC, Machado ML, Kalil J, et al. Intranasal corticosteroid administration reduces nonspecific bronchial hyperresponsiveness and improves asthma symptoms. J Asthma. 2008;45:754-7.
22. Bielory L, Chun Y, Bielory BP, et al. Impact of mometasone furoate nasal spray on individual ocular symptoms of allergic rhinitis: a meta analysis. Allergy.2011;66:686-93.
23. Scadding GW, Scadding GK. Recent advances in antileucotriene therapy. Cur Opin Allergy Clin Immunol. 2010;10:370-6.
24. Peters-Golden M, Henderson WR Jr. Leukotrienes. N Eng J Med. 2007;357:1841-54.
25. Van Adelsberg J, Philip P, Pedinoff AJ, et al. Montelukast improves symptoms of seasonal allergic rhinitis over a 4-week treatment period. Allergy. 2003;58:1268-79.
26. Price DB, Swern A, Tozzi CA, et al. Effect of montelukast on lung function in asthma patients with allergic rhinitis: analysis from the COMPACT trial. Allergy. 2008;61:737-42.
27. Xu Y, Zhang J, Wang J, et al. The efficacy and safety of selective H1-antihistamine versus leukotriene receptor antagonist for seasonal allergic rhinitis: a meta-analysis, PLoS One 9 (2014)
28. Wei C. The efficacy and safety of H1-antihistamine versus Montelukast for allergic rhinitis: A systematic review and meta-analysis. Biomed Pharmacother. 202;83:989-97.
29. Philip G, Hustad CM, Malice MP, et al. Analysis of behavior-related adverse experiences in clinical trials of montelukast. J Allergy Clin Immunol. 2009;124:699-706.
30. Kushnir NM. The role of decongestants, cromolyn, guafenesin, saline washes, capsaicin, leukotriene antagonists, and other treatment on rhinitis. Immunol Allergy Clin N Am. 2011;31:601-17.
31. Rossi O, Massaro I, Caminati M, et al. Escaping the trap of allergic rhinitis. Clin Mol Allergy 2015;13(1):17
32. Meltzer E, Ratner P, Bachert C, et al. Clinically relevant effect of a new intranasal therapy (MP29-02) in allergic rhinitis assessed by responder analysis. Int Arch Allergy Immunol 2013;161:369-77

Capítulo **26**

Avaliação do Controle da Rinite Alérgica – Questionários

Maria Cândida Rizzo

A rinite alérgia (RA) é uma doença crônica altamente prevalente, chegando até 50% de prevalência em algumas populações.[1] Os sintomas da rinite podem ocasionar impactos negativos no sono, no humor, na sociabilização, na atuação no trabalho e na escola e na qualidade de vida em geral.[2.] Por outro lado, há uma "negligência" dos órgãos de saúde, dos médicos e dos próprios pacientes, uma vez que não é uma patologia que leve diretamente a óbito, mas associa-se a custos de saúde diretos e indiretos. Além do mais, são bem estabelecidos os efeitos deletérios de um processo descompensado de vias aéreas superiores na evolução da asma.[3]

Para a divulgação da importância da rinite e mais ainda da importância de seu controle também em pacientes com asma, foi desenvolvida em 1999 a iniciativa ARIA (*Allergic Rhinitis and its Impact on Asthma*), evento que foi avalizado pela Organização Mundial da Saúde. O documento ARIA foi publicado em 2001 e atualizado em 2008 e em 2010.[4-6] O ARIA introduziu uma classificação do paciente baseada na frequência dos sintomas ("intermitente" *vs.* "persistente") e na gravidade dos mesmos ("leve" *vs.* "moderado/grave").

Há uma tendência mundial de que, no manejo das doenças inflamatórias crônicas como asma, rinite, urticária crônica e dermatite atópica, seja adotado o critério de controle do processo. Não há uma definição simples do que seja o controle da rinite, mas por analogia com o que descreve o GINA (Iniciativa Global contra a Asma) na asma, a determinação do controle na RA pode combinar: 1) medidas de sintomas diurnos e noturnos, 2) alterações em atividades físicas, sociais, profissionais e educacionais, 3) monitoração da função respiratória e 4) eventos relacionados a exacerbações (como consultas médicas e a necessidade de medicamentos de resgate). Portanto, ao longo do acompanhamento, a patologia controlada é a que apresenta mínimos sintomas, sem limitações para atividades, mínimo uso de medicamentos para resgate e quase sem exacerbações.

Embora "gravidade da doença", "controle da doença" e "resposta ao tratamento" sejam formas diferentes de avaliação, não são mutuamente exclusivas.[7] A gravidade de uma doença pode ser definida como a perda de função fisiológica. A gravidade de uma doença pode ser estabelecida antes do início do tratamento e, por definição, o conceito de controle de uma doença aplica-se no seguimento do paciente, sob vigência do tratamento proposto. Tanto gravidade quanto controle podem ser medidos de múltiplas maneiras, do ponto de vista objetivo e subjetivo, com impressões relatadas pelo paciente ou pelo médico. A falta de controle de uma doença pode muitas vezes estar mais relacionada a uma baixa aderência ao tratamento e a fatores psicossociais, do que propriamente à atividade da doença.

Finalmente, os questionários usados para a avaliação do controle da RA foram desenvolvidos e validados em adolescentes e em adultos. Entretanto, por analogia com ferramentas como *Childhood Asthma Control Test,*[8] é importante a utilização de questionários próprios para aplicação em crianças com RA.

Instrumentos para Determinar o Controle da Rinite Alérgica

A determinação do controle de uma doença atualmente é considerada como uma alternativa à determinação da gravidade da mesma, no manejo de pacientes com alterações respiratórias crônicas. Realmente, a atualização ARIA 2008[5] sugere que assim como para a asma, um dos problemas a se considerar na RA é a troca da gravidade pelo controle. Para tanto, os questionários para avaliação do controle da RA devem ser validados em cada país para sua aplicação.

Escala Analógica Visual

A Escala Analógica Visual (VAS) é um instrumento simplificado para o acesso à gravidade da RA, conforme mostrado na Figura 26.1. Bousquet *et al.*, em 2007,[9] descreveram que, considerando o escore de VAS de 0 a 10 cm, um paciente com valores abaixo de 5 cm poderia ser classificado como tendo rinite leve, enquanto um escore de VAS acima de 6 cm corresponde a uma rinite considerada moderada/grave. Posteriormente, o ARIA 2008[5] incluiu uma classificação na qual RA leve = 0-3 cm; RA moderada = 3,1-7 cm e grave = 7,1-10 cm.

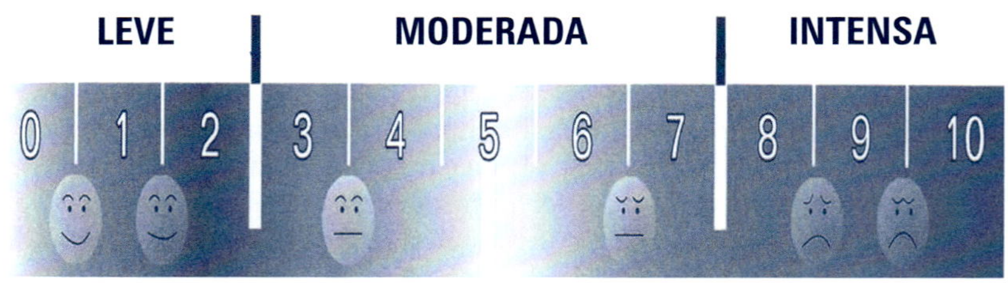

Figura 26.1 – Escala analógica visual.

A VAS é um método bem adequado para determinar o controle da RA, por ser simples, rápido para completar, incorporando a avaliação tanto dos sintomas quanto da qualidade de vida do paciente com rinite.[10] A VAS tem sido incorporada nos algoritmos de tratamento da RA,[11] tendo ainda que ser validada em crianças.

O escore VAS incorpora qualidade de vida (QoL) e sintomas nasais reflexos totais (rTNSS).[10] Uma variação no escore VAS de mais de 23 mm representa modificações clinicamente relevantes em termos de QoL e de sintomas de RA, refletindo uma possível resposta ao tratamento.[12]

As maiores lacunas na apreciação da Escala Analógica Visual como uma ferramenta de avaliação de controle dos sintomas são: 1) como os médicos percebem o nível de controle dos pacientes, 2) como o controle da doença é avaliado, e 3) a percepção dos médicos quanto à utilidade da Escala Analógica Visual na avaliação do controle de sintomas.

Os médicos frequentemente subestimam a gravidade da doença e o impacto na vida dos pacientes, enquanto ao mesmo tempo valorizam muito a efetividade do tratamento.[13] A comunicação médico-paciente é prejudicada por uma ausência de linguagem comum para descrever o controle da RA e também por uma falta de definição aceita universalmente sobre o significado do controle da RA.

Atualmente, uma versão digital da Escala Analógica Visual é disponível para pacientes com RA e para os profissionais de saúde. A intenção é encorajar uma melhor comunicação médico-paciente para a adequação de condutas. Dispõe-se atualmente do aplicativo digital *Maladies Chronique pour un VIeillissement Actif* (MACVIA)-ARIA, direcionado aos pacientes com RA e denominado Allergy Diary, para *download* gratuito em muitos países europeus. Os usuários podem acessar o controle de sua RA clicando na Escala Analógica Virtual em resposta à questão: "o quanto os sintomas estão te incomodando hoje?". As respostas podem ser desde "não estão me incomodando" até "estão me incomodando muito". Os escores VAS vão sendo armazenados ao longo do tempo, podendo-se obter a qualquer momento resultados de controle estabelecidos como *bem controlado, parcialmente controlado* ou *fora de controle*. Os profissionais de saúde também podem ter acesso e usá-lo para guiar suas decisões quanto ao tratamento. A mudança para uma versão eletrônica na Escala Analógica Visual é mais atrativa aos pacientes e menos sujeita a erros do que o preenchimento no papel.

Rhinitis Control Assessment Test

Nathan *et al.* desenvolveram o *Rhinitis Control Assessment Test* (RCAT) com 26 itens e o modificaram posteriormente para seis itens.[14] Esta simplificação foi possível pois após testar o RCAT em 410 pacientes com RA. Observaram que seis dos 26 itens iniciais (*nasal congestion, sneezing, and watery eyes, sleep interference, activity avoidance and self-assessed control*) foram mais preditivos ($p < 0{,}001$) na estimativa do controle da rinite. A versão final do RCAT, com seis questões, é portanto simples e fácil para uma autoaplicação. As respostas das questões são medidas em uma escala de 5 pontos com o escore total de 6 a 30, com os maiores escores indicando melhor controle. A pontuação acima de 22 indica um controle dos sintomas. O RCAT foi recentemente traduzido e validado no Brasil.[15]

Embora o RCAT tenha sido inicialmente idealizado para medir o controle de sintomas em pacientes portadores de rinite alérgica apenas, foram também incluídos pacientes com rinite não alérgica.[14,16]

Tanto o RCAT quanto o *Asthma Control Test* (ACT) classificam o controle dos pacientes em categorias que vão de bem controlado a pobremente controlado. De forma diferente da asma, em que o ACT pode ser correlacionado à espirometria, não há no momento um teste objetivo e reprodutível que meça facilmente o controle da rinite. De modo mais prático há a disponibilidade apenas da medida de congestão nasal pelo *peak flow*, considerado apenas um dos aspectos do controle da rinite.[17] De modo semelhante, o teste de quantificação de congestão nasal com sete itens (CQ7) não avalia os outros sintomas de rinite, como os espirros e lacrimejamento, que estão presentes no RCAT.[18] Um recordatório de 1 semana dos sintomas é utilizado para o RCAT, ao passo que são usadas 4 semanas para o ACT.

O *Rhinitis Control Assessment Test* (RCAT) auxilia na avaliação de problemas como o controle de sintomas nasais e oculares, que poderiam justificar testes adicionais ou a referência a especialista para mais avaliações e tratamento.[16]

Meltzer EO, em 2009, incluiu os distúrbios do sono e a incapacidade na realização de tarefas como itens importantes na avaliação do controle da rinite pelo RCAT.[19] Os distúrbios de sono contribuem para uma queda da produtividade no trabalho e para uma baixa de cognição nas crianças. Devido a muitos pacientes com rinite terem aprendido a conviver com estas "deficiências", há impactos significantes, tanto do ponto de vista econômico como social, que podem ser minimizados com o controle da rinite.

O item controle de autoavaliação pelo paciente é outra importante inclusão no RCAT. Assim como para o ACT, as respostas de controle avaliadas pelo próprio paciente ajudam a identificar os que se beneficiam de um processo educacional, para poderem reconhecer melhor seus sintomas e, consequentemente, controlar melhor sua rinite.[20]

Os pacientes podem usar o RCAT para avaliar o nível de controle de rinite, de modo objetivo, em seu domicílio. Isto gera um escore de rinite que pode ser facilmente compreendido e que os autoriza no melhor manejo em termos de medicamentos. Por outro lado, para os médicos, o RCAT oferece uma avaliação rápida e acurada do controle da rinite. É um excelente instrumento para a triagem de rinites sem controle e adequado para a monitoração do controle de rinite ao longo do tempo. O RCAT é muito útil como guia em decisões terapêuticas, estabelecendo um melhor diálogo médico-paciente de como atingir um melhor controle.

Allergic Rhinitis Control Test

O *Allergic Rhinitis Control Test* (ARCT), assim como o RCAT, trata-se de um questionário de múltiplos itens que requerem a participação do paciente quanto a informações recentes de sua condição em relação à rinite. Demoly e cols. desenvolveram o (ARCT)[21] com cinco itens e um questionário de autoavaliação semelhante ao *Asthma Control Test* (ACT). O questionário foi validado em 902 pacientes antes e 2 semanas após o tratamento. Um aumento significante no escore ($p < 0{,}0001$) foi observado após 2 semanas de tratamento. Usando uma curva ROC (*receiver operating characteristic curve)*, o escore de 20 foi observado ser um ótimo ponto de corte para rinite sem controle *vs.* rinite controlada (sensibilidade: 67%; especificidade: 82%; valor preditivo negativo: 32%; valor preditivo positivo: 95%).

Control of Allergic Rhinitis and Asthma Test

O *Control of Allergic Rhinitis and Asthma Test* (CARAT) é um questionário de autopreenchimento desenvolvido e validado para medir o controle de asma e rinite alérgica em um só instrumento.[22,23]

O guia ARIA recomenda que haja um bom controle tanto da asma como da rinite, como objetivo primário no tratamento. A importância do uso de um questionário que inclua rinite e asma provém do fato da frequente coexistência das duas patologias. A maioria dos pacientes com asma e ou rinite alérgica é tratada por médicos generalistas. Embora muitos pacientes asmáticos também apresentem rinite alérgica, os questionários para avaliação do controle de asma não levam em conta o impacto causado pela rinite. Além disso, na maior parte das vezes os médicos generalistas não valorizam o impacto que os sintomas de rinite alérgica possam ter no controle dos pacientes asmáticos. O conjunto destes fatos resulta em grande parte de pacientes que não recebem cuidados apropriados, apesar da disponibilidade de opções efetivas de tratamento.

O CARAT foi originalmente desenvolvido e validado em Portugal (17 questões) e traduzido em holandês seguindo as recomendações internacionais. O CARAT conta com dois domínios: a rinite alérgica (questões de 1-4) e asma (questões de 5-10). Nesta tradução foi simplificado para dez questões (CARAT-10). [23]

O CARAT-10 consiste em dez questões numa escala de tipo Likert de quatro alternativas. Um item Likert é apenas uma afirmação à qual o sujeito pesquisado responde através de um critério que pode ser objetivo ou subjetivo. Normalmente, o que se deseja medir é o nível de concordância ou não concordância à afirmação. Usualmente são usados quatro ou cinco níveis de respostas, apesar de que alguns pesquisadores prefiram usar sete ou mesmo nove níveis. A Escala de Likert é a soma das respostas dadas a cada item Likert.

Sete questões do CARAT referem-se à frequência dos sintomas, sendo quatro delas relativas a sintomas de vias aéreas altas e três a vias aéreas inferiores. As três questões restantes são dirigidas a eventuais queixas de sono, a limitações de atividades e à necessidade de doses maiores de medicação. O escore total é calculado pela soma dos escores das dez questões, resultando em um total de 0-30 pontos. Quanto maior o valor obtido, mais controlado se encontra o paciente.

Control of Allergic Rhinitis and Asthma Test for children (CARATkids)

O CARATkids foi desenvolvido em 2014 para suprir a lacuna deixada pelo CARAT, que foi validado apenas para adultos. O CARATkids é o primeiro questionário que avalia o controle da rinite alérgica e da asma, com um diagnóstico médico de rinite alérgica e asma com menos de 12 anos.[24]

O CARATkids foi desenvolvido baseado no COSMIN (*Consensus-based Standards for the selection of health status Measurement Instruments*), que avalia a qualidade metodológica de estudos que medem resultados de relatos de saúde dos pacientes.[25]

O teste cognitivo mostrou que a versão CARATkids foi facilmente compreendida tanto pelos responsáveis como pela criança, desde que com idade acima de 6 anos. Em crianças que ainda não conseguem ler ou interpretar, a participação dos responsáveis se torna essencial. O teste cognitivo garante que o questionário tenha sido adequadamente compreendido tanto pelas crianças como pelos responsáveis e permitiu a troca de palavras e expressões que originalmente não eram muito claras, nas várias faixas de idade a que se aplica. Para crianças de 4-5 anos fica claro que o questionário em questão não pode ser aplicado.

A inclusão de sintomas nasais e de orofaringe (p. ex., obstrução nasal e prurido na garganta) leva a erros, uma vez que, por serem sintomas "menos relevantes" para a família, encarados com "sintomas normais", muitas vezes não são relatados.

Parece consenso que em questionários aplicados para crianças é mais apropriada a avaliação de curtos períodos de tempo. Nos questionários existentes, nenhuma das questões a serem respondidas pelas criaças avalia mais do que 4 semanas. Foram retirados do questionário os períodos de tempo com os termos "uma semana" ou "um mês"', por serem muito difíceis de elaboração para uma criança pequena. Permaneceram apenas as questões referentes ao uso de medicamentos de resgate, visitas médicas e admissão hospitalar, considerados eventos mais relevantes nas 2 últimas semanas.

O questionário CARATkids foi elaborado com uma escala dicotômica, em que se solicita que a criança aponte apenas uma alternativa entre duas possibilidades.

A inclusão de ilustrações em cada questão facilita muito a compreensão e o interesse das crianças. O rosto de menino nas imagens é uma preferência da maioria das crianças.

Rhinitis Control Scoring System

Boulay *et al.* recentemente desenvolveram e validaram outro instrumento de avaliação do controle de rinite, denominado *Rhinitis Control Scoring System* (RCSS). O RCSS leva em conta a intensidade e a frequência dos sintomas utilizando um escore em porcentagem.[26]

O Potencial Impacto dos Instrumentos de Controle das Doenças na Prática Clínica

A iniciativa ARIA sugere que o tratamento da RA deve se basear na gravidade da doença, nas comorbidades, na disponibilidade e na possibilidade do acesso do paciente ao tratamento e, finalmente, em sua preferência. Bousquet, em 2012, publicou a indicação de que 1) o controle da doença seria um objetivo em futuras iniciativas e 2) que os métodos utilizados para medida da gravidade e do controle das doenças alérgicas deveriam ser padronizados.[27]

A adoção de abordagens para o controle da RA é capaz de modificar a relação médico-paciente. O CARAT, o RCAT e o ARCT são questionários de múltiplos itens que levam o paciente a fornecer uma quantidade razoável de informações sobre sua condição (recente). Entretanto, desde que o controle é um conceito do proprio paciente, as ações remotas (por telefone ou internet) podem reduzir a necessidade da frequência de consultas pessoais. As medidas de controle devem, portanto, ser reprodutíveis, rápidas, fáceis de execução na rotina prática, com foco no impacto da doença no dia a dia do paciente.

Conclusões

Embora a classificação da gravidade da RA pela iniciativa ARIA seja de grande utilidade, não é um ótimo guia para decisões diárias no manejo do paciente com RA, especialmente em pacientes em vigência de tratamento. A experiência obtida no manejo da asma sugere que há boas razões em se considerar a medida do controle como uma rotina básica na RA, como um complemento à abordagem baseada na gravidade, sugerida inicialmente pela ARIA.

Uma estimativa exagerada em relação ao controle da rinite pode resultar em menos intervenções ou em menores ajustes dos regimes terapêuticos. Independentemente dos detalhes das classificações baseadas no controle da RA, o desafio principal para qualquer instrumento é o alcance de altos níveis de conscientização do profissional de saúde, sua adoção e aplicação – com melhores resultados aos pacientes.

REFERÊNCIAS BIBLIOGRÁFICAS

1. Katelaris CH, Lee BW, Potter PC, et al. Prevalence and diversity of allergic rhinitis in regions of the world beyond Europe and North America. Clin Exp Allergy. 2012;42:186-207.
2. Meltzer EO. Quality of life in adults and children with allergic rhinitis. J Allergy Clin Immunol. 2001;108:S45-53.
3. Shaaban R, Zureik M, Soussan D, et al. Rhinitis and onset of asthma: a longitudinal population-based study. Lancet. 2008;372:1049-1057.
4. Bousquet J, Van CP, Khaltaev N. ARIA Workshop Group, World Health Organization. Allergic rhinitis and its impact on asthma. J Allergy Clin Immunol. 2001;108:S147-334.
5. Bousquet J, Khaltaev N, Cruz AA, et al. Allergic Rhinitis and its Impact on Asthma (ARIA) 2008 Update (in collaboration with the World Health Organization, GA2LEN and AllerGen) Allergy. 2008;63:S8-160.
6. Brozek JL, Bousquet J, Baena-Cagnani CE, et al. Global Allergy and Asthma European Network, Grading of Recommendations Assessment, Development and Evaluation Working Group. Allergic Rhinitis and its Impact on Asthma (ARIA) guidelines: 2010 revision. J Allergy Clin Immunol. 2010;126:466-476.
7. Humbert M, Holgate S, Boulet LP, et al. Asthma control or severity: that is the question. Allergy. 2007;62:95-101.
8. Liu AH, Zeiger R, Sorkness C, et al. Development and cross-sectional validation of the Childhood Asthma Control Test. J Allergy Clin Immunol. 2007;119:817-825.
9. Bousquet PJ, Combescure C, Neukirch F, et al. Visual analog scales can assess the severity of rhinitis graded according to ARIA guidelines. Allergy. 2007;62:367-372.
10. Bousquet PJ, Combescure C, Klossek JM, et al. Change in visual analog scale score in a pragmatic randomized cluster trial of allergic rhinitis. J Allergy Clin Immunol. 2009;123:1349-1354.
11. Hellings PW, Fokkens WJ, Akdis C, et al. Uncontrolled allergic rhinitis and chronic rhinosinusitis: where do we stand today? Allergy. 2013;68:1-7.
12. Demoly P, Bousquet PJ, Mesbah K, et al. Visual analogue scale in patients treated for allergic rhinitis: an observational prospective study in primary care: asthma and rhinitis. Clin Exp Allergy. 2013;43:881-888.
13. Meltzer EO. Allergic rhinitis: the impact of discordant perspectives of patient and physician on treatment decisions. Clin Ther. 2007;29:1428-1440.
14. Nathan RA, Dalal AA, Stanford RH, et al. Qualitative Development of the Rhinitis Control Assessment Test (RCAT), an Instrument for Evaluating Rhinitis Symptom Control. Patient. 2010;3:91-99.
15. Fernandes PH, Matsumoto F, Solé D, et al. Translation into Portuguese and validation of the Rhinitis Control Assessment Test (RCAT) questionnaire. Braz J Otorhinolaryngol. 2016; in press.
16. Meltzer EO, Schatz M, Nathan R, et al. Reliability, validity, and responsiveness of the rhinitis control assessment test in patients with rhinitis. J Allergy Clin Immunol. 2013;131:379-386.
17. Nathan RA, Eccles R, Howarth PH, et al. Objective monitoring of nasal patency and nasal physiology in rhinitis. Allergy Clin Immunol. 2005; 115:S442-S459.
18. Stull DE, Krouse J, Meltzer EO, et al. Development and validation of the Congestion Quantifier seven-item test (CQ7): a screening tool for nasal congestion. Value Health. 2007;10:457-465.
19. Meltzer EO, Nathan R, Derebery J, et al. Sleep, quality of life, and productivity impact of nasal symptoms in the United States: findings from the Burden of Rhinitis in America survey. Allergy Asthma Proc. 2009;30:244-254
20. Schatz M, Meltzer EO, Nathan RA, et al. Psychometric validation of the Rhinitis Control Assessment Test (RCAT): a brief self administered instrument for evaluating rhinitis symptom control. Ann Allergy Asthma Immunol. 2010; 104:118-124.
21. Demoly P, Jankowski R, Chassany O, et al. Validation of a self-questionnaire for assessing the control of allergic rhinitis. Clin Exp Allergy. 2011;41:860-868.
22. Nogueira-Silva L, Martins SV, Cruz-Correia R, et al. Control of allergic rhinitis and asthma test — a formal approach to the development of a measuring tool. Respir Res. 2009;10:52.
23. Fonseca JA, Nogueira-Silva L, Morais-Almeida M, et al. Validation of a questionnaire (CARAT10) to assess rhinitis and asthma in patients with asthma. Allergy. 2010;65:1042-1048.

24. Linhares DV, Fonseca JA, Borrego LM, et al. Validation of control of allergic rhinitis and asthma test for children (CARATKids) – a prospective multicenter study Pediatr Allergy Immunol. 2014 Mar;25(2):173-9.
25. Mokkink LB, Terwee CB, Patrick DL, et al. The COSMIN checklist for assessing the methodological quality of studies on measurement properties of health status measurement instruments: an international Delphi study. Qual Life Res. 2010;19(4):539-549.
26. Boulay ME, Boulet LP. The Rhinitis Control Scoring System: Development and validation. Am J Rhinol Allergy. 2016;30(1):54-59.
27. Bousquet J. World Health Organization Collaborating Center for Asthma and Rhinitis. Allergic Rhinitis and its Impact on Asthma (ARIA): Achievements in 10 years and future needs. J Allergy Clin Immunol. 2012;130:1049-62.

Capítulo **27**

Imunoterapia na Rinite Alérgica

Norma Rubini

Introdução

A imunoterapia (IT) alérgeno-específica foi introduzida por Noon há mais de 100 anos e é, atualmente, o único tratamento modificador da doença alérgica. Atualmente, a IT alérgeno-específica utilizada no tratamento da rinite alérgica é administrada por via subcutânea ou sublingual e está indicada para adultos e crianças com sensibilização a pólens, ácaros da poeira, fungos e/ou pelos de animais.

O estudo clássico pioneiro conduzido por Noon foi realizado em pacientes com rinite alérgica utilizando extratos aquosos de pólens (*Timothy grass*) administrados por via subcutânea. Utilizando testes de provocação conjuntival pré e pós-IT, Noon documentou um aumento de 100 vezes na dose necessária para desencadear a reação conjuntival em um paciente tratado com IT.[1] Posteriormente, inúmeros estudos duplo-cegos, placebo-controlados e metanálises demonstraram que a IT subcutânea (SCIT) é efetiva no tratamento de asma, rinite alérgica e alergia à picada de insetos.[2] Além disso, a SCIT proporciona benefícios duradouros após a sua descontinuação,[3] previne a progressão da doença, incluindo o desenvolvimento de asma,[4,5] bem como o desenvolvimento de novas sensibilizações.[6-8]

As três principais limitações da SCIT são os inconvenientes de aplicações injetáveis semanais, a longa duração do tratamento e o risco de eventos adversos. Estas questões levaram ao desenvolvimento da IT sublingual (SLIT), que se tornou amplamente utilizada na Europa na última década.[9] O primeiro estudo duplo cego, placebo-controlado foi publicado em 1986.[10] Nos anos seguintes, mais de 60 estudos duplo-cegos, placebo-controlados foram conduzidos internacionalmente em pacientes com rinite alérgica, com ou sem asma. Em geral, estes estudos demonstraram eficácia similar à da SCIT, com menor risco de efeitos adversos graves.[2] Assim sendo, as principais vantagens da SLIT são o aumento da segurança e a facilidade de aplicação domiciliar, com potencial maior adesão ao tratamento.

A IT alérgeno-específica está indicada no tratamento de pacientes com rinite alérgica moderada/grave intermitente e persistente.[11] Estudos duplo-cegos, placebo-controlados demonstraram significativa redução dos escores de sintomas nasais e oculares, redução da necessidade de medicamentos e melhora da qualidade de vida nesta população de pacientes.[12] Pesquisas de farmacoeconomia evidenciaram também uma clara vantagem da IT alérgeno-específica sobre a terapia medicamentosa.[13]

Eficácia da Imunoterapia Subcutânea e Sublingual

Os trabalhos de Noon e Freeman propiciaram as bases da SCIT, como é praticada nos dias atuais, mas a eficácia da imunoterapia só foi confirmada em 1954, em estudo duplo-cego com pacientes com rinite alérgica realizado por Frankland e Augustin.[14] A eficácia global da SCIT para a rinite alérgica, incluindo parâmetros clínicos e imunológicos, foi confirmada por metanálise que revisou 1.111 estudos publicados entre 1950 e 2006 e selecionou para análise 51 estudos, incluindo 2.871 pacientes.[15] A melhora clínica pode ser observada logo após o paciente atingir a dose de manutenção.[2]

A primeira metanálise avaliando a eficácia da SLIT em pacientes com rinite alérgica foi publicada em 2005 e analisou 22 estudos incluindo 979 pacientes.[16] Observou-se redução significativa dos sintomas e do uso de medicamentos. Uma análise de subgrupos de pacientes não observou benefícios significativos nos estudos que envolveram somente pacientes pediátricos. Contudo, o número de pacientes pediátricos foi pequeno, não permitindo dados conclusivos. Outra metanálise realizada com população pediátrica, incluindo dez estudos e 484 pacientes, demonstrou redução significativa de escores de sintomas e uso de medicação no grupo SLIT *versus* o grupo placebo, e apontou para maior eficácia da SLIT com extratos de pólens quando comparada à realizada com ácaros da poeira.[17]

A má resposta à SCIT pode ser devida a várias razões, incluindo: 1) novas sensibilizações alergênicas (p. ex., gato); 2) exposição mantida a desencadeantes não alergênicos (p. ex., tabagismo passivo); 3) não inclusão de alérgenos relevantes e 4) doses e/ou padronização inadequadas.[2]

Mecanismos de Ação

A tolerância imunológica a antígenos é definida como o estabelecimento de tolerância de longo prazo contra alérgenos, o que implica imunologicamente em modificações nas respostas T e B alérgeno-específicas, bem como no aumento dos limiares de ativação de mastócitos e basófilos relacionados ao desencadeamento de sintomas alérgicos.[18]

As células T desempenham um papel importante na patogênese da alergia. As células T CD4 *helper* (Th) produzem, nos processos alérgicos, grandes quantidades de diferentes citocinas responsáveis pelo início e pela manutenção da inflamação alérgica, tais como as interleucinas (IL)-4, IL-5 e IL-13 (perfil Th2) e pequenas quantidades de interferon-gama (IFN-γ), uma citocina Th1. As citocinas IL-4 e IL-13 estimulam as células B para a produção de IgE, enquanto a IL-5 inicia e mantém a inflamação eosinofílica[19] (Figura 27.1).

Os níveis de IgE específica contra o(s) alérgeno(s) aumentam inicialmente e decrescem aos níveis pré-tratamento durante a fase de manutenção. A IT alérgeno-específica induz a produção de anticorpos específicos da classe IgG4 contra o(s) alérgeno(s), que atuam como anticorpos bloqueadores. Estes anticorpos são capazes de prevenir a ligação de complexos alérgeno-IgE a células B e células dendríticas (DC). As modificações no número de células T surgem durante a fase inicial da IT alérgeno-específica e precedem o aumento nas concentrações de IgG alérgeno-específicas, que atingem o pico em 3 meses. Durante a IT, a tolerância é induzida pela geração de células T reguladoras (T reg) alérgeno-específicas, que suprimem a resposta proliferativa e de citocinas contra o(s) alérgeno(s) em questão. As células T reg caracterizam-se pela secreção de IL-10 e TGF-β. A ativação de células T reg inibe a ativação mediada por células T e B e a resposta T específica contra o alérgeno. Estes efeitos em células T reg podem ser mensurados após 6 meses de AIT[13,19] (Figura 27.1). Existe uma significativa correlação entre a melhora dos sintomas e o aumento de células T reg durante a IT alérgeno-específica.[20]

Embora o decréscimo nos níveis de IgE específica e a sensibilidade cutânea mediada por IgE necessitem de anos de IT alérgeno-específica, a maioria dos pacientes apresenta em curto prazo um decréscimo na ativação de mastócitos e basófilos. Existem poucas informações sobre quais os potenciais mecanismos envolvidos na supressão/modificação da resposta de mastócitos e basófilos, que parecem ser os mesmos operantes na dessensibilização com medicamentos.[18]

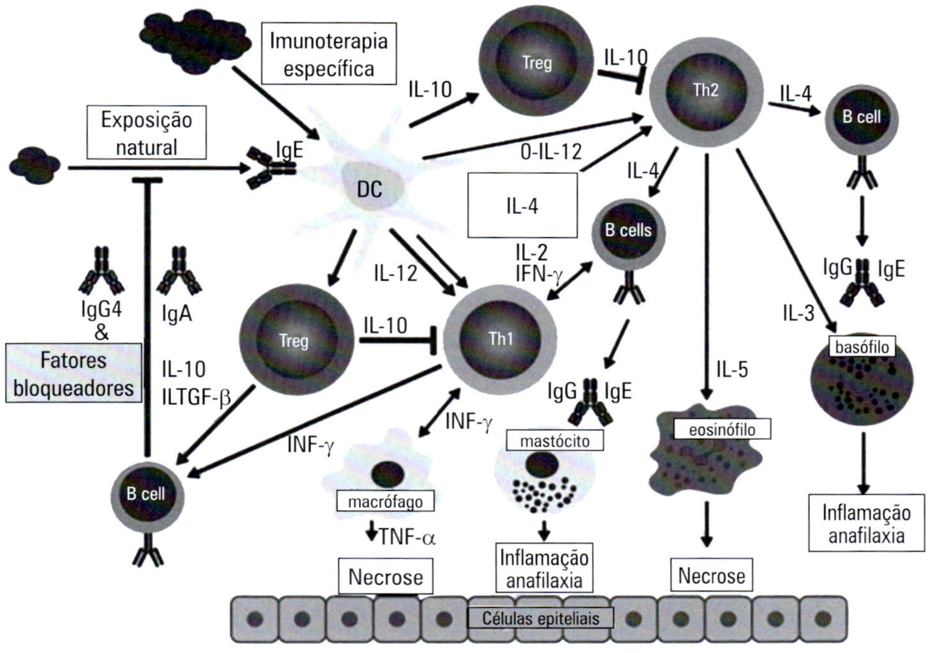

Figura 27.1 – Efeitos imunológicos durante a imunoterapia.

Imunoterapia Alérgeno-específica: Métodos e Vias de Administração

A via subcutânea tem sido o método predominante de administração da IT alérgeno-específica. Contudo, nas últimas duas décadas, a administração de extratos por via sublingual vem aumentando, especialmente na Europa. No presente, estão em investigação as vias epicutânea e intralinfática.[21]

Regimes de administração

O esquema convencional da SCIT consiste na aplicação de extratos alergênicos não modificados em doses e concentrações progressivas por meio de aplicações semanais (fase de indução), seguidas de doses de manutenção, a cada 4 a 8 semanas. A fase de indução pode ser reduzida através do uso de esquemas *rush* ou *cluster*. Estes esquemas implicam em maior risco de reações sistêmicas. Na SLIT o período de indução é mais curto e pode ser dispensado.[21]

Duração do tratamento

A duração recomendada da IT alérgeno-específica é 3 a 5 anos. Estudos prospectivos da SCIT com extratos de pólens e ácaros da poeira sugerem que 3 anos de IT produzem uma remissão prolongada dos sintomas após a descontinuação do tratamento.[22,23] Um estudo prospectivo da SLIT com extratos de ácaros em pacientes com rinite alérgica demonstrou remissão por 7 e 8 anos, com 3 e 4 anos de IT alérgeno-específica, respectivamente.[24]

Seleção de alérgenos

A utilização de alérgenos relevantes é o principal fator para a eficácia da IT. A maioria dos dados disponíveis refere-se a estudos com extratos de ácaros, pólens e pelos de animais, enquanto o conhecimento sobre a eficácia e segurança de alérgenos de fungos e baratas permanece limitado. A seleção do(s) alérgeno(s) relevante(s) deve ser baseada na combinação da história clínica e dos resultados dos testes cutâneos ou *in vitro*. Os métodos de diagnóstico resolvidos por componente (CRD) podem ser úteis para exluir alérgenos com reatividade cruzada.[21]

Contraindicações Clínicas

Uma contraindicação clínica à IT alérgeno-específica é uma situação na qual um extrato alergênico não pode ser administrado ao paciente devido a questões de segurança, que podem estar relacionadas à doença concomitante ou ao uso de determinado fármaco. As contraindicações podem ser absolutas ou relativas e a administração de IT alérgeno-específica a um paciente com contraindicação relativa pode ser justificada, desde que os benefícios esperados sejam superiores aos riscos.

Recentemente, a Academia Europeia de Alergia e Imunologia Clínica (EAACI) publicou um *Position Paper* sobre as contraindicações clínicas para a IT alérgeno-específica.[25] No Quadro 27.1 encontram-se descritos as contraindicações absolutas e relativas à prescrição de SCIT e SLIT para a utilização de extratos com aeroalérgenos em pacientes com rinite alérgica.

Quadro 27.1 – Contraindicações absolutas e relativas para imunoterapia alérgeno-específica com aeroalérgenos

Contraindicações absolutas	Contraindicações relativas
• Asma não controlada • Doença autoimune ativa • Neoplasia maligna • Gravidez (início da imunoterapia) • Crianças < 2 anos • AIDS	• Asma parcialmente controlada • Doença autoimune em remissão • Uso de betabloqueadores • Doenças cardiovasculares • Crianças entre 2 e 5 anos • Infecção pelo HIV (classificação A e B; CD4 > 200 células/mm^3) • Doenças psiquiátricas • Infecções crônicas • Imunodeficiências • Uso de imunossupressores

Segurança da Imunoterapia Subcutânea e Sublingual

As reações adversas à SCIT podem ser locais ou sistêmicas. As reações locais são frequentes, sendo estimado que ocorram em 26 a 82% dos pacientes e em 0,7 a 4% das aplicações. Vários estudos investigaram se a ocorrência de reações locais seria preditora de risco para o desenvolvimento de reação sistêmica no futuro. Os resultados de estudos retrospectivos indicam que as reações locais são um preditor fraco de reação sistêmica subsequente em uma nova aplicação.[2,21]

O risco de reações sistêmicas graves com a administração adequada da SCIT é muito baixo, entretanto reações quase fatais e fatais podem ocorrer. No Quadro 27.2 encontra-se o sistema de classificação de reações sistêmicas à SCIT, elaborado pela WAO, de acordo com a gravidade.[26] A prevalência de reações graves em pacientes recebendo IT convencional é inferior a 1% e em pacientes recebendo IT, a prevalência de *rash* é de aproximadamente 34%. A incidência de reações sistêmicas é variável entre 5 e 7%, sendo que a maior parte das reações é de intensidade leve a moderada. A incidência de reações sistêmicas por aplicações é estimada na faixa de 0,06 a 1%, sendo que a incidência de reações quase fatais é estimada em 1 por milhão e das reações fatais, em 1 por 2,5 milhões.[21,27]

Quadro 27.2 – Classificação das reações sistêmicas à SCIT – WAO 2010

Grau 1	Grau 2	Grau 3	Grau 4	Grau 5
Sintomas e sinais em um órgão sistema: cutâneo ou trato respiratório superior (rinite, prurido em orofaringe ou tosse conjuntivas ou outros – náuseas, sabor metálico ou cefaleia	Sintomas e sinais em mais de um órgão ou sistema ou trato respiratório inferior queda < 40% do PFE ou VEF1, com resposta ao broncodilatador inalatório ou gastrointestinal ou contrações uterinas	Trato respiratório inferior queda > 40% do PFE ou VEF1 e ausência de resposta ao broncodilatador inalatório ou trato respiratório superior edema de laringe, úvula ou língua, com ou sem estridor	Insuficiência respiratória ou cardiovascular	Óbito

Uma das potenciais vantagens da SLIT com relação à SCIT é a maior segurança. Em uma revisão avaliando a segurança da SLIT que incluiu 66 estudos, 4.378 pacientes e 1.181.000 doses, não foi observada nenhuma fatalidade, embora tenham ocorrido 14 eventos adversos graves. As reações na mucosa oral são comuns, afetando cerca de 30 a 70% dos pacientes e ocorrendo mais frequentemente na fase de indução. Os eventos adversos moderados incluem sintomas gastrointestinais, rinoconjuntivite, urticária ou a combinação destes sintomas. Análise revisando dados de 41 estudos estimou a taxa global de reação à SLIT em 2,7 por 1.000 doses e de reação sistêmica em 0,056% das doses administradas. Assim sendo, embora a SLIT não apresente 100% de segurança, parece ser mais segura que a SCIT.[28]

Adesão

A adesão à IT é um componente-chave do sucesso do tratamento. Estudos retrospectivos conduzidos nos EUA relatam taxa de má adesão à SCIT variável entre 35 a 54%, apontando a "inconveniência" como a principal razão para a não adesão.[2] Estudo prospectivo realizado com população pediátrica avaliando a adesão à IT nasal, SLIT e SCIT, descreveu as seguintes taxas de má adesão, respectivamente, 73%, 21% e 11%. Os custos foram apontados como a principal razão para a descontinuação da IT alérgeno-específica, presente em 36% dos pacientes submetidos à SLIT e 40% daqueles em uso de SCIT. A segunda razão mais frequente foi o "consumo de tempo" para a SCIT (24%) e a "ineficácia" para a SLIT (25%).[29]

Embora estes dados demonstrem taxas significativas de má adesão à SCIT e SLIT, estes valores são inferiores aos observados na terapia medicamentosa da rinite.[2]

Considerações Finais

A eficácia da IT alérgeno-específica na rinite alérgica, tanto pela via subcutânea quanto sublingual, foi comprovada por inúmeros estudos, incluindo metanálises. Além disso, a IT alérgeno-específica proporciona eficácia clínica persistente após a descontinuação do tratamento, podendo prevenir novas sensibilizações e o desenvolvimento de asma; e sendo considerada uma terapia custo-efetiva.

A IT alérgeno-específica está indicada para pacientes com rinite alérgica moderada/grave intermitente e persistente acima de 5 anos, sendo que esta recomendação está presente em todos os consensos nacionais e internacionais. A SLIT parece ter um melhor perfil de segurança do que a SCIT e pode ser associada a melhor adesão. Novas abordagens estão em investigação, incluindo outras vias de administração (epicutânea e intralinfática), bem como alérgenos modificados, destacando-se os alérgenos recombinantes e vacinas com peptídeos.

REFERÊNCIAS BIBLIOGRÁFICAS

1. Noon L. Prophylatic inoculation against hay fever. Lancet. 1911;1:1572-3.
2. Cox L, Wallace D. Specific allergy immunotherapy for allergic rhinitis: subcutaneous and sublingual. Immunol Clin N Am. 2011;31:561-599.
3. Durhan SR, Walker SM, Varga EM, et al. Long-term clinical efficacy of grass-pollen immnunotherapy. N Engl J Med. 1999;341:468-75.
4. Jacobsen L, Niggemann B, Drenorg S, et al. Specific immunotherapy has long-term-preventive effect of seasonal and perennial asthma: 10-years follow-up on the PAT study. Allergy. 2007;62:943-8.
5. Polosa R, Al-Delaimy WK, Russo C, et al. Greater risk of incident asthma cases in adults with allergic rhinitis and effect of allergen immunotherapy: a retrospective cohort study. Respir Res. 2005;6:153.
6. Purello-D'Ambrosio F, Gangemi S, Merendino RA, et al. Prevention of new sensitizations in monosensitized subjects submitted to specific immunotherapy or not: a retrospective study. Clin Exp Allergy. 2001;31:1295-302.
7. Inal A, Altinatas DU, Yilmaz M, et al. Prevention of new sensitizations by specific immunotherapy in children with rhinitis and/or asthma monosensitized to house dust mite. J Investig Allergol Clin Immunol. 2007;17:85-91.
8. Pajno GB, Barberio G, De Luca F, et al. Prevention of new sensitizations in asthmatic children monosensitized to house dust mite by secific immunotherapy. A six-year follow-up study. Clin Exp Allergy. 2001;31:1392-7.
9. Cox L, Jacobsen L. Comparison of allergen immunotherapy practice patherns in the United States and Europe. Ann Allergy Asthma Immunol. 2009;103:451-9.
10. Scadding GK, Brostoff J. Low dose sublingual therapy in patients with allergic rhinitis due to house dust mite. Clin Allergy. 1986;16:483-91.
11. Bousquet J, Schünemann HJ, Samolinski B, et al. Allergic Rhinitis and its Impact on Asthma (ARIA): achievements in 10 years and future needs. J Allergy Clin Immunol. 2012;130(5):1049-62.
12. Burks AW, Calderon MA, Casale T, et al. Update on allergy immunotherapy: American Academy of Allergy, Asthma and Immunology/European Academy of Allergy and Clinical Immunology/PRACTALL consensus report. J Allergy Clin Immunol. 2013;131:1288-1296.
13. Jutel M, Kosowska A, Smolinska S. Allergen immunotherapy: past, presente, and future. Allergy Asthma Immunol Rev. 2016;8:191-7.
14. Frankland AW, Augustin R. Prophylaxis of summer hay-fever and asthma: a controlled trial comparing crude grass-pollen extract with main protein component. Lancet. 1954;1:1055-7.
15. Calderon WA, Alves B, Jacobson M, et al. Allergen injection immunotherapy for seasonal rhinitis. Cochrane Database Syst Rev. 2007;1:CD0012936.
16. Wilson DR, Lima MT, Durhan SR, et al. Sublingual immunotherapy for allergic rhinitis: systematic review and meta-analysis. Allergy. 2005;60:4-12.
17. Penagos M, Compalat E, Trantini F, et al. Efficacy of sublingual immunotherapy in the treatment of allergic rhinitis in pediatric patients 3 to 18 years of age: a meta-analysis of randomized, placebo-controlled trials. Ann Allergy Asthma Immunol. 2006;97:14-8.
18. Akdis CA, Akdis M. Mechanisms of allergen-specific immunotherapy and imune tolerance to allergens. WAO Journal. 2015;8:8-17.
19. Pfaar O, Bachert C, Bufe A, et al. Guideline on allergen-specific in immunotherapy in allergic diseases. Allergy J Int. 2014;23:282-319.
20. Jutel M, Agache I, Bonini S, et al. International Consensus on Allergen Immunotherapy II: Mecahnisms, standartizatios, and pharmacoeconomics. J Allergy Clin Immunol. 2016;137:358-68.
21. Jutel M, Agache I, Bonini S, et al. International Consensus on Allergen Immunotherapy. J Allergy Clin Immunol. 2015;136:556-68.
22. Durham SR, Walker SM, Varga EM, et al. Long-term clinical efficacy of grass-pollen immunotherapy. N Engl J Med. 1999;341:468-75.

23. Des Roches A, Paradis L, Knani J, et al. Immunotherapy with a standardized Dermatophagoides pteronyssinus extract. Duration of the efficacy of immunotherapy after its cessation. Allergy. 1996;51:430-3.
24. Marogna M, Spadolini I, Massolo A, et al. Long-lasting effects of sublingual immunotherapy according to its duration: a 15-year prospective study. J Allergy Clin Immunol. 2010;126:969-75.
25. Pitsios C, Demoly P, Bilò MB, et al. Clinical contraindications to allergen immunotherapy: an EAACI position paper. Allergy. 2015;70:897-909.
26. Cox L, Larenas-Linnermann D, Lockey RF, et al. Speaking the same language: the world allergy Organization subcutaneous immunotherapy systemic reaction grading system. J Allergy Clin Immunol. 2010;125:569-74.
27. Berstein DI, Warner M, Borish L, et al. Surveillence of systemic reactions to subcutaneous immunotherapy injections: year 1 outcomes of ACAAI and AAAAI collaborative study. Ann Allergy Immunol. 2010;104:530-5.
28. Cox L, Linnermann DL, Nolte H, et al. Sublingual immunotherapy: a comprehensive review. J Allergy Clin Immunol. 2006;117:1022-1035.
29. Pajno GB, Vita D, Caminiti L, et al. Children's compliance with allergen immunptherapy according to administration routes. J Allergy Clin Immunol. 2005;116:1380-1.

Parte IV

CORTICOSTEROIDES

Capítulo **28**

Corticosteroides – Histórico e Noções Gerais

Emanuel C. Sarinho
Maria Cecilia Figueira

Breve Histórico

Na década de 1930, Edward Calvin Kendall, professor de química americano, iniciou suas pesquisas sobre os hormônios adrenais. Em 1935, conseguiu reconhecer, isolar e caracterizar a estrutura química da cortisona. Por mais de vinte anos dedicou-se a tais estudos e somente em 1948 conseguiu sintetizar este hormônio em larga escala. Exercia suas atividades na *Mayo Clinic*, onde tinha como amigo e colaborador o reumatologista Philip Showalker Hench. Juntos, entre os anos de 1948 e 1949, obtiveram grande sucesso ao administrar a cortisona em pacientes com artrite reumatoide. Nesse momento foram descobertos os importantes efeitos anti-inflamatórios dos corticosteroides. Simultaneamente e independentemente, Tadeus Reichstein, químico polonês, também conseguiu isolar a cortisona. Em 1950, os três pesquisadores foram agraciados com o prêmio Nobel de Fisiologia e Medicina. Desde então, os glicocorticoides (GC) passaram a ser utilizados para o tratamento de grande número de doenças inflamatórias, neoplásicas, imunológicas e alérgicas.

Biossíntese e Metabolismo dos Glicocorticoides

A síntese dos GC ocorre na zona fasciculada e reticular da camada cortical adrenal, após estimulação pelo ACTH (hormônio adrenocorticotrófico), polipeptídeo liberado pela hipófise em resposta à estimulação hipotalâmica.

O principal substrato para a produção de todos os hormônios esteroides é o colesterol, que pode ser oriundo da circulação sanguínea ou produzido a partir do acetato. Tanto as lipoproteínas de baixa densidade (LDL) quanto as de alta densidade (HDL) são utilizadas. Após múltiplas conversões enzimáticas, o colesterol será convertido a cortisol.

A quantidade média de GC secretada por dia corresponde a cerca de 5 a 7,5 mg de prednisona. O pico da produção ocorre entre seis e oito horas da manhã.

A estrutura molecular básica dos GC é o ciclopentanoperidrofenantreno (delta-4,3-keto-11-beta,17-alfa,21-tri-hidroxil) e está presente tanto nos corticoides naturais quanto nos sintéticos.[1,2] Para terem atividade biológica, necessitam de um grupo 11-hidroxilo.[3] Variações a partir desta estrutura vão diferenciar as drogas em potência, meia-vida e toxicidade.

A maior parte do cortisol sérico circula ligada a proteínas, principalmente à globulina ligante dos corticosteroides (CBG) ou transcortina (95%) e à albumina (5%).[4] A porção livre é a forma biologicamente ativa e representa 10% do nível plasmático.[3] Os GC sintéticos possuem menor afinidade pelas proteínas plasmáticas, com consequente maior atividade biológica e efeitos adversos.

A metabolização é principalmente hepática, porém parece haver participação renal.[5] No fígado, o cortisol é transformado em formas mais hidrossolúveis, inativas. A excreção ocorre através da urina.

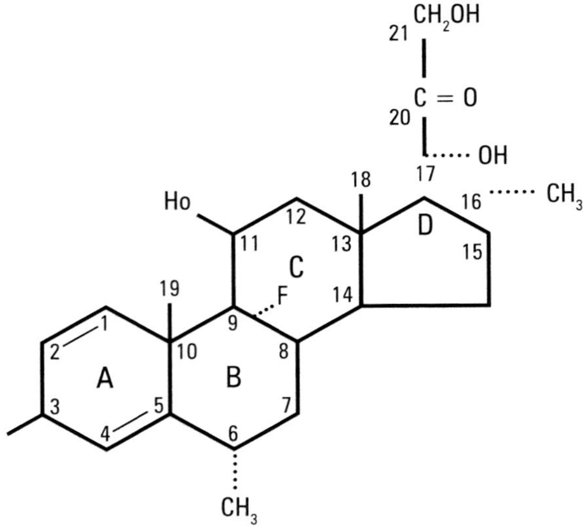

Figura 28.1 – Estrutura molecular dos glicocorticoides.

De tal maneira, várias situações clínicas são capazes de interferir com o metabolismo dos GC. Pacientes com hipertireoidismo possuem maiores taxas de metabolização hepática. O mesmo ocorre com mulheres com síndrome dos ovários policísticos, devido à maior expressão da enzima 5-alfa-redutase que participa do processo de inativação do cortisol. Em contrapartida, pacientes com hipotireoidismo, doença renal ou hepática e idosos possuem menores taxas de metabolização e excreção urinária.[6] Obesos apresentam maior síntese e maior excreção dos GC.[7] Vale ressaltar que em todos esses casos não há alteração nos níveis séricos do hormônio, visto que o eixo hipotalâmico-hipofisário encontra-se intacto.[8] Diversas drogas também podem interferir com todos esses processos (ver seção "Interações Medicamentosas", pág. 238).

Mecanismos de Ação

A fração não ligada dos GC atravessa a membrana celular por difusão passiva e se liga aos receptores de GC (GR) intracelulares, presentes em praticamente todas as células do organismo. A seguir, ocorre migração deste complexo para dentro do núcleo, onde haverá interação com o DNA.

Os efeitos anti-inflamatórios dos GC resultam da inibição da síntese de praticamente todas as citocinas, consequente ao bloqueio de fatores de transcrição, principalmente o NF-kB e o ativador da proteína-1 (AP-1),[9] os quais são necessários para a transcrição de mediadores pró-inflamatórios. Além disso, a estabilidade do RNA mensageiro que codifica várias interleucinas é diminuída na presença dos GC.[10]

Outras ações dessa classe de medicamentos seriam a interferência na capacidade de adesão leucocitária ao endotélio vascular e na saída das células da circulação sanguínea para os locais de infecção.[11]

O uso de GC é capaz de alterar a contagem e distribuição celular na circulação periférica e nos tecidos inflamados, sendo observados os seguintes efeitos:

- aumento no número de neutrófilos, devido a inibição da apoptose e prejuízo na migração para o espaço extravascular;[12]

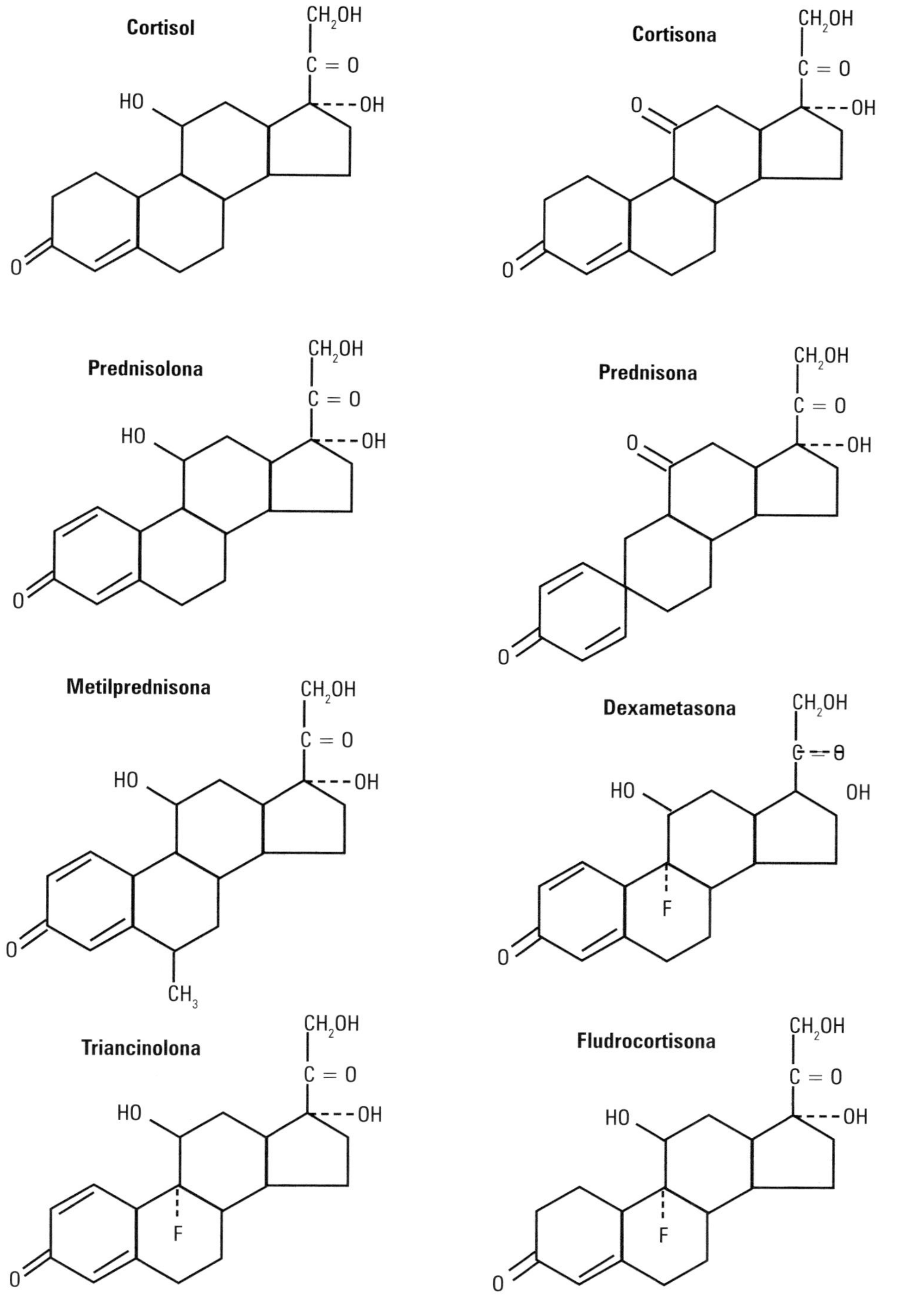

Figura 28.2 – Estruturas dos diferentes glicocorticoides.

- eosinofilopenia, pela indução de apoptose[13] e saída da circulação para os tecidos não inflamados pela maior expressão do receptor CXC da quimiocina 4 (CXCR4);[14]
- menor acúmulo tissular de macrófagos e monócitos, secundário à inibição da migração através da vasculatura e diminuição na produção do fator estimulador de colônias de granulócitos e macrófagos (GM-CSF);[15]

redução no número circulante de linfócitos T. Os mecanismos responsáveis por estes efeitos seriam a inibição da IL-2 (principal fator de crescimento de células T), diminuição na liberação dessas células a partir dos órgãos linfoides, indução de apoptose[16] e aumento da saída dos linfócitos da circulação.[17] Tanto as resposta Th1 quanto Th2 são inibidas. Os linfócitos B são menos acometidos, sendo necessário um nível plasmático muito alto de GC, como na pulsoterapia, para que haja comprometimento mais importante de suas funções.[18]

A atividade fagocítica dos neutrófilos não sofre grande impacto, a não ser quando altas doses são utilizadas.[19] Com relação aos macrófagos, tanto as funções microbicidas quanto a capacidade de apresentação de antígenos e expressão de moléculas de MHC da classe II são inibidas.[20] Os mastócitos e basófilos têm sua produção de citocinas e capacidade de degranulação diminuídas.[21]

Com o uso de GC em longo prazo, haverá diminuição na produção de IgG e IgA, consequência dos efeitos sobre as células T[22], ao passo que os níveis de IgE tendem a elevar. Poucos estudos avaliaram a resposta pós-vacinal em pacientes usuários de GC. Tanto a dose utilizada e a duração do tratamento quanto a doença subjacente são fatores importantes nessa avaliação. Os títulos de anticorpos séricos após vacinação contra pneumococo e influenza costumam ser menores do que em pacientes saudáveis, porém ainda não se sabe qual a implicação clínica deste efeito.[23,24]. É importante frisar que vacinas com agentes vivos, como rubéola, sarampo, caxumba e varicela não devem ser administradas em pacientes que fazem uso de GC sistêmicos em doses acima de 20mg/dia ou equivalente de prednisona, por mais de 14 dias. Não há contraindicação nos casos de uso tópico, por aerossol ou intra-articular.

Usos Farmacológicos

Os GC são utilizados no tratamento de várias doenças alérgicas, inflamatórias, neoplásicas e imunológicas. Devido à sua eficácia e rápido início de ação, especialmente em altas doses, podem ser usados inclusive em exacerbações agudas destas moléstias.[25] Vários fatores como a dose, duração do tratamento, potência e farmacocinética da droga utilizada, além de diferenças individuais no metabolismo dos esteroides irão interferir na obtenção dos efeitos terapêuticos desejados e também na ocorrência de efeitos adversos.

Doses altas podem ser utilizadas por poucos dias sem grandes riscos. Em contrapartida, sempre há potencial para o desenvolvimento de efeitos adversos com o uso crônico. Uma dose baixa de prednisona (a partir de 2,5 mg/dia) já pode levar a perda de massa óssea.[26] Em crianças, a dose de 0,075-0,125 mg/kg/dia da mesma medicação pode provocar atraso do crescimento.[27]

Com relação às vias de administração, nos casos de emergências como uma crise de asma grave ou no choque séptico, deve-se optar pela via intravenosa. Para tratamento crônico, são disponíveis preparações de administração oral que são absorvidas em aproximadamente trinta minutos após a sua ingestão.[28] Os alimentos podem retardar, mas não diminuem a absorção. Porém, sempre que for possível, deve ser dada preferência à administração tópica, minimizando assim a exposição sistêmica. Exemplos práticos seriam o uso de corticoides inalatórios na asma, os tópicos na rinite e o uso de cremes ou pomadas nas quadros inflamatórios cutâneos. De todo modo, mesmo os corticoides de uso tópico cutâneo ou nasal, ou inalatório são absorvidos em algum grau e, portanto, possuem potencial em suprimir o eixo hipotalâmico-hipofisário-adrenal e causar síndrome de Cushing e outros efeitos sistêmicos.[29] O grau de absorção sistêmica dos corticoides tópicos dependerá de fatores como:

- idade do paciente: maior em crianças;[30]
- região do corpo em que a medicação é aplicada;
- presença de veículos capazes de elevar a absorção, como por exemplo a ureia ou ácido salicílico;
- oclusão após a administração, que aumenta a absorção em cerca de dez vezes;[31]integridade da pele ou mucosa;
- dispositivo de inalação utilizado.

A dose e a duração do tratamento devem sempre ser as menores necessárias para a remissão dos sintomas e controle da doença.

Acredita-se que esquemas em que se use o dobro das doses diárias de GC oral, em dias alternados, sejam capazes de reduzir o risco de eventos adversos, entretanto alguns pacientes em uso de doses altas não toleram essa forma de administração.

Determinantes das Doses e Bioequivalência entre as Drogas

Os fatores que determinarão as doses a serem utilizadas serão a potência e a farmacocinética do GC, o uso concomitante de drogas que possam interagir com a mesma, além de possíveis fatores inerentes ao paciente e à condição de saúde subjacente.

Tabela 28.1. Comparação entre diferentes preparações de glicocorticoides

Corticosteroide	Dose Equivalente (Mg)	Potência Anti-inflamatória	Potência Mineralocorticoide
Cortisona	20	1	1
Hidrocortisona	20	1	1
Prednisona	5	4	0,8
Prednisolona	5	4	0,8
Metilprednisolona	4	5	0,5
Triancinolona	4	5	0
Dexametasona	0,75	30	0

Situações clínicas que podem alterar a farmacocinética dos corticoides:

- *Insuficiência renal em estágio terminal:* pacientes em hemodiálise podem perder quantidades importantes da medicação durante o procedimento, no entanto não é necessário ajuste da dose. Pacientes em diálise peritoneal possuem farmacocinética semelhante à de indivíduos saudáveis.[32]Síndrome nefrótica: existem níveis séricos mais baixos de globulina ligante do cortisol e de albumina, consequentemente há menor porção da droga ligada às proteínas, porém a fração livre, responsável por exercer os efeitos fisiológicos, será similar à de indivíduos saudáveis.[33]Obesidade: pode afetar a produção, estoque e metabolismo dos GC, como já discutido anteriormente. As doses devem ser baseadas no peso ideal e não no peso real.
- *Gravidez:* os corticoides classificam-se na categoria C para uso na gestação. Somente uma pequena quantidade de prednisolona atravessa a placenta, devido à sua capacidade de inativá-la. Já os corticosteroides fluorados como betametasona e dexametasona atravessam a placenta e devem ser utilizados apenas quando se deseja atingir o feto, como por exemplo, estimulando a maturação pulmonar.[34]Doença hepática grave: altera a ativação da prednisona a prednisolona, diminuindo a eficácia da corticoterapia.[35]Hipoti-

reoidismo e hipertireoidismo: diminuição e aumento do *clearance* da medicação, respectivamente (ver seção "Biossíntese e Metabolismo dos Glicocorticoides", pág. 233).
- Amamentação: ocorre excreção em pequena quantidade no leite materno. Estudos evidenciaram a presença de 0,1-0,23% da dose administrada.[31]. Recomenda-se usar a medicação logo após a amamentação e com o maior intervalo possível da próxima mamada e evitar a mamada até 4h após uma dose de prednisona $\geq$ 20 mg.[36]

Interações Medicamentosas

Algumas drogas interferem no metabolismo dos corticoides ou tem seu funcionamento alterado pelos mesmos.

Os estrógenos (anticoncepcionais) são capazes de aumentar a meia vida dos corticoides e reduzir seu *clearance*, aumentando assim sua concentração sistêmica.[37] Os inibidores fortes da CYP 3A4 ou dos transportadores de membrana da P-glicoproteína como antibióticos (claritromicina), antifúngicos (cetoconazol, itraconazol), antivirais (ritonavir), antimicobacterianos (isoniazida) e imunossupressores (tacrolimus e ciclosporina) podem provocar toxicidade pela metabolização mais lenta dos corticoides.[38] Além disso, a ciclosporina pode ter seu nível sérico aumentado ou diminuído quando usada em associação aos corticoides.[39]Outras drogas, como carbamazepina, fenobarbital, fenitoína e rifampicina, ao contrário, induzem a CYP 3A4, diminuindo a toxicidade e a atividade dos GC.[40,41]A atividade anticoagulante do warfarin pode ser alterada.[42]Tanto as xantinas quanto os GC terão sua farmacocinética alterada quando utilizados em associação.[43]Os diuréticos (furosemida e hidroclorotiazida) podem aumentar a perda urinária de potássio e a associação entre corticoides e anti-inflamatorios não esteroidais pode aumentar o risco de úlcera péptica.[38]

Efeitos Colaterais Sistêmicos

São mais comuns em pacientes em tratamento com corticosteroides por longo período de tempo e em doses altas, porém para a maioria dos eventos adversos não há uma dose mínima segura pré-estabelecida.[44]Os principais efeitos colaterais estão listados na Tabela 28.2.

O tratamento sempre deve ser realizado com a menor dose e duração possíveis para evitar tais complicações.

Avaliação Inicial e Seguimento

Antes de iniciar o tratamento prolongado com corticosteroide sistêmico, é fundamental que seja feita uma avaliação inicial minuciosa, que inclua anamnese e exame físico completos. Devem ser investigadas história pregressa pessoal e familiar de diabetes, hipertensão arterial sistêmica, dislipidemia, glaucoma, tuberculose e doenças imunossupressoras[45] assim, como todas as citadas na Tabela 28.2. Nessa ocasião, devem ser solicitados: hemograma, ionograma, glicemia de jejum perfil lipídico, dosagem de vitamina D, PPD, radiografia de tórax, densitometria óssea e avaliação oftalmológica, além de ser feita aferição da pressão arterial e mensuração dos dados antropométricos do paciente.

O seguimento ao longo do tempo deve tentar rastrear precocemente as potenciais complicações do tratamento. A pressão arterial e o peso e estatura do paciente devem ser aferidos em todas as consultas sequenciais. Orienta-se que os exames laboratoriais supracitados sejam repetidos em intervalos de três a seis meses e a avaliação oftalmológica e a densitometria óssea semestralmente ou anualmente.

Se o PPD for maior ou igual a cinco milímetros ou se houver cicatriz na radiografia de tórax, iniciar profilaxia com isoniazida por seis meses.[46]Os pacientes devem ter cuidados de higiene corporal, ter uma alimentação saudável e balanceada a fim de manter bom estado

Tabela 28.2 – Efeitos colaterais dos glicocorticoides

	Efeitos
Dermatológicos	• Adelgaçamento da pele, púrpura, cânceres cutâneos do tipo não-melanoma, estrias, equimoses, telangiectasias, infecções cutâneas virais ou bacterianas, alopécia, acne, hipertricose, acantose nigricans
Reumatológicos	• Osteoporose, fraturas, osteonecrose, fraqueza muscular, miopatia
Gastrointestinais	• Intolerância gástrica, hemorragia digestiva, úlcera péptica, estrongiloidíase disseminada, esteatose hepática, pancreatite
Cardiológicos	• Hipertensão arterial sistêmica, dislipidemia, tromboembolismo, aterosclerose acelerada, doença isquêmica cardíaca, arritmias
Oftalmológicos	• Catarata subcapsular posterior, glaucoma, exoftalmia, edema palpebral
Gravidez	• Fenda palatina (primeiro trimestre da gestação), restrição do crescimento fetal intrauterino, prematuridade
Hematológicos	• Neutrofilia, linfopenia, eosinofilopena, monocitopenia
Endocrinológicos	• Ganho de peso, resistência à insulina, diminuição do crescimento em crianças, insuficiência adrenal
Nefrológicos	• Litíase, retenção hídrica, hipocalemia
Sistema reprodutor	• Diminuição da fertilidade, irregularidades menstruais
Sistema imunológico	• Predisposição a infecções, diminuição dos sinais clássicos de infecção como febre e supuração
Sistema nervoso central	• Labilidade emocional, mania, depressão, psicose, delirium, confusão, desorientação, distúrbios do sono, acatisia, déficit de memória, pseudotumor cerebral

nutricional, praticar atividades físicas, evitar contatos com pessoas doentes, não receber vacinas de vírus vivos e utilizar antibióticos precocemente aos primeiros sinais de infecção.[47] Também seria importante a realização de tratamento anti-helmíntico, sendo a ivermectina a droga de escolha.[48] Para qualquer paciente em que se inicie tratamento com GC e que haja previsão de manutenção por um período maior ou igual a três meses deverá ser feita investigação quanto à possibilidade de fratura no futuro. Essa investigação inclui a pesquisa de outros fatores de risco concomitantes, como tabagismo, alcoolismo, história de quedas frequentes e baixo índice de massa corporal, bem como a realização de densitometria óssea e dosagem de vitamina D.

Todos os pacientes que usarem qualquer dose de GC sistêmicos, com duração prevista de três meses ou mais, devem receber como profilaxia diariamente cálcio (1.200 mg/dia) e vitamina D (800 UI/dia) através de dieta e/ou suplementos.[49] Nos casos de corticoterapia associada ao uso de anti-inflamatórios não esteroidais (AINEs) ou anticoagulantes, assim como em idosos ou pessoas com antecedentes de doença ulcerosa péptica, é recomendada profilaxia com inibidor de bomba de prótons ou bloqueadores H_2.[50]

Desmame

O tratamento com GC deve ser retirado gradualmente a partir do momento em que se atinge o benefício terapêutico máximo, se um resultado inadequado for obtido mesmo com o tratamento otimizado ou na presença de efeitos colaterais graves e não controláveis. A diminuição da dose da medicação deve ser cuidadosa, a fim de evitar reativação da doença subjacente ou ocorrência de insuficiência adrenal, resultante da supressão do eixo hipotalâmico-hipofisário-adrenal. A insuficiência adrenal é mais comum nos pacientes em uso de prednisona 20 mg/dia ou dose equivalente por mais de três semanas.

A suspensão da medicação deve ser imediata nos casos de psicose induzida pelo corticosteroide e sem resposta a antipsicóticos e nos casos de úlcera corneana de etiologia herpética.

Quando a medicação foi usada por menos de três semanas, independentemente da dose utilizada, o tratamento pode ser suspenso sem necessidade de desmame gradual.

Podemos classificar os pacientes de acordo com o risco de desenvolvimento de insuficiência adrenal em:

- provável: dose diária de prednisona de 20 mg/dia por mais de 3 semanas, dose noturna $\geq$ 5 mg de prednisona por algumas semanas ou aparência cushingoide;
- improvável: uso de corticoide por menos de três semanas ou dose $\leq$ 10 mg/dia de prednisona em dias alternados;
- incerto: dose entre 10-20 mg/dia de prednisona por mais de três semanas ou qualquer paciente em uso de dose < 10 mg/dia de prednisona por algumas semanas (exceto à noite)

O desmame deve ser realizado em pacientes que têm risco provável ou incerto.

Existem vários esquemas diferentes de desmame, porém não há evidência consistente que dê preferência a um deles em detrimento dos demais. A dose pode ser diminuída em 10 a 20% a cada uma a duas semanas. Não há recomendação até o momento de realizar esquema em dias alternados durante o desmame.

Na hipótese de surgirem manifestações importantes (nefrite, hemólise, vasculite, etc.) e que potencialmente possam causar risco à vida, orienta-se retornar para a dose original antes do desmame.

REFERÊNCIAS BIBLIOGRÁFICAS

1. Dluhy RG, Newmark SR, Lauler DP, et al. Pharmacology and chemistry of adrenal glucocorticoids. In: Steroid therapy, Azarnoff DL. (Ed), WB Saunders, Philadelphia 1975. p.1.
2. Christy NP. Principles of systemic corticosteroid therapy in nonendocrine disease. In: Current Therapy in Endocrinology and Metabolism, 3rd Ed, Bardin CW (Ed), BC Decker, New York 1988. p.104.
3. Schimmer BP, Parker KL. Adenocorticotropic hormone: adrenocorticoidal steroids and their sintethic analogs; inhibitors of the synthesis and actions of adrenocortical hormones. In: The pharmacological basis of therapeutics. Ed: Hardman JG, Limbird LE, Molinoff PB, et al. 9th ed. New York: McGraw-Hill, 1996:1459-1486.
4. Yokoyama H, Takabatake T, Takaeda M, et al. Up-regulated MHC-class II expression and gamma-IFN and soluble IL-2R in lupus nephritis. Kidney Int 1992; 42:755.
5. Whitworth JA, Stewart PM, Burt D, et al. The kidney is the major site of cortisone production in man. Clin Endocrinol (Oxf) 1989; 31:355.
6. Stocco DM, Clark BJ. Regulation of the acute production of steroids in steroidogenic cells. Endocr Rev 1996; 17:221.
7. White PC, New MI, Dupont B. HLA-linked congenital adrenal hyperplasia results from a defective gene encoding a cytochrome P-450 specific for steroid 21-hydroxylation. Proc Natl Acad Sci U S A 1984; 81:7505.
8. Sugawara T, Saito M, Fujimoto S. Sp1 and SF-1 interact and cooperate in the regulation of human steroidogenic acute regulatory protein gene expression. Endocrinology 2000; 141:2895.
9. Rhen T, Cidlowski JA. Antiinflammatory action of glucocorticoids--new mechanisms for old drugs. N Engl J Med 2005; 353:1711.
10. Tobler A, Meier R, Seitz M, et al. Glucocorticoids downregulate gene expression of GM-CSF, NAP-1/IL-8, and IL-6, but not of M-CSF in human fibroblasts. Blood 1992; 79:45.
11. Fauci AS, Murakami T, Brandon DD, et al. Mechanisms of corticosteroid action on lymphocyte subpopulations. VI. Lack of correlation between glucocorticosteroid receptors and the differential effects of glucocorticosteroids on T-cell subpopulations. Cell Immunol 1980; 49:43.
12. Cupps TR, Fauci AS. Corticosteroid-mediated inmunoregulation in man. Immunol Rev 1982;65:133-55.
13. Meagher LC, Cousin JM, Seckl JR, et al. Opposing effects of glucocorticoids on the rate of apoptosis in neutrophilic and eosinophilic granulocytes. J Immunol 1996; 156:4422
14. Nagase H, Miyamasu M, Yamaguchi M, et al. Glucocorticoids preferentially upregulate functional CXCR4 expression in eosinophils. J Allergy Clin Immunol 2000; 106:1132.
15. Gerlag DM, Haringman JJ, Smeets TJ, et al. Effects of oral prednisolone on biomarkers in synovial tissue and clinical improvement in rheumatoid arthritis. Arthritis Rheum 2004; 50:3783.

16. Paliogianni F, Ahuja SS, Balow JP, et al. Novel mechanism for inhibition of human T cells by glucocorticoids. Glucocorticoids inhibit signal transduction through IL-2 receptor. J Immunol 1993; 151:4081.
17. Fauci AS, Dale DC, Balow JE. Glucocorticosteroid therapy: mechanisms of action and clinical considerations. Ann Intern Med 1976; 84:304.
18. Butler WT, Rossen RD. Effects of corticosteroids on immunity in man. Decreased serum IgG concentration caused by 3 or 5 days of high doses of methylprednisolone. J ClinInvest 1973;52:2629-40.
19. Schleimer RP, Freeland HS, Peters SP, et al. An assessment of the effects of glucocorticoids on degranulation, chemotaxis, binding to vascular endothelium and formation of leukotriene B4 by purified human neutrophils. J Pharmacol Exp Ther 1989; 250:598.
20. Hogan MM, Vogel SN. Inhibition of macrophage tumoricidal activity by glucocorticoids. J Immunol 1988;140:513-9
21. Park SK, Beaven MA. Mechanism of upregulation of the inhibitory regulator, src-like adaptor protein (SLAP), by glucocorticoids in mast cells. Mol Immunol 2009; 46:492.
22. Fedor ME, Rubinstein A. Effects of long-term low-dose corticosteroid therapy on humoral immunity. Ann Allergy Asthma Immunol 2006; 97:113.
23. Lack G, Ochs HD, Gelfand EW. Humoral immunity in steroid-dependent children with asthma and hypogammaglobulinemia. J Pediatr 1996; 129:898.
24. Kubiet MA, Gonzalez-Rothi RJ, Cottey R, et al. Serum antibody response to influenza vaccine in pulmonary patients receiving corticosteroids. Chest 1996; 110:367.
25. Spies CM, Strehl C, van der Goes MC, et al. Glucocorticoids. Best Pract Res Clin Rheumatol. 2011 Dec;25(6):891-900.
26. Van Staa TP, Leufkens HG, Abenhaim L, et al. Use of oral corticosteroids and risk of fractures. J Bone Miner Res 2000; 15:993.
27. Allen DB, Julius JR, Breen TJ, et al. Treatment of glucocorticoid-induced growth suppression with growth hormone. National Cooperative Growth Study. J Clin Endocrinol Metab 1998; 83:2824.
28. Lester RS. Corticosteroids. Clin Dermatoln1989;7:80-97.
29. Ng PC, Fok TF, Wong GW, et al. Pituitary-adrenal suppression in preterm, very low birth weight infants after inhaled fluticasone propionate treatment. J Clin Endocrinol Metab 1998; 83:2390.
30. Ballard PL. Delivery and transport of glucocorticoids to target cells. In: Glucocorticoid Hormone Action, Baxter JD, Rousseau GG (Eds), Springer-Verlag, Berlin 1979. p.25.
31. Brooks PM, Needs CJ. The use of antirheumatic medication during pregnancy and in the puerperium. Rheum Dis Clin North Am 1989; 15:789.
32. Zager PG, Spalding CT, Frey HJ, et al. Dialysance of adrenocorticoids during continuous ambulatory peritoneal dialysis. J Clin Endocrinol Metab 1988; 67:110.
33. Frey FJ, Frey BM. Altered plasma protein-binding of prednisolone in patients with the nephrotic syndrome. Am J Kidney Dis 1984; 3:339.
34. Jobe AH, Soll RF. Choice and dose of corticosteroid for antenatal treatments. Am J Obstet Gynecol 2004; 190:878.
35. Renner E, Horber FF, Jost G, et al. Effect of liver function on the metabolism of prednisone and prednisolone in humans. Gastroenterology 1986; 90:819.
36. Ost L, Wettrell G, Björkhem I, et al. Prednisolone excretion in human milk. J Pediatr 1985; 106:1008.
37. Seidegard J, Simonsson M, Edsbacker S. Effect of an oral contraceptive on the plasma levels of budesonide and prednisolone and the influence on plasma cortisol. Clin PharmacolTher 2000;67:373-81.
38. Czock D, Keller F, Rasche FM, et al. Pharmacokinetics and pharmacodynamics of systemically administered glucocorticoids; Clin Pharmacokinet 2005; 44:61. Vernardet S, Bleyzac N, Belkacem A, et al. Cyclosporine - Corticosteroide drug interaction study using a pharmacokinetic population model. J Pharmacie Clinique 2004;23:235-240.
39. Pisani F, Perucca E, Di Perri R. Clinically relevant anti-epileptic drug interactions. J Int Med Res 1990;18:1-15.
40. Grange JM, Winstanley PA, Davies PD. Clinically significant drug interactions with antituberculosis agents. Drug Saf 1994;11:242-5.
41. Costedoat-Chalumeau N, Amoura Z, Wechsler B, et al. Interactions between corticosteroids and oral anticoagulants: a real problem. Rev Med Interne 2001;22:8-10.
42. Upton RA. Pharmacokinetic interactions between theophylline and other medication: Part I). Clin Pharmacokinet 1991;20:66-80.
43. Da Silva JA, Jacobs JW, Kirwan JR, et al. Safety of low dose glucocorticoid treatment in rheumatoid arthritis: published evidence and prospective trial data. Ann Rheum Dis 2006; 65:285.
43. Werth VP. Systemic Glucocorticoids. In: Fitzpatrick's Dermatology in General Medicine. Ed: Freedberg IM et al. 6 th ed. New York: McGraw-Hill, 2003:2381-2388.
44. Hijjar MA. Consenso sobre tuberculose. J Pneumol 1997;23(6):334-335.
45. Valente O, Atallah AN. Efeitos Metabólicos e Manuseio Clínico dos Corticosteroides. In: Atualização terapêutica: manual prático de diagnóstico e tratamento. Prado FC, et al. 20ª ed. São Paulo: Artes Médicas, 2001:1521-1523.
46. Nozais JP, Thellier M, Datry A, et al. Disseminated strongyloidiasis. Presse Med. 2001;30:813-8.

47. Grossman JM, Gordon R, Ranganath VK, et al. American College of Rheumatology 2010 recommendations for the prevention and treatment of glucocorticoid-induced osteoporosis. Arthritis Care Res (Hoboken) 2010; 62:1515.
48. Helin-Salmivaara A, Huuppenen R, Virtanen A, et al. Frequent prescribing of drugs with potential gastrointestinal toxicity among continuous users of non-steroidal anti-inflammatory drugs. Eur J Clin Pharmacol 2005; 61:425-31.

Capítulo **29**

Corticosteroide Tópico Nasal – Mecanismo de Ação, Farmacocinética e Farmacodinâmica, Características e Apresentações

Dirceu Solé

Introdução

Por regularem vários processos fisiológicos e terem interação significativa com o sistema imunológico, os corticosteroides (CE), na atualidade, são indispensáveis para o tratamento de ampla variedade de doenças inflamatórias.[1] O uso dos CE por via sistêmica, em geral, pode associar-se a efeitos adversos, no entanto, a sua administração sob a forma inalada (CEI) ou tópica nasal (CEN) reduz em muito tais efeitos e desempenham papel crucial no tratamento da asma e da rinite alérgica.[2,3]

Os CEN são os principais agentes anti-inflamatórios empregados no tratamento da rinite alérgica (RA), sobretudo nas suas formas mais intensas.[4] Os CEN, além de atuarem na fase aguda, diminuem o recrutamento e o influxo de células inflamatórias aos tecidos e inibem a secreção de mediadores pró-inflamatórios (interleucinas) durante a fase tardia da resposta inflamatória, reduzindo a obstrução nasal, o prurido, os espirros e a rinorreia, com melhora na qualidade de vida dos pacientes.[4]

O aumento do uso de CEN no manejo de pacientes com RA reflete sua eficácia, tolerabilidade e segurança. Nos últimos anos, novas moléculas de CEN foram desenvolvidas com o objetivo de se obter drogas mais potentes, com menor biodisponibilidade e melhor perfil de segurança.[5,6]

Atualmente, são sete os CEN aprovados para o manejo da RA em nosso meio: acetonida de triancinolona (AT), budesonida (BU), dipropionato de beclometasona (DPB), propionato de fluticasona (PF), furoato de mometasona (FM), furoato de fluticasona (FF) e ciclesonida (CI) (Figura 29.1).

A atividade de uma droga depende de suas características farmacocinéticas e farmacodinâmicas. A farmacocinética determina a relação concentração-tempo no local da atuação (concentração da droga no receptor). A farmacodinâmica determina a relação entre a concentração da droga e seus efeitos clínicos. É necessária a combinação desses dois parâmetros para a determinação do efeito global da droga no tempo.

Neste capítulo serão revisados os mecanismos moleculares de ação dos corticosteroides, as principais características farmacodinâmicas e farmacocinéticas dos de uso tópico nasal, assim como características dos compostos disponíveis para uso clínico.

Mecanismos Moleculares de Ação dos Corticosteroides

A ação anti-inflamatória do CE é decorrente da sua ligação aos receptores de glicocorticoides (RG) presentes no citoplasma. O CE tem capacidade de se difundir no citosol através das membranas celulares e assim se liga ao receptor. Esses RG encontram-se inativos no citoplasma geralmente ligados a proteínas transportadoras tais como a do choque térmico 90-kDa (proteínas hsp90) e proteína ligante de FK que o protegem e impedem que ele seja

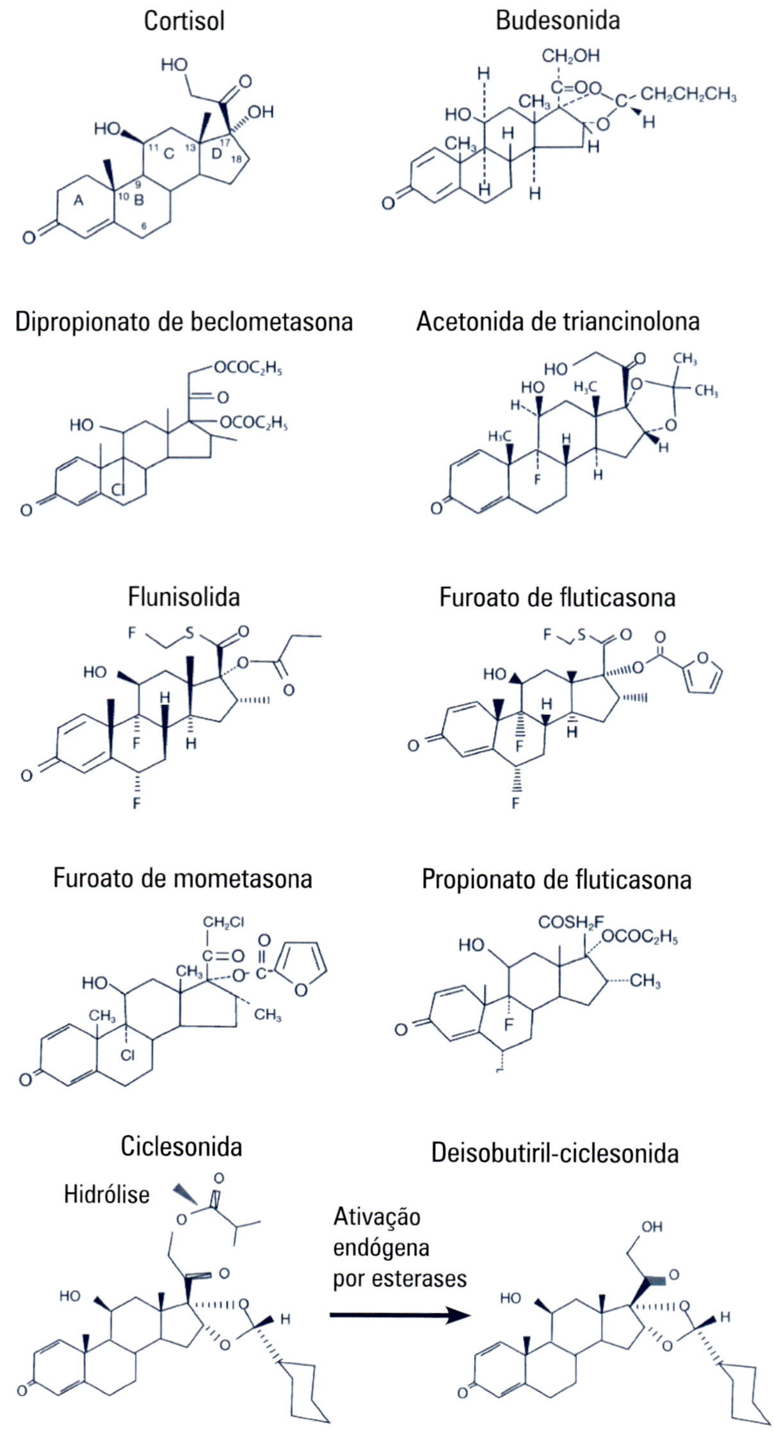

Figura 29.1 – Estrutura química dos corticosteroides tópicos nasais.

confinado ao núcleo.[7] Uma vez ligados ao GR, CE sofrem alterações estruturais que levam à dissociação de proteínas transportadoras, expondo sinais de localização nuclear de RG. Isso resulta em transporte rápido do complexo CE/GR para o núcleo, onde ele se liga a sequências específicas de DNA na região promotora do gene (GRE). Depois de se ligarem ao DNA, CE pode promover ou inibir a expressão gênica por meio de processos denominados transativação e transrepressão, respectivamente. Por exemplo, CE transativa o gene do receptor beta-2 adrenérgico, o gene da lipocortina-1, o da interleucina (IL) -10, e o inibidor do NF-kβ (Ikβ-α) gerando ações anti-inflamatórias. CE também promove a síntese de duas proteínas que afetam a via de transdução de sinal inflamatório: proteína leucina *zipper* induzida por glicocorticoides (GILZ), que inibe NF-kβ e AP-1(8) e MAP quinase fosfatase-1 (MKP-1), que inibe p38 MAP cinase. Enquanto isso, a maioria dos genes que são transativados por CE são susceptíveis de serem envolvidos em efeitos secundários, incluindo hipertensão, edema, hipocalemia, glaucoma, e diabetes.[9] Por mecanismo de transrepressão, CE "inibe" a ação de fatores de transcrição AP-1 e NF-kβ diminuindo a produção de mediadores inflamatórios, possivelmente pela inibição da acetilação das histonas (HAT).[10] Em doenças inflamatórias, há aumento na atividade HAT e diminuição na atividade de desacetilação da histona (HDAC), que é restaurada pelo tratamento com CE. CE inibem células envolvidas na reação inflamatória por inibirem a transcrição de várias citocinas e quimocinas que são relevantes para doenças inflamatórias, incluindo IL-1β, TNF-α, GM-CSF, IL-4, IL-5, IL-8, e eotaxina[11] (Quadro 29.1). Esse é o principal mecanismo de ação do CE em doenças inflamatórias, não apenas pelo bloqueio da síntese de citocinas, como também do seu efeito inibidor da síntese de receptores de citocinas, tais como o receptor de IL-2. Por haver participação do genoma do indivíduo na gênese desse mecanismo, ele é denominado de efeito genômico.

Em geral, após a entrada do CE na célula, podem transcorrer horas ou mesmo dias para que quantidades significativas de novas proteínas sejam produzidas e haja repercusão clínica. Isso explica o atraso de seis a 12 horas (demonstrado por estudos clínicos) para se detectar a ação benéfica do CE sistêmico.[12] Mais recentemente, contudo, tem sido demonstrado que o CE tem efeitos biológicos que são independentes do processo de transcrição gênica.[13] Pesquisa recente tem se centrado sobre os efeitos não genéticos de CE inalados nas vias aéreas, mais particularmente sobre o fluxo sanguíneo da mucosa tanto de pacientes com asma quanto indivíduos saudáveis.[14] CE também tem sido documentado como capaz de diminuir agudamente o prurido nasal em pacientes com rinite alérgica.[15] Acredita-se que esses efeitos rápidos (segundos ou minutos) sejam iniciados por interações específicas com RG ligados à membrana ou ao citoplasma, ou por interações não específicas com a membrana celular.[16] Esses estudos mostram haver aumento significativo no fluxo sanguíneo da mucosa em pacientes com asma em comparação a indivíduos saudáveis, e que o CEI reduz o fluxo sanguíneo na mucosa por conta de vasoconstrição[17] aumentando a ação da norepinefrina durante sinapse entre terminações simpáticas e células musculares lisas na vasculatura da mucosa.[18]

Assim, o CE teria efeito duplo sobre o paciente alérgico. Em particular, o efeito não genômico ocorre em minutos, é transitório, depende da dose administrada, e é proporcional ao nível de hiperperfusão inicial. Além das propriedades imunossupressora e anti-inflamatória, CE promove a diferenciação de células T reguladoras (CD25+CD4+) por mecanismo dependente de FOXP3. As células T reguladoras CD25+CD4+ representam uma população de linfócitos capaz de suprimir a resposta imunológica. O marcador FOXP3 está relacionado à expressão da IL-10, citocina anti-inflamatória, e é um marcador da ativação de células T reguladoras.[19]

Quadro 29.1 – Efeitos dos corticosteroides sobre células inflamatórias[20]

Células afetadas	Efeito do corticosteroide
Linfócitos T	Redução do número circulante, apoptose Inibição de: • Ativação do linfócito T • Produção de IL-2 • Geração de receptor para IL-2 • Produção de IL-4 • Proliferação induzida por antígeno
Eosinófilos	Redução do número circulante, apoptose Redução da contagem de células epiteliais e mucosas Redução do influxo na resposta de fase tardia Redução do conteúdo e liberação de histamina
Mastócitos/basófilos	Redução do número circulante Redução do influxo na resposta de fase tardia Redução de mediadores derivados do mastócito após desencadeamento Redução do conteúdo e liberação de histamina
Neutrófilos	Redução de influxo após desencadeamento
Macrófagos/monócitos	Redução número circulante Inibição da liberação de: • IL-1 • Interferon-γ • TNF-α • GM-CSF

Farmacodinâmica e Farmacocinética

Farmacodinâmica

A farmacodinâmica de um fármaco determina a relação entre sua concentração e os efeitos clínicos. Como o mesmo RG media todos os efeitos dos CE, teoricamente a resposta qualitativa decorrente da ocupação do RG é semelhante para todos os CEN. Portanto, a farmacodinâmica dos CEN depende basicamente de sua afinidade pelo RG. Vários são os métodos para determinar essa afinidade de ligação ao RG. A comparação com a da dexametasona (= 100) tem sido a mais empregada. Assim, quanto maior a afinidade de ligação ao RG, menor será a dose de CEN necessária para determinar efeito clínico. Assim, para assegurar efeitos equivalentes, as diferenças de afinidade pelo RG podem ser compensadas pelo controle da dose no local de ligação ao RG. As maiores afinidades de ligação ao RG associam-se a alguns dos mais novos compostos: FF, MF, FP e CI (Tabela 29.1).

Como a farmacodinâmica dos CEN depende apenas de suas afinidades relativas de ligação ao RG e como essas diferenças podem ser controladas por ajustes nas doses, as maiores diferenças entre os CE tópicos são devidas às suas propriedades farmacocinéticas (Tabela 29.1).[21]

Farmacocinética

São aspectos importantes referentes à farmacocinética dos CEN: lipofilia, biodisponibilidade, *clearance*, volume de distribuição, meia-vida, tempo de permanência nos tecidos, conjugação lipídica, ligação proteica e se o CE em questão trata-se de droga biologicamente ativa ou se é uma pró-droga.

Tabela 29.1 – Características farmacodinâmicas dos corticosteroides tópicos nasais[21,22]

Corticosteroide tópico nasal	Biodisponibilidade sistêmica[22]	Afinidade RG em relação à dexametasona[22]	Potência baseada no branqueamento da pele[23]
Ciclesonida	≤ 0,1%	1.212	
Furoato de mometasona	≤ 0,1%	2.244	3,0
Furoato de fluticasona	0,55%	2.989	
Propionato de fluticasona	1-2%	1.775	5,0
Budesonida	30-40%	855	1,5
Dipropionato de beclometasona	40-50%	1.345	2,0
Acetonida triancinolona	40-50%	233	0,4
Flunisolida	50%	177	0,5

É importante enfatizar as diferenças entre os metabolismos dos diferentes CEN. DPB e CIC são pró-droga, não são ativos em sua forma nativa e são ativados após reação metabólica. DPB é metabolizado a 17-monopropionato de beclometasona (MPB), MPB-21 e beclometasona. 17-MPB tem a maior afinidade pelo RG e circula em concentrações maiores no soro em comparação aos demais metabólitos.[24] CIC é ativada após ser clivada por esterase específica presente na mucosa nasal, o que garante menos efeitos adversos.[25] A seguir conjuga-se com ácidos graxos o que lhe permite liberação lenta e sustentada. É um pró-fármaco sem atividade direta e baixa afinidade para RG. A CIC ativada (des-CIC) é rapidamente metabolizada e transformada em produto inativo.[25]

Lipofilia

Para os CEN, ter grau elevado de lipofilia representa ser pouco solúvel em água na mucosa nasal e, portanto possibilitar que maior quantidade de droga seja "varrida" pelo transporte mucociliar antes do acesso aos RG.[26] Isso pode reduzir a eficácia anti-inflamatória no nariz (repercussão clínica?), mas pode também reduzir a probabilidade de absorção sistêmica a partir da mucosa nasal. Em ordem decrescente de lipofilia temos: FM > PF > BU > AT.[27]

Absorção e biodisponibilidade

Além da lipofilia, a exposição sistêmica de um CEN é também dependente da biodisponibilidade oral e local e de sua inativação na primeira passagem pelo fígado. Após a administração nasal, a droga pode entrar na circulação sistêmica por absorção local direta na mucosa nasal ou pela porção do CEN que é deglutida.

Grande proporção de droga administrada via nasal é rapidamente deglutida (70%), tornando-se possível sua absorção pelo trato gastrintestinal. Na primeira passagem pelo fígado, a maior porção dessa droga absorvida será inativada em quantidades diferentes a depender do composto, mas a absorção direta que ocorre pela mucosa nasal (30%) não conta com a proteção do mecanismo de inativação hepática. Assim, a biodisponibilidade total é decorrente da somatória da local (nasal) e a oral e espera-se do CEN ideal que tenha a maior razão entre atividade local e a sistêmica.[28]

As taxas de absorção sistêmica são maiores entre os compostos relativamente mais antigos, como DPB,[29] devido à menor inativação pelo fígado (Tabela 29.2). Para a BU, a exposição sistêmica é primariamente devida à absorção pela mucosa nasal.[30] Os produtos mais novos, PF e FM são quase totalmente inativados na primeira passagem pelo fígado, contribuindo para uma absorção sistêmica muito baixa.[31]

Volume de distribuição

Drogas que são primariamente presentes nos tecidos apresentam baixas concentrações séricas e, portanto têm grandes volumes de distribuição, como é o caso do PF. Um volume de distribuição grande indica boa penetração tecidual (Tabela 29.2).[29]

Tabela 29.2 – Comparação de parâmetros farmacodinâmicos e farmacocinéticos de corticosteroides tópicos nasais[21,25,32]

Parâmetros	DPB/MPB	BU	PF	CIC/desCIC	FM	FF
Afinidade ligação receptor	53/1.345	935	1.800	12/1.200	2.235	2.989
Biodisponibilidade	<1%/26%	11%	< 1%	< 1%/ < 1%	< 1%	< 1%
Vd, L	20/424	183	318	207/897	1.080	608
Clearance, L/h	15/120	84	69	152/228	53,5	59
t1/2, h	0,5/2,7	2,8	7,8	0,36/3,4	4,5	10
Lipofilicidade	Mod/alta	Baixa	Alta	Mto alta/mto alta	Mto alta	Mto alta
Ligação proteica/ fração livre	87%/13%	88%/12%	90%/10%	99%/1%	98%/2%	99%/1%

DPB: dipropionato de beclometasona; MPB: monopropionato de beclometasona; BUD: budesonida; PF: propionato de fluticasona; CIC: ciclesonida; FM: furoato de mometasona; $t^{1/2}$: meia vida; Vd: volume de distribuição; Mod/alta: moderada à alta; Mto alta: muito alta.

Meia-vida/Clearance

Meia-vida é o tempo necessário para que a concentração da droga caia 50%. Fármacos com *clearance* alto têm meias-vidas curtas e os com grandes volumes de distribuição apresentam meias-vidas maiores.[29] Outra forma de se mensurar o tempo que, por exemplo, um CEI permanece no pulmão, é pelo cálculo da porcentagem de absorção da droga pelo tempo (Tabela 29.3).

Tabela 29.3 – Concentrações de glicorticosteroides (C, mcg/mL) em sobrenadante aquoso de drogas em suspensão disponíveis comercialmente para aplicação tópica nasal[34]

Composto	Ligação não específica (%)	C sem ligação não específica	C com ligação não específica	Solubilidade em água (37ºC; MCG/ML)
Acetonido triancinolona	5	26,9±0,5	28,2±0,5	21,0 a 25,5
Budesonida	6	52,4±1,7	55,9±1,9	14,0 a 20,9
Propionato defluticasona	57	0,048±0,004	0,111±0,010	<0,1 a 0,14
Furoato de mometasona	73	0,016±0,002	0,060±0,006	<0,1
Furoato de fluticasona	65	0,019±0,001	0,055±0,004	ND

Os valores das concentrações são em média e desvio padrão de cinco experimentos, calculados com e sem correção para ligação não específica; a ligação não específica é a média de três experimentos. As concentrações de cada glicocorticosteroide foram comparadas às relatadas para a solubilidade do composto em água a 37ºC. ND: não detectável.

Conjugação lipídica/proteica

A conjugação lipídica é parâmetro importante na avaliação da farmacocinética dos CEI/CEN. O CE conjugado ao lipídeo é retido na célula e não é absorvido à circulação sistêmica. A distinção entre conjugação lipídica e lipofilia é importante. Drogas com alta lipofilia frequentemente apresentam grau elevado de ligação inespecífica a lipídeos e proteínas, o que resulta em sua maior distribuição nos tecidos. Como resultado de um volume de distribuição grande, drogas como o PF que têm alta lipofilia, também têm meia-vida longa. A ligação a proteínas é importante porque somente as moléculas livres de CE podem interagir com RG; as moléculas ligadas a proteínas são inativas. DPB, BU e PF apresentam porcentagens similares de droga livre (~10%), Tabela 29.2.

Características

Potência

A diversidade de CEN faz com que dúvidas sobre qual deles seria o melhor aconteçam com frequência. Entretanto, a comparação da potência absoluta desses CEN é difícil de ser realizada e, na maioria das vezes, é obtida de forma indireta além de não haver estudos que os compare simultaneamente. A potência do CE ou sua habilidade para produzir uma resposta farmacológica baseia-se em sua potência relativa, determinada por várias medidas, como o teste cutâneo de vasoconstrição (*Human skin blanching – Mckenzie assay*), que compara a capacidade vasoconstritora do CE na pele com a dexametasona[21] ou pela afinidade de ligação ao RG. Por esse método, a ordem decrescente de potência é: FF > FM > PF > DPB > CIC > BU > AT[33] (Tabela 29.3). Não há evidências de associação linear entre a potência do CEN e a resposta clínica. Embora alta potência tópica nasal seja desejada, a possibilidade dessa alta potência atuar em outros locais, teoricamente, aumenta o risco de efeitos adversos sistêmicos, uma vez que os RG são semelhantes em todo o organismo.

Estudos compararam algumas propriedades farmacocinéticas de FF, AT, BU, PF e FM quando empregados em doses habitualmente recomendadas. Determinaram a solubilidade desses compostos quando em contato com fluído nasal humano, artificial ou não, persistência na mucosa nasal, além da capacidade de inibir a liberação de IL-8, citocina pró-inflamatória, em ensaio *in vitro* com amostras de mucosa nasal humana, extensamente lavadas com salina após a aplicação tópica de cada um dos CEN avaliados.[34]

Embora a solubilidade aquosa dos CE seja baixa, a fração do FF dissolvida no fluido nasal humano foi a menor entre os CEN estudados (BU > AT > PF > FM > FF). A maior persistência no tecido nasal foi da FF, seguida pelo PF > FM > BU > AT. Após lavagem intensa das amostras de tecido nasal, todos os compostos inibiram a liberação de IL-8 tendo sido documentado com o FF a maior atividade bloqueadora (Tabela 29.3).[34]

Segurança

O CEN ideal deve não apenas ser efetivo, mas seguro, isto é, apresentar um alto índice terapêutico (35). O uso de CEN tem sido associado a efeitos adversos locais, como: epistaxe (5-10% dos pacientes), ressecamento de mucosa e sensação de queimação local.

A recomendação geral é de que o jato de *spray* seja dirigido para a parede nasal lateral, oposta ao septo nasal. Devemos observar a falta de tolerância de alguns pacientes ao preservativo utilizado nas preparações tópicas de CEN; entre eles o mais utilizado é o cloreto de benzalcônio (Tabela 29.4) e tem sido associado a retardo no transporte mucociliar.[36] Por questões de segurança, a forma ideal de apresentação dos CEN é por bombas nebulizadoras que mantenham o produto estéril sem a necessidade do uso de preservativos.

Tabela 29.4 – Corticosteroides tópicos nasais: principais formulações comerciais[5,40,41,42]

	Ciclesonida	Budesonida	Propionato fluticasona	Furoato de mometasona	Furoato de fluticasona
Osmolaridade	Hipotônica	Isotônica	Isotônica	Isotônica	Isotônica
Volume do jato	70 μL	100 μL	100 μL	100 μL	50 μL
Cloreto benzalcônio	Não	Não	Sim	Sim	Sim
Sorbato de potássio	Sim	Sim	Não	Não	Não
Álcool	Não	Não	Sim	Não	Não
Polissorbato	Não	Sim	Sim	Sim	Sim
Pró-droga	Sim	Não	Não	Não	Não

Efeitos colaterais sistêmicos decorrentes do tratamento com CEN são muito raros: supressão do eixo hipotálamo-hipófise-adrenal,[37] retardo do crescimento (duvidoso),[38,39] catarata, glaucoma, alterações metabólicas e de comportamento. Por outro lado, faz-se necessária a consideração do impacto de doses cumulativas de CEN e CEI, administrados ao mesmo paciente. Vale também ressaltar que outros CE, que não os originalmente listados para uso tópico nasal em crianças, não devem ser usados pelo risco de efeitos adversos. Um exemplo é a prescrição de dexametasona para uso tópico nasal. Esse corticosteroide tem baixíssima afinidade de ligação ao receptor e sua atuação vai ocorrer pela porção deglutida, ou seja, ação sistêmica, com grande possibilidade de efeitos adversos.

Apresentações

A Tabela 29.4 sumariza as principais características das diferentes formulações de CEN disponíveis para uso clínico. Há indícios de que preparações contendo propilenoglicol e cloreto de benzalcônio (conservantes) podem resultar em irritação local na mucosa e disfunção ciliar, respectivamente. Com relação aos efeitos adversos sistêmicos, vão ocorrer de acordo com a dose utilizada e dependendo da farmacocinética do produto, como exposto anteriormente.

REFERÊNCIAS BIBLIOGRÁFICAS

1. Barnes PJ. How corticosteroids control inflammation: Quintiles Prize Lecture1. Barnes PJ. How corticosteroids control inflammation: Quintiles Prize Lecture 2005. Br J Pharmacol. 2006;148:245-54.
2. Allen DB. Safety of inhaled corticosteroids in children. Pediatr Pulmonol. 2002;33:208-20.
3. Allen DB. Effects of inhaled steroids on growth, bone metabolism, and adrenal function. Adv Pediatr. 2006;53: 101-10.
4. Brozek JL, Bousquet J, Baena-Cagnani CE, et al. Allergic Rhinitis and its Impact on Asthma (ARIA) guidelines: 2010 revision. J Allergy Clin Immunol. 2010;126:466-76.
5. Blaiss MS. Safety update regarding intranasal corticosteroids for the treatment of allergic rhinitis. Allergy Asthma Proc. 2011;32:413-8.
6. Meltzer EO. The role of nasal corticosteroids in the treatment of rhinitis. Immunol Allergy Clin North Am. 2011;31:545-60.
7. Wu B, Li P, Liu Y, et al. 3D structure of human FK506-binding protein 52: implications for the assembly of the glucocorticoid receptor /Hsp90/immunophilin heterocomplex. Proc Natl Acad Sci U S A. 2004;101:8348-53.
8. Mittelstadt PR, Ashwell JD. Inhibition of AP-1 by the glucocorticoid-inducible protein GILZ. J Biol Chem. 2001;276:29603-10.
9. Buttgereit F, Burmester GR, Lipworth BJ. Optimised glucocorticoid therapy: the sharpening of an old spear. Lancet. 2005;365:801-3.
10. Barnes PJ. How corticosteroids control inflammation: Quintiles Prize Lecture 2005. Br J Pharmacol. 2006;148:245-54.

11. Barnes PJ. Anti-inflammatory actions of glucocorticoids: molecular mechanisms. Clin Sci (Lond). 1998;94:557-72.
12. Rodrigo GJ, Rodrigo C. Corticosteroids in the emergency department therapy of adult acute asthma treatment: an evidence-based evaluation. Chest. 2002;121:1977-87.
13. Wanner A, Horvath G, Brieva JL, et al. Nongenomic actions of glucocorticoids on the airway vasculature in asthma. Proc Am Thorac Soc. 2004;1:235-8.
14. Mendes ES, Pereira A, Danta I, et al. Comparative bronchial vasoconstrictive efficacy of inhaled glucocorticosteroids. Eur Respir J. 2003;21:989-93.
15. Tillmann HC, Stuck BA, Feuring M, et al. Delayed genomic and acute nongenomic action of glucocorticosteroids in seasonal allergic rhinitis. Eur J Clin Invest. 2004;34:63-73.
16. Rodrigo GJ. Rapid effects of inhaled corticosteroids in acute asthma. An evidence-based evaluation. Chest. 2006;130:1301-11.
17. Horvath G, Sutto Z, Torbati A, et al. Norepinephrine transported by the extraneuronal monoamine transporter in human bronchial arterial smooth muscle cells. Am J Physiol Lung Cell Mol Physiol. 2003;10:1152-8.
18. Horvath G, Wanner A. Inhaled corticosteroids: effects on the airway vasculature in bronchial asthma. Eur Respir J. 2006;27:172-87.
19. Karagiannidis C, Akdis M, Holopainen P, et al. Glucocorticoids upregulate FOXP3 expression and regulatory T cells in asthma. J Allergy Clin Immunol. 2004;114:1425-33.
20. Meltzer EO. The treatment of vasomotor rhinitis with intranasal corticosteroids. WAO Journal. 2009;2:168.
21. Cerasoli F Jr. Developing the ideal inhaled corticosteroid. Chest. 2006;13:54S-64S.
22. Derendorf H, Meltzer EO. Molecular and clinical pharmacology of intranasal corticosteroids: clinical and therapeutic implications. Allergy. 2008;63:1292-300.
23. McKenzie AW. Percutaneous absorption of steroids. Arch Dermatol. 1962;86:611-4.
24. Wurthwein G, Rohdewald P. Activation of beclomethasone dipropionate by hydrolysis to beclomethasone-17--monoproprionate. Biopharm Drug Dispos. 1990;11:381-94.
25. Kanniess F, Richter K, Bohme S, et al. Effect of inhaled ciclesonide on airway responsiveness to inhaled AMP, the composition of induced sputum and exhaled nitric oxide in patients with mild asthma. Pulm Pharmacol Ther. 2001;14:141-7.
26. Lipworth BJ, Jackson CM. Safety od inhaled and intranasal corticosteroids: lessons for the new millennium. Drug Saf. 2000;23:11-33.
27. Johnson M. Development of fluticasone propionate and comparison with other inhaled corticosteroids. J Allergy Clin Immunol. 1998;101:S434-9.
28. Derendorf H, Hochhaus G, Meibohm B, et al. Pharmacokinetics and pharmacodynamics of inhaled corticosteroids. J Allergy Clin Immunol. 1998;101:S440-6.
29. Allen DB, Bielory L, Derendorf H. Inhaled Corticosteroids Past Lessons and Future Issues. J Allergy Clin Immunol. 2003;112:1-4.
30. Edsbacker S, Andersson KE, Ryrfeldt A. Nasal bioavailability and systemic effects of the glucocorticoid budesonide in man. Eur J Clin Pharmacol. 1985;29:477-81.
31. Crim C, Pierre LN, Daley-Yates PT. A review of the pharmacology and pharmacokinetics of inhaled fluticasone propionate and mometasone furorate. Clin Ther. 2001;23:1339-54.
32. Humbert M. Ciclesonide: a novel inhaled corticosteroid. Expert Opin Investig Drugs. 2004;13:1349-60.
33. Foresi A. A comparison of the clinical efficacy and safety of intranasal fluticasone propionate and antihistamines in the treatment of rhinitis. Allergy. 2000;55:S12.
34. Baumann D, Bachert C, Högger P. Dissolution in nasal fluid, retention and anti-inflammatory activity of fluticasone furoate in human nasal tissue ex vivo. Clin Exp Allergy. 2009;39:1540-50.
35. Gupta R, Fonacier LS. Adverse Effects of Nonsystemic Steroids (Inhaled, Intranasal, and Cutaneous): a Review of the Literature and Suggested Monitoring Tool. Curr Allergy Asthma Rep. 2016;16:44
36. Rizzo JA, Medeiros D, Silva AR, et al. Benzalkonium chloride and nasal mucociliary clearance: a randomized, placebo-controlled, crossover, double-blind trial. Am J Rhinol. 2006;20:243-7.
37. Perry RJ, Findlay CA, Donaldson MD. Cushing's syndrome, growth impairment and occult adrenal suppression associated with intranasal steroids. Arch Dis Child. 2002;87:45-8.
38. Skoner D, Rachelefsky G, Meltzer EO, et al. Detection of growth suppression in children during treatment with intranasal beclomethasone dipropionate. Pediatrics. 2000;105:123-7.
39. Pedersen S. Assessing the effect of intranasal steroids on growth. J Allergy Clin Immunol. 2001;108(Suppl 1):40-4.
40. Meltzer EO. Introduction: how can we improve the treatment of allergic rhinitis? Allergy Asthma Proc. 2007;28(Suppl 1):S2-3.
41. Meltzer EO. Intranasal steroids: managing allergic rhinitis and tailoring treatment to patient preference. Allergy Asthma Proc. 2005;26:445-51.
42. Bachert C, El-Akkad T. Patient preferences and sensory comparisons of three intranasal corticosteroids for the treatment of allergic rhinitis. Ann Allergy Asthma Immunol. 2002;89:292-7.

Capítulo **30**

Corticosteroides Tópicos Nasais – Eficácia, Segurança e Efeitos Locais e Sistêmicos

Nelson Augusto Rosário Filho

Introdução

A rinite alérgica (RA) encontra-se entre as doenças mais prevalentes da atualidade, com expressivo impacto na saúde pública e na qualidade de vida dos pacientes. Como a RA é um processo inflamatório da mucosa nasal, o tratamento baseia-se principalmente em fármacos com propriedades anti-inflamatórias, como os corticosteroides tópicos nasais (CEN).[1,2]

Eficácia

Os efeitos dos CEN sobre os sintomas da RA dependem da atividade local do corticosteroide. Os CEN representam a classe de medicamentos mais eficazes para a RA e melhoram todos os sintomas. ARIA recomenda CEN como medicamentos de primeira escolha para RA moderada/grave. Podem, contudo, ser usados para forma intermitente moderada/grave e até em formas persistentes leves que não respondam a anti-histamínicos tópicos nasais ou orais.[2]

A atualização das recomendações clínicas do ARIA (*Allergic Rhinitis and Its Impact on Asthma*) seguindo a abordagem pelo GRADE, recomenda (recomendação forte) CEN para o tratamento da RA em adultos e sugere seu uso também em crianças com RA (evidências de qualidade moderada). Isso coloca o valor alto sobre a eficácia de CEN e valor baixo sobre efeitos adversos possíveis de sua utilização.[3] Os CEN disponíveis para uso clínico encontram-se na Tabela 30.1

Tabela 30.1 – Formulações de corticosteroides de uso tópico nasal*[7]

Corticosteroide	Dosagem e administração	Dose	Idade
Beclometasona	50 e 100 mcg/jato 1-2 jatos/narina 1-2×/dia	100-400 mcg/dia	> 6 anos
Budesonida	32, 64, 50 e 100 mcg/jato 1-2 jatos/narina 1×/dia	64-400 mcg/dia	> 4 anos
Propionato de Fluticasona	50 mcg/jato 1-2 jatos/narina 1×/dia	100-200 mcg/dia	> 4 anos
Mometasona	50 mcg/jato 1-2 jatos/narina 1×/dia	100-200 mcg/dia	> 2 anos
Triancinolona	50 mcg/jato 1-2 jatos/narina 1×/dia	110-440 mcg/dia	> 2 anos
Furoato de Fluticasona	27,5 mcg/jato 1-2 jatos/narina 1×/dia	55-110 mcg/dia	> 2 anos
Ciclesonida	50 mcg o jato 2 jatos/narina 1×/dia	200 mcg/dia	> 6 anos

Fonte: *adaptada do III Consenso Brasileiro sobre Rinites, 2012.

Uma revisão de estudos randomizados e controlados de medicações aprovadas pelo FDA para tratamento de RA concluiu que CEN produziram melhor controle dos sintomas em pacientes com RA sazonal. Também se mostraram eficazes para RA perene, mas a qualidade dos dados era variável e, para alguns pacientes, CEN podem ser comparáveis em eficácia a anti-histamínicos orais. No entanto, pela possibilidade de viés na comparação desses diferentes tratamentos, essas conclusões devem ser vistas com cautela.[4]

A combinação de azelastina (AZE) nasal com propionato de fluticasona (FLU) mostrou-se mais eficaz que ambas isoladamente no tratamento da RA sazonal.[5] Sua eficácia em adultos e adolescentes com rinite alérgica estão bem estabelecidas promovendo o dobro de alívio de sintomas nasais e oculares que estes fármacos isoladamente e com maior rapidez de ação.[6] A combinação AZE/FLU também é igualmente eficaz e segura para crianças com idade entre 6 e 12 anos.[7]

Esses medicamentos também são utilizados na rinossinusite, polipose nasal, no controle de sintomas oculares e da asma, se esta estiver associada. O controle da rinite favorece o controle da asma, reduzindo exacerbações, consultas de emergência e hospitalizações. É recomendado o tratamento conjunto de ambas as enfermidades cuja patogênese é a mesma. O estudo da reação inflamatória e suas consequências na rinite inclui a avaliação de mediadores e células no lavado nasal, escovado, biópsias de mucosa, exame citológico, medição de óxido nítrico, rinometria acústica e rinomanometria.[8]

Após utilizar a dose inicial por cerca de oito semanas, recomenda-se a reavaliação do paciente e estabelecer a menor dose de manutenção para controlar os sintomas nasais. O tempo de utilização do CEN depende da resposta clínica do paciente. Essa resposta associa-se à gravidade da rinite, ao tempo da doença, às comorbidades associadas e à aderência ao tratamento, entre outras.[9]

Avaliação periódica da qualidade de vida do paciente é essencial. Essa inclui verificação do tempo perdido no trabalho/escola e outras atividades, qualidade do sono, olfato e paladar, nível de fadiga, bem estar geral, depressão e ansiedade, e até mesmo a atividade sexual. Em crianças pode-se observar o desenvolvimento anormal da ossatura da face pela respiração bucal de suplência, com palato em ogiva, má oclusão e retrognatia da maxila e mandíbula. Questionários validados e padronizados foram desenvolvidos para medidas gerais e específicas de qualidade de vida em diversas faixas etárias. A obstrução nasal é o sintoma que mais incomoda o paciente com RA, e traz consequências como distúrbios do sono e sonolência diurna excessiva. Os CEN interferem nesse processo de maneira significativa.[10,11]

A melhora da qualidade de vida está relacionada à melhora dos sintomas nasais, como prurido, rinorreia e obstrução, bem como à melhora na qualidade do sono. Evitando o colapso nasofaríngeo e a obstrução das vias aéreas, reduz-se distúrbios do sono e fadiga, com consequente melhora da produtividade no trabalho e escola.[12]

Adultos com RA intermitente, tratados por duas semanas com propionato de fluticasona tópico nasal, tiveram melhora significativa de todos os domínios avaliados por questionário padronizado para medir a qualidade de vida após duas semanas de tratamento.[13] O mesmo se observou em crianças com RA persistente tratadas com beclometasona durante seis meses, com melhora significativa no sono, atividades diárias e concentração na escola.[12] O CEN é mais efetivo do que o anti-histamínico oral no controle dos sintomas noturnos nasais e oculares.[14,15]

Os CEN com maior lipofilicidade são absorvidos mais rapidamente e mantidos por mais tempo no tecido nasal, com consequente exposição maior ao receptor de glicocorticoide. Por outro lado, por serem menos solúveis em água, estão sujeitos a maior eliminação pelo *clearance* mucociliar do epitélio nasal.[1]

O éster furoato comparado às demais formulações de CEN é o que tem maior solubilidade. A formulação ideal deveria combinar alto grau de lipofilicidade à baixa absorção sistêmica e rápida eliminação.[16,17]

Crianças com hipertrofia de adenoides e apneia obstrutiva do sono associadas ou não à RA respondem aos CEN, porém a relação entre atopia e hipertrofia das adenoides necessita ser esclarecida.[19]

Efeitos Locais

Os corticosteroides suprimem vários estágios do processo inflamatório, bloqueiam citocinas e células efetoras, e reduzem a secreção de mediadores dos mastócitos e basófilos. CEN inibem o recrutamento e o fluxo de células inflamatórias, pela redução da secreção de mediadores pró-inflamatórios durante a fase tardia da resposta inflamatória. Interferem com a produção de leucotrienos e prostaglandinas, reduzem IL-1, IL-4, IL-6, IL-8, interferon-γ, TNF-α e a produção de proteína catiônica eosinofílica.[20-23]

Exemplos do efeito anti-inflamatório sobre as células incluem a inibição de IL-5, com consequente diminuição da sobrevida dos eosinófilos e inibição do aumento do número de mastócitos na mucosa nasal. Essas propriedades anti-inflamatórias reduzem o desenvolvimento e a perpetuação da cascata inflamatória, bloqueando a fase tardia da reação. Quando usados regularmente dias antes da exposição aos alérgenos, podem diminuir os níveis de histamina e a fase imediata da resposta alérgica.[1]

Imuno-histoquímica de biópsias de mucosa nasal antes e após 12 meses de tratamento com CEN mostrou atenuação do processo inflamatório local, reduzindo especialmente o infiltrado eosinofílico e o número de mastócitos. A administração nasal prolongada de mometasona, fluticasona, triancinolona ou budesonida não causou atrofia da mucosa em pacientes com rinite alérgica perene.[18]

Segurança

A biodisponibilidade dos novos CEN é baixa e, na maioria deles, dependente da fração da dose inalada que atinge a circulação sistêmica após absorção pela mucosa do trato respiratório. As formulações com menor biodisponibilidade são furoato de fluticasona, furoato de mometasona, ciclesonida, seguidas de propionato de fluticasona, triancinolona, budesonida e beclometasona. Vários fatores são determinantes dos efeitos clínicos e sistêmicos e o índice terapêutico do CEN: dose liberada, potência, deposição, afinidade pelo receptor e retenção local, distribuição, ligação a proteínas, lipofilicidade e eliminação, além de diferenças individuais na resposta aos GC. Entre os potenciais efeitos adversos sistêmicos dos CEN destacam-se: supressão do eixo hipotálamo-hipófise-adrenal (HHA), densidade mineral óssea, redução do crescimento vertical e toxicidade ocular em algumas situações.[24,25]

A frequência de insuficiência adrenal secundária à supressão do eixo HHA depende da interação dessas variáveis individuais dos fármacos e pessoais do paciente. Em termos clínicos gerais, nas doses recomendadas de diferentes formulações de CEN não se observa supressão do HHA. A maioria das formulações de CEN é administrada em dose única diária, pela manhã, e não têm efeito no ritmo circadiano do eixo HHA. Vários estudos usando testes de função de suprarrenal basal e de reserva demonstraram efeitos nulos ou negligenciáveis sobre o HHA, com o uso de dose única pela manhã.[4,26]

Corticosteroides têm mínimos efeitos adversos locais, sem ação sobre o eixo HHA e sem comprometer o crescimento em crianças. Em crianças, CEN não foram devidamente avaliados em menores de dois anos, porém meta-análise publicada pela Cochrane mostrou eficácia em crianças maiores de dois anos com rinite persistente e intermitente.[26,27]

Os corticosteroides não promovem aumento de pressão intraocular, formação de catarata ou alterações metabólicas se usados por via tópica nasal. O risco de hipertensão ocular e catarata subcapsular não aumenta com o uso de CEN. Análise retrospectiva no Reino Unido da incidência de catarata por CEN pela base de dados dos atendimentos médicos, não verificou maior incidência quando comparado à população geral.[29] A pressão ocular manteve-se normal em crianças tratadas com beclometasona e mometasona por períodos prolongados.[30,31]

Mesmo com dados limitados sobre a segurança ocular de CEN, o uso prolongado por vários meses parece não aumentar o risco de hipertensão ocular ou glaucoma.[32]

O tempo de observação e o modo de avaliação do crescimento são fatores importantes e capazes de provocar dificuldades na interpretação dos resultados obtidos. Estudos de longa duração são mais apropriados para identificar interferência sobre o crescimento.[33]

O CI em geral são seguros mesmo em tratamento prolongado.[34]

Supressão do crescimento tem sido relatada em alguns estudos com o uso de CEN, mas não corroborados por outros estudos.[35] Por exemplo, o tratamento da RA em crianças pré-púberes com beclometasona, por um ano, reduziu significantemente o crescimento quando comparado com placebo (5,0 cm *versus* 5,9 cm ao ano). Nesse estudo, a ação da beclometasona foi observada precocemente, após um mês de tratamento, e em todos os grupos etários avaliados.[34] A ação, entretanto, não foi observada em estudos com outros CEN, de menor biodisponibilidade sistêmica. Em estudo semelhante, um ano de tratamento com furoato de mometasona não alterou o crescimento de crianças pré-púberes com RA persistente. Esse resultado também já foi observado no tratamento com fluticasona, ciclesonida e com budesonida.[30,37]

Mais estudos de longo prazo são necessários para avaliar se a estatura final de adulto é alcançada, bem como o efeito aditivo das várias formulações de CEN aos inalatórios orais sobre a velocidade de crescimento.[4]

As alterações no crescimento e mineralização óssea que ocorrem nos pacientes em uso prolongado de doses suprafisiológicas de glicocorticoides sistêmicos podem ser evitadas com a nutrição adequada, suplementação de cálcio e de vitamina D.[38]

Estudo randomizado em pacientes com RA sazonal, sugere que a suplementação de vitamina D 4.000 UI por dia durante duas semanas ao propionato de fluticasona traz benefício terapêutico adicional. Mais estudos são necessários para confirmar esses achados.[39]

Os efeitos dos CEN no metabolismo ósseo não mostraram evidências de modificações em marcadores ósseos de formação e degradação, em crianças tratadas com doses habituais usadas para o tratamento de asma. Doses elevadas podem causar mudanças significativas na velocidade de *turnover* ósseo, mas a ocorrência dessas mudanças durante o tratamento, não foram detectadas com CEN para o tratamento de rinite alérgica.[25]

Efeitos Clínicos Locais e Sistêmicos

Na rinite perene, com frequência, a obstrução é o sintoma predominante e os corticosteroides são as drogas de primeira escolha, associados ou não a anti-histamínicos/descongestionantes.[2]

Os efeitos clínicos dos CEN são mais acentuados que dos anti-histamínicos; o início de ação é nas primeiras horas e o efeito máximo ocorre em questão de dias.[40]

Efeitos colaterais locais são menos frequentes com as soluções atomizadas do que com aerossóis pressurizados. Espirros, ardência, irritação da mucosa à aplicação da medicação e sangramento nasal são efeitos colaterais observados. Perfuração de septo nasal é rara e tornou-se mais rara ainda depois da introdução de atomizadores em substituição aos *sprays* pressurizados.

Efeitos colaterais locais dos CEN ocorrem entre 5% a 10% dos casos, cessam com a interrupção da medicação e são semelhantes entre os vários produtos.[4]

Os principais efeitos colaterais relacionados ao uso de CEN são dependentes da dose utilizada e da técnica de utilização. Para a profilaxia de efeitos adversos locais, os pacientes devem ser orientados a não direcionar o jato para o septo nasal, com o intuito de evitar lesões e sangramentos.[7]

Há pacientes que não toleram efeitos colaterais da medicação, mas outros fatores influenciam a aceitação do tratamento. Atributos sensoriais são as sensações percebidas com o uso da medicação. A percepção de odor, gosto, volume do jato do aerossol, corrimento externo ou para orofaringe, e o tipo de dispositivo (aerossol ou solução aquosa) determinam a aceitação do produto e em consequência aderência ao plano de tratamento.[41-43]

A maioria dos indivíduos com RA tem sintomas oculares. No entanto, o diagnóstico de conjuntivite alérgica é pouco valorizado por médicos.[44]

Dois terços dos asmáticos têm sintomas de rinoconjuntivite alérgica. Essa associação frequente corrobora a relação estreita entre as doenças alérgicas, o que nos leva a incluir a conjuntivite no conceito de uma única via aérea.[43]

Asmáticos com sintomas oculares, independentemente de terem rinite, têm maior frequência de reações aos testes cutâneos com alérgenos de *D. pteronyssinus*.[45]

Os sintomas oculares associados a RA são causados pelo contato direto do alérgeno com a mucosa conjuntival e reflexos naso-oculares que constituiriam uma via indireta, dependente da liberação de histamina, uma vez que é bloqueada com anti-histamínico tópico intranasal. O uso de corticosteroide nasal pode melhorar os sintomas oculares da rinoconjuntivite alérgica demonstrados em estudos clínicos cujo desfecho primário era controle de sintomas oculares ou em outros estudos não delineados primariamente para verificar a ação da medicação nasal sobre os sintomas oculares. Pacientes com asma e RA requerem tratamento de ambas as condições para controle de sintomas com medicação concomitante tópica nasal e inalatória. Em análise *ad hoc* de estudo de até 26 semanas de duração com propionato de fluticasona (PF) em indivíduos com 12 ou mais anos de idade, tratados com 440 mcg PF por dia via aerossol, ou 500 mcg PF por dia, administrada oral via *diskus*, mais PF tópico nasal em média 200 mcg/dia. Os resultados mostraram que o uso concomitante de PF para rinite e asma não aumentou o risco de alterações no eixo HAA.[46]

Em 27 crianças com idade entre quatro e 12 anos, tratadas com PF tópico nasal e inalatório, em dose total de 200 mcg/dia, não houve alterações da excreção urinária de cortisol, por avaliação de 12 horas. Essa verificação é de valor limitado dadas as condições do estudo.[47]

As vantagens da administração de corticosteroides por via tópica nasal são: altas concentrações dos fármacos, o rápido início de ação, deposição direta no órgão de choque e a minimização de efeitos sistêmicos. Um exemplo é o furoato de fluticasona, que demonstrou em estudos controlados ter sua ação diferenciada de acordo com a dosagem, duração do tratamento, idade dos pacientes, tipo de rinite e desfechos.[48] Isso é um efeito que provavelmente é próprio da classe de medicamentos e não da formulação específica. Os vários corticosteroides nasais parecem ter efeitos comparáveis um ao outro, mas somente a budesonida está na categoria B de segurança e é aprovada pelo FDA para o uso durante a gestação. Todos podem ser empregados em doses únicas diárias e têm segurança e eficácia estabelecidas em crianças a partir de dois anos de idade – a triancinolona, a budesonida, e o furoato de mometasona; fluticasona, a partir dos quatro anos de idade e a ciclesonida depois dos seis anos,[49,50] embora a ciclesonida tenha estudos em maiores de dois anos de idade.

Os CEN são mais eficazes que anti-histamínicos anti-H1 no tratamento da obstrução nasal e outros sintomas da RA.[1,2] Também são mais eficazes que antileucotrienos isolados ou associados anti-H1 para reduzir a inflamação eosinofílica decorrente da inalação de pólens e no controle de sintomas.[4] Pacientes com RA tratados com CEN têm risco menor para asma e sinusite, e aqueles com asma e rinite tratados com CEN têm menos risco de consultas aos pronto-socorros e internações por crises agudas de asma quando comparados aos não tratados com CEN.[2,3]

REFERÊNCIAS BIBLIOGRÁFICAS

1. Chong Neto HJ, Rosario CS, Rosario NA. Corticosteroides intranasais. Rev Bras Alergia Imunopatol. 2010; 33:51-7.
2. Bousquet J, Khaltaev N, Cruz AA, et al. Allergic Rhinitis and its Impact on Asthma (ARIA) 2008 update (in collaboration with theWorld Health Organization, GA(2)LEN and AllerGen). Allergy. 2008;63:8-160.
3. Brozek JL, Bousquet J, Baena-Cagnani CE, et al. Allergic Rhinitis and its Impact on Asthma (ARIA) guidelines: 2010 Revision. J Allergy Clin Immunol. 2010;126:466-76.
4. Benninger M, Farrar JR, Blaiss M, et al. Evaluating approved medications to treat allergic rhinitis in the United States: an evidence-based review of efficacy for nasal symptoms by class. Ann Allergy Asthma Immunol. 2010;104:13-29.
5. Hampel FC, Ratner PH, Van Bavel J, et al. Double-blind, placebo-controlled study of azelastine and fluticasone in a single nasal spray delivery device. Ann Allergy Asthma Immunol. 2010;105:168-73
6. Berger WE, Shah S, Lieberman P, et al. Long-term, randomized safety study of MP29-02 (a novel intranasal formulation of azelastine hydrochloride and fluticasone propionate in an advanced delivery system) in subjects with chronic rhinitis. J Allergy Clin Immunol Pract 2014;2:179–85..
7. Berger W, Bousquet J, Fox AT, et al. MP-AzeFlu is more effective than fluticasone propionate for the treatment of allergic rhinitis in children. Allergy 2016; 71: 1219–22.
8. Elabras J Fº, Dortas SD Jr, Valle SOR, et al. New perspectives for the assessment of inflammation in asthma and rhinitis: a review. Rev Bras Alergia Imunopatol. 2011;34:12-8.
9. III Consenso Brasileiro sobre Rinites – 2012. Braz J Otorhinolaryngol. 2012;75(6):S1-51.
10. Craig TJ, Ferguson BJ, Krouse JH. Sleep impairment in allergic rhinitis, rhinosinusitis, and nasal polyposis. Am J Otolaryngol. 2008;29:209-17.
11 Storms W. Allergic rhinitis-induced nasal congestion: its impact on sleep quality. Prim Care Respir J. 2008;17:7-18.
12. Kirmaz C, Aydemir O, Bayrak P, et al. Sexual dysfunction in patients with allergic rhinoconjunctivitis. Ann Allergy Asthma Immunol. 2005;95:525-9.
13. Meltzer EO. Allergic rhinitis: the impact of discordant perspectives of patient and physician on treatment decisions. Clin Ther. 2007;29:1428-40.
14. Berger WE. Allergic rhinitis in children: diagnosis and management strategies. Paediatr Drugs. 2004;6:233-50.
15. Meltzer EO. Quality of life in adults and children with allergic rhinitis. J Allergy Clin Immunol. 2001;108:S45-53.
16. Andrews CP, Martin BG, Jacobs RL, et al. Fluticasone furoate nasal spray is more effective than fexofenadine for nighttime symptoms of seasonal allergy. Allergy Asthma Proc. 2009;30:128-38.
17. Waddell AN, Patel SK, Toma AG, et al. Intranasal steroid sprays in the treatment of rhinitis: is one better than another? J Laryngol Otol. 2003;117:843-5.
18. Derendorf H, Meltzer EO. Molecular and clinical pharmacology of intranasal corticosteroids: clinical and therapeutic implications. Allergy. 2008;63:1292-300.
19. Kheirandish-Gozal L, Serpero LD, Dayyat E, et al. Corticosteroids suppress in vitro tonsilar proliferation in children with obstructive sleep apnoea. Eur Respir J. 2009;33:1077-84.
20. Frieri M, Therattil J, Chavarria V, et al. Effect of mometasone furoate on early and late phase in patients with seasonal allergic rhinitis. Ann Allergy Asthma Immunol. 1998;81:431-7.
21. Umland S, Nahrebne D, Razac S. The inhibitory effects of topically active glucocorticoids on IL-4, IL-5, and interferon-g production by cultured primary CD4 T-cells. J Allergy Clin Immunol. 1997;100:511-9.
22. Laforce C. Use of nasal steroids in treating allergic rhinitis. J Allergy Clin Immunol. 1999;103:S388-94.
23. Potter PC, Pawankar R. Indications, efficacy, and safety of intranasal corticosteriods in rhinosinusitis. WAO Journal. 2012;5:S14-7.
24. Cerasoli F Jr. Developing the ideal inhaled corticosteroid. Chest. 2006;13:54S-64S.
25. Irwin RS, Richardson ND. Side effects with inhaled corticosteroids: the physician's perception. Chest. 2006;130:41S-53S.
26. Leone FT, Fish JE, Szefler SJ, et al. Systematic review of the evidence regarding potential complications of inhaled corticosteroid use in asthma. Chest. 2003;124:2329-40.
27. Murphy KR. Allergic rhinitis in children: Selecting an intranasal corticosteroid. Pediatr Asthma Allergy Immunol. 2005;18:216-29.
28. Al Sayyad JJ, Fedorowicz Z, Alhashimi D, et al. Topical nasal steroids for intermittent and persistent allergic rhinitis in children. Cochrane Database Syst Rev. 2007;CD003163.
29. Derby L, Maier W. Risk of cataract among users of intranasal corticosteroids. J Allergy Clin Immunol. 2000;105: 912-6.
30. Ratner P, Meltzer E, Teper A. Mometasone furoate nasal spray is safe and effective for 1-year treatment of children with perennial allergic rhinitis. Int J Pediatr Otorhinolaryngol. 2009;73:651-7.
31. Taramarcaz P, Gibson P. Intranasal corticosteroids for asthma control in people with coexisting asthma and rhinitis. Cochrane Database Syst Rev. 2003;CD003570.
32. Lightman S, Scadding GK. Should Intranasal Corticosteroids Be Used for the Treatment of Ocular Symptoms of Allergic Rhinoconjunctivitis? A Review of Their Efficacy and Safety Profile. Int Arch Allergy Immunol. 2012;158: 317-25.

33. Allen D. Systemic effects of intranasal steroids: an endocrinologist's perspective. J Allergy Clin Immunol. 2000;106:S179-90.
34. Pipkorn U, Pukander J, Suonpää J, et al. Long term safety of budesonide nasal aerosol. A 5,5 year follow-up study. Clin Allergy. 1988;18:253-9.
35. Wolthers O, Pedersen S. Short-term growth in children with allergic rhinitis treated with oral antihistamine, depot and intranasal glucocorticosteroids. Acta Paediatr. 1993;82:635-40.
36. Allen D, Meltzer E, Lemanske R, et al. No growth suppression in children treated with the maximum recommended dose of fluticasone propionate aqueous nasal spray for one year. Allergy Asthma Proc. 2002;23:407-13.
37. Murphy K, Uryniak T, Simpson B, et al. Growth velocity in children with perennial allergic rhinitis treated with budesonide aqueous nasal spray. Ann Allergy Asthma Immunol. 2006;96:723-30.
38. Donatti TL, Koch VHK, Takayama L, et al. Effects of glucocorticoids on growth and bone mineralization. J Pediatr (Rio J). 2011;87:4-12.
39. Baroody FM, Lane J, Watanabe S, et al. The Addition of Vitamin D (VitD) to an Intranasal Steroid (INS) Improves Control of Symptoms in Seasonal Allergic Rhinitis (SAR). J Allergy Clin Immunol. 2012;129:134.
40. Baraniuk JN. Subjective nasal fullness and objective congestion. Proc Am Thorac Soc. 2011;81:62-9.
41. Meltzer EO. Formulation considerations of intranasal corticosteroids for the treatment of allergic trhinitis. Ann Allergy Asthma Immunol. 2007;98:12-21.
42. Mahadevia PJ, Shah SR, Leibman C, et al. Patient preference for sensory attributes of intranasal corticosteroids and willingness to adhere to prescribed therapy in allergic rhinitis: A conjoint analysis. Ann Allergy Asthma Immunol. 2004;93:345-50.
43. Waddell AN, Patel SK, Toma AG, et al. Intranasal steroid sprays in the treatment of rhinitis: is one better than another? J Laryngol Otol. 2003;117:843-5.
44. Chong HJ Neto, Rosario NA, Westphal GLC, et al. Allergic conjunctivitis in asthmatic children: as common as underreported. Ann Allergy Asthma Immunol. 2010;105:399-400.
45. Souza RVS, Westphal GLC, Santos HLBS, et al. Sintomas oculares são prevalentes em asmáticos atópicos. Rev Bras Alerg Imunopatol. 2010;33:99-103.
46. Sheth KK, Cook CK, Philpot EE, et al. Concurrent use of intranasal and orally inhaled fluticasone propionate does not affect hypothalamic-pituitary-adrenal- axis function. Allergy Asthma Proc. 2004;25:115-20.
47. Whelan GJ, Lima JJ, Schrum D, et al. The effect of combined use of inhaled and intranasal fluticasone propionate on the hypothalamic-pituitary-adrenal axis in children. Pharmacotherapy. 2002;22:1358.
48. Giavina-Bianchi P, Agondi R, Stelmach R, et al. Fluticasone furoate nasal spray in the treatment of allergic rhinitis. Ther Clin Risk Manag. 2008;4:465-72.
49. Wallace DV, Dykewicz MS, Bernstein DI, et al. The diagnosis and management of rhinitis: an updated practice parameter. J Allergy Clin Immunol. 2008;122:S1-84.
50. Sur DK, Scandale S. Treatment of allergic rhinitis. Am Fam Physician. 2010;81:1440-6.

Capítulo **31**

Corticosteroide Tópico Nasal ou Anti-Histamínico no Tratamento de Longo Prazo

Veridiana Aun Rufino Pereira
Marcelo Vivolo Aun
Wilson Tartuce Aun

Introdução

O termo rinite refere-se a um grupo heterogêneo de alterações nasais, caracterizadas por um ou mais dos seguintes sintomas: espirros, prurido nasal, coriza aquosa e congestão nasal. A rinite pode ser classificada em alérgica e não alérgica. Dentre as rinites não alérgicas destacam-se: irritativa, vasomotora, alimentar, infecciosa, eosinofílica, ocupacional, hormonal, medicamentosa, emocional e atrófica. A rinite alérgica (RA) é o tipo mais comum de rinite crônica, entretanto, cerca de 30 a 50% desses pacientes têm desencadeantes não alérgicos. Atualmente, a rinite alérgica pode ser dividida em rinite com atopia sistêmica e rinite local.[1,2].

Na criança, a rinite pode se apresentar de forma diferente, associada a comorbidades, tais como tosse persistente, asma de difícil controle, disfunção de trompa de Eustáquio, infecções respiratórias recorrentes ou persistentes. Em crianças pequenas, a respiração bucal pode ser o único sintoma, demonstrando obstrução nasal, muitas vezes causada por hipertrofia de adenoide.[3,4]

Frequentemente a RA é considerada uma doença temporária, trivial e menos grave que a asma, entretanto, é capaz de alterar a qualidade de vida dos pacientes, interrompendo o sono, ocasionando fadiga, irritabilidade, déficits de memória, sonolência diurna e depressão. Além disso, interfere no funcionamento físico e social. A obstrução nasal, o mais proeminente dos sintomas, está associada a eventos respiratórios relacionados aos distúrbios do sono, uma condição que tem profundo efeito sobre a saúde mental, o aprendizado, o comportamento e a atenção.[5]

Tratamento da Rinite Alérgica

A escolha da medicação a ser utilizada deve ser individualizada, considerando-se a preferência do paciente (tópica nasal ou oral), a resposta do indivíduo e o custo. Algumas medicações são mais efetivas para o tratamento de certos tipos de rinite e para o alívio de determinados sintomas. A Tabela 31.1 resume os principais grupos de drogas disponíveis para tratamento da RA e seus efeitos sobre os sintomas nasais.[6,7]

Com o intuito de auxiliar no manejo dos pacientes com RA, foram desenvolvidos consensos nos últimos quinze anos. O primeiro desses consensos baseados em evidência clínica foi *Allergic Rhinitis and its impact on Asthma* (ARIA).[6,8,9]

A diretriz ARIA nas suas últimas atualizações sintetizou a conclusão da maioria dos estudos clínicos sobre eficácia dos diversos fármacos no tratamento da RA e definiu que os corticosteroides tópicos nasais são os medicamentos mais eficazes nas diversas faixas etárias.[9] Não existem diferenças significativas de eficácia entre os agentes disponíveis no

Tabela 31.1 – Principais grupos de drogas disponíveis para tratamento da rinite alérgica: efeitos nos sintomas nasais

Medicamentos	Espirros	Coriza	Obstrução	Prurido
Anti-histamínico H1 VO	++	++	+	++
Anti-histamínico H1 IN	++	++	++	++
Corticosteroide IN	+++	+++	+++	+++
Cromoglicato IN	+	+	+	+
Descongestionante VO	0	0	+	0
Descongestionante IN	0	0	++	0
Antileucotrienos	++	++	++	++

VO: via oral; IN: tópico nasal.

mercado. No entanto, sabe-se que alguns corticoides podem interferir no crescimento das crianças, tais como dipropionato de beclometasona e budesonida, devendo ser utilizados com maior cautela.[7]

Além disso, preconiza-se que os anti-histamínicos (anti-H1) são as drogas de escolha para tratamento da rinite intermitente leve e das exacerbações das rinites persistentes e da intermitente moderada/grave, fazendo parte do algoritmo de todos os graus de gravidade pelo ARIA 2008.[8]

As principais recomendações do ARIA 2010 para o tratamento farmacológico da RA incluem:[9]

- Preferir uso de anti-H1 de nova geração que não cause sedação e não interaja com o citocromo P450;
- Não administrar anti-H1 para prevenção de sibilos ou asma, em crianças com dermatite atópica ou história familiar de atopia ou asma;
- O anti-H1 tópico nasal pode ser administrado em adultos e crianças com RA sazonal, mas não em RA persistente. Dar preferência ao anti-H1 oral de nova geração;
- Não administrar antileucotrieno em adultos com RA persistente, embora possa ser utilizado em adultos e crianças com RA sazonal e crianças com RA persistente;
- Uso de corticosteroide tópico nasal para RA em adultos e crianças;
- O corticosteroide oral só deve ser utilizado por curtos períodos em pacientes com RA moderada-grave com sintomas nasais/ oculares que não são controlados com outros tratamentos;
- O corticosteroide intramuscular não deve ser aplicado;
- As cromonas podem ser empregadas, mas dar preferência aos anti-H1;
- Descongestionantes tópicos nasais podem ser usados em adultos por até cinco dias, em caso de obstrução nasal grave. Não deve ser usado em pré-escolares;
- Descongestionantes por via oral não devem ser administrados regularmente, mesmo quando associados aos anti-H1.

Associação entre Corticosteroide Tópico Nasal e Anti-Histamínico

Existem poucas evidências científicas sobre o benefício da associação de corticosteroide tópico nasal com anti-H1 no tratamento da rinite alérgica, tanto que a própria diretriz ARIA de 2010 não aborda as recomendações sobre essa associação.

Alguns estudos tentaram avaliar a eficácia dessa combinação entre corticosteroide tópico nasal e anti-H1 sistêmico. Estudo italiano de 2004 comparou a eficácia da fluticasona tópica nasal isolada ou em combinação com cetirizina ou montelucaste e ainda a associação entre o anti-H1 e o antileucotrieno (anti-LT).[10] A fluticasona mostrou-se superior à associação entre anti-H1 e anti-LT, mas a combinação do corticosteroide com as duas outras classes não levou a benefício adicional em relação ao esteroide isolado.

Outro ensaio clínico comparou a fluticasona isolada ou associada a levocetirizina e a combinação das drogas também não determinou benefício adicional ao corticosteroide como monoterapia.[11] Trabalhos com outros corticosteroides também já foram publicados, com resultados semelhantes.[12]

Em crianças, meta-análise recente demonstrou não haver evidência de benefício clínico em associar-se anti-H1 sistêmico ao corticosteroide tópico.[13] Mesmo assim, essa associação consta do algoritmo do ARIA 2008 e é muito prescrita na prática clínica. Estudo francês recentemente publicado mostrou que 43% dos pacientes com RA são tratados com a combinação entre anti-H1 e corticosteroide tópico nasal.[14]

Por outro lado, vem crescendo nos últimos anos o número de publicações sobre a eficácia dos anti-H1 tópicos nasais. Da mesma forma, alguns estudos tentaram avaliar os benefícios de se associar anti-H1 com corticosteroides tópicos nasais. O primeiro, publicado em 2008, mostrou superioridade da associação entre azelastina e fluticasona em relação aos dois agentes isolados.[15] Mais recentemente, disponibilizou-se no mercado esta associação em mesmo dispositivo de aplicação intranasal, e os estudos mostraram resultados promissores.[16,17]

Desse modo, conclui-se que até o presente momento não há evidência científica do benefício de se associar um anti-H1 sistêmico, ao tratamento de base com corticosteroide tópico. Entretanto recomenda-se o uso da associação corticosteroide tópico nasal e anti-H1 tópico nasal quando a monoterapia inicial não atingir controle adequado de sintomas.[7] Dado o bom perfil de segurança e eficácia dos anti-H1 não sedantes, continuam sendo uma boa opção para o alívio dos sintomas da RA, tanto isolados como em associação.

Comparação Corticosteroide Tópico Nasal e Anti-Histamínico

A conclusão das diretrizes internacionais de que os corticosteroides tópicos nasais são os medicamentos mais eficazes no tratamento da rinite vêm de estudos não muito recentes, e que não foram replicados nos últimos anos, dada a significância dos resultados obtidos. Metanálise publicada em 1998, que incluiu mais de 2.200 pacientes, mostrou que os esteroides tópicos eram mais eficazes que os anti-H1 sistêmicos.[18] Esses resultados não foram bem replicados em crianças pequenas, nas quais poucos são os corticosteroides tópicos nasais disponíveis para uso. Apenas um estudo com crianças entre dois e quatro anos comparou o cetotifeno à fluticasona e também confirmou a superioridade do esteroide na melhora dos sintomas em relação ao anti-H1.[19]

Um dos benefícios clássicos dos corticosteroides em comparação aos anti-H1 é na congestão nasal. Frequentemente os anti-H1 são usados em associação aos descongestionantes sistêmicos (pseudoefedrina, por exemplo) para alcançar melhora mais significativa no bloqueio nasal.[8,9] Contudo, estudos com anti-H1 não sedantes, mesmo sem associação com descongestionante, já mostraram benefício no controle do bloqueio nasal.[20] Assim, para pacientes que se recusem a usar corticosteroides ou para aqueles com contraindicação aos corticosteroides ou descongestionantes sistêmicos, os anti-H1 não sedantes podem ser uma opção, mesmo na presença de congestão nasal.

Estudo multicêntrico realizado em diversos países, incluindo Brasil, entrevistou 2778 indivíduos com rinite crônica e constatou que 91,4% dos pacientes receberam pelo menos uma medicação para controle da rinite. Os pacientes preferiram os agentes administrados por via oral 60,3% e intranasal 32,4%. Dentre os medicamentos para controle dos sintomas, destacaram-se os anti-H1 75,9% e corticoides tópicos 49,2%.[21]

Em 2002, outra revisão sistemática comparou os corticosteroides tópico nasais com os anti-H1 tópicos nasais, e os resultados também apontaram para uma superioridade dos primeiros no controle dos sintomas nasais, mas sem diferença entre os grupos com relação aos sintomas oculares.[22]

Mais recentemente outros estudos vêm mostrando que os anti-H1 tópicos podem ser uma opção aos corticosteroides. Estudo com pacientes com rinite alérgica e não alérgica não mostrou diferença entre o uso de azelastina e triancinolona tópicas.[23] No mesmo ano, outro ensaio clínico comparou anti-LT sistêmico (montelucaste), anti-H1 e corticosteroide tópicos nasais (azelastina e budesonida, respectivamente) e placebo.[19] Os três tratamentos foram superiores ao placebo, mas as diferenças entre as drogas variaram de acordo com os desfechos estudados. O anti-LT foi superior ao corticosteroide nos sintomas oculares e faríngeos, e o anti-H1 tópico também superou a budesonida no escore de rinorreia.[24]

Uso dos Corticosteroides Tópicos Nasais e Anti-Histamínicos em Longo Prazo

Tanto os corticosteroides tópico nasais como os anti-H1 não foram bem estudados em estudos de longo prazo, com duração maior do que um ano. Tanto o perfil de eficácia como de segurança na rinite não foram demonstrados para as duas classes de drogas.

Os anti-H1 já foram bem avaliados no uso de longo prazo em dermatoses crônicas, como dermatite atópica e urticária. Levando-se em consideração o perfil de segurança dos anti-H1 não sedantes, uma revisão publicada recentemente confirmou que eles podem ser uma opção para o tratamento de doenças alérgicas crônicas, mesmo por mais de um ano.[25]

Entretanto, não há bons ensaios clínicos avaliando o benefício dos corticosteroides tópicos nasais por mais de um ano na RA. Revisão recente concluiu que não é possível afirmar categoricamente que essas medicações são seguras e eficazes para o uso de longo prazo, mas que dado o baixo índice de biodisponibilidade e desprezível gama de efeitos adversos sistêmicos, em particular dos mais novos corticosteroides (ciclesonida, furoato de fluticasona e furoato de mometasona), provavelmente essas drogas são seguras para uso por período prolongado.[26]

Conclusões

Observamos que, até o presente momento, os corticosteroides tópicos nasais são as drogas de escolha para o tratamento das rinites alérgicas persistentes, em especial com sintomas moderados a graves. Entretanto, em casos selecionados, a depender da aceitação do paciente pelo uso de esteroide ou de possíveis contraindicações aos mesmos, os anti-H1 sistêmicos e tópicos se mostram opções eficazes e seguras no tratamento farmacológico da RA, mesmo para longo prazo.

REFERÊNCIAS BIBLIOGRÁFICAS

1. Dykewicz MS, Hamilos DL. Rhinitis and sinusites. J Allergy Clin Immunol. 2010;125:S103-15.
2. Rondon C, Campo P, Togias A, et al. Local allergic rhinitis :Concept, pathophysiology, and management. J Allergy Clin Immunol 2012;129:1460-7.
3. Roberts G, Xatzipsalti M, Borrego LM, et al. Paediatrics Rhinitis: Position Paper of the European Academy of Allergy and Clinical Immunology. Allergy 2013; 68: 1102-16.
4. Glenis S. Optimal management of allergic rhinitis. Arch Dis Child 2015; 100: 576-582.
5. Camelo-Nunes IC, Solé D. Allergic rhinitis: indicators of quality of life. J Bras Pneumol. 2010;36:124-33.
6. Bousquet J, Van Cauwenberge P, Khaltaev N, et al. Allergic rhinitis and its impact on asthma. J Allergy Clin Immunol. 2001;108:S147-334.

7. Seidmann MD, Gurgel RK, Lin SY, et al. Clinical Practice Guideline: Allergic Rhinitis.Otolaryngology-Head and Neck Surgery2015; 152(1S): S1-S43.
8. Bousquet J, Khaltaev N, Cruz AA, et al. Allergic rhinitis and its impact on asthma (ARIA) 2008 update (in collaborationwith the World Health Organization, GA2LEN and AllerGen). Allergy. 2008;63:8-160.
9. Brozek LJ, Bousquet J, Baena CE, et al. Allergic Rhinitis and its impact on asthma. J Allergy Clin Immunol. 2010;126:466-76.
10. Di Lorenzo G, Pacor ML, Pellitteri ME, et al. Randomized placebo-controlled trial comparing fluticasone aqueous nasal spray in mono-therapy, fluticasone plus cetirizine, fluticasone plus montelukast and cetirizine plus montelukast for seasonal allergic rhinitis. Clin Exp Allergy. 2004;34:259-67.
11. Barnes ML, Ward JH, Fardon TC, et al. Effects of levocetirizine as add-on therapy to fluticasone in seasonal allergic rhinitis. Clin Exp Allergy. 2006;36:676-84.
12. Anolik R. Mometasone Furoate Nasal Spray With Loratadine Study Group. Clinical benefits of combination treatment with mometasone furoate nasal spray and loratadine vs monotherapy with mometasone furoate in the treatment of seasonal allergic rhinitis. Ann Allergy Asthma Immunol. 2008;100:264-71.
13. Nasser M, Fedorowicz Z, Aljufairi H, et al. Antihistamines used in addition to topical nasal steroids for intermittent and persistent allergic rhinitis in children. Cochrane Database Syst Rev. 2010;CD006989.
14. Ramírez LF, Urbinelli R, Allaert FA, et al. Combining H1-antihistamines and nasal corticosteroids to treat allergic rhinitis in general practice. Allergy. 2011;66:1501-2.
15. Ratner PH, Hampel F, Van Bavel J, et al. Combination therapy with azelastine hydrochloride nasal spray and fluticasone propionate nasal spray in the treatment of patients with seasonal allergic rhinitis. Ann Allergy Asthma Immunol. 2008;100:74-81.
16. Hampel FC, Ratner PH, Van Bavel J, et al. Double-blind, placebo-controlled study of azelastine and fluticasone in a single nasal spray delivery device. Ann Allergy Asthma Immunol. 2010;105:168-73.
17. Salapatek AM, Lee J, Patel D, et al. Solubilized nasal steroid (CDX-947) when combined in the same solution nasal spray with an antihistamine (CDX-313) provides improved, fast-acting symptom relief in patients with allergic rhinitis. Allergy Asthma Proc. 2011;32:221-9.
18. Weiner JM, Abramson MJ, Puy RM. Intranasal corticosteroids versus oral H1 receptor antagonists in allergic rhinitis: systematic review of randomised controlled trials. BMJ. 1998;317:1624-9.
19. Fokkens WJ, Scadding GK. Perennial rhinitis in the under 4s: a difficult problem to treat safely and effectively? A comparison of intranasal fluticasone propionate and ketotifen in the treatment of 2-4-year-old children with perennial rhinitis. Pediatr Allergy Immunol. 2004;15:261-6.
20. Bachert C. A review of the efficacy of desloratadine, fexofenadine, and levocetirizine in the treatment of nasal congestion in patients with allergic rhinitis. Clin Ther. 2009;31:921-44.
21. Baena-Cagnani, Canonica GW, Helal MZ, et al. World Allergy Organization Journal (2015) 8:10
22. Yáñez A, Rodrigo GJ. Intranasal corticosteroids versus topical H1 receptor antagonists for the treatment of allergic rhinitis: a systematic review with meta-analysis. Ann Allergy Asthma Immunol. 2002;89:479-84.
23. Kalpaklioglu AF, Kavut AB. Comparison of azelastine versus triamcinolone nasal spray in allergic and nonallergic rhinitis. Am J Rhinol Allergy. 2010;24:29-33.
24. Sardana N, Santos C, Lehman E, et al. A comparison of intranasal corticosteroid, leukotriene receptor antagonist, and topical antihistamine in reducing symptoms of perennial allergic rhinitis as assessed through the Rhinitis Severity Score. Allergy Asthma Proc. 2010;31:5-9.
25. Yanai K, Rogala B, Chugh K, et al. Safety considerations in the management of allergic diseases: focus on antihistamines. Curr Med Res Opin. 2012;28:623-42.
26. Blaiss MS. Safety update regarding intranasal corticosteroids for the treatment of allergic rhinitis. Allergy Asthma Proc. 2011;32:413-8.

Parte V

TRATAMENTO DO RESPIRADOR ORAL

Capítulo **32**

Respirador Bucal – Tratamento das Causas

Marcos Rabelo de Freitas
Viviane Carvalho da Silva

Introdução

A respiração bucal é uma das queixas mais frequentes no consultório de várias especialidades médicas, notadamente entre otorrinolaringologistas, pediatras e alergologistas. Como visto em capítulos anteriores, pode trazer consequências sérias para o indivíduo acometido, principalmente se associada à síndrome da apneia obstrutiva do sono (SAOS). Os estudos de prevalência de respiração bucal mostram uma variabilidade muito grande. Em crianças pequenas, essa prevalência pode oscilar entre três e mais de 50%.[1]

O diagnóstico etiológico é o princípio básico para a efetividade do tratamento. Assim, esse capítulo discorrerá sobre o manuseio das principais causas de respiração bucal.

Respiração Bucal em Neonatos e Lactentes

Atresia coanal

É a obstrução da porção posterior das fossas nasais, impedindo a passagem do ar para a nasofaringe. Existem quatro teorias para essa malformação:

1. Persistência da membrana buconasal de Hochstetter;
2. Direcionamento errado do fluxo do mesoderma, secundário a fatores genéticos;
3. Persistência da membrana bucofaríngea;
4. Localização anormal ou persistência de adesões mesodérmicas na região coanal.

O resultado desse desenvolvimento embriológico anormal é uma placa atrésica cujos limites são: superiormente o osso esfenoide, lateralmente a lâmina pterigoide medial, medialmente o vômer e inferiormente a porção horizontal do palato.[2] A grande maioria (71%) das atresias coanais são mistas (ósseas e membranosas). As puramente ósseas correspondem a cerca de 29%.[3] Apesar de rara, é a malformação nasal congênita mais comum, acometendo um entre cinco a oito mil nascidos vivos.[2] Existe uma predileção pelo gênero feminino. A atresia unilateral é mais frequente que a bilateral (Figura 32.1) e o lado direito é o mais acometido. Quarenta e sete a 74% dos pacientes com atresia coanal têm alguma outra malformação congênita. Pode estar associada à síndrome CHARGE, mas também é vista nas síndromes de Apert, Crouzon e Treacher Collins.[2]

Como o recém-nascido é respirador nasal obrigatória até quatro a seis semanas de vida, atresia bilateral costuma cursar com dificuldade respiratória e cianose cíclica logo após o nascimento, dificultando a alimentação oral. Na atresia unilateral os sintomas se manifestam em uma fase mais tardia da infância principalmente com obstrução nasal, eliminação de muco espesso e respiração ruidosa. A confirmação diagnóstica é feita por meio de nasofibroscopia e tomografia computadorizada.[2]

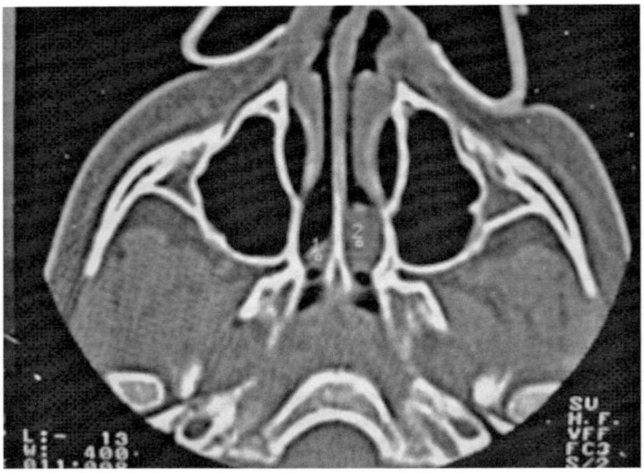

Figura 32.1 – Atresia coanal bilateral.

O tratamento é realizado por correção cirúrgica. Atualmente, a via mais empregada é a endoscópica nasal. A via transpalatina é uma alternativa, mas não antes dos cinco anos de vida para não atrapalhar o crescimento do palato. O reparo nos casos unilaterais deve ser postergado até a idade escolar, o que diminui o risco de complicações e recidivas. Controvérsia ocorre quanto ao momento de intervir nos pacientes com atresia bilateral. É fundamental garantir a permeabilidade da via aéreas até a criança assumir a respiração bucal. Isso pode ser feito com o uso de sonda de McGovern ou Guedel. Depois que a criança aprende a respirar pela boca, a cirurgia pode ser programada e planejada para o momento que a equipe médica julgue adequado. Em nosso serviço preferimos realizar a cirurgia depois do primeiro ano de vida, o que facilita sobremaneira o manuseio da cavidade nasal com uso de endoscópios de quatro mm, permitindo uma melhor execução da técnica cirúrgica transnasal.

Estenose da abertura piriforme

É causada por um crescimento anormal do processo nasal da maxila. Acontece de forma isolada ou associada a outras anomalias embrionárias. Estudos encontraram, em 60% de sua casuística, uma associação com a presença de um único dente incisivo central, uma condição de holoprosencefalia.[4] Epífora é uma anormalidade comumente vista em razão da estenose do ducto nasolacrimal. O diagnóstico é realizado por meio de nasofibroscopia e tomografia computadorizada. Uma abertura piriforme menor que 11 mm em um recém-nascido a termo confirma o diagnóstico.[2]

O tratamento inicial é conservador, com lavagens nasais com solução salina e corticosteroides tópicos. Em pacientes com dificuldade respiratória intensa ou déficit de crescimento, uma abordagem sublabial pode ser usada para remoção do osso em excesso.[2]

Estenose nasal

É uma condição rara secundária a um crescimento ósseo excessivo no interior das fossas nasais. Geralmente acomete indivíduos com situações que geram hipoplasia do terço médio da face como a síndrome alcoólico-fetal embora casos isolados tenham sido descritos. Também aqui a nasofibroscopia e tomografia computadorizada são importantes auxílios para o diagnóstico.[2] O tratamento consiste em lavagens nasais com soluções salinas e corticosteroide tópico quando necessário. E esperar o crescimento facial para alívio dos sintomas, o que ocorre por volta dos seis meses de vida.[2]

Tumores Nasais Congênitos

Meningocele e meningoncefalocele

São causadas por um defeito no desenvolvimento na base do crânio com herniação de seu conteúdo. A herniação pode conter apenas meninge (meningocele), meninge, líquor e tecido cerebral (meningoencefalocele) ou meninge, líquor, tecido encefálico e parte do sistema ventricular (meningoencefalocistoceles). Acometem um entre 3.000 e 12.500 nascidos vivos. Não têm preferência por gênero e 40% apresentam outras malformações. Manifestam-se como tumorações nasais azuladas, compressíveis e que sofrem transiluminação. Aumentam de tamanho com o choro e compressão da veia jugular (sinal de Furstenburg).[2] O diagnóstico se confirma pelos achados característicos na ressonância magnética nuclear (RMN). A remoção cirúrgica pode ser feita exclusivamente por via endonasal ou combinada (endonasal e intracraniana).

Cisto dermoide nasal ou nasofaríngeo

Ocorre em um de cada 30.000 nascidos vivos. Pode estar associado a outras anomalias congênitas como hidrocefalia e malformações de orelha, cardíacas e encefálicas. Apresentam-se como tumorações nasais internas ou externas, cistos, fístulas ou seios. Classicamente, aparecem ao longo do dorso nasal onde se pode ver uma depressão contendo cabelo ou massa. Entre 4 e 45% dos casos há um componente intracraniano. RMN ajuda a confirmar a suspeita clínica e avaliar a extensão intracraniana. A remoção cirúrgica do componente intranasal pode ser feita por acesso endoscópico, rinoplastia externa ou rinotomia lateral.[2]

Gliomas nasais

São tumores intra ou extranasais constituídos por células da glia e tecido conectivo fibrovascular. Podem resultar da falha de fechamento do forame cego e do fontículo frontal. Sessenta por cento são extranasais, 30% intranasais e 10% combinados. Apresentam-se como tumorações pálidas que podem causar deformidade septal. Surgem mais comumente da parede nasal lateral. Da mesma forma que os outros tumores congênitos o diagnóstico é confirmado por RMN. A ressecção cirúrgica é mandatória.[2]

Teratomas

São neoplasias raras derivadas de células pluripotentes. Menos de 10% surgem na região da cabeça e pescoço. Podem surgir no septo nasal, vestíbulo ou nasofaringe. Marcadores tumorais como alfa-fetoproteína e beta-HCG podem estar elevados. RMN ajuda no diagnóstico, mas a presença de calcificações intratumorais é melhor vista por tomografia computadorizada. A remoção cirúrgica deve ser completa, por meio de acesso endoscópico ou rinotomia lateral.

Dacriocistocele

A obstrução do sistema nasolacrimal é um problema comum afetando 5 a 6% dos recém-nascidos. Oitenta e cinco a 95% dos casos, irão apresentar resolução espontânea dentro de um ano. Quando há uma obstrução proximal e distal podem formar-se dacriocistoceles que se apresentam como tumorações azuladas no canto medial, aparecendo ao nascimento ou nas primeiras semanas de vida, geralmente unilateral. Dependendo do tamanho podem causar obstrução nasal e dificuldade respiratória. Tomografia computadorizada é o exame de imagem de escolha (Figura 32.2). Ressecção ou marsupialização endoscópica é o tratamento de escolha para os casos com intensa obstrução nasal.[2]

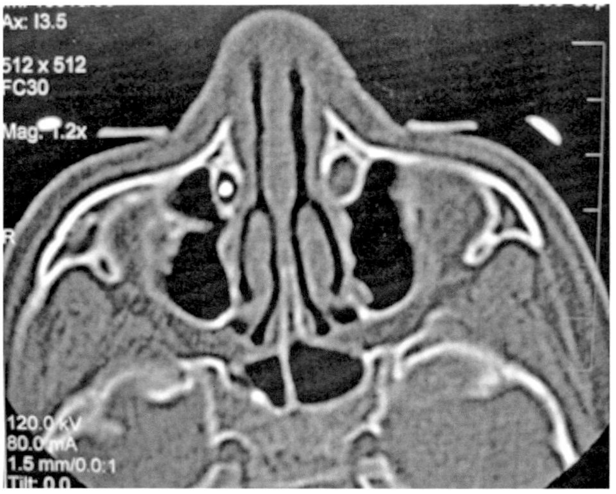

Figura 32.2 – Tomografia computadorizada de vias lacrimais, mostrando obstrução à esquerda. Não há passagem de contraste no lado acometido.

Luxação do Septo Nasal

Ocorre em 0,6 a 0,9% dos recém-nascidos devido à compressão do nariz da criança na sínfise púbica ou no promontório sacral materno durante o trabalho de parto. A redução da luxação deve ser realizada até o terceiro dia de vida, sobe pena de resultar em deformidade nasal.[5]

Rinite Neonatal

É uma afecção de origem idiopática, caracterizada por obstrução nasal sem a presença de defeitos anatômicos.

A obstrução é causada por edema de mucosa e produção de muco. A ausência de secreção purulenta e febre ajudam a diferenciar das rinites infecciosas. Pode aparecer precocemente ou em uma fase mais tardia da infância. Outros sinais e sintomas incluem, além da obstrução nasal, rinorreia mucoide, respiração ruidosa, dificuldade de se alimentar ou até distúrbio respiratório mais intenso. Costuma resolver espontaneamente, mas, quando necessário, pode-se utilizar lavagens com soluções fisiológicas, cromoglicato de sódio nasal ou corticosteroide tópico nasal nos casos mais graves.[2]

Malformações Vasculares e Linfáticas

Hemangiomas

Hemangiomas (Figura 32.3) são tumores do endotélio vascular. São os tumores mais comuns da infância.

Apesar de uma fase de crescimento e involução espontânea, podem levar a risco de vida quando acometem o trato respiratório. Se não houver comprometimento importante da via aérea, somente o acompanhamento esperando a involução está indicado. A involução do hemangioma acontece a uma taxa aproximada de 10% ao ano. Por isso, em geral, há uma involução de 50% aos cinco anos de vida, 70% aos sete anos e 90% aos nove anos. Quando necessário, intervenção, corticoides sistêmicos e propranolol são a primeira linha de tratamento. Nos casos refratários, ressecção com laser ou traqueostomia são alternativas.[2]

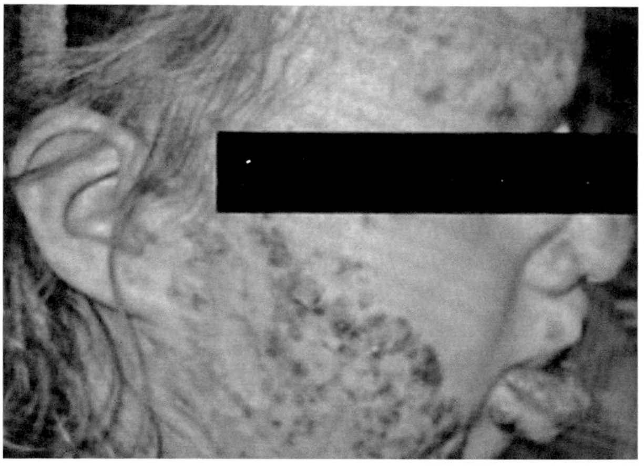

Figura 32.3 – Hemangioma de face e vias aéreas superiores.

Malformação arteriovenosa

Podem estar presentes ao nascimento, mas tornam-se clinicamente significantes após um evento desencadeante como um trauma. Podem aumentar bruscamente se ocorrer hemorragia ou trombose causando obstrução aguda da via aérea. Tem predileção pela cavidade oral e terço médio da face.

O tratamento consiste de embolização seguida de ressecção cirúrgica. Entretanto, não é fácil identificar as margens da lesão e o índice de recidiva chega a 93%.[6]

Malformações linfáticas

Consistem de tumorações de vasos linfáticos anormais que afetam principalmente a região da cabeça e pescoço. Aparecem em um de cada 2000 a 4000 nascidos vivos. Frequentemente envolvem cavidade oral e faringe, podendo causar dificuldade respiratória. Quando não existe um déficit funcional significativo, o tratamento deve ser postergado a uma fase mais tardia da infância e pode consistir de cirurgia, escleroterapia ou observação.

As lesões macrocísticas menores podem sofrer regressão espontânea. Algumas substâncias utilizadas na escleroterapia são OK-432, bleomicina, doxiciclina, ácido acético, álcool e salina hipertônica.[7]

Obstrução nasal relacionada a síndromes

As síndromes como Down, Apert, Crouzon e Treacher-Collins, em razão dos defeitos faciais que acarretam, podem cursar com obstrução de vias aéreas superiores e respiração bucal.[2] Nesses casos, o tratamento é complexo e individualizado, necessitando de uma equipe multidisciplinar para atingir os objetivos terapêuticos propostos.

Respiração Bucal em Crianças e Adolescentes

Algumas das causas de respiração bucal dos recém-nascidos e lactentes podem ser verificadas também na infância e seu tratamento é semelhante ao descrito anteriormente. O tratamento de outras causas, frequentes nessa faixa etária, a seguir, será comentado.

Rinites infecciosas

As três formas mais comumente observadas são o resfriado comum, a gripe e a rinossinusite bacteriana. As rinites infecciosas virais são as causas mais frequentes de obstrução nasal na infância. Por serem autolimitadas, em geral seu tratamento restringe-se a medidas gerais de higiene nasal, como lavagens com soluções salinas e aspirações nasais, além de controle dos sinais e sintomas associados, com o uso de antitérmicos e analgésicos, quando necessário.[8,9] Descongestionantes locais e sistêmicos devem ser usados com cautela, por curtos períodos, respeitando-se os limites de idade para prescrição de cada droga, por conta do risco de efeitos adversos.

Os antivirais, como o oseltamivir, são geralmente reservados para situações de surtos, por exemplo, pelo vírus H1N1. Nos casos em que ocorre infecção bacteriana secundária, pode ser necessário o uso de terapia antimicrobiana, principalmente quando evolui para rinossinusites, o que pode acontecer em até 10% dos casos. Já existem evidências que apoiam o uso apenas de corticosteroides intranasais ou sistêmicos em quadros de rinossinusite aguda bacteriana de leve intensidade.[8,10]

Rinite alérgica

A rinite alérgica é uma das causas comuns de respiração bucal de suplência na infância. A terapêutica do paciente alérgico inclui sempre o cuidado e controle ambiental. A educação da família e da criança para evitar e eliminar o contato com os alérgenos e irritantes inespecíficos que costumam desencadear as crises é fundamental para um controle adequado da rinite alérgica.[11] A abordagem farmacológica deve levar em consideração os efeitos colaterais do tratamento, lembrando que muitas crianças apresentam asma associada, sendo maior o risco do efeito cumulativo das medicações concomitantes.[11,12] Os glicocorticosteroides sistêmicos são utilizados por curto prazo e em crises mais exacerbadas. Os glicocorticosteroides tópicos nasais são muito eficazes e não têm efeitos relevantes sobre o eixo hipotálamo-hipófise-adrenal.[11] Os anti-histamínicos de primeira geração devem ser evitados. Os anti-histamínicos de segunda geração mais estudados quanto ao uso a longo prazo em crianças são a cetirizina, a levocetirizina e a loratadina.[11,12] Outros anti-histamínicos de segunda geração liberados para o uso abaixo de 12 anos de idade são a fexofenadina, a desloratadina e a ebastina. Todos apresentam bons resultados no tratamento dos sintomas da rinite.[12] Entretanto, sintomas obstrutivos respondem melhor aos glicorticosteroides e apenas alguns dos anti-histamínicos de segunda geração parecem ter esse efeito.

A terapia com antileucotrienos como o montelucaste pode ser utilizada em casos de mais difícil controle, associado ou não aos glicorcorticosteroides intranasais e anti-histamínicos.[11,12] O cromoglicato dissódico é menos eficaz que glicorticosteroides intranasais e anti-histamínicos. A imunoterapia alérgeno específica não é habitualmente recomendada antes dos cincos anos de idade.[11,12] As publicações sobre imunoterapia sublingual têm demonstrado sua segurança e eficácia.[11] O tratamento cirúrgico da hipertrofia das conchas nasais inferiores consequente à rinite alérgica raramente é realizado em crianças menores. Quando indicado, são utilizadas técnicas menos agressivas que reduzam apenas a mucosa ou submucosa e não alterem a sua estrutura óssea, devido a carência de definição sobre as possíveis consequências no desenvolvimento craniofacial dessas crianças, além da morbidade dos procedimentos. Os métodos utilizados são variados e vão desde técnicas clássicas de turbinectomia e turbinoplastia parciais a mais recentes utilizando microdebridadores e vários tipos de laser.[7] As cauterizações submucosas e mucosas utilizando eletro cautérios e ablação por radiofrequência também são utilizadas. Mais recentemente tem sido descrito o uso do sistema de *coblation* (ablação fria). É um sistema bipolar que propõe-se a diminuir o risco hemorrágico e os danos térmicos observados em outras técnicas.[13]

Hiperplasia de adenoides e tonsilas palatinas

O tratamento do aumento das tonsilas faríngeas e palatinas clássico é o cirúrgico. Ao longo dos anos, várias técnicas têm sido propostas. Tradicionalmente a adenoidectomia é realizada através de curetagem, porém, mais recentemente, tem sido sugerida a visualização desse procedimento por vídeoendoscopia e sua realização com o uso ou não de outros instrumentais como microdebridadores, *coblation* e lasers. Todavia, há uma carência de estudos que definam o real benefício dessas variações da técnica tradicional. Com relação à tonsilectomia das palatinas, também se pode verificar a mesma falta de definição de qual o melhor procedimento. Basicamente, têm-se duas linhas principais: a da tonsilectomia total, que pode ser realizada da maneira clássica, a frio, ou por variações de instrumentais que usam a eletro cauterização ou dissecção com cautério, o *coblation* e a radiofrequência; ou as tonsilectomias parciais ou intracapsulares que podem fazer uso também do *coblation*, radiofrequência, microdebridadores ou a frio.[14] Os que defendem a tonsilectomia parcial referem que ocorre menos dor e mais rápida recuperação pós-operatória.[14] Tratamentos clínicos devem ser tentados por pelo menos dois meses antes da indicação do tratamento cirúrgico. Baseia-se nos fatores que podem ter estimulado a hiperplasia das tonsilas. É bem definido o uso de anti-histamínicos e corticosteroides intranasais nas crianças atópicas. O uso de antileucotrienos tem sido citado por alguns autores, sendo demonstrado uma redução significante da tonsila faríngea e melhora dos sintomas, sento, portanto, uma alternativa ao tratamento cirúrgico das crianças com hiperplasia adenoideana.[15] A terapia para refluxo gastroesofágico têm sido, também, sugerida, mas não possui evidências definitivas. Antimicrobianos são indicados se houver suspeita de que o fator causal da hiperplasia é uma infecção bacteriana. Em geral, as adenoides respondem bem melhor à terapia clínica que as tonsilas palatinas.

Corpo estranho nasal

O corpo estranho sempre deve ser removido, pois pode causar infecções, rinólitos e muitas vezes lesões cáusticas com consequente necrose tecidual. O procedimento deve ser realizado sob anestesia, se houver dificuldade de imobilização da criança ou risco de aspiração.

Desvio do septo nasal

O tratamento cirúrgico da deformidade septal na criança permanece um assunto controverso. Antes, por muitos proscrito, hoje já possui defensores, os quais consideram que as alterações craniofaciais consequentes à obstrução nasal crônica, a piora da qualidade de vida, além de quadros obstrutivos acentuados podem justificar esse procedimento cirúrgico. Essa conduta está bem embasada por estudos com acompanhamento de longo prazo que demonstram que a septoplastia pode ser realizada em crianças sem afetar o crescimento facial.[16] A conduta conservadora pode resultar assimetria facial.[16] Entretanto, deve-se ser mais rigoroso que no adulto, na indicação dessa cirurgia.

Com relação à técnica cirúrgica que deve ser utilizada, muitos defendem a técnica externa deixando o pericôndrio intacto, por não levar a alterações significativas do crescimento facial.[16] Entretanto, existem estudos que observam que o ângulo nasolabial é menor em pacientes que utilizaram a técnica extracorpórea em relação a endonasal. Já foi demonstrado que a técnica endonasal também parece não afetar o crescimento facial.[16] Apesar da maioria dos autores sugerirem que a cirurgia deva ser realizada apenas em crianças com seis anos de idade ou mais, ainda são necessários melhores estudos que fornecem evidências para correção dos desvios septais em crianças menores e mesmo ao nascimento.[16] São consideradas indicações absolutas de septoplastia em criança: abscesso septal (é controverso se esse procedimento deve ser imediato à drenagem ou não), hematoma septal, deformidade septal secundária a fratura nasal aguda, cisto dermoide e fenda nasolabial.[16] Desvio septal intenso causando obstrução nasal significante é considerado uma indicação relativa.[9] O consenso é que, antes de considerar a cirurgia do septo nasal em crianças, uma boa investigação clínica deve ser realizada para assegurar um correto diagnóstico, que não existem outras afecções causando ou contribuindo para o sintomas, e portanto que a septoplastia está realmente bem indicada.[16]

Pólipo antrocoanal de Killian

O tratamento do pólipo antrocoanal ou de Killian é cirúrgico, podendo utilizar vários tipos de acesso para sua abordagem. A microcirurgia endonasal vem sendo substituída por técnicas endoscópicas associadas ou não à técnica clássica de Caldwell-Luc. A exploração antral para remoção completa da doença sinusal maxilar é recomendada para diminuir a frequência de recidiva.[17]

Angiofibroma juvenil

A cirurgia é o tratamento de eleição para o angiofibroma juvenil ou nasoangiofibroma. Apesar de ser um tumor vascular benigno, é muito agressivo localmente e sempre deve ser suspeitado em paciente do gênero masculino, com obstrução nasal e epistaxe.[18,19] A abordagem endoscópica avançou bastante e é a via de eleição em estágios precoces (I e II) e, em mãos experientes, até mesmo em estágios mais avançados, causa menos morbidade em relação às abordagens externas, sem aumentar o risco de recidiva.[18]

As técnicas abertas (translocação facial por *degloving* e subtemporal preauricular) continuam tendo um papel importante em tumores avançados.[18] Também têm sido utilizadas técnicas mistas (uso de endoscópios em procedimentos abertos). A embolização pré-operatória é recomendada em todos os casos. A ressecção parcial do tumor associada à radiocirurgia pós-operatória e observação é uma estratégia válida para casos com comprometimento intracraniano ou de estruturas vitais.[18]

Trauma nasal

Nos casos de fraturas nasais a gravidade do quadro dependerá da localização e extensão da lesão, e da idade do paciente. Há uma tendência para tratamentos mais conservadores, todavia deve ser lembradas possíveis consequências ao crescimento e desenvolvimento facial, fisiologia nasal, arcada dentária e palato.[9] Sempre que possível, deve-se utilizar imediatamente técnicas fechadas de reposicionamento do septo nasal. Em alguns casos, entretanto, o melhor é esperar a completa estabilização do paciente e diminuição do edema local para a definição do adequado tratamento cirúrgico ou não. O hematoma septal, tão logo seja diagnosticado, deve ser drenado, pois pode expandir-se e obstruir mecanicamente os vasos que suprem a cartilagem nasal levando à necrose.[9] O acúmulo de sangue e tecido necrótico é excelente meio de cultura para bactérias que colonizam a mucosa nasal podendo ocorrer subsequente formação de abscesso septal, que deve ser tratado imediatamente após seu reconhecimento com drenagem e antibioticoterapia sistêmica.[9]

Polipose nasal e outros tumores nasais

Sempre que observado polipose nasal, a criança deve ser investigada para outras alterações como fibrose cística, discinesia ciliar primária e a associação asma e intolerância a salicilatos. Em geral, o tratamento é conservador, com uso de corticosteroides orais e nasais. A remoção cirúrgica fica reservada para casos onde a obstrução nasal e os sintomas são mais acentuados ou podem estar agravando quadros pulmonares por situações como rinossinusites frequentes e de difícil tratamento.[10]

As neoplasias nasais malignas ou benignas têm seu tratamento de acordo com seu diagnóstico anatomopatológico podendo ser cirúrgico e associado ou não a radioterapia e/ou quimioterapia.[8] O rabdomiossacorma alveolar ou pouco diferenciado é um dos tumores malignos mais frequentes e tem o melhor prognóstico, geralmente, é tratado com quimioterapia e possível radioterapia, a ressecção cirúrgica de tumores residuais deve ser realizada quando possível.[20] Carcinomas indiferenciados da nasofaringe e linfomas não Hodgkin podem ser diagnosticados por biópsias da lesão nasal ou, frequentemente, de suas extensões linfonodais, sendo o seu tratamento realizado com quimioterapia e possível radioterapia.[20]

Respiração Bucal em Adultos

Desvio do septo nasal

O tratamento cirúrgico da deformidade septal no adulto não apresenta muitas controvérsias em sua indicação como ocorre nas crianças. O desvio septal intenso causando obstrução nasal significante é considerado uma indicação clara. Mas antes de considerar a cirurgia do septo nasal em adultos deve ser realizada uma boa investigação clínica para assegurar um correto diagnóstico, ou seja, que não existem outras afecções causando ou contribuindo para os sintomas, e, portanto, que a septoplastia está realmente bem indicada. Alguns estudos recentes ressaltam o impacto benéfico da correção da deformidade septal no risco de arritmia cardíaca[22] e na pressão arterial sistêmica,[23] assim como, nos pacientes com apneia obstrutiva do sono. Com relação à técnica cirúrgica que deve ser utilizada, esta será de acordo com o domínio do cirurgião e o tipo de deformidade, técnicas clássicas ou segmentares com ou sem o uso de endoscópios são descritas, os procedimentos estéticos nasais podem ser realizados no mesmo tempo cirúrgico e o tratamento cirúrgico da hipertrofia das conchas nasais, semelhante ao já descrito para as crianças, também, pode ser associada a correção do desvio de septo nasal quando necessário.

Rinites infecciosas

O tratamento das rinites infecciosas em adultos é semelhante ao já comentado para as crianças, entretanto, é possível a utilização de uma maior variedade de agentes antimicrobianos, como as quinolonas, quando necessário.[10] As rinites infecciosas específicas como a leishmaniose, turberculose, hanseníase, rinosporidiose, sífilis, entre outras, podem acometer pacientes em todas as idades, sendo mais prevalentes em adultos jovens e devem ser tratadas com medicamentos específicos para o agente infeccioso.[9,21] A granulomatose de Wegener, uma vasculite de provável origem autoimune, deve ser incluída no diagnóstico diferencial dessas infecções e da obstrução nasal principalmente do adulto. Seu tratamento é feito com drogas imunossupressoras como corticosteroides sistêmicos, ciclofosfamida, azatioprina, leflunomida, metotrexate ou rituximab.[21]

Rinite alérgica

O princípio básico da terapêutica da rinite alérgica no adulto é o mesmo do realizado para crianças, ou seja, controle ambiental associado ao uso de corticosteroides intranasais e/ou sistêmicos quando necessário, além de anti-histamínicos, antileucotrienos e imunoterapia específica de acordo com a resposta clínica e gravidade do caso.[9,21] Nos adultos, entretanto, o tratamento cirúrgico da hipertrofia das conchas nasais é indicado mais frequentemente, associado ou não à correção de deformidade septais para resolver a queixa obstrutiva do paciente. O instrumental é semelhante ao descrito para as crianças, mas podem ser realizados procedimentos um pouco mais agressivos. Porém, turbinectomia total não deve ser realizada, devido ao risco de causar a síndrome do nariz vazio e rinite atrófica.[9,21]

Rinites não alérgicas

A rinite não alérgica deve ser investigada no diagnóstico diferencial da rinite alérgica, pois seu tratamento apresenta algumas particularidades. As rinites idiopáticas respondem bem aos corticosteroides intranasais. Já os anti-histamínicos tem um efeito melhor quando associados a descongestionantes sistêmicos.

Nos casos de rinite medicamentosa, sempre que possível o fármaco implicado deve ser eliminado. Os descongestionantes intranasais são fatores etiológicos frequentes de rinite medicamentosa. O tratamento necessita da substituição dessas medicações por corticosteroides tópicos e sistêmicos associados a descongestionantes orais. A rinite irritativa (ocupacional) responde bem à terapêutica com corticosteroides intranasais e anti-histamínicos, embora o ideal seja a abolição do contato com o fator irritante. Nas rinites hormonais (gestacional e por hipotireoidismo) o principal tratamento é o retorno ao equilíbrio hormonal.[18] Podem ser utilizados corticosteroides intranasais para melhorar o sintoma obstrutivo. Nas grávidas deve ser levado em consideração o risco-benefício para a criança, embora a budesonida possua classificação B para o uso em gestantes. A rinite não alérgica eosinófilica apresenta boa resposta ao uso de corticosteroides intranasais. Os anti-histamínicos tem melhor ação somente se associados a descongestionantes sistêmicos.

Polipose nasal

A primeira linha para tratamento clínico e controle da polipose nasal atualmente são os corticosteroides intranasais. Os corticosteroides orais devem ser reservados para polipose acentuada ou refratária aos corticosteroides intranasais.[9,10,19,21] Outra estratégia de tratamento inclui antibióticos por curto e longo prazo.[10] O uso de anti-IgE, anti-interleucina 5, anti-histamínicos, antimicóticos, imunossupressores, furosemida, antileucotrienos, dessensibilização para aspirina, capsaicina entre outros, ainda não possui evidencia suficiente para a sua ampla recomendação.[10] O tratamento cirúrgico endoscópico minimamente invasivo ou extenso deve ser indicado nos pacientes que permanecem sintomáticos apesar da terapia medicamentosa. Embora não seja curativo, oferece um alívio temporário, mas necessita que a terapia clínica se mantenha após a cirurgia para diminuir e/ou postergar as recidivas.[10,19,21]

Alterações fisiológicas relacionadas ao ciclo nasal e ao decúbito

A própria fisiologia e reflexos nasais podem em determinadas situações causar obstrução nasal. É mais frequente ocorrer maior comprometimento quando associada a outras situações que diminuem parcialmente a amplitude da cavidade nasal, como desvios septais e rinites. Nessas situações, o tratamento é direcionado para esses fatores. A procura de uma posição com menor compressão torácica e evitar roupas muito apertadas, como corpetes, são descritas como possíveis medidas preventivas.

Tumores nasais

Assim como nas crianças, as neoplasias nasais malignas ou benignas têm seu tratamento de acordo com o diagnóstico anatomopatológico podendo ser cirúrgico e associado ou não à radioterapia e/ou quimioterapia. Merece um comentário especial o papiloma invertido que, apesar de benigno, pode ser localmente agressivo e sofrer malignização. Seu tratamento é cirúrgico por via endoscópica, aberta ou acesso combinado.[19,24] Os osteomas podem ter uma conduta expectante, exceto se estiverem causando sintomas como a obstrução dos óstios de drenagem dos seios paranasais.[19]

A displasia fibrosa tende a estabilizar-se na vida adulta e a abordagem cirúrgica somente é indicada por alterações estéticas importantes ou funcionais. O estesioneuroblastoma, raro tumor neuroectodérmico originário do epitélio olfatório, é tratado com cirurgia, radioterapia e quimioterapia isoladas ou em associação, sendo uma tendência tratar os estágios B e C com associação cirurgia e radioterapia.[19,24]

Respiração Bucal em Idosos

Alteração estrutural da válvula nasal (ponta nasal caída)

O colapso da válvula nasal pode ser corrigido por meio de uma variedade de técnicas cirúrgicas. A seleção da técnica mais adequada depende da identificação da causa anatômica do colapso. Retalho crural lateral em "J" permanece uma técnica popular. Outras técnicas usadas são os *spreader grafts,* os *alar batten* grafts, uma variedade de suturas, enxertos de superposição e sutura para suspensão lateral, todas com sucesso variável.[21] Dilatadores mecânicos são uma opção para os que não querem realizar o tratamento cirúrgico ou que não tenham condições clínicas para esse tipo de procedimento.[21]

Rinites infecciosas

A terapêutica das rinites infecciosas no idoso é semelhante a realizada em adultos. Entretanto, nesse grupo etário é importante estar alerta para o risco mais elevado de evolução para complicações sistêmicas como pneumonias, além de efeitos indesejáveis e interações medicamentosas, tendo em vista que comumente já utilizam outras medicações e apresentam outras morbidades.

Rinite gustativa, rinite do idoso, rinite alérgica, deformidade septal

O melhor medicamento para o controle da rinite gustativa e para rinite do idoso é o uso de anticolinérgicos intranasais antes das refeições.Todavia, no Brasil, essa forma de apresentação não é mais encontrada. Os descongestionantes sistêmicos podem melhorar alguns casos, mas devem ser usados com muita cautela em razão do risco de efeitos colaterais nesses pacientes, como por exemplo, retenção urinária em pacientes com hiperplasia prostática, crise hipertensiva sistêmica e hipertensão ocular.

A rinite alérgica é menos frequente nos idosos por causa das alterações imunológicas que ocorrem com a idade, o que confere ao idoso tendência para menor sensibilização. Também a hipertrofia de conchas é menos comum pela atrofia tecidual que ocorre naturalmente com o envelhecimento. Os desvios septais e outras alterações anatômicas que não foram corrigidas permanecem, mas de uma maneira geral, a decisão para o tratamento cirúrgico deve levar em consideração as comorbidades associadas e a relação risco benefício, sendo preferível, sempre que possível, condutas mais conservadoras.

Tumores nasais

O tratamento dos tumores nasais no idoso depende do tipo de neoplasia e sua extensão, da mesma maneira que ocorre nas crianças e adultos. Essa é a população mais frequentemente acometida pelas neoplasias malignas, portanto, sintomas obstrutivos merecem uma investigação detalhada para uma adequada terapêutica. Os carcinomas espinocelurares são os mais comuns sendo seguidos pelos originários das glândulas salivares menores.[24] Tumores neuroendócrinos como o estesioneuroblatoma também são descritos. Papiloma invertido e outras neoplasias como linfomas e melanomas são diagnosticados nesta faixa etária.[19,24] A terapia pode ser cirúrgica e/ou radioterapia e/ou quimioterapia de acordo com o diagnóstico anatomopatológico, agressividade e extensão da lesão.

Considerações Finais

A respiração bucal afeta de forma negativa a qualidade de vida daqueles por ela cometidos. O diagnóstico etiológico deve ser preciso, mas nem sempre o paciente reassume a respiração nasal imediatamente após a resolução do fator causal, sendo mandatórias terapias complementares para fortalecimento da musculatura fonoarticulatória. Deve-se ter em mente as consequências que a respiração bucal pode trazer, principalmente se associada à síndrome da apneia obstrutiva do sono. O crescimento facial nas crianças pode ser comprometido, com a necessidade de terapias ortodônticas e ortopédicas faciais para correção das deformidades. Portanto, o manuseio do respirador bucal geralmente envolve profissionais de diversas áreas e especialidades. O tratamento precoce de suas causas é a maneira mais efetiva de impedir suas consequências deletérias.

Agradecimento

Algumas pessoas que cruzam nossa existência deixam marcas profundas. Assim ocorreu conosco, autores deste capítulo, quando do convívio com o Professor Luc Louis Maurice Weckx. Muito do que aprendemos como otorrinolaringologistas, a ele devemos. Algo do que somos como seres humanos, vem de seus exemplos. Ao Professor Luc (*in memoriam*), editor de mais esta obra, nossa eterna gratidão.

REFERÊNCIAS BIBLIOGRÁFICAS

1. Freeman K, Bonuck K. Snoring, mouth-breathing, and apnea trajectories in a population-based cohort followed from infancy to 81 months: A cluster analysis. Int J Pediatr Otorhinolaryngol. 2012;76:122-30.
2. Adil E, Huntley C, Choudhary A, et al. Congenital nasal obstruction: clinical and radiologic review. Eur J Pediatr. 2012;171:641-50.
3. Leclerc JE, Fearon B. Choanal atresia and associated anomalies. Int J Pediatr Otorhinolaryngol. 1987;13(3):265-72.
4. Van Den Abbeele T, Triglia JM, François M, et al. Congenital nasal pyriform stenosis: diagnosis and management of 20 cases. Ann Otol Rhinol Laryngol. 2001;110:70-5.
5. Podoshin L, Gertner R, Fradis M, et al. Incidence and treatment of deviation of nasal septum in newborns. Ear Nose Throat J. 1991;70(8):485-7.
6. Richter GT, Suen JY. Pediatric extracranial arteriovenous malformations. Curr Opin Otolaryngol Head Neck Surg. 2011;19(6):455-6.
7. Perkins JA, Manning SC, Tempero RM, et al. Lymphatic malformations: Review of current treatment. Otolaryngol Head Neck Surg. 2010;142:795-803.

8. Coates HL. Nasal obstruction in infancy. In: Cotton RT, Myer CM. Practical pediatric otolaryngology. 1st ed. Philadelphia: Lippincott-Raven Publishers; 1999. p. 449-68.
9. Pignatari SSN, Sato J. Controvérsias & interfaces obstrução nasal. RBM (especial ORL). 2010;2:3-13.
10. Fokkens WJ, Lund VJ, Mullol J, et al. European position paper on rhinosinusitis and nasal polyps 2012. Rhinology. 2012;50(Suppl 23):1-298.
11. Naspitz CK, Cruz AA. ARIA: atualizações. Rev Bras Alergia Imunopatol. 2008;31(3):98-101.
12. Okubo K, Kurono Y, Fujieda S, et al. Japanese Guideline for Allergic Rhinitis. Allergol Int. 2011;60:171-89.
13. Leong SC, Kubba H, White PS. A review of outcomes following inferior turbinate reduction surgery in children for chronic nasal obstruction. Int J Pediatric Otorhinolaryngol. 2010;74:1-6.
14. Oommen KPQ, Modi VK, Stewart MG. Evidence-Based Practice Pediatric Tonsillectomy. Otolaryngol Clin North Am. 2012;45:1071-81.
15. Shokouhi F, Jahromi AM, Majidi MR, et al. Montelukast in adenoid hypetrophy: its effect on size and symptoms. Iran J Otorhinolayngol. 2015; 27(6):443-48.
16. Lawrence R. Pediatric septoplasty: a review of literature. Int J Pediatr Otrhinolaryngol. 2012;76:78-81.
17. Freitas MR, Giesta RP, Pinheiro SD, at al. Pólipo antrocoanal: uma revisão de dezesseis casos. Rev Bras Otorrinolaringol. 2006;72(6):831-35.
18. Llorente JL, López F, Suárez V, et al. Evolución en el tratamiento de los angiofibromas nasofaríngeos juveniles. Acta Otorrinolaringol Esp. 2011;62(4):279-86.
19. Ganança FF, Gomes lPM, Toledo RN, et al. Obstrução nasal. RBM (caderno especial de rinologia). 2000;57:2-22.
20. Leboulanger L. Nasal obstruction in children. Eur Ann Otorhinolaryngol Head Neck Dis. 2015. Acesso em 2016 abr 26. Disponível em: < http://dx.doi.org/10.1016/j,anorl.2015.09.011>
21. Fraser L, Kelly G. An evidence-based approach to the management of the adult with nasal obstruction. Clinic Otolaryngol. 2009;34:151-5.
22. Uluyol S, Kilicaslan S, Gur MH, et al. Effects of nasal septum deviation and septoplasty on cardiac arrhythmia risk Otolaryngol Head Neck Surg. 2016. Acesso em 2016 abr 26. Dísponível: <http://www.ncbi.nih.gov/pubmed/27048668>
23. Smitha SG, Jagannath B, Mathew AS. Impacto of septal correction on blood pressure of hypertensive patients with deviated nasal septum. Indian J Otolaryngol Head Neck Surg. 2016. 68(1):46-51. Acesso em 2016 abr 26. Disponível em:<http://www.ncbi.nlm.nih.gov/pubmed/27066410>
24. Yeung AR, Amdur R, Werning JW. Tumors of the nasal cavity. Acesso em 2012 mar 30. Disponível em: <http://www.uptodate.com/contents/tumors-of-thenasalcavity?source=search_result&search=nasal+tumors&selectedTitle=1~150>.

Capítulo **33**

Tratamento das Consequências

Mário Cappellette Júnior
Silvia Fernandes Hitos
Jecilene Rosana Costa

Introdução

Respirar pela boca é um mecanismo adaptativo que visa manter o aporte de oxigênio necessário à sobrevivência. Como condição patológica, traz consequências desastrosas ao longo do tempo, pois provoca mudanças na postura corporal global do indivíduo inclusive orofacial. Uma das primeiras consequências da obstrução nasal, independentemente da causa, é a mudança da postura em repouso: rebaixamento da mandíbula e da língua e desoclusão labial, consequentemente perda de força muscular orofacial. De acordo com a predisposição genética individual e com o grau e tempo de obstrução, outras consequências são observadas, conforme ilustrado na Figura 33.1.

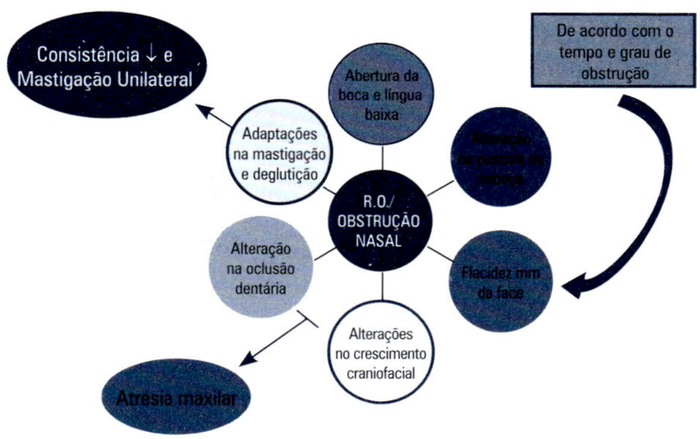

Consistência ↓ e Mastigação Unilateral
Abertura da boca e língua baixa
De acordo com o tempo e grau de obstrução
Adaptações na mastigação e deglutição
Alteração na postura da cabeça
R.O./ OBSTRUÇÃO NASAL
Alteração na oclusão dentária
Flacidez mm da face
Alterações no crescimento craniofacial
Atresia maxilar

Figura 33.1 – Esquema simplificado de consequências da respiração oral.

Características Odontológicas do Respirador Oral

A respiração oral pode trazer deformidade maxilar e desvirtua não somente o desenvolvimento facial, mas causa alterações morfofuncionais em todo o organismo e essa relação é quase sempre constante. O aparelho respiratório é uma matriz funcional e quando a respiração ocorre pela boca intervém no módulo primário como fator etiológico ambiental na deformidade na arquitetura nasomaxilar, sendo a atresia maxilar de alta incidência no respirador oral.

Existem controvérsias entre os autores no que se refere à relação da atresia maxilar e o respirador oral, pela incapacidade de se quantificar a obstrução nasal e determinar o padrão respiratório.

Entre as descrições da face mais comuns estão: postura de boca aberta, estenose nasal, lábio superior curto, arco superior em forma de "V", palato profundo ou ogival, incisivos superiores protruídos e uma retrusão mandibular. Cabe salientar que nem todos os respiradores orais são possuidores de tais características.

A respiração oral como uma das causas das alterações dentofaciais,[1] pode ocasionar: face alongada, palato ogival, largura nasal alterada, língua hipotônica e a atresia maxilar. Na anamnese e no exame físico, a língua e a musculatura labial apresentavam-se hipotônicos, verificou-se a presença de palato ogival, respiração oral e deglutição adaptada com interposição de língua.

A condução do fluxo aéreo pela boca não é uma alternativa fisiológica e sim adaptativa, cujo potencial de interferência no desenvolvimento craniofacial deve ser ponderado e adequadamente tratado.

O ortodontista, por meio da avaliação radiográfica, utiliza a telerradiografia em norma frontal e lateral para estudo das características esqueléticas dentofaciais. Além disto, esse exame pode auxiliar no diagnóstico inicial e avaliações da naso e da orofaringe, pois mesmo não sendo de responsabilidade do ortodontista, o conhecimento do diagnóstico e tratamento das obstruções das vias aéreas superiores permite o correto encaminhamento. A avaliação completa das vias nasais, nasofaringe e orofaringe é necessária para estabelecer a etiologia correta da obstrução, a fim de possiblitar a formulação de um esquema terapêutico racional.[2]

Apesar da limitação em razão da baixa especificidade, o exame radiográfico analisado com critério proporciona, juntamente com o exame clínico, com a história do paciente (anamnese) e com a experiência profissional, informações que podem ajudar na avaliação.

Uma vez diagnosticada a respiração oral, o problema deve ser interceptado imediatamente e não cabe ao ortodontista o tratamento das causas. O ortodontista fará o acompanhamento do desenvolvimento craniofacial e a correção das desarmonias oclusais. Sendo a respiração oral um problema multifatorial, o paciente é encaminhado para o otorrinolaringologista. A integração entre a ortodontia, fonoaudiologia e fisioterapia permite a visibilidade do paciente como um todo e o tratamento das consequências, evitando o agravamento de outras dificuldades que podem derivar destas como o baixo rendimento escolar, interação psicossocial, problemas de linguagem e dificuldades alimentares.-

O diagnóstico precoce pode prevenir um dos maiores fatores que contribuem para deformidade dento-crânio-facial que é a respiração oral.

Todos temos tendências a certos tipos de má oclusão e alterações da normalidade que podem ocorrer se os hábitos nocivos desviarem a direção de crescimento, levando o paciente a deformidades dentoalveolares ou esqueletais.

O ortodontista deve preocupar-se com a prevenção do crescimento facial desfavorável e ajudar no diagnóstico inicial de possíveis causas obstrutivas nasofaringeanas. Sua atuação deve ser expressiva no tratamento das deformidades dento-esqueléticas faciais em crianças, adolescentes e adultos que por motivos diversos – ambientais e/ou genéticos, incluindo a respiração oral – desenvolveram alterações morfológicas dentofaciais.

A atresia maxilar é uma alteração esquelética em que ocorre uma discrepância transversal maxilo/mandibular de etiologia multifatorial que pode ser comumente relacionada à obstrução das vias aéreas superiores e aos hábitos parafuncionais como sucção de dedos e de chupeta. Ainda como fatores etiológicos, podemos mencionar o posicionamento lingual inadequado, perdas dentárias precoces e assimetrias esqueléticas. Essa condição oclusal necessita de intervenção ortodôntica e diagnóstico seletivo com relação aos componentes esqueléticos e dentários envolvidos, cabendo ressaltar que a época de atuação também é um fator diferencial.

A compreensão do processo normal de crescimento e desenvolvimento do complexo craniofacial é essencial para podermos diagnosticar uma deformidade e identificar fatores etiológicos intrínsecos e extrínsecos que atuam levando a alterações na medida transversal das bases ósseas e dos arcos dentários.

A alteração estrutural que existe na atresia maxilar, como a constrição do arco superior em uma fase de desenvolvimento da criança, interfere no seu padrão de crescimento craniofacial, acarretando mudanças na morfologia dentofacial e funções estomatognáticas, além de repercutir negativamente nos aspectos respiratórios, cognitivos e psicossociais. Dentre as más oclusões, a deficiência transversa da maxila é um dos mais danosos problemas esqueletais da região craniofacial. Seu estabelecimento e manutenção até a idade adulta levam a alterações anatômicas, funcionais e até assimetrias faciais que tornam o tratamento em adultos mais complexo.

É fundamental um diagnóstico precoce, uma vez que, ao reposicionar a maxila sobre a mandíbula, estaremos favorecendo a normalização da oclusão que, nos pacientes em fase de crescimento, cria as condições ideais de função e estética até atingir a dentadura permanente. Na primeira infância, o osso maxilar, de origem membranosa, é moldável, e o tratamento precoce trabalha com essa grande bioplasticidade óssea permitindo o redirecionamento dos dentes permanentes ainda não irrompidos, um melhor relacionamento esquelético das bases ósseas, correção da trajetória do fechamento mandibular e eliminação da posição incorreta da articulação temporomandibular – relação simétrica côndilo/fossa articular e estética facial.

Segundo a teoria da matriz funcional descrita por Moss, o crescimento facial está diretamente relacionado ao equilíbrio das funções de sucção, respiração, deglutição, mastigação e fonoarticulação. A atresia transversal da maxila é uma má oclusão bastante frequente e não apresenta autocorreção, fazendo com que o restabelecimento da relação transversa normal com a correção da mordida cruzada posterior e/ou anterior o mais precoce possível seja fundamental para a obtenção de uma oclusão estável e satisfatória.

A deficiência transversal maxilar pode se manifestar pela mordida cruzada uni ou bilateral, anterior ou posterior e ainda anterior e posterior de forma parcial ou total (Figura 33.1), além dos casos em que a mordida cruzada pode não estar presente.

Em alguns casos, a atresia maxilar é acompanhada do desenvolvimento vertical alveolar excessivo, apinhamento dentário e alterações nos sentidos vertical e anteroposterior com a presença de mordida aberta, mordida profunda ou sobressaliência.

A maxila, de uma forma geral, perde sua configuração parabólica para adquirir uma forma triangular com o palato ogival, largura diminuída e contraída na região anterior, mas a morfologia das arcadas pode apresentar-se de várias formas, pois está relacionada com a largura da face. Por exemplo, nos braquifaciais, a largura é maior do que nos dolicofaciais, que possuem faces mais altas e estreitas, que evidenciam melhor essa forma triangular. A deficiência transversa dos ossos maxilares se manifesta, além da presença ou não de mordida cruzada, acompanhada de atresia do arco inferior ou inclinação lingual dos dentes inferiores.

A mordida cruzada posterior pode ser definida como a relação incorreta dos dentes posteriores superiores sobre os inferiores, ou quando as cúspides vestibulares dos dentes superiores ocluem nas fossas centrais dos antagonistas. Essa condição pode levar a perdas de espaços para os dentes permanentes sucessores, desenvolvimento incorreto das bases ósseas, função mastigatória inadequada e desvio mandibular da relação cêntrica para uma oclusão com maiores contatos entre os arcos dentários. Se esse desvio funcional não for corrigido precocemente, após a fase de crescimento pode sobrevir uma assimetria esqueletal, pois do lado cruzado, o côndilo é deslocado para cima e para trás e do lado oposto, o côndilo é deslocado para baixo e para a frente, deixando o lado cruzado com uma relação molar com tendência à Classe II e do lado oposto uma relação molar de Classe III. Se esse problema transversal não for tratado precocemente, o paciente, ao final do crescimento, apresentará uma assimetria mandibular devida à remodelação das estruturas da articulação temporomandibular.

A classificação pode ser feita de duas formas:

1. Mordida cruzada por deficiência esquelética da base maxilar – quando a mordida cruzada posterior decorre de atresia maxilar, os dentes são corrigidos e ocorre a desarticulação do complexo nasomaxilar, aumentando as dimensões transversais da maxila por meio de disjuntor maxilar – o que promove a alteração ortopédica na região. Quando a mordida cruzada ocorre em razão da inclinação dentária posterior (dentoalveolar), ela pode ser corrigida.
2. Mordida cruzada em razão de um problema dentoalveolar como a barra transpalatina, quadri-hélix, expansores entre outros.

Ao diagnosticar um paciente com atresia maxilar, a primeira pergunta que devemos fazer: O que levou esse paciente a ser portador de atresia maxilar? O exame clínico deve ser detalhado abrangendo as tipologias faciais, avaliações intrabucais, da musculatura e dos tecidos faciais, da postura corporal, verificação de hábitos parafuncionais e avaliação do relacionamento oclusal. É importante o conhecimento anatômico e fisiológico do aparelho estomatognático e sua relação com o desenvolvimento da oclusão. Algumas observações clínicas referentes a esse desvio de crescimento podem ser caracterizadas como face longa, palato ogival, respiração oral, mordida cruzada, mordida aberta e outros que merecem estudo e atenção por causar deformidades esqueletal e dentária com consequências estéticas e funcionais desagradáveis.

Podemos considerar os fatores extrínsecos da etiologia das más oclusões como predisponentes da atresia maxilar: obstrução das vias aéreas, a respiração oral, hábitos parafuncionais como sucção de dedos, chupeta, deglutição adaptada, interposição de língua, postura.

Os hábitos atuam sob uma tríplice ação, onde estão envolvidos: intensidade, tempo e frequência. Dockrell elaborou uma equação ortodôntica muito elucidativa: Causa – Tempo – Tecidos – Efeito. Uma determinada causa atua por certo tempo sobre um local produzindo um determinado efeito. Esses efeitos vão afetar o desenvolvimento craniofacial levando à má oclusão. O fator tempo, ou seja, a duração da atuação desses hábitos pode influenciar o crescimento facial.[1] O crescimento facial e o seu direcionamento são resultados de herança genética e podem sofrer alterações frente à inadequação de funções ou presença de hábitos nocivos. O diagnóstico e tratamento precoces permitem corrigir, normalizar e direcionar o crescimento facial de forma ordenada.

O procedimento mais comumente utilizado para a correção da atresia maxilar é a disjunção maxilar, que consiste em um aparelho fixo aos dentes, ativado diariamente até que se atinja a quantidade suficiente de expansão maxilar. Tem como finalidade restabelecer as grandezas transversais da maxila e, como consequência, aumentar o perímetro do arco, promovendo a abertura no plano transversal da sutura palatina mediana e o aumento da cavidade nasal (Figura 33.2).

A disjunção maxilar ainda pode promover: alargamento das fossas nasais (Figura 33.3), abaixamento do arco palatino e base nasal, correção do septo nasal, regressão nos casos de hipertrofia dos cornetos nasais e adenoides, melhora na respiração e mudanças nas características da face.

A abordagem terapêutica exige o aumento das dimensões transversais do arco dentário superior com auxílio de aparelhos ortopédicos ativos, que liberam força contra a face palatina dos dentes superiores. Dentre os diversos aparelhos ortopédicos que proporcionam o almejado aumento na largura transversal do arco dentário superior promovido pela ruptura da sutura palatina mediana, os mais utilizados são: Hyrax, McNamara, Haas e todos com as suas modificações.

Atualmente, essas alterações faciais e benefícios decorrentes da disjunção maxilar podem ser observados por exames de imagens associados a programas de manipulação de imagens que permitem avaliar as alterações esqueléticas pré e pós-disjunção maxilar (Figura 33.4). A disjunção maxilar é um procedimento ortodôntico de extrema importância, sendo praticamente o primeiro procedimento a ser executado no paciente, pois com a correção dos problemas transversais, posteriormente ocorrem as correções anteroposterior das bases ósseas maxilo-mandibular.

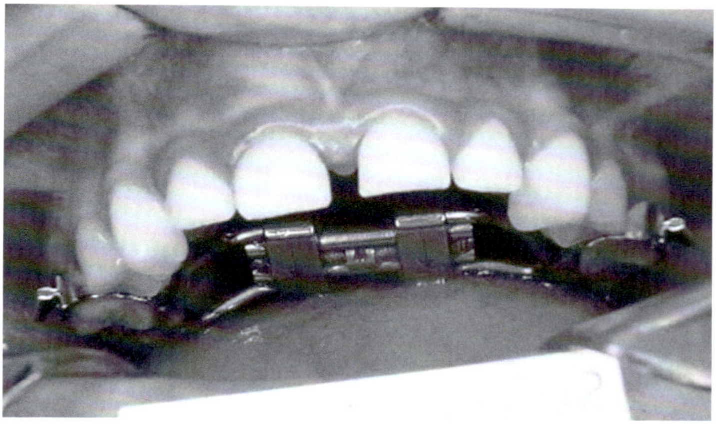

Figura 33.2 – Disjunção maxilar.

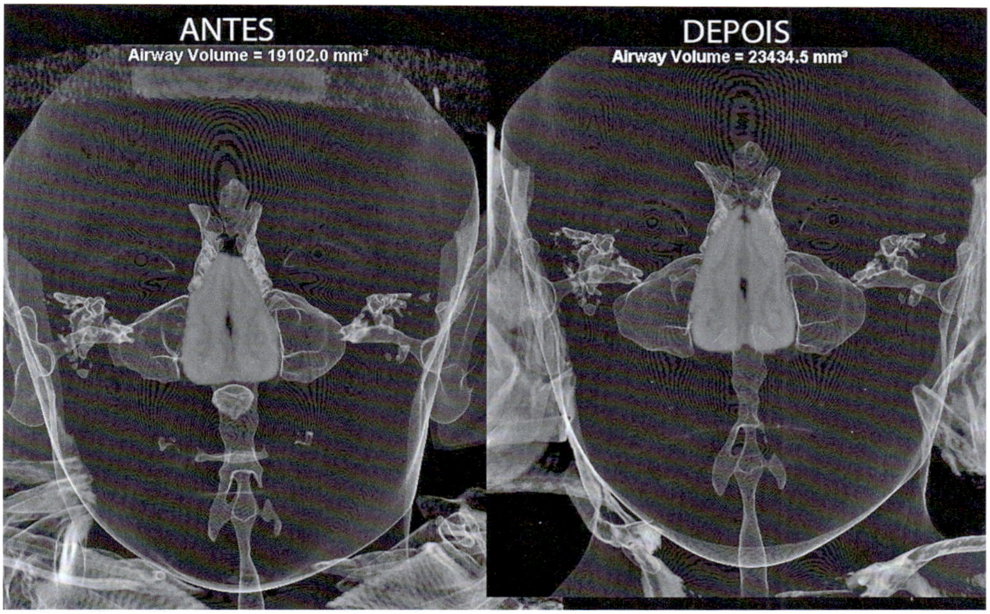

Figura 33.3 – Alargamento das fossas nasais.

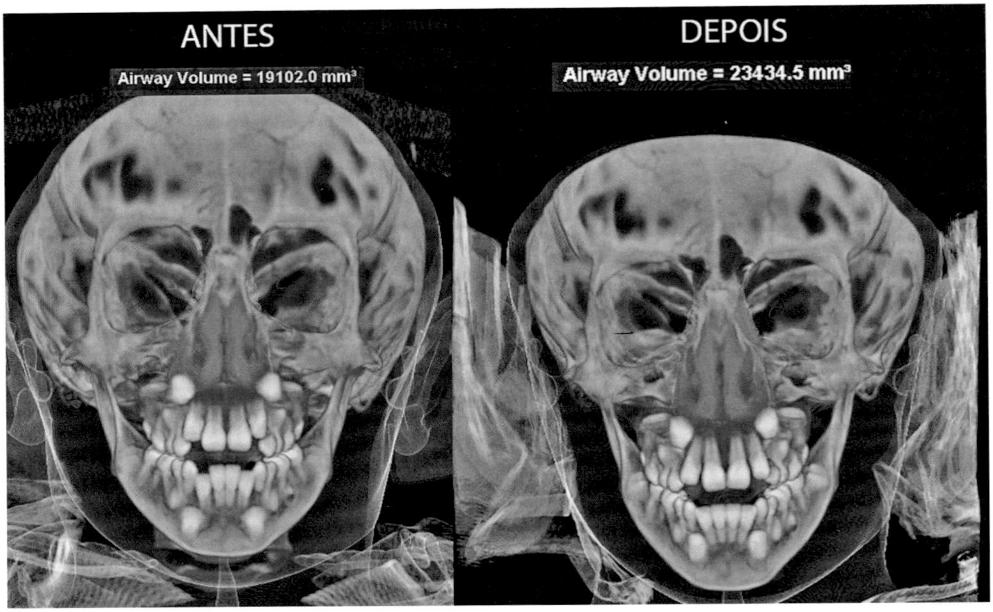

Figura 33.4 – Exames de imagens associados a programas de manipulação de imagens.

Fatores Etiológicos

A atresia maxilar tem etiologia multifatorial relacionada a obstruções das vias aéreas superiores, aos hábitos parafuncionais como sucção de dedos e de chupeta, pressionamento lingual atípico, perdas dentárias precoces e assimetrias esqueléticas. Dentre esses fatores etiológicos, o principal é a respiração oral. Lábios entreabertos ocasionam a ação de diferentes músculos modificando a postura mandibular e uma deglutição adaptada requer, de maneira semelhante, diferentes combinações musculares, ocorrendo dessa forma, variações morfológicas adaptativas para criar um equilíbrio entre as partes que se tornaram desequilibradas.[3]

A obstrução nasal pode determinar a respiração oral suplementar e acarretar alterações do esqueleto facial como a atresia maxilar, que causam alterações oclusais.[4] A atresia maxilar tem como uma das principais causas a respiração oral de suplência em função da obstrução nasal e/ou por acomodação. Acredita-se que a atresia maxilar seja a consequência dessa série de possíveis alterações, porém observa-se que pode estar relacionada a alterações das dimensões da cavidade nasal, levando então a uma diminuição das áreas transversais mínimas e do volume nasal.[5]

A passagem do fluxo aéreo pela cavidade nasal produz uma pressão que gera um estímulo ao crescimento maxilar. Com a respiração oral, ocorre uma redução nessa pressão e consequentemente redução ao estímulo do crescimento lateral da maxila resultando em atresia maxilar. Existem ainda outras causas envolvidas na etiologia como: biótipo facial, problemas de postura mandibular e a perda precoce dos dentes.

O crescimento maxilar confirma a teoria de Moss – "A atividade nasal favorece a ação da musculatura perinasal e perioral com efeito positivo sobre o crescimento periosteal do maxilar, sobretudo sobre a pré-maxila".

Atuação Fonoaudiológica

A motricidade orofacial, especialidade da fonoaudiologia, avalia e trata o sistema estomatognático: conjunto de órgãos interdependentes na execução das funções de sucção, deglutição, respiração, mastigação e fala (Figura 33.5).

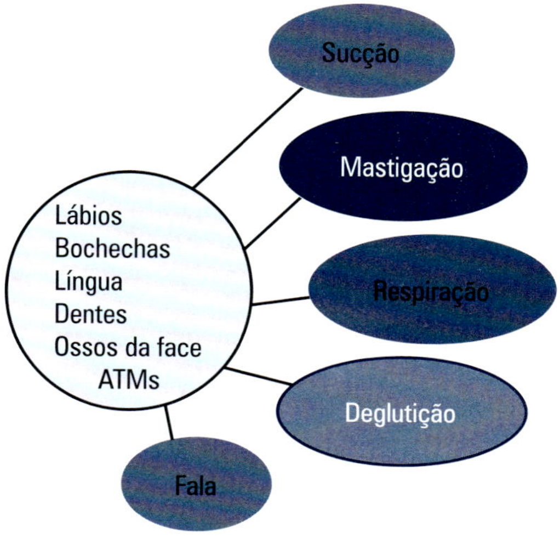

Figura 33.5 – Elementos do sistema estomatognático e funções.

A sucção e a deglutição estão presentes na vida intrauterina e ao nascimento, em coordenação com a respiração, garantem a sobrevida do bebê e promovem inicialmente a estimulação necessária para impulsionar o crescimento e desenvolvimento orofacial.

A estimulação muscular é fundamental, pois diferente do crânio que cresce a partir do desenvolvimento do encéfalo, a face necessita da ação muscular sobre os ossos para crescer, pois a contração dos músculos estimula a produção de células ósseas e consequentemente, o crescimento. Não há melhor exercício muscular para o bebê que a sucção do seio materno e nenhuma outra forma de alimentação consegue propiciar uma estimulação tão eficiente.

Entretanto, a sucção dever ser considerada hábito nutritivo até os três anos de idade e vicioso após essa idade,[6] posto que a partir daí pode provocar alterações na morfologia da face, na arcada dentária[7] e inviabilizar a remissão espontânea dessas alterações.

A ineficiente estimulação da musculatura da face pode acarretar um crescimento orofacial desfavorável, comprometendo o desenvolvimento facial, sobrepondo-se até mesmo às características genéticas.

Outro aspecto importante é que crianças amamentadas naturalmente têm menor propensão ao desenvolvimento de hábitos deletérios. Os hábitos, de acordo com a frequência, intensidade e duração, também prejudicam o desenvolvimento orofacial, pois levam à postura inadequada de lábios, língua e mandíbula.

Essa correlação negativa entre aleitamento natural e hábitos orais foi verificada também em uma pesquisa recente com 155 respiradores orais. Observou-se que 41,8% dos pacientes não receberam aleitamento natural exclusivo, 63% tomaram mamadeira por período acima de dois anos e 61,3% dos pacientes utilizaram chupeta – 34,2% por período superior a dois anos. Esses dados sugerem déficit na estimulação da musculatura orofacial em um período de suma importância para o crescimento e desenvolvimento orofacial, além de justificar a ocorrência da respiração oral, já que a amamentação exclusiva por seis meses é preconizada pela OMS como forma de prevenção de problemas de saúde do recém-nascido, entre elas, infecções e alergias.

Outra intervenção de grande valia ocorre no período de desmame (transição entre o aleitamento natural e inserção de alimentos), pois a introdução de consistências pastosas, semissólidas e sólidas até um ano de idade garante a continuidade do trabalho muscular iniciado pela amamentação.

Por volta de um ano e meio de idade, a criança já pode realizar a mastigação bilateral alternada, triturar o alimento ora de um lado e ora de outro na cavidade oral, com movimentos rotatórios de mandíbula direcionados para o lado de trabalho (a mandíbula lateraliza para o lado em que alimento está).

A execução correta da mastigação propicia o desenvolvimento da musculatura mandibular, fortalecimento da musculatura facial, crescimento equilibrado da maxila e mandíbula, desgaste simétrico dos dentes e equilíbrio da função das articulações temporomandibulares, aspectos fundamentais para a estabilidade funcional do sistema estomatognático por toda a vida.

Em uma visão preventiva, cabe também ao fonoaudiólogo orientar sobre a importância da amamentação natural, sobre a correta evolução das consistências na alimentação, assim como sobre os malefícios do uso de chupeta e/ou mamadeira por longos períodos, com o objetivo de evitar ou minimizar os riscos de desequilíbrio do sistema estomatognático e disfunções na sucção, deglutição, respiração, mastigação e fala. A atuação fonoaudiológica, portanto, não pode se restringir apenas à reabilitação e tão pouco à musculatura orofacial, mas sim deve estar voltada a ações que promovam um crescimento e desenvolvimento adequados de todo o complexo orofacial.

Cabe ressaltar que as alterações estruturais e funcionais do sistema estomatognático provenientes do déficit de estimulação, falta de aleitamento natural, uso prolongado de mamadeira e/ou chupeta e ingestão de alimentos predominantemente pastosos podem ser potencializadas na presença da respiração oral. Conforme exposto anteriormente, as mesmas estruturas faciais são utilizadas na sucção, deglutição, respiração, mastigação e fala e, qualquer alteração em uma delas resulta em prejuízo das demais.

De acordo com a pesquisa realizada com 439 respiradores orais, com idades entre quatro a doze anos, cujo objetivo era verificar a fala, 31,2% dos pacientes apresentaram alterações de fala acima de cinco anos de idade, período em que o sistema fonológico deveria estar completamente desenvolvido. O atraso de fala observado e a presença de trocas articulatórias frequentes nas crianças com idades entre cinco e oito anos podem acarretar prejuízos na socialização em razão da fala pouco inteligível e comprometimento na alfabetização e de outras séries escolares iniciais, em virtude da transposição das alterações da fala para a escrita.

O aspecto auditivo pode ser o vilão nesses casos, pois o respirador oral é vulnerável a otites. Qualquer que seja a causa pode ocasionar o mau funcionamento da tuba auditiva e flutuação da audição,[8] o que interfere na capacidade de percepção dos sons da fala, durante o desenvolvimento, determinando atrasos e alterações.

Alguns estudos apontam relação estreita entre respiração oral e dificuldades de aprendizagem, déficit de atenção e de memória,[9] aspectos diretamente relacionados com o desenvolvimento de linguagem.

Sabe-se que as consequências da respiração oral, muitas vezes, são irreversíveis espontaneamente, então se faz urgente sua detecção precoce para que a atuação multidisciplinar possa ser instituída.

Processo Diagnóstico e Terapêutico Fonoaudiológico

Os próximos tópicos serão abordados apenas sob o ponto de vista da motricidade orofacial.

A reabilitação fonoaudiológica visa restabelecer o equilíbrio do sistema estomatognático: respiração nasal, força e mobilidade da musculatura orofacial, equilíbrio do mecanismo bucinador, postura labial e de língua no repouso, mastigação e deglutição funcionais. Equilibrar as pressões existentes na cavidade oral, no repouso e na execução das funções estomatognáticas, evita a instabilidade do sistema.

O sucesso do trabalho fonoaudiológico está intimamente ligado ao reconhecimento, eliminação e/ou controle dos fatores desencadeantes e agravantes (alterações oclusais e esqueletais, obstrução mecânica da respiração, hábitos orais deletérios, hábitos alimentares inadequados) que, ao serem identificados pela equipe multidisciplinar (otorrinolaringologia, pediatria, alergista, ortodontia e odontopediatra entre outros), devem ser tratados o mais precocemente possível a fim de evitar compensações e/ou adaptações disfuncionais futuras. O trabalho sincronizado entre o fonoaudiólogo e os demais integrantes da equipe permite que a terapia miofuncional orofacial possa objetivar a reabilitação e o reequilíbrio das funções estomatognáticas, de forma mais eficaz e segura, para assim garantir o sucesso dos resultados.

Diagnóstico Fonoaudiológico

A avaliação fonoaudiológica inclui a verificação de:

1. Aspectos faciais: verificação das proporções dos terços faciais e relação maxilo-mandíbular; posição e tamanho de olhos e orelhas; presença de olheiras; aspecto das narinas; das bochechas; dos lábios; postura labial e de cabeça e pescoço, dentre outros;
2. Inspeção da cavidade oral: presença das tonsilas palatinas; marcas e ferimentos nas bochechas, língua e gengiva; volume da língua; freio lingual; aspecto do palato duro; aspecto e mobilidade do palato mole; papilas palatinas; verificação da força e mobilidade da língua, bochechas e lábios;
3. Avaliação das funções estomatognáticas: respiração, sucção, mastigação, deglutição e fala.

Tratamento Fonoaudiológico

Uma vez realizada a avaliação cautelosamente e os fatores limitantes reconhecidos e encaminhados, a terapia, propriamente dita, deve se basear em um plano de trabalho bem fundamentado, considerando não só as alterações encontradas como também os aspectos que estão dentro do padrão de normalidade e que podem auxiliar na reabilitação de estruturas e funções.

O processo terapêutico, de forma didática, engloba: conscientização e propriocepção, adequação da força e mobilidade dos órgãos fonoarticulatórios (lábios, língua, bochechas), adequação da respiração e demais funções estomatognáticas comprometidas.

Propriocepção e conscientização

Esta é a fase inicial do processo terapêutico. Essa etapa tem por objetivo esclarecer ao paciente sobre as suas habilidades e dificuldades.

A compreensão do quadro é fundamental para que o paciente disponibilize recursos próprios para promover as mudanças necessárias.

O paciente deve ser informado sobre o funcionamento do sistema respiratório e todos os aspectos que podem interferir negativamente na sua recuperação. Costuma-se usar vários materiais para melhorar a compreensão do paciente e, consequentemente, motivá-lo para o tratamento.

Atlas de anatomia, figuras, fotos, vídeos e espelho podem ser utilizados para que, associados a uma linguagem simples, o paciente possa entender o que se pretende com o tratamento.

A propriocepção oral, capacidade de reconhecimento espacial de todas as estruturas da cavidade oral, sua posição e orientação, uma em relação á outra, e percepção da força exercida pelos músculos, sem utilizar a visão, deve ser enfatizada. Este tipo específico de percepção permite a manutenção do equilíbrio postural e a realização das diversas atividades práticas com maior controle. Diferentes consistências, temperaturas, formas e sabores podem ser utilizados visando à melhora da propriocepção na cavidade oral.

Adequação da força e mobilidade dos órgãos fonoarticulatórios e funções estomatognáticas

Dá-se ênfase especial ao restabelecimento da função nasal. A higienização das narinas, incentivo ao uso correto do medicamento receitado pelo médico e cuidados com higiene ambiental são assuntos retomados com muita frequência no processo terapêutico.

Como é sabido, adequação da forma não é sinônimo de adequação de função. Mesmo que organicamente não há impedimentos para que a respiração seja feita pelo nariz, o paciente pode apresentar respiração oral por hábito, que é favorecida pela flacidez da musculatura elevadora de mandíbula e labial.

Então, paralelamente ao restabelecimento da respiração nasal, todos os grupos musculares com prejuízo na força e/ou mobilidade devem ser englobados na intervenção para adquirir e manter postura correta de lábios, língua e mandíbula, no repouso e durante a execução das funções estomatognáticas, realizando-as de forma adequada.

Quanto à quantidade de exercícios, deve-se basear na condição individual revelada pelo paciente na avaliação. Não é possível designar os limites superiores e inferiores para cada exercício antes que o mesmo seja executado pelo paciente. As características de fadiga muscular é que vão determinar a quantidade máxima de exercícios a ser realizado.

Não se pode desconsiderar que um indivíduo que tenha recebido aleitamento natural, que tenha passado pela graduação de consistências, e que se alimente de alimentos mais duros tenha uma condição muscular na face diferente daquele que não recebeu aleitamento natural e que se alimenta predominantemente com alimentos pastosos. Nessa situação, a seleção e a quantidade de exercícios deverão variar de acordo com a condição individual e progredir paulatinamente. O tempo total de tratamento também pode variar de acordo com essas características individuais de desenvolvimento e com a dedicação ao processo terapêutico.

Essa dedicação tem relação direta com a motivação do paciente e/ou família com o tratamento. O estabelecimento de um bom vínculo, a informação constante em linguagem acessível sobre as atividades solicitadas e o uso de materiais interessantes principalmente para crianças são condições essenciais para um bom andamento no tratamento.

Considerações Finais da Fonoaudiologia

Não há dúvida que a ação conjunta da fonoaudiologia, pediatria e odontopediatria, ortodontia e fisioterapia é fundamental para o crescimento e desenvolvimento do indivíduo como um todo. Para a fonoaudiologia, apesar do trabalho, na respiração oral, ser direcionado para as alterações do complexo orofacial, o desenvolvimento de linguagem e fala também são alvos de intervenção. A interdisciplinaridade baseada em informações consensadas sobre a importância da amamentação natural, o controle dos hábitos deletérios, a correta evolução da alimentação, a estimulação de linguagem e fala, dentre outros aspectos, certamente pode contribuir para a qualidade de vida e favorecer, em longo prazo, a socialização e a aprendizagem.

Fisioterapia no Respirador Oral

As diversas alterações que ocorrem no respirador oral dependerão da intensidade e frequência desse tipo de respiração, e podem se manifestar no sistema estomatognático, musculoesquelético, e até mesmo na capacidade de cognição[9].

Assim, torna-se fundamental a integração do trabalho de uma equipe multidisciplinar para a intervenção adequada em pacientes respiradores orais.

A postura de cabeça e cervical, quando adequada, favorece o desenvolvimento das estruturas e funções do sistema estomatognático, pois, em situação fisiológica, a posição cêntrica promove o equilíbrio dessas estruturas [10]. Cada músculo da cabeça, do rosto e do pescoço está direta ou indiretamente vinculado às vértebras cervicais, sendo necessário organizar estes músculos para o equilíbrio destas vértebras.

A postura corporal é a posição que os segmentos corporais adotam no espaço, proporcionando conforto, harmonia, economia e sustentação do corpo durante a movimentação[10], deve envolver o mínimo de esforço e sobrecarga com a máxima eficiência do corpo.

Uma boa postura pode ser observada a partir do alinhamento correto da coluna vertebral, que é o eixo do corpo. Mesmo com as diferenças individuais, fisiologicamente, existe uma boa postura para cada um, baseada no alinhamento corporal, proporcionando melhor ajuste ao sistema musculoesquelético, distribuindo igualmente as forças e favorecendo menor sobrecarga nos segmentos corporais (Figura 33.6).

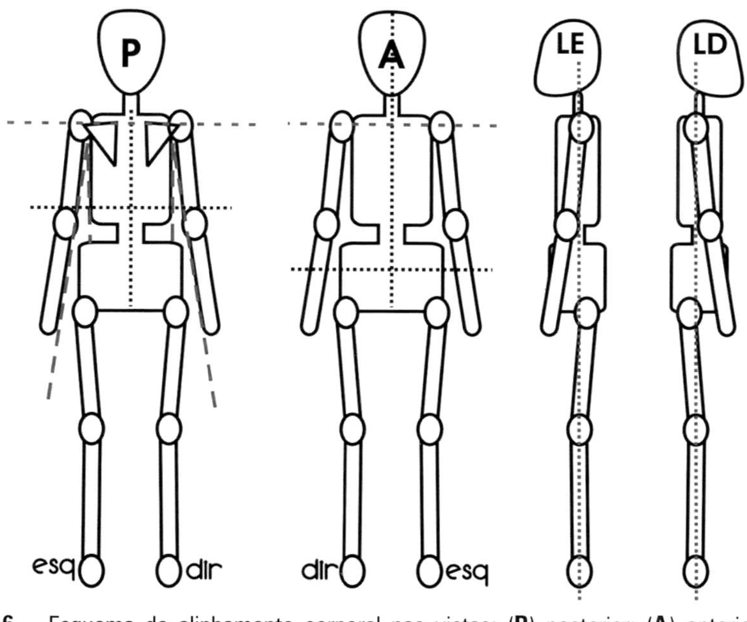

Figura 33.6 – Esquema de alinhamento corporal nas vistas: (**P**) posterior; (**A**) anterior; (**LE**) lateral esquerda; (**LD**) lateral direita.

Mas, deve-se lembrar de que a postura pode ser influenciada por fatores hereditários, sociais e ambientais, psicológicos e emocionais, alterações metabólicas e nutricionais, assim como o uso inadequado de calçados e prática esportiva mal orientada.[11,12]

Nas crianças, o sistema musculoesquelético é mais suscetível a deformidades provocadas por forças mecânicas anormais ou desequilibradas em tecidos normais. A criança é capaz de manter a postura ereta por volta do primeiro ano de vida e refina a manutenção dessa postura ao longo da primeira década, com a variabilidade da oscilação do centro de massa, que diminui com o aumento da idade e melhora a manutenção da postura ereta.[13]

A identificação dos padrões posturais de crianças e adolescentes mostra-se preponderante para a prevenção das alterações da postura corporal, sejam elas estruturais ou funcionais, proporcionando a oportunidade de diagnósticos precoces e evitar alterações posturais na vida adulta além de desconforto e dor.

A mudança no eixo da cabeça altera a posição do repouso mandibular, os contatos oclusais, o plano óptico e mandibular. Essa mudança exige um novo posicionamento corporal com mais conforto e equilíbrio.[14] O respirador oral altera o seu equilíbrio para a frente, adaptando-se numa nova postura.[15]

A maioria das crianças respiradoras orais apresenta o eixo da cabeça fora do alinhamento do ombro e essa mudança da postura da cabeça pode ocorrer pela adaptação da angulação da faringe para facilitar a entrada de ar pela boca.[15,16] A cabeça mal posicionada em relação ao pescoço nos respiradores orais pode gerar consequências para toda a coluna vertebral, para os membros inferiores e superiores, além de um desequilíbrio nas funções do sistema estomatognático e no eixo corporal.[14-16]

A postura de cabeça e coluna cervical de 177 crianças RO foi avaliada e relacionada ao tipo de má oclusão dentária no plano sagital.[16] Os resultados obtidos demonstraram que nesses pacientes, a cabeça em protrusão é a postura predominante, independente do tipo de má oclusão dentária, faixa etária e sexo.

O paciente tende a girar os ombros para a frente comprimindo e dificultando a expansibilidade torácica e pulmonar. Com os movimentos incorretos da caixa torácica o equilíbrio escapular é modificado, podendo levar à escápula alada[15] e alterações na coluna vertebral. A convexidade normal da região dorsal acentua-se significativamente: é a cifose dorsal patológica. A curvatura da região lombar pode acentuar a lordose, causando uma hiperlordose lombar e ainda, podem ocorrer desvios laterais da coluna: as escolioses.

A literatura em geral relata que o respirador oral apresenta deformidades no tórax, como: tórax *carinatum*, tórax *escavatum* ou tórax enfisematoso ou inspiratório. Mas na prática, essas alterações no tórax são raras.

Os respiradores orais apresentam as seguintes alterações posturais: cabeça protrusa, ombros propulsados e caídos, hipercifose dorsal, hiperlordose lombar, escoliose, assimetrias pélvicas, hipotonias, trabalho muscular inadequado, ventre proeminente e pés planos[15] (Figura 33.7).

Foi realizado um estudo com 54 crianças respiradoras orais e nasais, de ambos os sexos, com idade entre nove e onze anos. Todas as crianças foram avaliadas por fisioterapeuta para coleta de imagem postural, avaliação otorrinolaringológica para diagnóstico de respiração oral ou nasal e as avaliações por biofotogrametria foram realizadas por examinador cego. A avaliação fisioterapêutica foi repetida após doze meses. Esse estudo concluiu que tanto os respiradores orais quanto os nasais apresentam alterações posturais. Nos respiradores orais a anteriorização de cabeça, hipercifose dorsal, hiperlordose lombar e antiversão pélvica são mais acentuadas do que em respiradores nasais.[15]

Com o crescimento e sem o tratamento adequado, as crianças respiradoras orais permanecem com as alterações posturais destacadas, ou apresentam um padrão menos intenso de melhora quando comparadas às crianças respiradoras nasais que apresentam esse padrão de melhora mais acentuado.[15]

Alterações posturais de crianças respiradoras bucais permanecem até a vida adulta, principalmente na região de cabeça e coluna lombar.[17] Por isso a suma importância da prevenção e assistência fisioterapêutica desde a infância para o bom desenvolvimento do indivíduo.

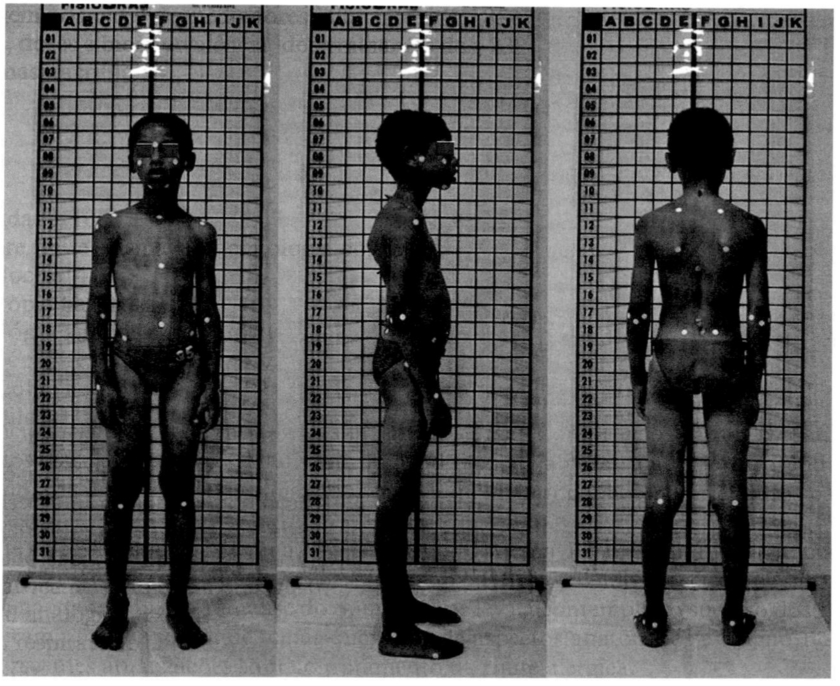

Figura 33.7 – Postura típica de paciente respirador oral.

Avaliação e tratamento postural

A avaliação é o primeiro passo para o tratamento, segue-se com a anamnese e depois avaliações físicas. Na anamnese realizam-se perguntas de dados pessoais, doenças anteriores e atuais, doenças familiares, dor ou desconforto, práticas esportivas, quedas ou acidentes, atividades diárias e sua posição como: dormir, assistir televisão e lições de casa.

A avaliação postural pode ser qualitativa, em que se realiza a inspeção nas vistas: anterior, posterior, lateral esquerda e lateral direita; e anota-se o posicionamento dos segmentos corporais, como por exemplo: cabeça anteriorizada e inclinada para direita, ombros protrusos e ombro direito mais alto que o esquerdo.

A utilização de recursos quantitativos possibilita a reprodutibilidade dos resultados, que é fundamental para a argumentação no meio científico, além de precisar quanto um segmento pode estar alterado em relação ao outro.

A biofotogrametria é um recurso que pode ser utilizado na avaliação quantitativa, para diagnóstico físico-funcional pelos fisioterapeutas, em razão das vantagens e à efetividade de sua aplicação, ou seja, baixo custo nos sistemas de imagens e fotointerpretação, precisão e reprodutibilidade dos resultados.[15,18]

Antes de iniciar os exercícios é importante ensinar ao paciente e seu responsável a anatomia e biomecânica (da dinâmica respiratória) da respiração e da coluna, pois todos os exercícios dependerão da colaboração e participação do paciente.

O tempo e frequência das sessões podem variar de 45 a 60 minutos, sendo importante levar em consideração a evolução clínica do paciente, para que não tenha fadiga. As sessões podem ser realizadas individualmente, em duplas ou em grupos; depende do espaço físico disponível e tempo.

Nas sessões de fisioterapia algumas etapas podem ser seguidas: conscientização e propriocepção musculoesquelética, cinesioterapia respiratória e motora, lúdico terapêutico e orientações de exercícios.

A cinesioterapia é a terapia por meio do movimento e visa à reorganização da harmonia muscular com relaxamento, alongamento e fortalecimento. Os exercícios escolhidos dependerão das alterações apresentadas pelo paciente durante a avaliação física.

A terapia também pode ser realizada com métodos de cadeias musculares, que visam à reeducação e o reequilíbrio postural de forma global. Esse trabalho é minucioso e bastante personalizado, sendo realizado apenas por fisioterapeutas especializados nesses métodos de tratamento.

Avaliação e tratamento respiratório

A avaliação respiratória pode ser dividida nas seguintes etapas: inspeção, ausculta, palpação e medidas de volumes e capacidades pulmonares.

Na inspeção, deve-se observar a mobilidade torácica, o padrão/ tipo respiratório e a frequência respiratória. Essa observação fornece os sinais da ocorrência ou não de esforços inadequados ou desconforto respiratório. A expansibilidade torácica deve ser observada nos três planos e pode-se utilizar uma fita métrica. A cirtometria avalia o grau de expansibilidade torácica e é realizada com uma fita métrica, mede-se a circunferência torácica na região das axilas e do processo xifoide e, no abdome na região do umbigo. Solicita-se a expiração e inspiração máximas e a diferença entre essas duas medidas é o valor do grau de expansibilidade torácica.[19]

A avaliação da musculatura respiratória identifica fraqueza muscular, assim como restrições, e cada músculo deve ser avaliado individualmente. A disfunção dos músculos inspiratórios pode ser observada pelo recrutamento dos músculos acessórios e pelo aumento da caixa torácica superior durante os movimentos de inspiração, enquanto a insuficiência do músculo diafragma observa-se na respiração paradoxal.[20]

Existem alguns aparelhos que auxiliam na avaliação respiratória:

A espirometria é um método que avalia a função pulmonar com dados precisos dos volumes pulmonares.[20] Os pacientes respiradores bucais apresentam redução dos valores espirométricos e uma correlação negativa entre a redução da capacidade vital e a posição da cabeça.[21]

A manovacuometria avalia a força produzida pelos músculos respiratórios e é realizada com um bucal e narinas ocluídas com clipe nasal. Obtém os valores da pressão inspiratória máxima (PImax) e da pressão expiratória máxima (PEmax). Os pacientes respiradores bucais apresentam diminuição da força muscular respiratória quando comparados aos respiradores nasais.[22] O *peak flow* avalia o fluxo expiratório.

As alterações do reflexo nasorespiratório apresentada por respiradores orais prejudicam a expansão torácica e a ventilação alveolar que leva a uma disfunção pulmonar.[19] A massagem perinasal auxilia na desobstrução das vias aéreas superiores, é de fácil aplicação e grande eficácia.

A reeducação respiratória deve atingir um padrão fisiológico, ou seja, com menos gasto de energia por parte do paciente. Os exercícios respiratórios têm como objetivo melhorar as disfunções mecânicas respiratórias dos pacientes, melhorar a ventilação pulmonar e corrigir as alterações do tórax.

Os exercícios respiratórios e treinamento dos músculos respiratórios, principalmente o músculo diafragma, é importante para recuperar o padrão respiratório nasal e reduzir o esforço respiratório. O músculo diafragma, quando atua de forma correta, promove um relaxamento nos demais músculos respiratórios e torna a respiração eficiente. Dessa forma, o exercício respiratório diafragmático promove uma ventilação eficiente sem grandes esforços musculares. O exercício diafragmático estabelece ou restabelece um padrão respiratório correto e econômico, além de fornecer ao paciente um suporte muscular respiratório e melhor mobilidade torácica.

A técnica de estimulação costal visa à reexpansão toracopulmonar, à flexibilidade das articulações costovertebrais e à mobilidade nas cartilagens condroesternais.

A fisioterapia respiratória possui uma grande variedade de exercícios que devem ser escolhidos pelo profissional, como: exercício respiratório com descompressão torácica abrupta, exercício com ventilação desde a capacidade residual funcional, exercícios respiratórios em tempos com e sem associação de membros superiores, exercício respiratório com inspiração máxima sustentada, exercícios com soluços inspiratórios, exercícios com inspiração fracionada, exercícios respiratórios com expiração abreviada.

Em casos de paciente em crise respiratória e hipersecretivos pode-se utilizar técnicas e recursos para remoção de secreção brônquica assistida como tapotagem, vibração e vibrocompressão, com auxílio da drenagem postural (posicionamento do paciente).

Considerações Finais da Fisioterapia

A manutenção da alteração respiratória agrava profundamente toda a mecânica respiratória, chegando às alterações do equilíbrio das forças musculares torácicas e posturais. Por isso a importância de avaliar as crianças por segmentos corporais e também como um todo, pois uma alteração pode levar à outra.

A fisioterapia deve estar atenta ao diagnóstico precoce das alterações musculoesqueléticas e respiratórias para que o tratamento do paciente respirador oral seja realizado da forma mais adequada possível junto à equipe multidisciplinar.

REFERÊNCIAS BIBLIOGRÁFICAS

1. Manganello LC, Silva AAF, Aguiar MB. Respiração bucal e alterações dentofaciais. Rev Assoc Paul Cir Dent. 2002;56:419-42.
2. Azoubel C, Andrade AM. Obstrução nasal e crescimento facial. Jornal do CEO (Centro de Estudo e Pesquisa em Ortodontia da Bahia). 1998;2(4):2.
3. Enlow DH. Crescimento facial. 3ª ed. São Paulo: Artes Médicas; 1993. p.553.
4. Cappellette M Jr, Carlini D, Cruz OLM, Pignatari SSN, et al. Rinometria acústica em crianças submetidas à disjunção maxilar. Rev Dent Press Ortodon Ortopedi Facial. 2006;11:82-4.
5. Cappellette M Jr, Cruz OL, Carlini D, et al. Evaluation of nasal capacity before and after rapid maxillary expansion. Am J Rhinol. 2008;22:74-7.
6. Cavassani VGS, Ribeiro SG, Memr NK. Hábitos de succão: estudo piloto em populacão de baixa renda. Rev Bras Otorrinolaringol. 2003;69:106-10.
7. Ito C, Sato VCB, Scavone-Jr H, et al. Associação entre hábitos de sucção não nutritivos e as relações oclusais ântero-posteriores em crianças nipo-brasileiras. Ciênc Odontol Bras. 2008;11:19-26.
8. Bianchini AP, Guedes ZCF, Hitos S. Respiração oral: causa x audição. Rev CEFAC. 2009;11:38-43.
9. Uema SFH, Pignatari SSN, Fujita RR, et al. Avaliação da função cognitiva da aprendizagem em crianças com distúrbios obstrutivos do sono. BJORL. 2007;3:315-20.
10. Tanaka C, Farah EA. Anatomia funcional das cadeias musculares. São Paulo: Ícone; 1997.
11. Bruschini S. Ortopedia pediátrica. 2ª ed. São Paulo: Atheneu; 1998.
12. Kendall FP, McCreary EK, Provance PG, et al. Músculos provas e funções. 5ª ed. São Paulo: Manole; 2007.
13. Barela JA, Polastri PF, Godoi D. Controle postural em crianças: oscilação corporal e frequência de oscilação. Rev Paul Educ Fis. 2002;14:68-77.
14. Carvalho GD. Atitudes posturais do respirador bucal. In: Carvalho GD. SOS respiração bucal: uma visão funcional e clínica da amamentação. São Paulo: Lovise; 2003. p.145-59.
15. Costa JR. Evolução postural de crianças respiradoras orais por meio de biofotogrametria [tese de doutorado]. São Paulo: Universidade Federal de São Paulo/Escola Paulista de Medicina; 2008.
16. Costa JR, Pereira SRA, Mitri G, et al. Relação da oclusão dentária com a postura de cabeça e coluna cervical em respiradoras orais. Rev Paul Pediatr. 2005;23:88-93.
17. Milanesi JM, Borin G, Corrêa ECR, et al. Impact of the mouth breathing occurred during childhood in the adult age: Biophotogrammetric postural analysis. Int J Pediatr Otorhinolaryngol. 2011;75:999-1004.
18. Ricieri DV. Biofotogrametria: a ciência e seus segredos. Curitiba: Inspirar; 2004.
19. Costa D. Fisioterapia Respiratória na Correção da respiração bucal. Fisioter Mov. 1997;X(1):111-21.

20. Azeredo AC. Fisioterapia Respiratória Moderna. 4ª ed. São Paulo: Manole; 2002.
21. Silveira W, Mello FCQ, Guimarães FS, et al. Postural alterations and pulmonar function of mouth-breathing children. Braz J Otorhinolaryngol. 2010;76:683-6.
22. Okuro RT, Morcillo AM, Sakano E, et al. Exercise capacity, respiratory mechanics and posture in mouth breathers. Braz J Otorhinolaryngol. 2011;77:656-62.

Índice Remissivo

A

B

C

D

E

F

G

H

I

L

M

N

O

P

Q

R

S

T

V

IMPRESSÃO:

GRÁFICA EDITORA Pallotti IMAGEM DE QUALIDADE

Santa Maria - RS - Fone/Fax: (55) 3220.4500
www.pallotti.com.br